Meiner Frau

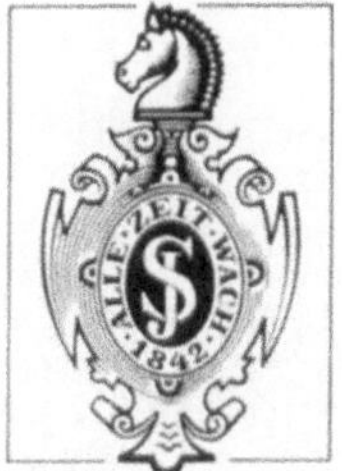

Walter Krauland

Verletzungen der intrakraniellen Schlagadern

Mit 121 Abbildungen und 1 Farbtafel

Springer-Verlag
Berlin Heidelberg New York 1982

Professor Dr. Walter Krauland
Institut für Rechtsmedizin
Hittorfstr. 18
D-1000 Berlin 33

Einbandentwurf: Eva Krauland, 6072 Dreieich
Einbandmotiv: Abb. 6.4, S. 69

CIP-Kurztitelaufnahme der Deutschen Bibliothek
Krauland, Walter:
Verletzungen der intrakraniellen Schlagadern /
W. Krauland. – Berlin ; Heidelberg ; New York :
Springer, 1982.

ISBN 978-3-642-68366-4   ISBN 978-3-642-68365-7 (eBook)
DOI 10.1007/978-3-642-68365-7

2127/3130-543210

Vorwort

Während meiner Assistentenzeit am Institut für gerichtliche Medizin der Universität Innsbruck unter Karl Meixner von 1937–1950 kam bei der Bearbeitung von tödlichen traumatischen Hirnschäden das Gespräch u.a. auch auf die traumatischen subduralen Blutungen. Meixner berichtete, daß er unter dem großen Sektionsgut des Wiener Instituts für gerichtliche Medizin öfter subdurale Blutungen als Todesursache ohne eine ausreichende Blutungsquelle gefunden habe, obwohl nach der Vorgeschichte alles für eine traumatische Entstehung gesprochen hätte.

Auf Anregung von Meixner gelang es Werkgartner in Wien (1922) bei einem Einzelfall histologisch an Reihenschnitten einen isolierten Einriß in der Gabelung einer Rindenschlagader als Quelle der tödlichen subduralen Blutung nachzuweisen. Zu einer systematischen Untersuchung dieser Probleme ist es in der Folge nicht mehr gekommen. In der Hauptsache lag dies daran, daß das Sektionsgut am Innsbrucker Institut für gerichtliche Medizin – wohin Meixner 1927 berufen worden war – offensichtlich eine andere Zusammensetzung aufwies als in Wien.

Die Frage, inwieweit die Hirnschlagadern insgesamt bei stumpfen gedeckten Kopfverletzungen mitbetroffen sind, hat aber nicht nur in der Begutachtung eine große Bedeutung. Diese Problematik hat den Verfasser während seiner Tätigkeit in Innsbruck, Münster und zuletzt durch 25 Jahre in Berlin beschäftigt.

In der letzten Zeit ist von verschiedenen Seiten zunehmend den Verletzungen der Hirnschlagadern Aufmerksamkeit geschenkt worden; eine zusammenfassende Darstellung fehlt aber bisher. Es erscheint demnach gerechtfertigt, die im Laufe von rund 40 Jahren mit unterschiedlicher Intensität betriebenen Untersuchungen zu diesem Thema zusammenzufassen und mit den Erfahrungen der anderen Autoren zu vergleichen.

Die Arbeit erstreckte sich über einen langen Zeitraum und wurde zuletzt durch die Deutsche Forschungsgemeinschaft unterstützt.

An den technischen Untersuchungen hatten eine ganze Reihe von Mitarbeitern Anteil, denen ich zu Dank verpflichtet bin. Mein ganz besonderer Dank gebührt den Helfern in Berlin: für die Arbeit im Seziersaal Herrn Oberpräparator Heinz Hahm, für die histologischen Schnitte Frau Brita Kugler und Herrn Paul Mayer, dem Fotografen des Instituts Herrn Wolfgang Dietz und seiner Mitarbeiterin Frau Hannelore Seidel sowie Frau Riva Nusinskij, die bei der Beschaffung von Literatur wertvolle Hilfe geleistet hat; vor allem aber meiner langjährigen Sekretärin Frau Margot Wornath, die sich unermüdlich um das Manuskript und das Literaturverzeichnis bemüht hat.

Berlin-Dahlem, Sommer 1982   W. Krauland

Inhaltsverzeichnis

1	**Intrakranielle Schlagaderverletzungen**	1
1.1	Vorbemerkungen	1
1.2	Anatomie	1
1.3	Histologie	5
1.3.1	Allgemeiner Wandaufbau	5
1.3.2	Intimapolster	9
1.3.3	Medialücken	13
1.4	Hämodynamik	16
1.5	Schlußbemerkung	17
1.6	Literatur	17
2	**Biomechanik der gedeckten Schädelhirnverletzungen**	20
2.1	Vorbemerkungen	20
2.2	Experimente	20
2.3	Morphologie	24
2.4	Schweregrad	26
2.4.1	Vorgeschichte	26
2.4.2	Kopfprellung – Bagatelltrauma	27
2.4.3	Klinische Einschätzung	27
2.4.4	Fehleinschätzung	28
2.5	Schlußbemerkung	28
2.6	Literatur	28
3	**Methodik**	31
3.1	Vorbemerkungen	31
3.2	Gehirnsektion	31
3.3	Histologie	34
3.4	Schlußbemerkung	36
3.5	Literatur	37
4	**Verletzungen der Arteria meningea media, epidurale Blutung**	38
4.1	Vorbemerkungen	38
4.2	Aneurysmen	40
4.2.1	Kasuistik	40
4.2.2	Ergebnisse	40
4.3	Begutachtung	44
4.3.1	Kasuistik	45
4.3.2	Sorgfaltspflicht	48
4.4	Diskussion	50
4.5	Schlußbemerkung	51
4.6	Literatur	51
5	**Verletzungen der Arteria carotis interna im Sinus cavernosus**	53
5.1	Vorbemerkungen	53

5.2   Biomechanik und Befunde 54
5.3   Kasuistik 58
5.4   Begutachtung 61
5.5   Schlußbemerkung 62
5.6   Literatur 62

6   Verletzungen der Schlagadern am Hirngrund 64
6.1   Vorbemerkungen 64
6.2   Arteria carotis interna cerebralis 65
6.3   Arteriae vertebrales und Arteria basilaris 67
6.3.1   Kasuistik 69
6.3.2   Ergebnisse 71
6.4   Diskussion 78
6.4.1   Kontraktion – Spasmus 79
6.4.2   Heilung von Innenschichtrissen 82
6.5   Schlußbemerkung 83
6.6   Literatur 83

7   Die tödliche traumatische Subarachnoidalblutung (SAB) . . . 85
7.1   Vorbemerkungen 85
7.2   Fälle aus dem Schrifttum 87
7.3   Kasuistik 87
7.4   Ergebnisse 100
7.5   Diskussion 104
7.6   Biomechanik 106
7.7   Bedeutung der Alkoholisierung 106
7.8   Begutachtung 107
7.9   Schlußbemerkung 108
7.10   Literatur 108

8   Thrombose der großen Hirnschlagadern und Trauma 110
8.1   Vorbemerkungen 110
8.2   Kasuistik 112
8.3   Diskussion 117
8.4   Begutachtung 119
8.5   Schlußbemerkung 123
8.6   Literatur 123

9   Dissezierende Aneurysmen der zerebralen Arterien 125
9.1   Vorbemerkungen 125
9.2   Kasuistik 125
9.3   Ergebnisse 125
9.4   Aneurysmata dissecantia mit Trauma in der Vorgeschichte . . 129
9.5   Aneurysmata dissecantia ohne begründetes Trauma in der Vor-
        geschichte 129
9.6   Diskussion 129
9.7   Spätbefunde bei dissezierenden Aneurysmen 132
9.8   Medianekrose der großen Hirnschlagadern 135
9.9   Schlußbemerkung 137
9.10   Literatur 139

10   Die traumatischen Aneurysmen der Schlagadern am Hirngrund . 141
10.1   Vorbemerkungen 141

10.2 Allgemeine Ätiologie der Aneurysmen 141
10.3 Anomalien und Medialücken 142
10.4 Traumatische Elastikarisse 144
10.5 Sackförmige Aneurysmen und Trauma 146
10.5.1 Akute und subakute Aneurysmen 146
10.5.1.1 Kasuistik 146
10.5.1.2 Ergebnisse 150
10.5.2 Chronische Aneurysmen 153
10.5.2.1 Kasuistik 153
10.5.2.2 Ergebnisse 160
10.6 Diskussion 160
10.7 Trauma und Aneurysmaruptur – Begutachtung 164
10.8 Schlußbemerkung 171
10.9 Literatur 173

11 Verletzungen der kortikalen Schlagadern, subdurale Blutung . . 177
11.1 Vorbemerkungen 177
11.2 Methodik und Untersuchungsgut 178
11.3 Kasuistik 179
11.4 Ergebnisse 196
11.4.1 Abscherung von Seitenzweigen 198
11.4.2 Risse in Gabelungen 201
11.4.3 Rindenschlagadern in Schlingen abgelöst 201
11.4.4 Aneurysmen 203
11.4.5 Verlauf 207
11.5 Diskussion 216
11.6 Klinische Beobachtungen 218
11.7 Ergebnisse der 44 Fälle 218
11.8 Biomechanik 226
11.9 Begutachtung 229
11.10 Schlußbemerkung 232
11.11 Literatur 232

12 Verletzungen der intrazerebralen Arterien, intrazerebrale Blutungen 235
12.1 Vorbemerkungen 235
12.2 Die traumatische Hirnschädigung 235
12.2.1 Marklagerblutungen 235
12.2.2 Blutaustritte in den zentralen Teilen des Gehirns 238
12.2.3 Zentrale Hirnrupturen und Blutungsherde 240
12.2.4 Traumatische Hirnstammblutungen 244
12.2.5 Hirnstammrupturen 248
12.3 Diskussion 251
12.4 Traumatische Spätapoplexie 253
12.5 Kasuistik 256
12.6 Diskussion 258
12.7 Begutachtung 260
12.8 Schlußbemerkung 262
12.9 Literatur 264

Sachverzeichnis 269

Abkürzungen

BAK = Blutalkoholkonzentration
CT = Computertomogramm
HAK = Harnalkoholkonzentration
HE = Haematoxilin-Eosin
ICH = Intracerebral Haematoma
L = Leichenöffnung
SAB = subarachnoidale Blutung
SAH = Subarachnoid-Hemorrhage
SDB = subdurale Blutung
SDH = subdurales Hämatom
VU = Verkehrsunfall

1 Intrakranielle Schlagaderverletzungen

1.1 Vorbemerkungen

Nach der allgemeinen medizinischen Erfahrung ist die Einschätzung einer stumpfen Kopfverletzung nicht einfach. Auch wenn eine Gewalteinwirkung auf den Kopf scheinbar zunächst ohne Folgen geblieben ist, können nach einer Latenzzeit dennoch ernste, oft lebensbedrohliche Erscheinungen auftreten. Es handelt sich dabei meist um intrakranielle Blutungen oder andere Kreislaufstörungen im Schädelraum, die auf Schäden der Blutgefäße zurückgehen. Den Verletzungen selbst kleiner Schlagadern kommt dabei wegen der stärkeren Dynamik ihres Blutstroms eine größere Bedeutung zu als den Verletzungen der Venen.

Seit Einführung der Kontrastmitteldiagnostik der Hirngefäße Ende der 20er Jahre durch Moniz, hat die Kenntnis der klinischen Bedeutung intrakranieller Kreislaufstörungen außerordentlich zugenommen (Krayenbühl u. Yasargil 1972; Gänshirt 1972; Huber 1979). Dementsprechend haben die Werke über die Pathologie der Gefäßerkrankungen und Durchblutungsstörungen des Gehirns Schritt gehalten (Stehbens 1972; Cervós-Navarro 1980).

Zur Traumatologie der Hirnschlagadern findet man überall Hinweise, doch fehlt bisher eine zusammenfassende Darstellung. Es war somit angezeigt, die eigene Erfahrung mit derjenigen aus dem Schrifttum zu verbinden. Solche Kenntnisse sind schließlich die Grundlage für die Begutachtung von Folgezuständen nach Schädelhirntraumen.

Beim Studium der Verletzungen intrakranieller Schlagadern durch stumpfe Gewalt ist es naheliegend, von solchen Fällen auszugehen, bei denen schon anläßlich der Leichenöffnung mit freiem Auge Anhaltspunkte dafür gefunden wurden. In zweiter Linie wird man sich für solche Fälle entscheiden, bei denen wegen der Schwere der Verletzungen (Schädelbrüche, Rindenprellungen usw.) eine Mitbeteiligung der großen Hirnschlagadern wahrscheinlich ist. In dritter Linie ist eine systematische Untersuchung umfangreicher Schlagadergebiete anzustreben, um mögliche Abheilungsvorgänge von Schlagaderverletzungen von Variationen im Wandaufbau, Altersveränderungen und krankhaften Befunden abzugrenzen.

Eine wichtige Voraussetzung für die richtige Einordnung der Verletzungsbefunde ist somit die Beschäftigung mit der Anatomie, der Histologie und der Hämodynamik; darauf soll wenigstens skizzenhaft eingegangen werden.

1.2 Anatomie

Die Schlagadern am Hirngrund und an der Mantelfläche des Großhirns: Nach Lindenberg (1957) beginnt das Gefäßsystem des Gehirns schon an den extrakraniell gelegenen Ursprüngen der Arteriae carotides internae und vertebrales. In dem hier umrissenen Plan werden nur die intrakraniellen Strecken der Schlagadern behandelt; es wurden somit auch noch die Arteriae meningeae in die Betrachtung eingeschlossen, obwohl sie strenggenommen zum Stromgebiet der Carotides externae gehören.

In den Standardwerken der normalen Anatomie findet man die Arterien an der Hirnbasis symmetrisch und die einander entsprechenden Strecken gleich weit abgebildet. Tatsächlich ist aber diese Idealform der Gefäßverteilung an der Hirnbasis nicht die Regel. Die Angaben der Autoren über das Vorkommen des symmetrischen Typus schwanken in weiten Grenzen: Godinov (1929), 43%; Riggs (1937), 25%; Kleiß (1942), 28%; Padget (1947), kaum 50%; Hodes u.Mitarb. (1953), 18%; Morel u. Wildi (1953), 22,8%. Kleiß unterteilt an 325 Fällen die Verlaufsform des Circulus Willisii in drei Haupttypen: I. Normsymmetrischer Typus, II. Abnormsymmetrischer Typus und III. Asymmetrischer (abnormasymmetrischer) Typus.

Gelegentlich finden sich ganz ungewöhnliche Verbindungen im Bereich des Circulus Willisii, die auf dem Bestehenbleiben präsegmentaler Arterien beruhen. Am häufigsten ist beim Erwachsenen die Carotis-basilaris-Anastomose, die der persistierenden Trigeminusarterie entspricht. Sunderland (1948) fand sie 3mal unter 210 Leichenöffnungen. Die Verbindung zieht von der Arteria carotis interna im Sinus cavernosus am Rand des Türkensattels vorbei zum mittleren Teil der Arteria basilaris.

Nach Padget (1947) sind die Varietäten des Circulus Willisii durch die Persistenz embryonaler Äste und Verbindungen zu erklären, diese kommen im hinteren Abschnitt häufiger vor als im vorderen, und Aneurysmen finden sich dabei zweimal so häufig wie bei „normalem" Verlauf der Arterien. Lazorthes u.Mitarb. (1979) betonen „... that the inequality in caliber of the various segments of the circle in the adults results from a progressive modeling that correlates with the degree of compression of the conducting channels".

Die Varietäten des Circulus arteriosus Willisii erlangen in der Regel erst unter pathologischen Bedingungen Bedeutung. Es leuchtet schließlich ein, daß bei Schädelhirntraumen zarte Verbindungen zwischen größeren Gefäßen bei Zugspannungen leichter einreißen.

Einen neuen Weg in der Darstellung hat Lang (1979) in seiner praktischen Anatomie beschritten. Instruktive Abbildungen zeigen die verschiedenen Variationen des Gefäßverlaufs und die Lagebeziehungen zu den Hirnnerven und anderen Strukturen. Verhältnisse, die vor allem den Neurochirurgen interessieren, doch bekommt man auch vom Standpunkt der Neurotraumatologie bisher nicht gebotene Anregungen und Aufschlüsse.

An der Mantelfläche des Groß- und Kleinhirns verlaufen die kortikalen Schlagaderverzweigungen so verschieden, daß man von einem „Normaltypus" nicht mehr sprechen kann. Die großen Unterschiede sind aus der Kenntnis der embryonalen Entwicklung verständlich. Schon Duret (1874) hat darauf hingewiesen, daß bei einem 3–4 Monate alten Fetus die Hirnoberfläche noch glatt ist und die Arterien an der Mantelfläche des Großhirns sich fächerförmig von der Sylvi-Furche aus über die Hirnrinde verteilen; sie krümmen sich später mit den Windungen, weil sie durch die kleinen Arteriolen im Hirngewebe festgehalten werden. Die Hirnwindungen sind keine gesonderten „Organe", und so haben auch die primitiven Arterien keine gesonderten Versorgungsäste für einzelne Hirnwindungen. Vielmehr werden die größeren Hirnfurchen von mehreren Arterien gekreuzt. Durch die Faltung während der Entwicklung und des Wachstums werden die Schlagaderäste z.T. tief in die Furchen hineinverlagert, was nicht weiter verwunderlich ist, da zwei Drittel der Hirnoberfläche in den Sulci liegen. Da die Entstehung der Windungen das Ergebnis von Faltung durch Druck und Gegendruck ist, ergibt sich eine außerordentliche Variabilität der Hirnoberfläche, die sich schon in der Seitendifferenz kundtut. Noch größer sind selbstverständlich individuelle Verschiedenheiten.

Die große Bedeutung der Varietäten der Hirnschlagadern ist erst vollends klar geworden, seit Moniz (1927) seine ersten Ergebnisse über die röntgenologische Kontrastmitteldiagnose der Hirngefäße in der Société de Neurologie in Paris unter dem Titel „L'encéphalographie artérielle" vorgetragen hat. In der Folgezeit wurde die zerebrale Angiographie fortlaufend verfeinert. Sie hat dazu beigetragen, die Kenntnisse über die topographischen Verhältnisse der Hirnschlagadern bis in das Gebiet ihrer kortikalen Verzweigungen hin zu erweitern.

Schon frühzeitig wurde der Vorschlag gemacht (Fischer 1938), die Carotis interna und die Äste der Arteria cerebri media in je fünf Gefäßabschnitte einzuteilen, um die Angiogramme besser vergleichen zu können, wobei zum fünften die kortikalen Endausbreitungen zugerechnet wurden. Kautzky u. Zülch (1955) haben dieses Einteilungsprinzip auch auf den Vertebraliskreislauf ausgedehnt.

Im deutschen Schrifttum haben vor allem Tönnis u. Schiefer (1959) in ihrer Monographie „Zirkulationsstörungen des Gehirns im Serienangiogramm" ihre Erfahrungen zusammengefaßt und das Schrifttum umfassend berücksichtigt. Der Wert dieser Monographie liegt auch darin, daß die Entwicklung der Hirngefäße, die Varianten des histologischen Aufbaus und die Physiologie und Pathophysiologie der Hirndurchblutung ausführlich behandelt wurden. Eine jüngere Darstellung der Hirngefäße im angiographischen Bild stammt von Krayenbühl u. Yasargil (1972)[1].

In den letzten Jahren sind Monographien er

---

1 Neuauflage von Peter Huber (1979)

schienen, die die Ergebnisse der Radiographie mit anatomischen Injektionspräparaten vergleichen und somit zum topographischen Verständnis der Hirnschlagadern im Angiogramm und ihrer Beziehung zu den Hirnwindungen beitragen. Nach den Untersuchungen von Salomon u. Huang (1976) sind im Verlaufe der Arteria cerebri media zwei grundsätzliche Verteilungsmuster zu beachten: einfache oder dreifache, mehrfache Gabelungstypen sind seltener. Unter 100 Hemisphären fand Lang (1979) folgende Muster: Bifurkation ca. 20%, Trifurkation 54,4%, Quadrofurkation 22,74%, Pentofurkation 2,96%. Jedem Muster kommen eine größere Zahl von verschiedenen Variationen zu, ebenso ist zumeist mit Rechts-Linksunterschieden zu rechnen. Als Kandelaberarterien werden jene Äste der Arteria cerebri media bezeichnet, die kandelaberartig die Opercula der Insel umfassen. Es sind 4 bis 5 Äste, die noch eine Weite von 0,25 bis 1,6 mm haben.

Als Hauptäste der Arteria cerebri media führen Salomon u. Huang an: Arteria orbito frontalis, Arteria prefrontalis, Arteria precentralis, Arteria centralis, Arteria parietalis anterior, Arteria parietalis posterior, Arteria gyri angularis, Arteria temporo occipitalis, Arteria temporalis posterior, media und anterior und Arteria temporo polaris (im Uhrzeigersinn aufgezählt).

Bei seitlichen und a.-p.-Aufnahmen erhält man nur ein zweidimensionales Bild der Arterienverteilung, so daß der wahre komplizierte Verlauf der Rindenäste der Arteria cerebri media nicht exakt abgelesen werden kann. Selbst bei der anatomischen Zerlegung des Gehirns, z.B. in Frontalscheiben, ist der Verlauf der Arterienäste schwierig zu rekonstruieren und daher die Benennung manchmal subjektiv.

Eine Vorstellung über die Variabilität bekommt man anhand des Standardwerks von Szikla u. Mitarb. 1977: „Angiography of the Human Brain Cortex", in dem dem Verlauf der einzelnen Äste der Arteria cerebri media auch präparatorisch nachgegangen wurde. Szikla benutzte die von Talairach u. Mitarb. (1952) verwendete bikommissurale Grundlinie (oberer Rand der Commissura anterior, unterer Rand der Commissura posterior) parallel zum Sulcus hypothalamicus mit ihren Vertikalen VAC und VPC. Durch diese Grundlinien läßt sich ein dreidimensionales Gitter anlegen, so daß eine ausreichende Orientierung über die ganze Hirnrinde und ihren Gefäßbaum möglich ist.

Die aus der Fissura Sylvii hervortretenden Äste der Arteria cerebri media verlaufen oft S-förmig geschwungen über die Hirnwindungen und, da die aus ihnen hervortretenden Seitenzweige selbst wieder geschwungen sind oder sogar kurze Strecken rückläufig ziehen, ist die Fixierung dieser Schlagaderstrecken an der Hirnoberfläche eine lockere. Bei Traumen sind somit Verschiebungen möglich, ohne daß es schon zu Wandrissen zu kommen braucht. Bei den Seitenzweigen, die sich in das Hirngewebe einsenken, unterscheidet man kurze und lange Zweige für Rinde und Marklager (Pfeiffer 1928; Rikkenbacher 1972).

Während die kleinen Rindengefäße ziemlich rechtwinkelig abgehen, teilen sich die Hauptstämme in mehr oder weniger spitzen Winkeln. Verfolgt man einen Hauptstamm der Arteria cerebri media bis zu seiner Endverzweigung, so kann man bis zu zehn Gabelungen oder Abgänge größerer Seitenäste zählen, wobei in der Peripherie nicht so selten Äste um rund 180° auseinanderstreben. In den tiefen Sulci findet man ein außerordentlich dichtes Netz von Schlagaderverzweigungen, weil die Seitenäste so dicht aufeinanderfolgen (Szikla u. Mitarb. 1977). Seitenäste, die an den Windungskuppen abgehen, umgreifen das Stammgefäß in größeren oder kleineren Bogen, um sich in die Hirnrinde einzusenken. Auer (1978) bildet solche bei vitaler Beobachtung der pialen Gefäße ebenfalls ab. Es sind Besonderheiten, die vor allem für die traumatische Schädigung von Schlagadern an der Hirnoberfläche eine große Bedeutung haben, worauf noch zurückzukommen sein wird.

Für die Differentialdiagnose zwischen spontanen und traumatischen intrazerebralen Blutungen sind die transbasalen Arterienäste zu den großen Ganglien besonders wichtig. Darauf hat schon Kolisko (1911) hingewiesen. Lindenberg (1957) hat diese Schlagaderstrecken und ihre Versorgungsgebiete mittels Schemata übersichtlich dargestellt. Es sind dies von der Arteria cerebri anterior der Ramus recurrens (Heubner); von der Arteria cerebri media der Ramus corporis striati; von der Karotis die Arteria chorioidea anterior; von der Arteria cerebri posterior die Arteria thalamoperforata, thalamogeniculata, Arteria chorioidea posterior und schließlich die paramedianen Äste der Arteria carotis und der Ramus communicans posterior. Schematische Abbildungen im Frontalschnitt

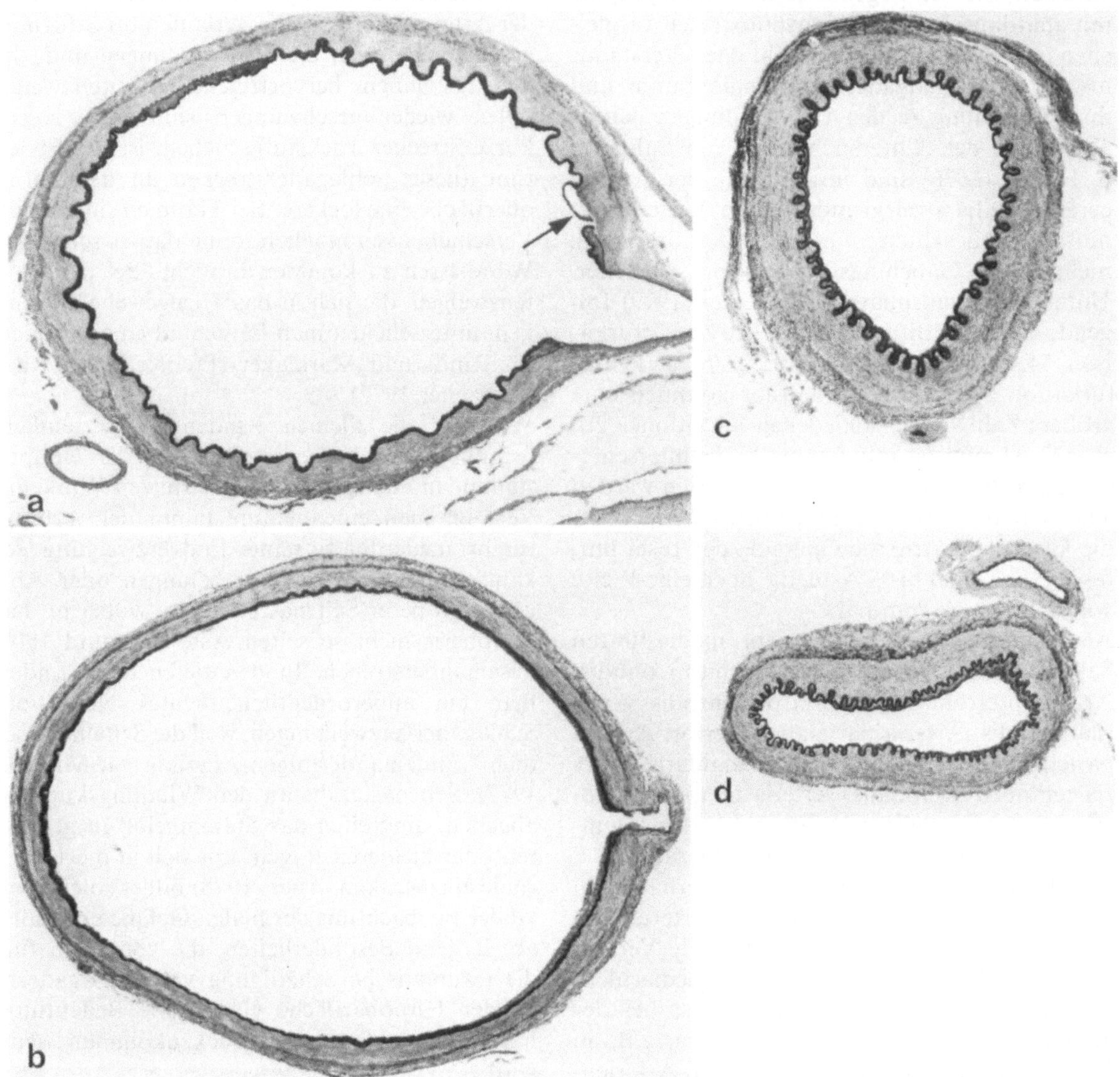

Abb. 1.1a–d. Querschnitte durch die Mitte der A. basilaris (**a**) und A. vertebralis (**b**), Druckhärtung. Unterschiedliche Dicke der Elastica interna. An der Abgangsstelle des Seitenzweiges in **a** kleine Elastikapolster und präparatorisch bedingter Elastikariß am oberen Rand (↓). Orcein-Kernechtrot. ×27.

L 495/80: 12 J., ♂, Tod durch Erhängen, Suizid. – **c** u. **d** starke Kontraktion der A. basilaris und der A. vertebralis, an der engen Fältelung der Elastica interna erkennbar (gleiche Vergrößerung wie in **a** u. **b**). Orcein-Kernechtrot. ×27. L 476/80: 37 J., ♂; innere Verblutung nach Schrotschußverletzung des Herzens, Tötung

findet man an verschiedenen Stellen (Zülch 1968; Rickenbacher 1972; Burger u. Vogel 1978).

Wegen der Leichenveränderung läßt sich das Kaliber der Schlagadern intra vitam schwer angeben. Nach Lang (1965) ist die Arteria basilaris ca. 2,8 mm weit. Er gibt eine Formel von Hennig an, mit deren Hilfe die gewellte Elastica interna in eine glatte Röhre umgerechnet werden kann. Allerdings zeigt die Erfahrung am Seziertisch, daß die Hirnschlagadern offensichtlich konstitutionell außerordentlich unterschiedlich angelegt sind. Beim jugendlichen Erwachsenen hat die kollabierte Arteria basilaris an der Leiche eine Breite von 4–5 mm, dies entspricht einem Durchmesser von über 3 mm. In

Extremfällen finden sich bei der Leichenöffnung gelegentlich aber auch sehr dünne Hirnschlagadern, die im kollabierten Zustand nur etwa 2 mm breit sind, doch dürfte dies z.T. von der jeweiligen Spannung der Muskelfasern im Zeitpunkt des Todes und vom Grad der Totenstarre abhängen (Abb. 1.1). Im übrigen hat schon Binswanger (1918) auf Hypoplasien der Hirnschlagadern hingewiesen, ohne daß sich dafür eine ausreichende Erklärung gefunden hätte[2]. Bei zunehmendem Alter findet sich oft eine sehr starrwandige, weite Arteria basilaris von S-förmigem Verlauf, ohne daß schon stärkere arteriosklerotische Veränderungen bestehen müssen. Dies hängt ganz offensichtlich mit einer ständigen Auslenkung durch den Blutstrom bei ungleich angelegten Vertebrales zusammen. Die kortikalen Äste der Hirnschlagadern nehmen kontinuierlich an Kaliber ab, die größeren Stämme haben noch eine Weite von 1–2 mm. Bei jugendlichen Individuen sind die kortikalen Strecken an der Leiche neben den oft stark blutgefüllten Venen erst bei genauerem Zusehen auszumachen.

Im Bereich der Endausbreitung der Hirnschlagadern an der Unterseite der Stirn- und Schläfenlappen, an den Stirn- und Schläfenpolen, an der Seite des Hinterhauptslappens und am Hinterhauptspol sind die Kaliber der Schlagaderzweige schon stark reduziert, deshalb werden Verletzungen an den Schlagadern hier leichter durch Gerinnsel verschlossen als an anderen Strecken, so daß auch ausgedehntere Rindenprellungen ohne stärkere Blutungen verlaufen und abheilen können (Spatz 1936).

Veränderungen im Bereich der Arteriolen und Kapillaren (Mikrozirkulation), der Hirnrinde und des übrigen Hirngewebes sind für die gegenwärtige Fragestellung nur insofern von Bedeutung, als kein Zweifel mehr besteht, daß primäre Blutungen auch intrazerebral durch traumatische Risse der Schlagaderzweige bei stumpfen Einwirkungen ausgelöst werden können; doch ist die Unterscheidung gegenüber sekundären Blutungen um so schwieriger, je enger das Kaliber wird. So läßt sich bisher nicht entscheiden, welche Bedeutung den schon von Pfeifer (1928) bei Injektionspräparaten im Hirngewebe nachgewiesenen arteriovenösen Anastomosen bei der Entstehung kleiner, primär traumatischer Blutungsherde zukommt. Neuerdings hat Ravens (1974) auf die Bedeutung der arteriovenösen Anastomosen im Gehirngewebe hingewiesen.

1.3 Histologie

1.3.1 Allgemeiner Wandaufbau

Seit den grundlegenden Untersuchungen von Benninghoff (1927) über den Bau der Arterienwand sind eine ganze Reihe von übersichtlichen Beiträgen zur mikroskopischen Anatomie der Arterien erschienen, die vor allem auch die Bedeutung der funktionellen Strukturen der Gefäßwand berücksichtigen (Fischer 1951; Goerttler 1951, 1953; Bader 1963; Lang 1965).

Nach Benninghoff sind die glatten Muskelfasern der Media nach Art eines synzytialen Systems untereinander und mit den elastischen Elementen verbunden. Die Enden der Muskelfasern ziehen ähnlich Sehnen durch die Fenster der Elastica interna bis in die Intima, das ist auch bei den Hirnschlagadern der Fall. Benninghoff spricht von Spannmuskeln des elastischen Systems und von einem Faserkontinuum der Gefäßwand. Lang konnte lichtoptisch nicht zweifelsfrei nachweisen, daß die Mediamuskulatur an der Membrana limitans externa ansetzt. Nach elektronenmikroskopischen Untersuchungen ist dies jedoch der Fall (Reale u. Ruska 1965). Für die Funktion der Gefäßmuskulatur ist es von entscheidender Bedeutung, daß die Muskelfasern spiralig zur Längsachse verlaufen (Häusler 1933; Schultze 1939; Fischer 1951; Goerttler 1951).

Die Muskelfasern der Media sind in ein bindegewebiges Netz eingelagert. Die Fasern der Adventitia sind sehr locker, ebenfalls spiralig angeordnet. Vasa vasorum lassen sich nur in den

---

2 In letzter Zeit fiel uns bei Frühsektionen nach akutem Tod durch Verblutung gelegentlich auf, daß die großen Hirnschlagadern bei kräftigen jungen Männern außerordentlich eng waren, die histologische Untersuchung zeigte dann eine starke Fältelung der Elastika, ein Zeichen für eine starke Kontraktion der Gefäße (Abb. 1.1). Möglicherweise handelte es sich dabei um eine Anpassung an den Blutverlust. Vor weiteren Schlüssen müßte man allerdings ein umfangreiches Untersuchungsgut überblicken. In einzelnen Fällen war sogar während der Obduktion eine weitere Kontraktion der Schlagadern zu beobachten, und zwar noch einige Stunden nach dem Tode, entsprechend einer supravitalen Reaktion.

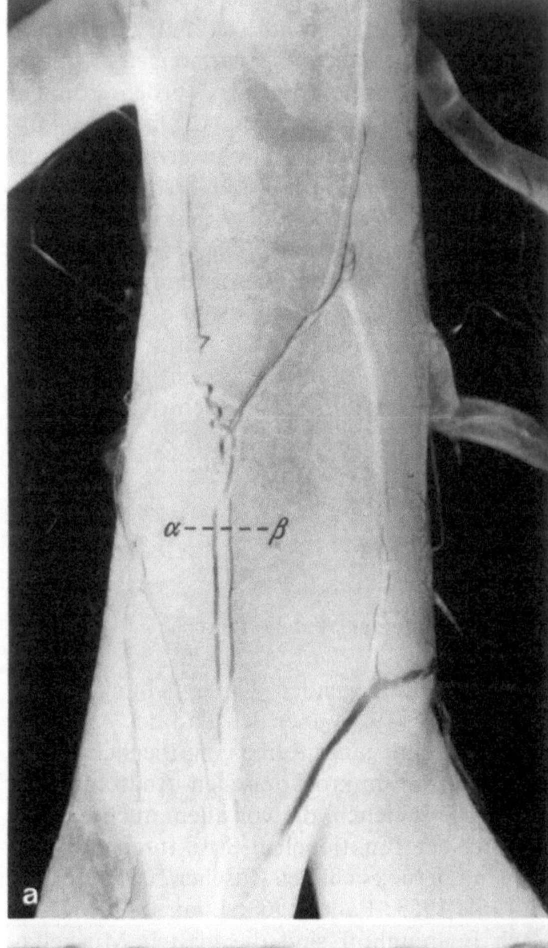

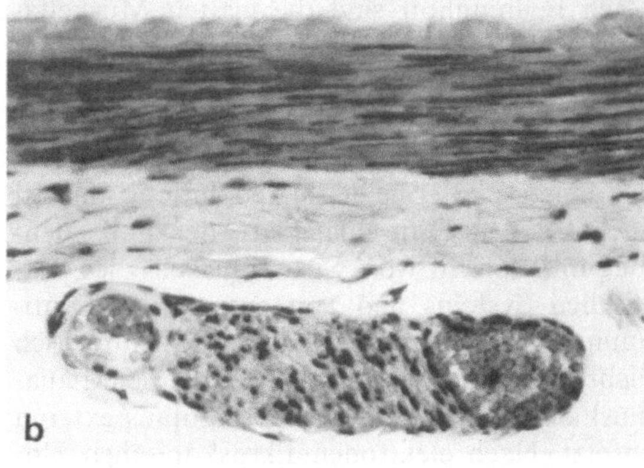

Abb. 1.2. a A. basilaris mit den z.T. blutgefüllten Vasa nervorum des autonomen Nervengeflechts an der Adventitia; unten Zusammenfluß der beiden Aa. vertebrales, unmittelbar darüber breite Venole (Druckhärtung). **b** Wandquerschnitt (α---β) mit Arteriole links und Venole rechts am Nerven. HE. ×280. L 69/81: 22 J., ♂; Suizid, Ersticken, Plastiktüte über dem Kopf

Stämmen der Arteriae vertebrales und Arteriae carotides internae nachweisen. Jedoch kann man Kapillaren im Netz des Nervengeflechts finden, das der Adventitia außen anliegt.

Bei geeigneter Präparation (Druckhärtung) ist die netzförmige Verteilung der autonomen Nerven an der Oberfläche der Adventitia gut zu erkennen; dieses Nervengeflecht wird von einem eigenen Gefäßsystem versorgt, das gelegentlich an der Leiche blutgefüllt bleibt und schon mit freiem Auge sichtbar ist (Abb. 1.2). Die Schlagadern (Arteriolen) dazu gehen von den Hauptstämmen der entsprechenden Hirngrundschlagadern ab.

Die großen Hirnschlagadern gehören wie alle peripheren Schlagadern zum muskulösen Typ. Gegenüber den Schlagadern in den anderen Körperregionen zeichnen sie sich aber durch einen besonders einfach erscheinenden Schichtenaufbau aus. Histologische Bilder von Arterien im normalen Dehnungszustand sind natürlich auch bei den Hirnschlagadern nicht zu erwarten. Zu der postmortalen Kontraktion kommt auch noch die Gewebsschrumpfung bei der histologischen Technik. Versuche, die Arterien unter physiologischen Bedingungen zu fixieren, haben bisher keine befriedigenden Ergebnisse gezeigt (Lang 1965). Fischer (1965) konnte im Experiment an lebensfrischen peripheren Arterien (Arteria mesenterica) des Rindes zeigen, daß die vom Querschnitt bekannte Schlängelung der Membrana elastica auch bei stärkster Druckstufe erhalten bleibt.

Hinsichtlich der Hirnschlagadern ergeben sich eine Reihe von besonderen Verhältnissen. Ihre Lage im Schädel gewährleistet die Aufrechterhaltung eines höheren Druckniveaus als in anderen Organbezirken. Trotzdem werden sie weniger vom Druck beansprucht, weil sie rundum von Liquor umgeben sind, der praktisch für die Stöße der Pulswelle inkompressibel ist, damit erklärt Goerttler (1951), daß die Hirnschlagadern auffallend muskelschwach sind; deshalb sind sie bei plötzlichen Druckschwankungen, wie sie bei Traumen vorkommen können, besonders gefährdet.

Während die Tunica media der Arteria mesenterica superior 35 übereinandergeschichtete Muskelzellen aufweist, hat die Arteria basilaris nur 20. Gegenüber der Arteria mesenterica (33% und 4%), enthalten die Hirnarterien nur 22% kollagene und 1–2% elastische Fasern, die Adventitia ist dünn und locker (Lang 1965).

Die Arteria carotis interna erfährt im Canalis caroticus (Teufel 1964) einen raschen Umbau. So nimmt die Wandstärke der Media von 55 Muskelfasern extrakraniell auf 22 Muskelfasern im Sinus cavernosus ab. Auch die Adventitia erfährt eine Verdünnung. Ähnliches findet sich bei der Arteria vertebralis, doch erfolgt der Umbau wegen der anatomischen Verhältnisse dort nicht so unvermittelt.

Die Membrana elastica interna ist in den größeren Hirnschlagadern absolut dicker als in anderen Schlagadern gleichen Kalibers; diese läßt sich bis zu einem Kaliber von 0,2 mm nachweisen (Benninghoff 1927). Eine Membrana elastica externa im eigentlichen Sinne fehlt den Hirnschlagadern, doch finden sich in der Media und Adventitia feine, offenkundig spiralig verlaufende elastische Fasern (Lang 1965), die im Grenzbereich dichter angeordnet sind, vor allem in den Arteriae vertebrales.

Lansing (1959) hat sich mehrfach eingehend mit der Natur des elastischen Gewebes befaßt. Obwohl mit dem kollagenen Gewebe verwandt, sind die elastischen Fasern nicht nur färberisch, sondern auch in der Ultrastruktur von jenem klar abzugrenzen. Sie zeichnen sich unter gewöhnlichen Bedingungen optisch durch eine geringe Dichte und durch „a total absence of any apparent internal organisation" aus. Elastische Fasern sind ferner weitgehend unlöslich und enthalten keine Kohlenhydrate; sie sind pepsin- und trypsinresistent. Im Gegensatz zu Kollagen neigen elastische Fasern im Alter und in arteriosklerotischen Veränderungen zur Fragmentation und haben die Eigenheit, Kalksalze aufzunehmen. Elastische Fasern werden ferner durch ein unspezifisches Pankreasenzym und eine spezifische Elastase aus Pseudomonas und Flavobakterien aufgelöst. Im übrigen lassen sich nach Knese (1979) „die morphologischen und biomechanischen Beobachtungen über die Entstehung des elastischen Materials ... derzeit noch nicht auf einen Nenner bringen".

Die elastischen Fasern entstehen aus Kollagenfibrillen über einer Zwischenstufe von Mikrofibrillen. Für die hier interessierenden Fragen ist noch wichtig, daß elastische Fasern nur eine geringe Regenerationsfähigkeit haben. Auch in Gewebekulturen wachsen sie nur spärlich (Lansing 1959). Beim Menschen erscheint die Membrana elastica interna schon im 3. Monat, ist aber erst im 4. färbbar. Wenn die elastischen Fasern nicht im Verlaufe eines pathologischen Prozesses abgebaut werden, bleiben sie zeitlebens bestehen (Partridge 1962). Die elastischen Fasern eignen sich somit ganz besonders zum Nachweis von traumatischen Schäden der Gefäßwand.

Klassen u. Mitarb. (1968) untersuchten die großen Hirnarterien von 90 Personen zwischen dem 1. und dem 90. Lebensjahr histologisch, mit besonderer Berücksichtigung der Intima und Elastica interna. Die Intimaverdickung beginnt schon im Kindesalter und nimmt mit steigendem Alter zu. Es gibt aber erhebliche Unterschiede in jeder Altersklasse (Maxeiner 1979). Beziehungen zur Arteriosklerose sind offenkundig. Die Elastica interna wird mit zunehmendem Alter bis zur 3.–4. Dekade dicker (Abb. 1.3).

Dies beruht auf dem Auftreten eines subendothelialen homogenen Bandes, das dieselben färberischen Eigenschaften wie die Elastica interna annimmt; dadurch wird ihr Rand gegenüber der Lichtung unregelmäßiger, während ihre äußere Begrenzung glatt bleibt (Abb. 1.3). Den jüngsten Ergebnissen elektronenoptischer Analyse zufolge, kommt glatten Muskelfasern in der Intima die Fähigkeit zu, elastische Fasern zu bilden, damit läßt sich das Auftreten von elastischen Lamellen in arteriosklerotischen Intimaverdickungen erklären (Kádár 1979).

Die Beurteilung der Wandelemente der Hirnschlagadern im histologischen Schnitt ist unter den gewöhnlichen Bedingungen schwierig, weil durch die postmortale und fixationsbedingte Kontraktion der Muskelfasern alle elastischen Elemente gefaltet werden. Die Muskelfasern werden dabei nach innen zwischen die Falten der Elastica interna hineingepreßt oder werden nach außen komprimiert, dadurch wird eine verschiedene Dichte der Media vorgetäuscht, die nicht mit strukturellen Unterschieden verwechselt werden darf. Am kontrahierten Gefäß scheinen auch die Media und die Adventitia von verschiedener Dicke zu sein, doch ist dies meist auf eine postmortale und fixationsbedingte „Verwerfung" der Gefäßwand zu beziehen, durch die verschieden geformte Querschnitte resultieren. Fixiert man die Gefäße noch am Gehirn, indem man eine 4%ige Formalinlösung unter Druck durchfließen läßt, gelingt es, die Falten weitgehend zu glätten (Abb. 1.1).

Die Membrana elastica interna zeigt dabei schon bei jugendlichen Individuen an ein und

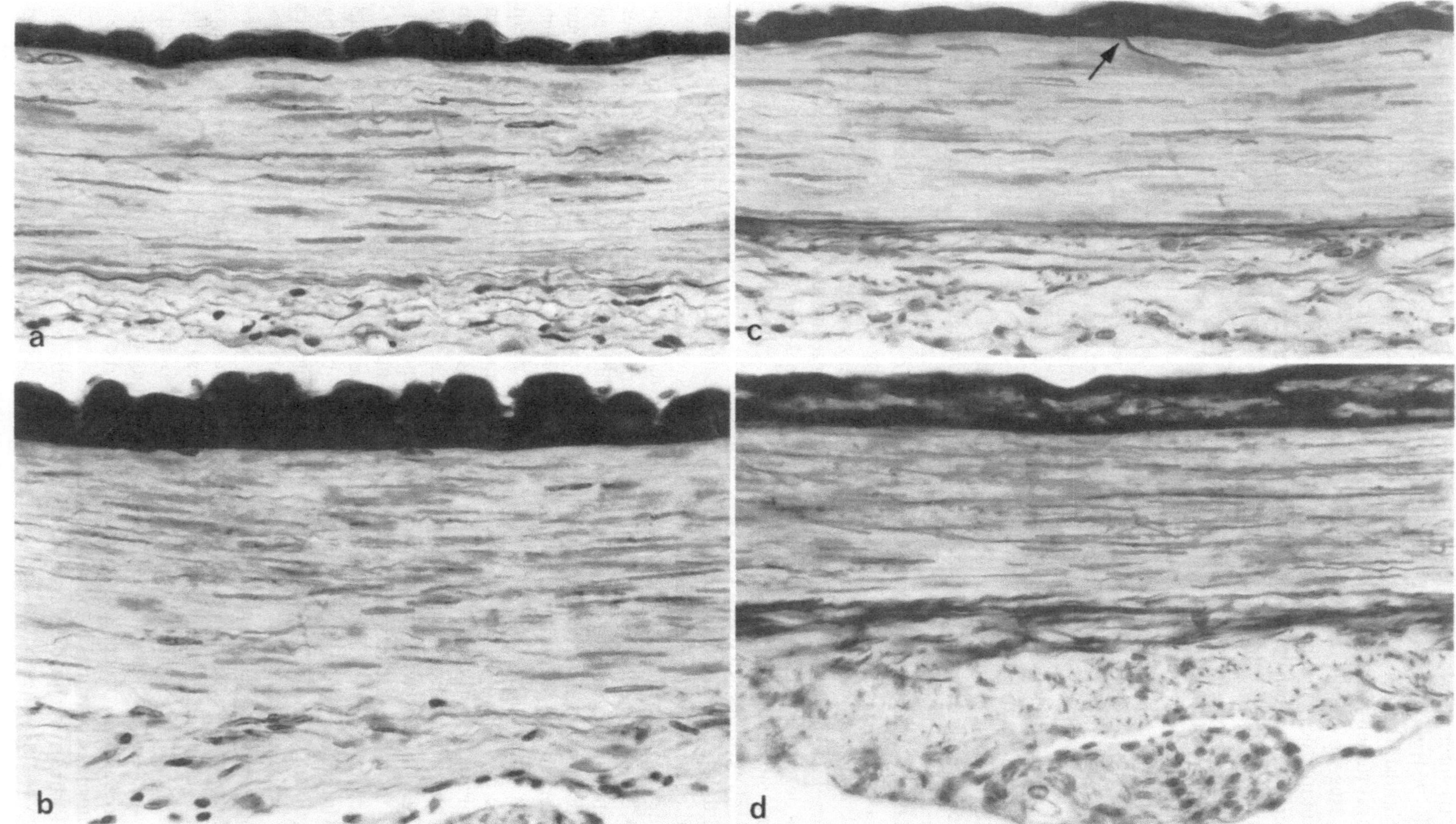

Abb. 1.3 a–d. Querschnitte durch die Wand der A. basilaris (**a** u. **b**) bzw. A. vertebralis (**c** u. **d**) mit verschieden dicker Ausprägung der Elastica interna. Im Gegensatz zur A. basilaris sind in der A. vertebralis die elastischen Fasern zu einer Art Elastica·externa zusammengefaßt. In **c** Insertion einer elastischen Faser der Media an der Elastica interna (↓), in **d** Querschnitt durch einen marklosen Nerven mit Arteriole, an der Adventitia. Druckhärtung. Orcein-Kernechtrot. ×370. – L 504/80: 13 J., ♀; Epiglottitis acuta, Ersticken

demselben Querschnitt eine verschiedene Dicke, ganz unabhängig von Polstern Aufsplitterungen, ohne daß sich dies begründen läßt. Sie haftet ferner nur ganz leicht an den Fasern der Media, denn trotz vorsichtiger Behandlung kann sie sich auf weite Strecken ablösen und auch einreißen. Unter stärkerer Vergrößerung lassen sich Verbindungen mit den zarten elastischen Fäserchen der Media erkennen (Abb. 1.3).

1.3.2 Intimapolster

Beim Studium des Feinbaues der Schlagaderwand ist man in erster Linie von den freien Gefäßstrecken ausgegangen. Erst später hat man sich auch intensiver mit den Gefäßabgängen und -verzweigungen auseinandergesetzt. Diese Betrachtungsweise ist für die Beurteilung traumatischer Wandschäden der Hirnschlagadern, wie noch zu zeigen sein wird, besonders wichtig, weil bei Traumen sich Zerrungen besonders an diesen Stellen auswirken.

Nachdem schon Thoma (1883) und Triepel (1897) auf Intimapolster an den Astabgängen der Hirnschlagadern hingewiesen haben, sind seither wiederholt Intimapolster an den Verzweigungen der Schlagadern muskulären Typs beschrieben worden (Jores 1924; Benninghoff 1930; Rotter 1952); man hat sie auch immer mit dem Vorkommen arteriosklerotischer Wandveränderungen verknüpft. Da sie jedoch auch bei kleinsten Gefäßen nachzuweisen sind, und vor allem auch bei fetalen Arterien gefunden wurden (Robertson 1960), ist diese Interpretation durchweg aufgegeben worden. Nach der herrschenden Ansicht der Autoren handelt es sich um ein physiologisches Vorkommen (Lang 1965).

Die Funktion der Polster wird als Blutstromregler oder als Schutz gegen Gefäßerweiterung angesehen. Eine ganze Reihe von Autoren meinen jedoch, daß die Polster eine funktionelle Verstärkung der Gefäßwand besonders an den Abgängen und Gabelungen bilden, eine Meinung, die durchaus einleuchtet. Man wird jedoch bedenken müssen, daß beim fortschreitenden Wachstum auch funktionelle Strukturprobleme wirksam werden, die die Gefäßwandschichten in vorgegebener Weise beeinflussen. Die Ausprägung der Polster an den Verzweigungen dürfte ferner von konstitutionellen Einflüssen abhängen. Grundlegende Untersuchungen über

die polsterförmigen Verdickungen der Intima in den Schlagadern verdanken wir Rotter (1948, 1952; Rotter u.Mitarb. 1955). Er unterscheidet zwischen Manschettenpolstern in den Schlagadern der Geschlechtsorgane, der Nabelgefäße und der bronchopulmonalen Anastomosen und den Verzweigungspolstern, die ubiquitär in den Schlagadern des Körpers zu beobachten sind. An den Hirnschlagadern sind wegen ihres zarten Baues Polster an den Verzweigungen besonders gut zu studieren.

Der Verfasser ist 1942 bei systematischen Untersuchungen der Hirngrundschlagadern bei der Frage traumatische Wandschädigung und Aneurysmaentstehung ebenfalls auf die Intimapolster gestoßen. Unabhängig davon hat Rotter seine Untersuchungen über die Polsterarterien des Gehirns 1955 veröffentlicht. Er hat nicht nur eine genaue Beschreibung der Intimapolster gegeben, sondern sich auch bemüht, durch instruktive Zeichnungen und Schnittmodelle die Lage der Polster und ihre Ausdehnung darzustellen. An den Gabelungssporen lassen sich rechtwinkelig überschneidende Stammschleifen und Zweigschleifen differenzieren, unabhängig davon sind Seitenwandpolster. Die schematischen Zeichnungen vermitteln eine gute Vorstellung über die Lage und Ausdehnung der Polster, doch stellen sie Idealbedingungen dar, die gewöhnlich nicht gegeben sind; in Wirklichkeit sind die Polster weniger mächtig als man dies aus den Zeichnungen entnehmen könnte (Abb. 1.4–1.7).

Bei den unterschiedlichen Ausprägungen der Symmetrieverhältnisse an den Hirnschlagadern ist es schließlich nicht verwunderlich, daß auch die Polster an den Gabelungen nicht völlig symmetrisch angelegt sind und gelegentlich, scheinbar unabhängig von den Gabelungen, zu finden sind. Die Polster bestehen je nach Größe der Gefäßabgänge aus bis zu 10 und mehr Lagen von elastischen Lamellen, die längsverlaufende Muskelfasern mit dazugehörigem Bindegewebe, wie es sonst in der Media vorkommt, einschließen. Die äußere Lamelle ist gewöhnlich etwas stärker und grenzt sich ziemlich scharf gegenüber der Media ab (Rotter: Membrana limitans externa). Die innere Lamelle ist die eigentliche Fortsetzung der Elastica interna, diese ist dabei oft etwas verstärkt und dicker und im Bereiche des eigentlichen Polsters weniger gefältelt als in den benachbarten Strecken; möglicherweise hängt dies nur damit zusammen, daß an diesen

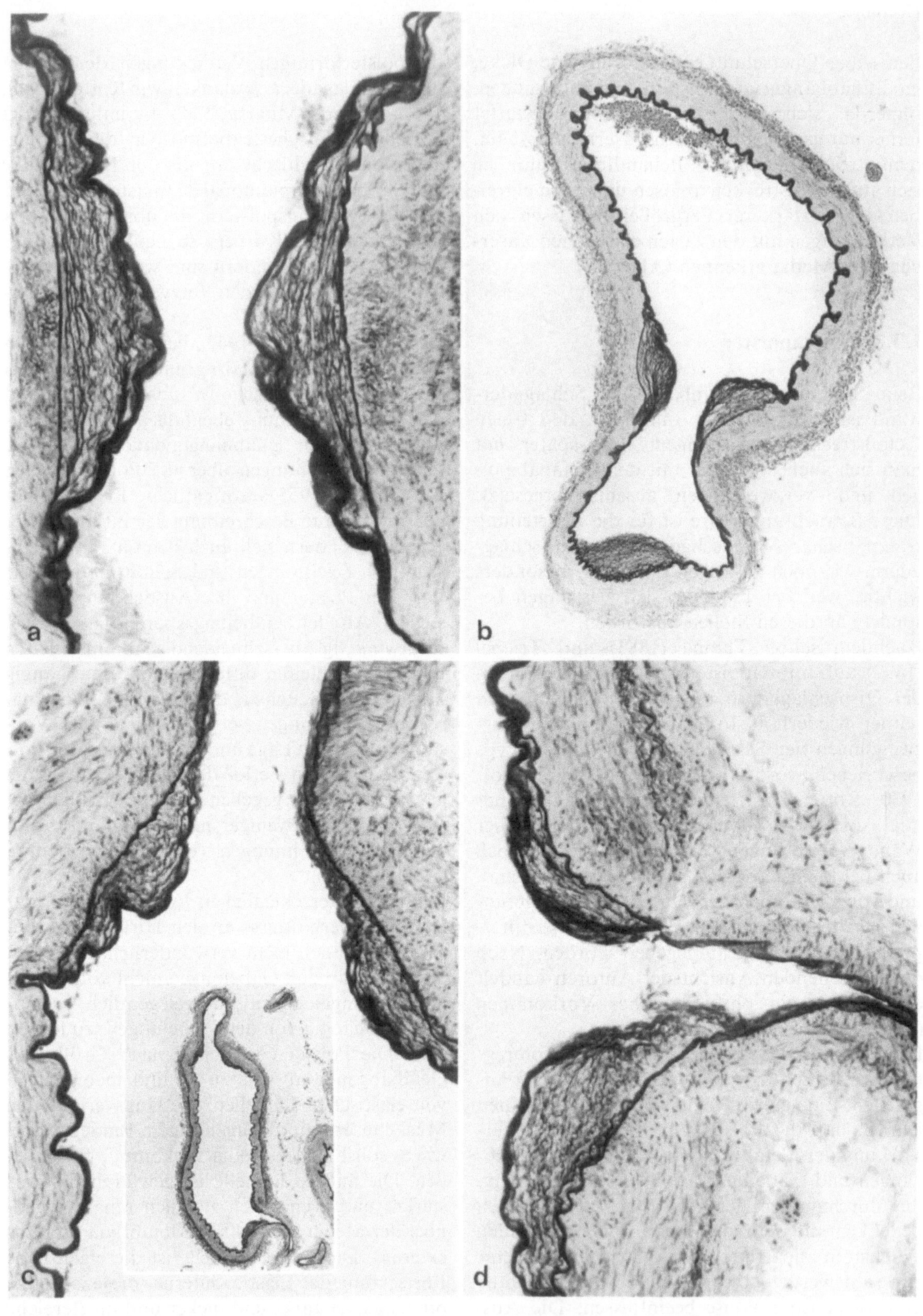

Abb. 1.4 a–d. Elastikapolster an verschiedenen Gefäßabgängen. **a** Teilung der A. basilaris in die Aa. posteriores. **b** A. vertebralis mit Abgang der A. cerebelli inferior posterior (unten) mit Abgangspolster und Seitenwandpolster. **c** u. **d** A. vertebralis mit zwei etwa gleich starken Seitenzweigen mit Abgangspolstern (Situation in **c**). Orcein-Kernechtrot. ×60 u. 130. L 31/ 75: 4 J., ♀; VU, PKW-Insassin, Luxation der Kopfgelenke, Halsmarkquetschung (s. Abb. 6. 7–6. 9; Abb. 8. 1)

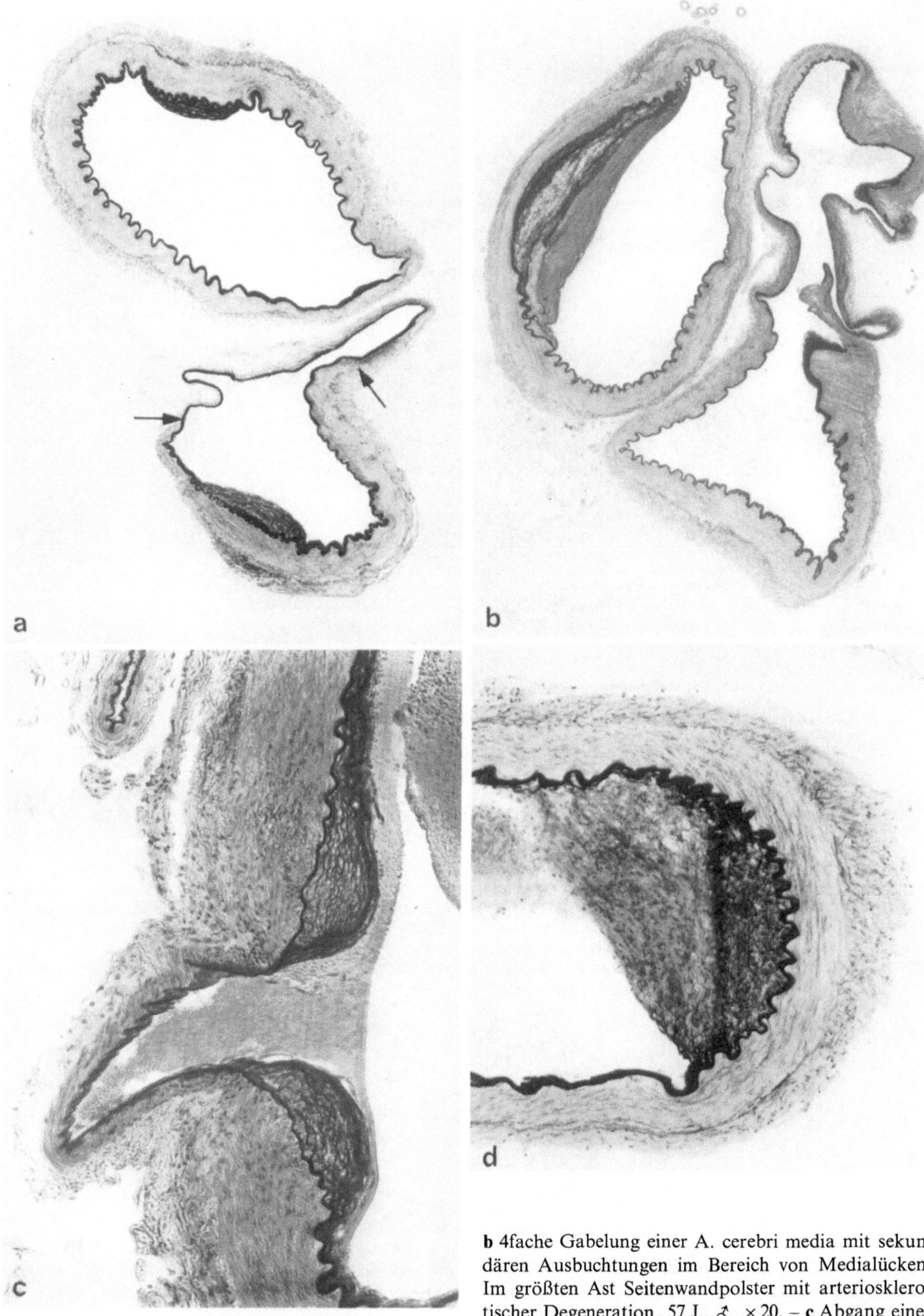

Abb. 1.5. a Querschnitt durch die Gabelung einer A. cerebri media mit breiter Medialücke an dem kleineren Seitenast (↓—↓); Seitenwandpolster in beiden Ästen. Orcein-Kernechtrot. ×20, 47 J. ♂ (Krauland 1957).

b 4fache Gabelung einer A. cerebri media mit sekundären Ausbuchtungen im Bereich von Medialücken. Im größten Ast Seitenwandpolster mit arteriosklerotischer Degeneration. 57 J., ♂. ×20. – **c** Abgang eines Seitenzweigs von der A. basilaris mit Elastikapolstern, 7 J. ♂. ×100. **d** Seitenwandpolster in der A. cerebri posterior mit ausgedehnter Deckfibrose. 4 J., ♀ (s. Abb. 1.4). Orcein-Kernechtrot. ×85

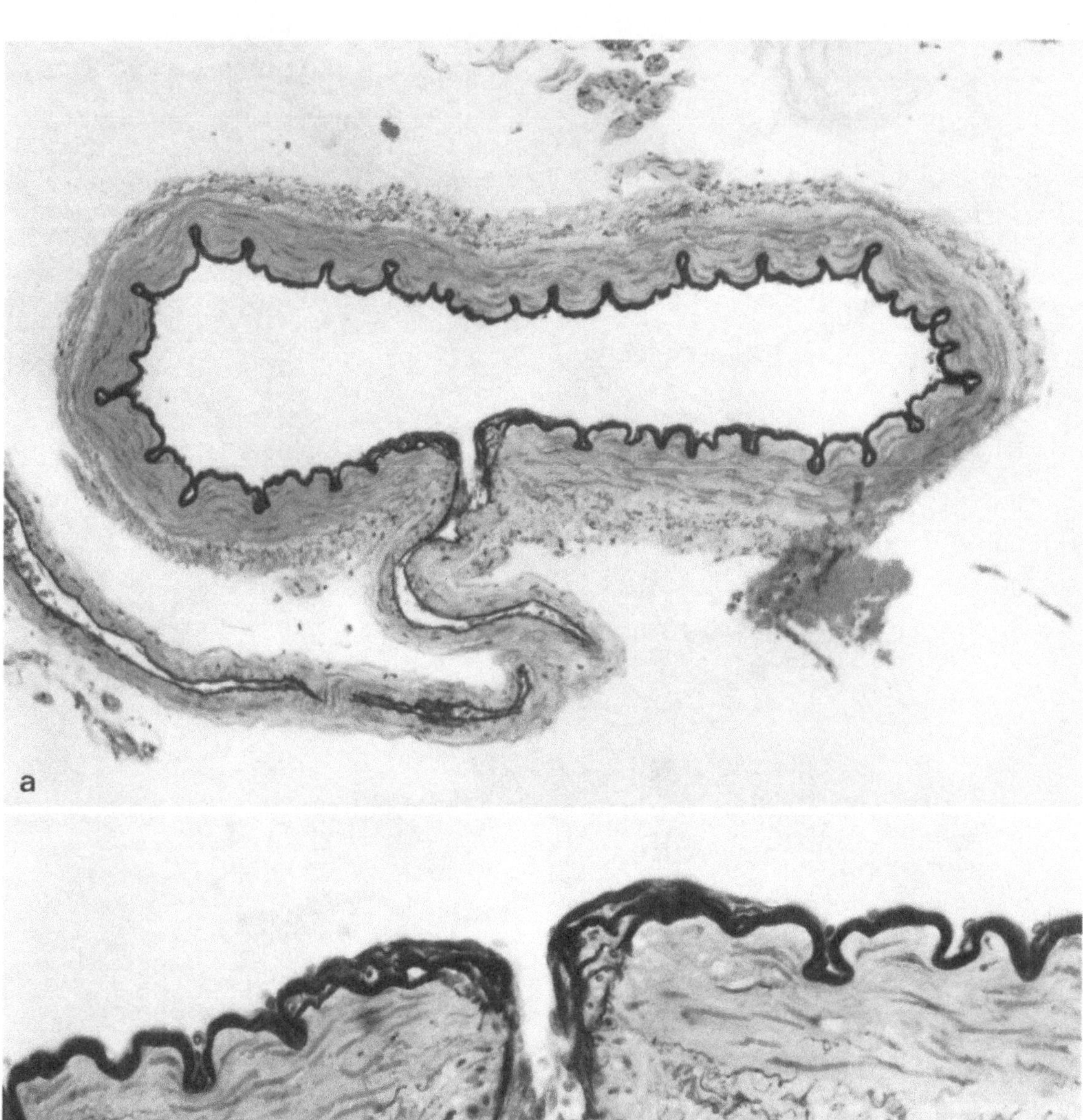

Abb. 1.6a u. b. A. cerebri posterior mit S-förmig geschwungenem Abgang eines kleinen Seitenzweigs und kleinen Abgangspolstern; Media des Hauptstamms und des Seitenzweigs nahtlos aneinandergefügt. Orcein-Kernechtrot. **a** ×135, **b** ×370 (s. Abb. 1.4)

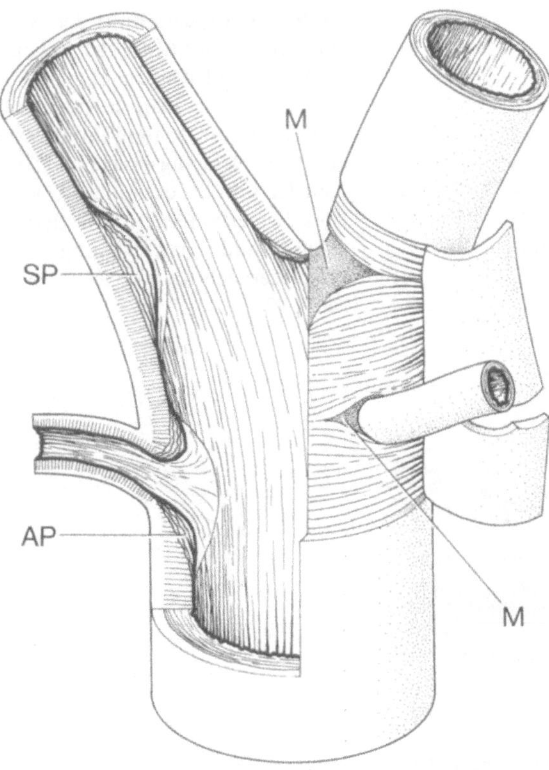

Abb. 1.7. Skizze der Gabelung einer Hirnschlagader mit Seitenzweigen und Medialücken (*M*), Seitenwandpolster im linken Ast (*SP*); Abgangspolster am linken Seitenzweig (*AP*) (unter Benutzung eines Schemas von Rotter u.Mitarb. 1955)

Stellen die postmortale Kontraktur der Media weniger zur Wirkung kommen kann. In den Winkeln der Polster gehen äußere und innere Lamellen nahtlos ineinander über, so daß man den Eindruck einer Aufspaltung der Lamellen hat. Auch die dazwischenliegenden Lamellen haben Verbindungen mit den Grenzmembranen, sie sind auch untereinander offensichtlich netzartig verbunden. Es ist der Eindruck zu gewinnen, daß es sich von Anfang an um angelegte Bauelemente handelt. Gelegentlich sind schon bei Kindern die Polster durch eine zweite Schicht von zarteren elastischen Fasern überlagert, es scheint so, daß es sich dabei eher um eine sekundäre Intimaverdickung handelt; morphologisch läßt sich dies jedoch nicht beweisen (Abb. 1.5d).

Bei den Erwachsenen ist mit sekundären Veränderungen an den Polstern zu rechnen. Rotter erwähnt regressive Veränderungen wie Ödeme, Sklerose, Hyperplasie, Nekrose, Hyalinose, vor allem bei fortgeschrittenem Alter und bei Blutdrucksteigerungen. Es wird die Meinung vertreten, daß diese Veränderungen unter den Bedingungen von Ischämie, Kollaps usw. schon frühzeitig einsetzen können (Wiesel 1906, 1907; Schürmann u. MacMahon 1933; Günther 1939, 1940, 1941; Meessen 1939, 1944; Zinck 1940, 1941, 1942).

1.3.3 Medialücken

Neben den Polstern spielt an den Astabgängen und Verzweigungen der Hirnschlagadern noch das Verhalten der Media eine besondere Rolle. Ausgangspunkt für spezielle Untersuchungen waren die bekannten sackförmigen Aneurysmen der Hirngrundschlagadern, die nach allgemeiner Erfahrung an den Astabgängen und Verzweigungen ihren Sitz haben. Forbus (1928/29) gebührt das Verdienst, auf die Medialücken an den Abgängen und Gabelungen der Hirnschlagadern als erster durch systematische Untersuchungen hingewiesen zu haben. Forbus bezeichnet dies als relativ normales Vorkommen und erklärt die Entstehung der Muskularislücken aus dem Umstand, daß sich die Muskelhaut des Stammgefäßes früher entwickelt als die des Astes. Bei eigenen Untersuchungen (1942) konnten die Befunde von Forbus bestätigt werden. Tatsächlich verhält es sich offenkundig so, daß jeder Seitenast seine eigene „Ringmuskulatur" besitzt, die von der des Stammgefäßes deutlich abgegrenzt werden kann. Im Längsschnitt durch Ast und Stammgefäß kann man sehen, wie die Muskelhaut des Stammgefäßes an der Abgangsstelle des Seitenastes mit abgerundetem Rand endet. Oft überdeckt der Rand der Muskelhaut des größeren Gefäßes den des Seitenastes, seltener durchdringen die Muskelschichten beider Gefäße sich eine Strecke weit, besonders, wenn sie etwa gleichkalibrig sind; dadurch entsteht eine Verstärkung der Gefäßwand an dieser Stelle.

Am Abgang eines kleinen Seitenastes weichen die ringförmig angeordneten Muskellagen des Stammgefäßes auseinander. Es entsteht dadurch ein lanzettförmiger Schlitz in der Muskelhaut des Stammgefäßes, wobei die seitlichen Winkel von Muskelfasern frei bleiben können, so daß die Gefäßwand nur mehr aus Intima, Elastica interna und Adventitia besteht. Die Adventitia gleicht häufig Medialücken völlig

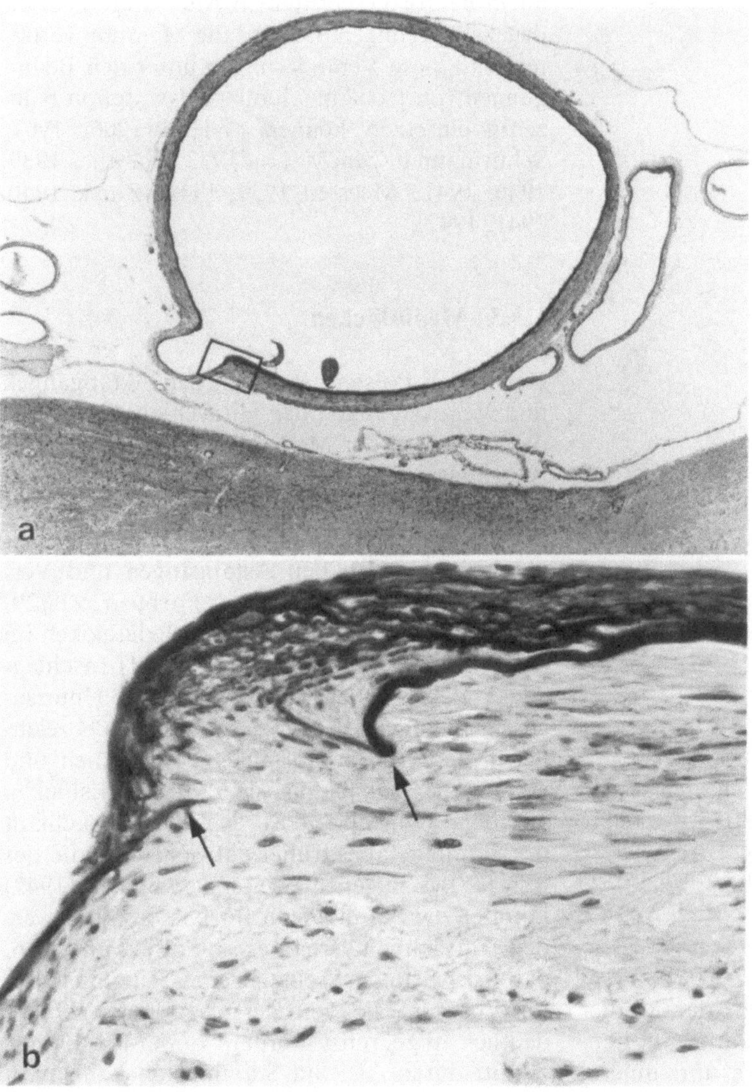

Abb. 1.8. a Querschnitt der A. basilaris in der Mitte der Brücke, links im Bild Abgang einer A. cerebelli ant. (× 20). **b** Ausschnitt aus **a**. Unterbrechung im äußeren Blatt des Abgangspolsters (↑ ↑) mit Retraktion des einen Rißendes, keinerlei Reaktion in der Gefäßwand. Druckhärtung. Orcein-Kernechtrot. × 350. – L 504/ 80:13♀

aus. Bei der Teilung größerer Gefäße in zwei gleich starke Äste kann ebenso im Gabelungswinkel die Muskulatur über eine größere Strecke fehlen (Abb. 1.5, 1.7).

Nach den eigenen Erfahrungen decken die Intimapolster an den Gefäßabgängen sehr häufig die Medialücken und tragen daher wesentlich zur Festigkeit der Gefäßwand an den Verzweigungen bei. Man stößt aber immer auf Medialücken ohne Intimapolster, so daß ein Locus minoris resistentiae anzunehmen ist, der die Aneurysmaentstehung und traumatische Schäden begünstigen kann (s. Kap. 6ff.).

Die Angaben über die Häufigkeit der Medialükken (Mediadefekte) an den großen Hirnschlagadern und an den Aufteilungen in ihre Äste gehen etwas auseinander. Bei seinen histologischen Untersuchungen fand sie Forbus an den Hirnschlagadern bei 7 von 10 Kindern im Alter von 4 Monaten bis 8 Jahren und bei 17 von 19 Erwachsenen; ähnliche Angaben machte Voncken (1931), unabhängig von Forbus.

Bei den eigenen histologischen Untersuchungen an Serienschnitten ließen sich bei 10 Fällen mit Aneurysmen und 24 Vergleichsfällen Muskularislücken an den Gabelungen und an den Abgängen der kleinen und kleinsten Seitenäste immer wieder nachweisen; freilich in ganz unterschiedlicher Größe und Ausprägung und nicht bei sämtlichen Verzweigungen.

Hassler (1961) stützte sich bei seinen morphologischen Untersuchungen der großen Hirn-

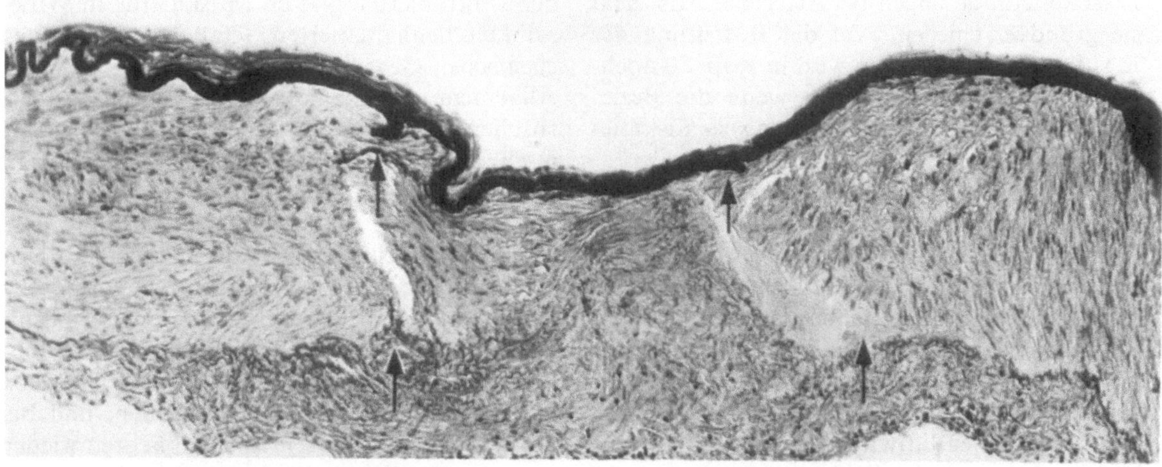

Abb. 1.9. Muskularislücke zwischen A. cerebri anterior und A. communicans anterior (↑ ↑). An den Rändern der Muskularislücke die Elastica interna je einmal geknickt und nach außen gebogen. Orcein-Kernechtrot. ×150. – 32 J., ♂; Ertrinken (Krauland 1942)

schlagadern auf sorgfältig präparierte „normale" Schlagadern von 250 Individuen (127♂ und 123♀), die sich ziemlich gleichmäßig auf die Altersklassen von <1 bis >81 Jahren verteilten. Als Suchtest wurden die in Bonin-Lösung fixierten Schlagadern in Glycerin eingelegt und unter dem Stereomikroskop betrachtet. Die Medialücken waren dabei deutlich auszumachen, da diese Stellen weniger durch die Pikrinsäure gefärbt waren.

Von den 250 Individuen wurden 93 wegen schwerer atheromatöser Veränderungen oder aus präparatorischen Gründen ausgeschieden, so daß 157 Fälle für die Untersuchung zur Verfügung standen; 82 waren 30 Jahre oder jünger, 75 älter. Während in der ersten Gruppe 5 Mediadefekte bei 3 Individuen nachzuweisen waren, wurden bei der 2. Gruppe 172 Defekte bei 45 Individuen aufgedeckt. Keine Defekte waren mit der angewandten Methode bei Neugeborenen oder kleinen Kindern zu erkennen. Bei den 75 Individuen der Gruppe über 30 fanden sich 19 mit „Minute Aneurysm" neben 103 Defekten und 56 ohne Aneurysmen, doch mit 45 Defekten der Media. Die Zahlen von Hassler sind hoch signifikant. Sie lassen schließen, daß die Medialücken mit zunehmendem Alter wohl wegen der allmählichen Dehnung der Gefäßwand deutlicher werden. Hassler macht selbst die Einschränkung, daß er bei verfeinerter Untersuchungstechnik (Serienschnitte) auch gelegentlich bei Neugeborenen kleine Mediadefekte

finden konnte. Man kann aus diesen Erfahrungen entnehmen, daß der Nachweis von Mediadefekten von der Untersuchungstechnik abhängt, und daß es Individuen gibt, bei denen konstitutionell gehäuft größere Mediadefekte vorkommen. Im Bereich der Medialücken finden sich nach dem Ergebnis früherer Untersuchungen (Krauland 1942) besonders im Bereich der Intimapolster Schäden im äußeren Blatt der Membrana elastica interna. Die Lamellen sind gelegentlich unterbrochen, zurückgezogen (wie zurückgeschnellt) und in engere Falten gelegt; die Enden sind nach außen gebogen oder auch mehrmals unterbrochen (Abb. 1.8). Der Umstand, daß in den Polstern regelmäßig die äußere Lamelle in erster Linie geschädigt ist, spricht für eine immer auf dieselbe Weise wirkende Schädlichkeit, über deren Natur man nur Vermutungen anstellen kann; neben den Strömungsverhältnissen wird man auch an traumatische Einflüsse zu denken haben. Aber auch außerhalb der Polster ist die Elastica interna im Bereich von Medialücken geschädigt, sie ist gelegentlich stärker aufgelockert, gespalten und manchmal geknickt. Die Innenhaut ist an solchen Stellen nicht verdickt (Abb. 1.9). Weder in der Adventitia noch sonst findet sich eine entzündliche Reaktion. Es liegt nahe anzunehmen, daß die Elastikaschäden mit den Muskularislücken insofern in Zusammenhang stehen, als es sich um geschwächte Wandbezirke handelt, die dem Blutdruck eher nachgeben; von den

Elastikaveränderungen bei Arteriosklerose sind sie grundverschieden. Auf die Bedeutung der Elastikaunterbrechungen wird in Kap. 10 nochmals zurückzukommen sein, wenn die Beziehungen zur Aneurysmaentstehung zu diskutieren sind.

Noch eine Besonderheit an den Hirnschlagadern ist hervorzuheben: Es finden sich gelegentlich polypenartige Anhänge in der Gefäßlichtung vom Bau der inneren Gefäßwandschichten und schmale Septen, die brückenartig die Gefäßwände verbinden. Busse (1921) und Emrich (1923) haben diese Bildungen als Reste von Scheidewänden der Hirnschlagadern aus der embryonalen Entwicklung aufgefaßt. Hassler hat „Intravascular Bridges" 63mal unter 44 Individuen gefunden. Seine Abbildungen erlauben eine gute Vorstellung vom Aussehen dieser Brücken, sie bestehen hauptsächlich aus kollagenem Bindegewebe und stehen in gewisser Beziehung zu den Mediadefekten, da die Gefäßwand durch sie aber verstärkt wird, erscheint es fraglich, ob die Vermutung, sie spielten bei der Entstehung von sackförmigen Aneurysmen eine Rolle, eine Bedeutung hat.

1.4 Hämodynamik

Für das Studium der Verletzungen der intrakraniellen Schlagadern sind selbstverständlich neben den Bauelementen der Gefäßwand der Blutdruck und der Tonus der Gefäßmuskulatur von Bedeutung. Vom morphologischen Standpunkt allein kann dazu nicht beigetragen werden, dennoch sind hier einige kurze Bemerkungen aus dem Schrifttum erlaubt.

Die spindelförmigen glatten Muskelzellen, die nur eine Länge von 15–20 µ und eine Dicke von 4–7µ haben, bestimmen vor allem den Gefäßwandtonus; wegen ihrer Nachgiebigkeit tragen sie nicht unbeträchtlich zur Festigkeit der Gefäßwand bei (Gauer 1972).

Nach Fischer (1951) verlaufen die Muskelfasern der Media zunächst nahezu ringförmig und gehen in eine innere und äußere Längsmuskelschicht über. „Bei einer Querdehnung wird auch die Muskulatur gedehnt, welche somit in erster Linie den Widerstand gegen die Formänderung bestimmt. Bei der kontrahierten Arterie kommt also hauptsächlich der Elastizitätskoeffizient

der kontrahierten glatten Muskulatur in Wirksamkeit, beim dilatierten Gefäß dagegen der des elastischen Gewebes".

Allgemein wird die große Dehnbarkeit des elastischen Gewebes betont. Unter physiologischen Bedingungen nimmt die Elastica interna in erster Linie die Druckschwankungen auf und bestimmt so die Festigkeit der Gefäßwand. Die Membrana elastica interna der Hirnschlagadern ist aber, wie noch zu zeigen sein wird, sehr „spröde" und verträgt ruckartige Zerrungen, die bei Hirntraumen in Millisekunden ablaufen, nicht. Die Zugfestigkeit von elastischen Fasern wird sonst mit 100–140% angegeben, und bis zu 50% gedehnte einzelne Fasern kehren wieder zur ursprünglichen Länge zurück. Erst wenn Elastika und Media die Grenzen ihrer Dehnbarkeit erreicht haben, nehmen die kollagenen Fasern abrupt die Spannung auf (Gauer 1972). Angeborene oder erworbene Schwächungen von Elastika und Media (Medialücken) führen zu lokalen Wandspannungen und so, trotz gleichbleibenden Drucks, zur Ausbildung von Aneurysmen, und in dem Maße, wie der wirksame Radius zunimmt, zu weiterer Überdehnung.

Nach dem Hagen-Poiseulle-Gesetz hängt nämlich das Stromzeitvolumen von der vierten Potenz des Gefäßradius ab. Erweiterungen um nur 20% verdoppeln die Durchblutung; jedoch ergeben sich unter biologischen Verhältnissen starke Abweichungen. Dafür sind nach Gauer (1972) zwei Gründe verantwortlich: Im Gefäßsystem sind weder Viskosität noch Radius unabhängige Konstanten, weitere wichtige Bedingungen, die daran anknüpfen, können hier nur angedeutet werden: Benetzbarkeit der Gefäßwand, laminare Strömung. In den großen und mittleren Hirnschlagadern nimmt der Blutdruck zunächst nur unbedeutend ab, so sinkt er erst in den Terminalarterien auf unter 40 mm Hg, und erst in den Arteriolen fällt er unvermittelt steil auf 20–30 mm Hg ab. Die Kapillaren können aber wegen ihrer geringen Wandspannung Drücken von 100 mm Hg widerstehen.

Dieckhoff u. Kanzow (1969) haben an Katzen in Urethan-Choralose-Narkose den Druck in den parietalen Piaarterien gemessen und mit dem Aortendruck verglichen. Bei einem Außendurchmesser von 30–40 µ wurde nur etwa 60% des Aortendrucks (88 mm Hg) gemessen. Wenn diese Ergebnisse auch nicht direkt auf den

Menschen zu übertragen sind, so bekommt man doch eine ungefähre Vorstellung, mit welchen Verhältnissen man zu rechnen hat. Lindenberg (1957) spricht nur allgemein davon, daß der Druck in den kortikalen Arterien niedriger sein dürfte als in den Arterien der Basis. Es ist anzunehmen, daß der Druck mit zunehmender Verzweigung geringer wird, was in diesem Bereich gegen die Entwicklung von Aneurysmen auf Grund anlagemäßiger Wandschwäche spricht.

Für die Beurteilung der Angiogramme ist vom neurochirurgischen Standpunkt die Zirkulationszeit (vom Beginn der Injektion bis zur völligen Entleerung des Kontrastmittels aus dem Gehirn) von Bedeutung, sie beträgt 4,0–8,0 s (Tönnis u. Schiefer 1959).

Schließlich kann bei Gefäßverletzungen auch noch die Frage eine Rolle spielen, welche Blutmenge bei einer Gesamtdurchblutung des Gehirns von 700–900 ml/min in einer Zeiteinheit an einer verletzten Schlagader ausfließt. Wenn sich auch hier aus Strömungsgeschwindigkeit und Kaliber Berechnungen anstellen ließen, so wäre doch für den Einzelfall zu bedenken, daß auch noch Art und Umfang der Verletzungen und Gerinnungsvorgänge zu berücksichtigen sind, die von Fall zu Fall sehr variieren und größte Zurückhaltung erfordern, zumal schon unter physiologischen Bedingungen die Hirndurchblutung außerordentlich schwankt (Lübbers 1972).

1.5 Schlußbemerkung

Für die histologische Beurteilung von intrakraniellen Schlagaderverletzungen ist die Beschaffenheit der Membrana elastica interna wegen ihrer Formbeständigkeit im Gewebe sehr wichtig; allerdings zeigt sie schon im Kindesalter eine gewisse Variation in der Stärke und Aufsplitterungen, ohne daß ein plausibler Grund dafür angegeben werden kann; mit dem Alter nehmen diese Besonderheiten zu. Es ist dann schwierig, solche Veränderungen von degenerativen Prozessen, wie z.B. von Arteriosklerose, abzugrenzen. Die Intimapolster an den Verzweigungen und Gefäßabgängen haben offensichtlich eine Bedeutung zur Kreislaufregulation, sie sind anlagemäßig bestimmt, zeigen aber schon im Kindesalter manchmal fibrotische Verdickungen. Die Verbindung der Elastika mit der Media ist sehr locker; unachtsames Vorgehen bei der Präparation führt schon zu ihrer Ablösung über größere Strecken.

Schwachstellen der Gefäßwand besonderer Art sind die Medialücken an den Gabelungen und den Abgängen von Seitenzweigen, anscheinend treten sie konstitutionell gehäuft auf; sie erklären sich jedoch aus der normalen Gefäßbildung, nur daß sie bei den verhältnismäßig zarten Hirnschlagadern eine wichtige Bedeutung erlangen können. Auf die Beziehung der Medialücken zur Aneurysmabildung wird in den Kap. 6 und 10 eingegangen.

1.6 Literatur

Auer L (1978) Die normalen Gefäße der Pia mater im Intravitalmikroskop. Acta Chir Austriaca [Suppl] 23:2–12

Bader H (1963) The anatomy and physiology of the vascular wall. Handbook of physiology. Circulation II:865–889

Benninghoff A (1927) Über die Beziehungen zwischen elastischem Gerüst und glatter Muskulatur in der Arterienwand und ihre funktionelle Bedeutung. Z Zellforsch 6:348–396

Benninghoff A (1930) Blutgefäße und Herz. In: Möllendorf W (Hrsg) Handb. d. mikroskop. Anatomie d. Menschen, Bd VI/I. Springer, Berlin

Binswanger O (1918) Ein weiterer Beitrag zur pathologischen Anatomie der Hirnarterien. Zentralbl Allg Pathol 29:601–608

Burger PC, Vogel FSt (1978) Cerebrovascular disease. Am J Pathol 92:257–314

Busse O (1921) Aneurysmen und Bildungsfehler der Arteria communicans anterior. Virchows Arch 229:178–206

Cervós-Navarro J (1980) Gefäßerkrankungen und Durchblutungsstörungen des Gehirns. In: Cervós-Navarro J, Schneider H (Hrsg) Pathologie des Nervensystems I. Springer, Berlin Heidelberg New York (Spezielle pathologische Anatomie, Bd 13/I)

Dieckhoff D, Kanzow E (1969) Über die Lokalisation des Strömungswiderstandes im Hirnkreislauf. Pfluegers Arch 310:75–85

Duret H (1874) Recherches anatomiques sur la circulation de l'encéphale. Arch Physiol 1:316–353

Emrich P (1923) Über das Dehnungsaneurysma und seine Genese auf Grund histologischer Untersuchungen an Hirnarterienaneurysmen. Ebering, Zürich

Fischer E (1938) Die Lageabweichungen der vorderen Hirnarterie im Gefäßbild. Zentralbl Neurochir 3:300–313

Fischer H (1951) Über die funktionelle Bedeutung des Spiralverlaufes der Muskulatur in der Arterienwand. Morphol Jahrb (Leipzig) 91:394–445

Fischer H (1965) Die Struktur der Arterienwand mit besonderer Berücksichtigung der Einwirkung des hydrostatischen Drucks. Int. Symp. Morphologie Histochemie Gefäßwand, Fribourg 1965, Teil I. Angiologica 2:285–313 (61–89)

Forbus WD (1928/29) Über den Ursprung gewisser Aneurysmen der basalen Hirnarterien. Zentralbl Pathol 44:243

Forbus WD (1930) On the origin of miliary aneurysms of the superficial cerebral arteries. Bull John Hopkins Hosp 47:239–284

Gänshirt H (1972) Der Hirnkreislauf. Physiologie, Pathologie, Klinik. Thieme, Stuttgart, S 407–410

Gauer OH (1972) Kreislauf des Blutes. In: Gauer, Kramer, Jung (Hrsg) Physiologie des Menschen, Bd 3. Urban & Schwarzenberg, München Berlin Wien, S 81–163

Gauer, O.H. Kreislauf des Blutes. In: O.H. Gauer, K. Kramer, R. Jung (Hrsg.). Urban & Schwarzenberg München, Berlin, Wien 1972, Bd. 3: Herz und Kreislauf, S. 81–326

Godinov VM (1929) The arterial system of the brain. Am J Phys Antropol 13:359–388

Goerttler K (1951) Die Bedeutung der funktionellen Struktur der Gefäßwand. Morphol Jahrb (Leipzig) 91:368–393

Goerttler K (1953) Die funktionelle Bedeutung des Baues der Gefäßwand. Dtsch Z Nervenheilkd 170:433–445

Günther GW (1939) Beitrag zur Pathologie des Verbrennungskollaps. Arch Klin Chir 194:539–557

Günther GW (1940) Die Diphtherie des Menschen unter dem Gesichtswinkel einer Pathologie des protrahierten Kollaps. Frankf Z Pathol 54:550–587

Günther GW (1941) Die unter dem Bilde des akuten bis protrahierten Kollaps verlaufende intravenöse Diphtherietoxinvergiftung des Kaninchens. Beitr Pathol Anat 105:256–298

Häussler H (1933) Ein experimenteller Nachweis schraubenförmiger Struktur der Arterienwand. Naunyn Schmiedebergs Arch Pharmakol Exp Pathol 172:302–313

Hassler O (1961) Morphological studies on the large cerebral arteries. With reference to the aetiology of subarachnoid haemorrhage. Acta Psychiat Scand 36 (Suppl 154):51–145

Heubner O (1872) Zur Topographie der Ernährungsgebiete der einzelnen Hirnarterien. Zbl Med Wiss 10:817

Hodes PJ, Campoy F, Riggs HE, Bly P (1953) Cerebral angiography. 70:61–82

Huber P, Krayenbühl H, Yasargil MG (1979) Zerebrale Angiographie für Klinik und Praxis. 3. vollst. neubearb. Aufl. Thieme, Stuttgart

Jores L (1924) Arterien. In: Henke F, Lubarsch O (Hrsg) Handb. d. spez. path. Anat. Hist. Bd II. Springer, Berlin, S 608–786

Kádár A (1979) The elastic fiber. Normal and pathological conditions in the arteries. Exp Pathol [Suppl 5]

Kautzky R, Zülch KJ (1955) Neurologisch-neurochirurgische Röntgendiagnostik und andere Methoden zur Erkennung intrakranialer Erkrankungen. Springer, Berlin Göttingen Heidelberg

Klassen AC, Sung JH, Stadlan EM (1968) Histological changes in cerebral arteries with increasing age. Neuropathol Exp Neurol 27:607–623

Kleiß E (1942) Die verschiedenen Formen des Circulus arteriosus cerebralis Willisi. Anat Anz 92/15, 16:201–232

Knese KH (1979) Stützgewebe und Skelettsystem. In: Möllendorf W (Hrsg) Handb. d. mikroskop. Anat. d. Menschen, II/5. Springer, Berlin Heidelberg New York

Kolisko A (1911) Über Gehirnruptur. Beitr Gerichtl Med 1:17–37

Krauland W (1942) Über die Aneurysmen der Schlagadern am Hirngrund und ihre Entstehung. Dtsch Z Gesamte Gerichtl Med 35:243–281

Krauland W (1957) Die Aneurysmen der Schlagadern am Hirn- und Schädelgrund und der großen Rückenmarksschlagadern. In: Scholz W (Hrsg) Nervensystem. Springer, Berlin Göttingen Heidelberg (Handbuch der speziellen pathologischen Anatomie und Histologie, Bd 13/1. Teil, S 1511–1555

Krayenbühl H, Yasargil MG (1972) Das normale Hirngefäßsystem im angiographischen Bild. In: Gänshirt H (Hrsg) Der Hirnkreislauf. Physiologie, Pathologie, Klinik, Thieme, Stuttgart, S 161–200

Lang J (1965) Mikroskopische Anatomie der Arterien. Angiologica 2:225–284

Lang J (1979) Kopf. Gehirn- und Augenschädel. In: Lanz T von, Wachsmuth W (Hrsg) Praktische Anatomie, Bd 1/1 B. Springer, Berlin Heidelberg New York, S 3–430

Lansing AI (1959) The arterial wall. Aging, structure, and chemistry. Williams & Wilkins, Baltimore

Lazorthes G, Gouaze A, Santini JJ, Salomon G (1979) The arterial circle of the brain (circulus arteriosus cerebri). Anat Clin 1:241–257

Lindenberg R (1957) Störungen des Blutkreislaufes und ihre Folgen für das Zentralnervensystem. Die Gefäßversorgung und ihre Bedeutung für Art und Ort von kreislaufbedingten Gewebsschäden und Gefäßprozessen. In: Scholz W (Hrsg) Nervensystem. Springer, Berlin Göttingen Heidelberg (Handbuch der speziellen pathologischen Anatomie und Histologie, Bd 13/1B, S 1071–1164)

Lübbers DW (1972) Physiologie der Gehirndurchblutung. In: Gänshirt H (Hrsg) Der Hirnkreislauf. Thieme, Stuttgart, S 214–298

Maxeiner H (1979) Zur Kenntnis der Schlagaderverletzungen am Hirngrund durch stumpfe Gewalt. Med. Dissertation, Universität Berlin

Meessen H (1939) Experimentelle Untersuchungen zum Collapsproblem. Beitr Pathol Anat 102:191–267

Meessen H (1944) Über den plötzlichen Herztod bei Frühsklerose und Frühthrombose der Koronararterien bei Männern unter 45 Jahren. Z Kreislaufforsch 36:185–201

Moniz E (1927) L'encéphalographie artérielle, son impertance dans la localisation des tumeurs cérébrales. Rev Neurol (Paris) 2:72–90

Morel F, Wildi E (1953) Examen anatomique du polygone de willis et de ses anomalies. Etude statistique. V. Int. Neurol. Kongreß, Lissabon 1953. Zentralbl Neurochir 13:174–175

Padget DH (1947) The circle of willis. Its embryology and anatomy. In: Dandy WE (ed) Intracranial arterial aneurysms. Comstock, Ithaca, pp 67–90

Partridge SM (1962) Elastin. Adv Protein Chem 17:227–302

Pfeifer RA (1928) Die Angioarchitektonik der Großhirnrinde. Springer, Berlin

Ravens JR (1974) Anastomoses in the vascular bed of the human cerebrum. In: Cervós-Navarro J (ed), Matakas F, Grčević N, Waltz AG, (editorial board) Pathology of cerebral microcirculation. de Gruyter, Berlin New York, pp 26–38

Reale E, Ruska H (1965) Die Feinstruktur der Gefäßwände. Angiologica 2:314–366

Rickenbacher J (1972) Normale und pathologische Anatomie des Hirngefäßsystems. In: Gänshirt H (Hrsg) Der Hirnkreislauf. Physiologie, Pathologie, Klinik. Thieme, Stuttgart, S 25–160

Riggs HE (1937) Anomalies of circle of willis. Trans. Philadelphia. Neurol. Soc. Dez. (zit. nach Tönnis W, Schiefer W)

Robertson JH (1960) Stress zones in foetal arteries. J Clin Pathol 13:133–139

Rotter W (1948) Über die Polsterarterien der kindlichen Gebärmutter und der Scheide. Virchows Arch Pathol Anat 315:557–572

Rotter W (1952) Die Sperr-(Polster- bzw. Drossel)Arterien der Nieren des Menschen. Z Zellforsch 37:101–126

Rotter W, Willmer HK, Hinrichs G, Müller W (1955) Zur Orthologie und Pathologie der Polsterarterien (sog. Verzweigungs- und Spornpolster) des Gehirns. Beitr Pathol Anat 115:253–294

Salomon G, Huang YP (1976) Radiologic anatomy of the brain. Springer, Berlin Heidelberg New York

Schürmann P, MacMahon HE (1933) Die maligne Nephrosklerose, zugleich ein Beitrag zur Frage der Bedeutung der Blutgewebsschranke. Virchows Arch Pathol Anat 291:47–218

Schultze BS (1939) Über die schraubenförmige Struktur der Arterienwand. Zugleich ein Beitrag zum Rechts-Links-Problem. Gegenbaurs Morph JB 83:230–246

Spatz H (1936) Pathologische Anatomie mit besonderer Berücksichtigung der Rindenkontusion. Zentralbl Neurol Psychiatry 78:615–616

Stehbens WE (1972) Pathology of the cerebral blood vessels. Mosby, Saint Louis

Sunderland S (1948) Neurovascular relations and anomalies at the base of the brain. J Neurol Neurosurg Psychiatry 11:243–257

Szikla G, Bouvier G, Hori T, Petrow V (1977) Angiography of the human brain cortex. Atlas of vascular patterns and stereotactic cortical localization. Springer, Berlin Heidelberg New York

Tailairach J, de Ajuriaguerra J, David M (1952) Études stéréotaxiques des structures encéphaliques profondes chez l'homme. Presse Med 60:605–609

Teufel J (1964) Einbau der Arteria carotis interna in den Canalis caroticus unter Berücksichtigung des transbasalen Venenabflusses. Gegenbaurs Morphol Jahrb 106:188–274

Thoma R (1883) Über die Abhängigkeit der Bindegewebsneubildung in der Arterienintima von den mechanischen Bedingungen des Blutumlaufes. Virchows Arch Pathol Anat 93:443–505

Tönnis W, Schiefer W (1959) Zirkulationsstörungen des Gehirns im Serienangiogramm. Springer, Berlin Göttingen Heidelberg

Triepel H (1897) Das elastische Gewebe in der Wand der Arterien der Schädelhöhle. Anat Hefte 7:190–215

Voncken J (1931) Über histologische Eigenarten der basalen Hirnarterien. Frankf Z Pathol 42:481–493

Wiesel J (1906) Die Erkrankungen arterieller Gefäße im Verlaufe akuter Infektionen. Z Heilkd 27:262–294

Wiesel J (1907) Die akute herdförmige Mesarteriitis der Koronarien und ihre Folgezustände. Z Heilkd 28:69–100

Zinck KH (1940) Sondervorrichtungen an Kranzgefäßen und ihre Beziehung zu Coronarinfarkt und miliaren Nekrosen. Virchows Arch Pathol Anat 305:288–297

Zinck KH (1941) Weiteres über Sondervorrichtungen an Kranzgefäßen. Klin Wochenschr 20:1032

Zinck KH (1942) Sondervorrichtungen an den Kranzgefäßen. Klin Wochenschr 21:311/312

Zülch KJ (1968) Zur Frage der posttraumatischen Spätapoplexie. In: Alema G, Bollea G, Froris V, Guidetti B, Reda GC, Vizioli R (eds) Brain and mind Problems. Il Pensiero Scientifico, Roma, pp 933–958

2 Biomechanik der gedeckten Schädelhirnverletzungen

2.1 Vorbemerkungen

Die Erforschung der Folgen stumpfer Gewalt auf den Kopf ist eng mit der Geschichte über die Ursachen der Hirnerschütterung verknüpft. Der Begriff „Commotio" geht wohl auf den französischen Heereschirurgen Ambroise Paré zurück, der seine Erfahrungen in einer Abhandlung „De la Commotion ou esbranlement et concussion du cerveau" niedergelegt hatte (1561)[1]. Es war damals aufgefallen, daß trotz des helmbewehrten Kopfes stumpfe Einwirkungen zu sofortiger Bewußtlosigkeit und Kampfunfähigkeit der Soldaten führten. Später setzte die französische Akademie der Chirurgie mehrmals einen Preis zur Erforschung der Hirnerschütterung aus (1761, 1766, 1768).

Auch in der modernen Industriegesellschaft stehen Schädelhirnverletzungen – besonders unter den Bedingungen des Straßenverkehrs – an der Spitze. Sie haben fast für alle Disziplinen der Medizin eine zentrale Bedeutung, nicht zuletzt auch für die Begutachtung bei der Regulierung von Folgezuständen. Dabei geht es um die Rekonstruktion des Geschehens, eine wichtige Aufgabe im Fach der Rechtsmedizin.

2.2 Experimente

Obwohl es sich bei den stumpfen Einwirkungen auf den Kopf um verhältnismäßig einfache Vorgänge handelt, sind die Verletzungsfolgen am Gehirn durchaus nicht so einfach zu erklären; sie waren und sind auch heute noch Gegenstand

intensiver Forschung. Ein besonderes Interesse galt lange Zeit vom anatomischen Standpunkt der Frage, warum die Prellungen der Hirnoberfläche gerade an der dem Stoß gegenüberliegenden Seite allein angetroffen werden oder ausgedehnter sind als an der Stoßstelle. Einzelheiten über die sich wandelnden Ansichten zur Theorie des Schädelhirntraumas finden sich bei Sellier u. Unterharnscheidt (1963) sowie bei Lesky (1969).

Pudenz u. Shelden (1946) sind den im Schrifttum diskutierten Theorien nachgegangen und haben sie übersichtlich in einer Graphik zusammengestellt (Abb. 2.1). In sorgfältig durchgeführten Experimenten mit lebenden Rhesusaffen, denen ein durchsichtiges Schädeldach aus Plexiglas eingesetzt worden war, gelang es den Autoren sichtbar zu machen, daß bei Stößen gegen den Kopf das Gehirngewebe infolge der Rotationsbeschleunigung in „Schwingungen" gerät (Abb. 2.2). Diese Relativbewegung zwischen Gehirn und Schädel führte u.a. zur Ruptur von Brückenvenen. Pudenz u. Shelden betonen, daß eine monokausale Betrachtung das gesamte Spektrum der Verletzungsmöglichkeiten des Gehirns bei stumpfer Gewalt nicht erklären könne. Im übrigen hat schon Jokl (1941) auf die Bedeutung der Rotation des Kopfes in der Sagittalrichtung beim Boxen hingewiesen, die für die Verletzungen der oberen Brückenvenen und eine nachfolgende Subduralblutung verantwortlich zu machen ist.

Die experimentellen Untersuchungen am Modell und die Berechnungen von Sellier u. Unterharnscheidt (1963) haben wesentlich zum physikalischen Verständnis der stumpfen Schädelhirnverletzungen beigetragen. Sie gehen davon aus, daß der Schädelinhalt für die kurze Zeit einer Gewalteinwirkung von wenigen tausendstel Sekunden praktisch nicht kompressibel, und daß ein Ausweichen des Liquors auch nicht von Bedeutung sei. Bei einem reinen Translationstrauma, bei dem die Stoßachse durch den „Mittelpunkt des freibeweglichen Schädels hin-

---

1 Paré (1510–1590) begleitete die französischen Könige Franz I. und Heinrich II. auf ihren Feldzügen gegen den Habsburger Karl V.

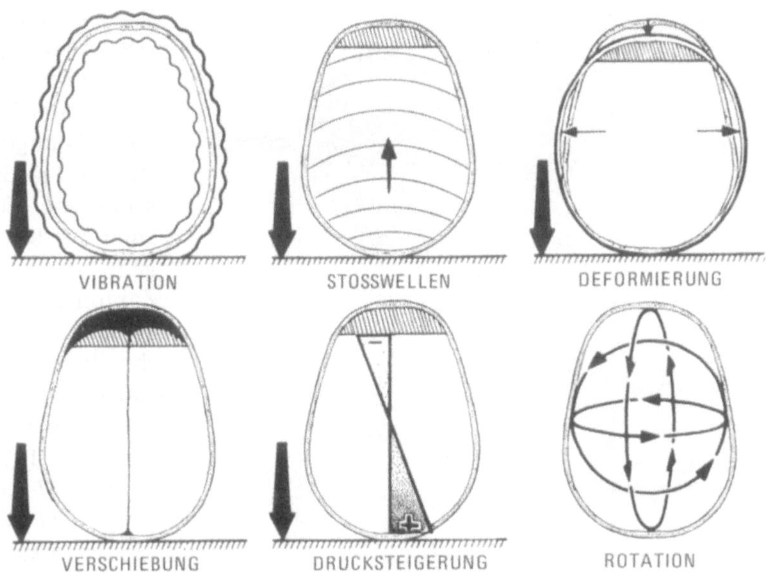

Abb. 2.1. Theorien über Mechanismen der Hirnverletzungen (nach Pudenz und Shelden); die schraffierten Zonen gegenüber der Aufschlagstelle sollen die Gegenstoßzonen versinnbildlichen

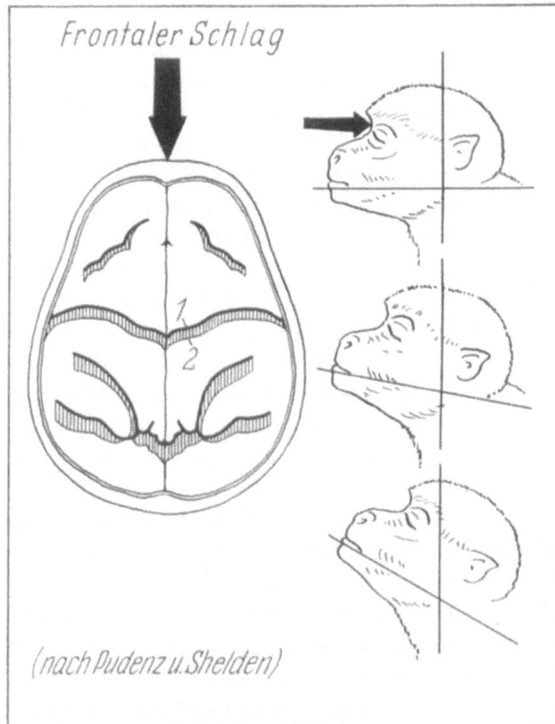

Abb. 2.2. 1–2 Exkursion der Hirnrinde bei frontalem Schlag infolge der Rotationsbeschleunigung in sagittaler Richtung

durchgeht, herrscht an der Stoßstelle ein Überdruck, an der Gegenstoßstelle ein Unterdruck, ohne daß Scherkräfte entstehen". Allerdings zeigt eine überschlägige Berechnung (Fiala 1970), daß schon bei Stößen von nur 5 ms Dauer 1,53 cm^3 an Volumen verdrängt werden können (bei einer Druckdifferenz von 1 at, einem Querschnitt von 1 cm^2 und einer Flüssigkeitssäule von 10 cm). Unter Berücksichtigung des Wirbelkanals und der großen Blutgefäße ist aber mit größeren Querschnitten für den Druckausgleich zu rechnen (Abb. 2.3).

Die Theorie der Kavitation zur Erklärung der wohlbekannten Gegenstoßprellungen ist nicht von der Hand zu weisen, kennt man doch aus der Technik Korrosionen an Schiffsschrauben und Turbinenschaufeln infolge des Kavitationseffekts. Beim geschlossenen Schädel wäre dies aber nur durch eine Vergrößerung des Innenraums und durch Austrieb von Volumenanteilen zu erklären, nicht durch Beschleunigung allein.

Die Prädominanz der Unterdrucktheorie ist auch sonst nicht allgemein anerkannt worden. Vor allem Ommaya u.Mitarb. (1971) ist es bei ausführlichen Versuchen an Rhesusaffen kaum gelungen, bei Stößen gegen die Frontalregion Contre-coup-Läsionen zu erzeugen. Sie halten demnach die Kavitation nicht für eine signifikante Ursache der Stoß- und Gegenstoßprellungen. Die Fortleitung einer Gewalteinwirkung auf das Gehirn setzt sich nach ihrer Ansicht aus mehreren Komponenten zusammen: 1. Schädelimpression (Distorsion) durch den Aufprall, 2. Translationswirkung, 3. Rotationswirkung: Flexion, Neigung und Drehung. Die

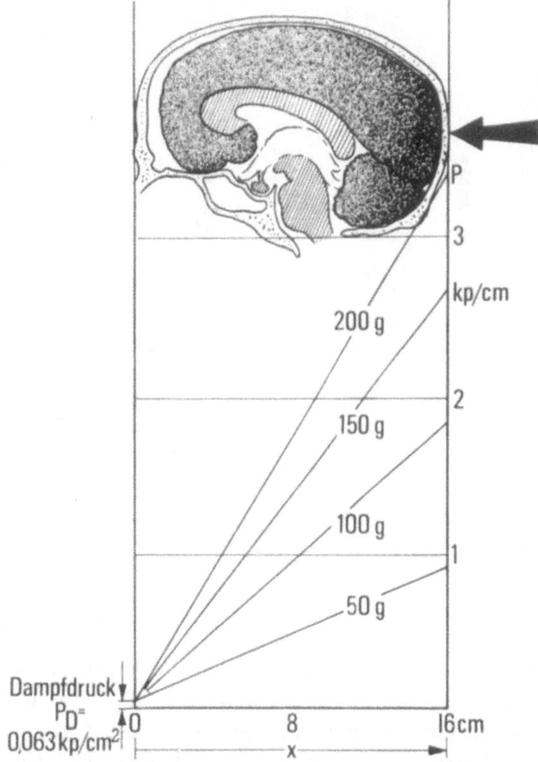

Abb. 2.3. Druckabfall von der Einwirkungsstelle zum Gegenstoßpol in Abhängigkeit von der Größe der negativen Beschleunigung (g); P Druck und P_D Dampfdruck. Druckverlauf im Gehirn bei Erreichen des Dampfdruckes an der stoßabgewandten Seite. ($P = P_D + \gamma \cdot x \cdot b/g$, $\gamma = 1{,}06$ p/cm³)

Rotation wird für am bedeutsamsten gehalten. Die Schlußfolgerungen sind: „If evidence were presented which could strengthen the possible contribution of cavitation to brain injury mechanisms it could be complimentary to skull distortion and rotation in that cavitation would be injurious at ultra short durations (microseconds) after impact and the high shearing strains produced by rotation and skull distortion would be superimposed at a later phase of the impact injury (milliseconds)".

Von großer Bedeutung sind ferner die Untersuchungen von Unterharnscheidt u. Higgins (1969), die auf die Winkelbeschleunigung der Rotationstraumen hingewiesen haben. Aus jüngster Zeit stammen eingehende experimentelle Untersuchungen über die Entstehung von Brückenvenenabrissen an der Gehirnoberfläche infolge der Winkelbeschleunigung und der Winkelgeschwindigkeit. Das Toleranzkriterium für

Brückenvenenabrisse wird von Löwenhielm (1974b) bei einer Überschreitung der kritischen Winkelbeschleunigung von 4500 rad/s² und einer kritischen Geschwindigkeitsänderung von 50 rad/s angegeben. Später (1977b) setzte er die letztere auf 30 rad/s herab. Nach Ljung (1973) könne die Verschiebung der Hirnrinde gegeneinander bis zu „einigen" Zentimetern betragen.

Zahlreiche Untersuchungen und Experimente dienten direkt oder indirekt der Frage, auf welche Weise bei der Häufigkeit der Kopfverletzungen im modernen Straßenverkehr die Verkehrsteilnehmer besser geschützt werden könnten (Fiala 1970; Ljung 1973; Löwenhielm 1974, 1975, 1977 a, b, c; Voigt u. Löwenhielm 1974; Voigt 1977; Voigt u. Mitarb. 1977). Freilich sind den technischen Möglichkeiten für einen Schutz der biologischen Strukturen nicht nur durch die Geschwindigkeiten Grenzen gesetzt. Fiala (1970) hat mit dem Hinweis, daß die Ergebnisse von Tierversuchen auf Grund der Größenverhältnisse nicht ohne weiteres auf den Menschen übertragen werden können, zweifellos recht. So liege die Erträglichkeitsgrenze für das Gehirn des Rhesusaffen (100 g) bei 40 000 rad/s², beim Menschen (1 300 g) bei etwa 7 500 rad/s².[2]

Die biomechanischen Experimente an Modellen und die Berechnungen erlauben zwar Rückschlüsse allgemeiner Art, sie geben aber noch keine genauere Antwort auf die Bewegungsabläufe zwischen Gehirn und Schädel bei stumpfen Einwirkungen. Eine Ausnahme bilden die Versuche von Pudenz u. Shelden (1946) und von Voigt u. Mitarb. (1977). Bei diesen Versuchsanordnungen handelte es sich um Rotationsbeschleunigungen; die einen geben aber nur Aufschluß für die Verschiebung der Hirnoberfläche, die anderen für ein Stück isolierten Hirngewebes. Bei eigenen Leichenversuchen (Krauland u. Mitarb., 1981) wurde das Gehirn in der Sägeschnittebene samt dem Schädeldach abgekappt, in einem entsprechenden Apparat einer horizontalen Rotationsbeschleunigung zwischen 2 350–9 320 rad/s² ausgesetzt und die Bewegungsabläufe an der Schnittfläche des Gehirns mittels einer Hochgeschwindigkeitskamera festgehalten. Es zeigten sich dabei im Zeitpunkt des Stoßes und des Aufschlags inner-

---

2 rad = Radiant = Einheit des Winkels im Bogenmaß, der aus dem Kreisumfang einen Bogen von der Länge des Radius herausschneidet (1 rad = 360°/ 2 π = 57° 17′ 45″)

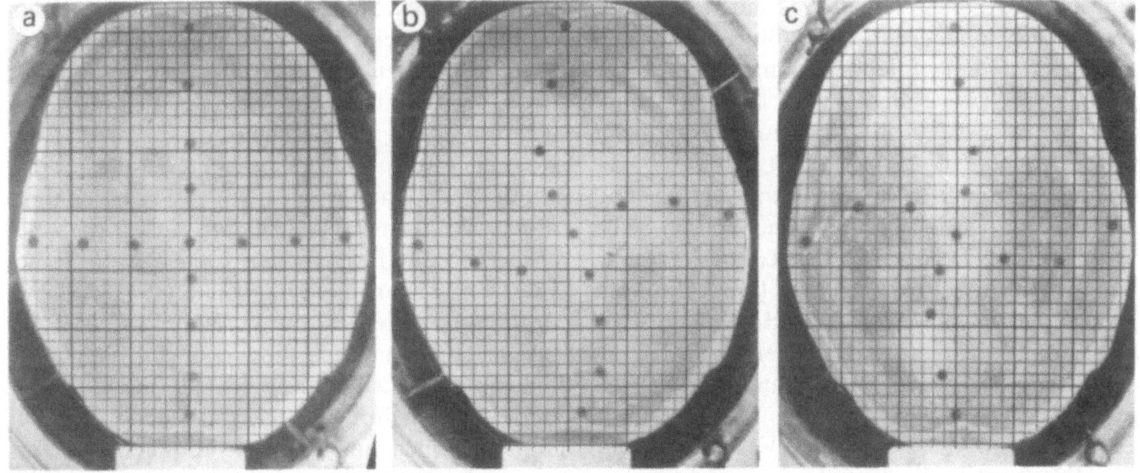

Abb. 2.4

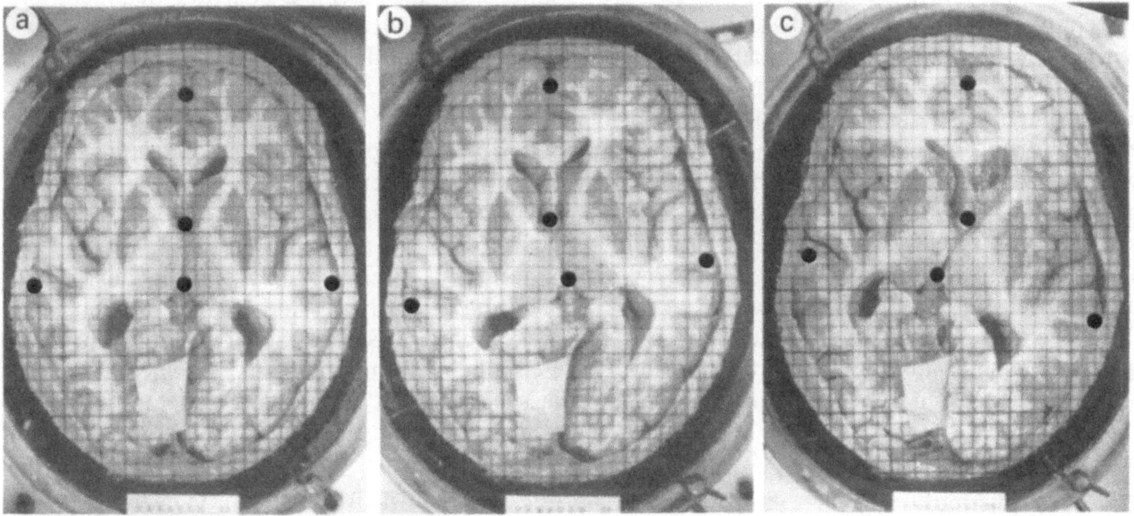

Abb. 2.5

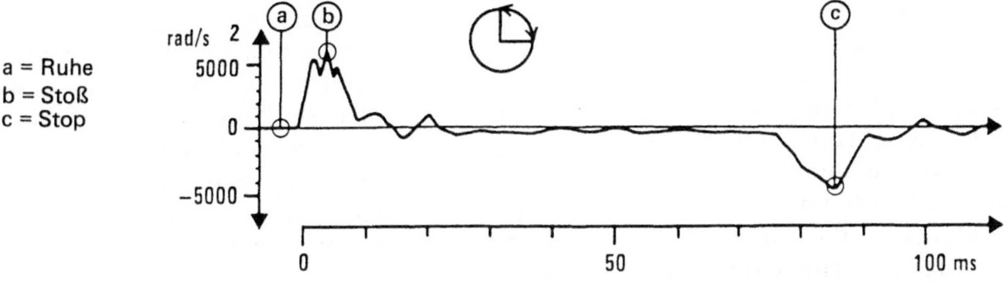

Abb. 2.4 a–c und Abb. 2.5 a–c. Rotationsversuche. Das plangeschnittene Schädeldach ist in der Rotationsmaschine fest eingespannt und dicht an eine Plexiglasplatte angepreßt; Vorversuch Schädeldach mit Gelatine gefüllt. Schwarze Punkte = Nadelmarkierung SW-Film. 1 000 Bilder/s. Feder: 630 N, Drehwinkel: 90°; in **Abb. 2.5** sind die Verziehungen des Hirngewebes besonders an der Deformierung der Seitenventrikel erkennbar – Versuch 25 (L 526/80). SW-Film. 500 Bilder/ s. Feder: 880 N, Drehwinkel: 90° – 83 J., ♂; Herztod, Altersatrophie des Gehirns

halb von 8–28tausendstel Sekunden erstaunliche Verschiebungen der Großhirnhälften gegeneinander und „Fließbewegungen" im Hirngewebe selbst, wie diese schon bei den Versuchen von Voigt u.Mitarb. deutlich gemacht wurden (Abb. 2.4, 2.5). Man ist erstaunt, über welche Elastizität das Hirngewebe verfügt, und daß es dennoch in ebenso kurzer Zeit in seine ursprüngliche Lage zurückkehrt. Die Verschiebungen waren bei Hirnatrophie (z.B. Alkoholiker) größer – wohl entsprechend dem größeren Spielraum – in der Parietalgegend wurden an der Hirnrinde gegenüber der Dura bis zu 2 cm gemessen.[3]

Es leuchtet ein, daß bei solchen Verschiebungen des Hirngewebes das Gefäßsystem nicht unbeeinflußt bleiben kann. Zunächst dürften vor allem die zarten Kapillaren, bei gröberen Verschiebungen vor allem die Schlagadern betroffen werden. Man wird eine ruckartige Dehnung und eine plötzliche intravasale Drucksteigerung annehmen dürfen, die in extremen Fällen sogar zur Wandruptur führen kann, wie zu zeigen sein wird. Ob die plötzliche Verschiebung im Hirngewebe zu einer nachhaltigen Störung der Mikrozirkulation führen und z.B. eine Bewußtseinsstörung unterhalten kann, gehört wohl noch in den Bereich der Spekulation.

Die Ergebnisse dieser Experimente decken sich gut mit den morphologischen Erfahrungen bei stumpfen gedeckten Schädelhirntraumen.

2.3 Morphologie

Der Sitz und die Ausdehnung der traumatischen Schäden des Gehirns werden durch die Heftigkeit und Richtung der Gewalteinwirkung, durch die individuelle und altersmäßig ganz unterschiedliche Festigkeit des Schädels und andere Parameter beeinflußt. Jedenfalls wird das Gehirn bei stumpfen Gewalteinwirkungen nicht nur relativ zum Schädel und die sonstige Innenarchitektonik des Schädelraums verschoben, sondern auch die Gewebsstrukturen, Rinde, Faserverbindungen (Balken, Hirnstamm usw.)

---

3 Mit einem neu entwickelten Gerät, mit dem sich die Wirkung der translatorischen Beschleunigung auf ein Schädeldach-Hirnpräparat verfolgen läßt, würden am Gegenstoßpol erstaunliche Verschiebungen des Gehirns, am Stoßpol Druckanstieg sichtbar gemacht (Krauland u.Mitarb. im Druck).

werden durch Scherkräfte beansprucht (Krauland 1950; Sellier u. Unterharnscheidt 1963; Voigt 1977); eine Vorhersage, welche Schäden im Einzelfall zu erwarten sind, ist kaum möglich. Unter den zahlreichen übersichtlichen Darstellungen seien nur die von Peters (1955, 1962, 1969) und Unterharnscheidt (1972) genannt, dort wird auch das Schrifttum ausführlich besprochen. Die forensischen Gesichtspunkte berücksichtigt vor allem Courville (1961, 1962a). Prädilektionsstellen von Verletzungen des Gehirns bei stumpfen Einwirkungen zeigt die schematische Darstellung in Abb 2.6.

Bei stumpfen Einwirkungen auf den Kopf hat man natürlich auch auf die mögliche Verformung des Schädels zu achten, selbst wenn es nicht zu einem Schädelbruch gekommen ist. So kann z.B. auch beim Boxen der Schädelgrund bei bestimmten Stoßrichtungen besonders beansprucht werden (Werkgartner 1935; Jokl 1941).

Bei sorgfältiger Analyse findet man nicht so selten feinste Sprünge in den Augenhöhlendächern gegenüber einem Stoßpol am Hinterhaupt, die häufig als Gegenstoßverletzung aufgefaßt werden, aber viel einfacher durch eine „Stauchung" des Schädelgrunds in der Längsrichtung zu erklären sind. Dabei dürften auch die Synchondrosen des Schädelgrunds zwischen Felsenbeinen und Keilbein Verschiebungen zulassen, die nicht als „ernste Verletzung" zu erkennen sind. Bei Jugendlichen sieht man ja auch oft nur eine zarte Blutung in den Nähten, die auf eine Beanspruchung und Verschiebung der Knochenplatten hindeutet. Diese Stauchung des Schädelgrunds ist offenkundig auch mit eine Ursache für die Prellungen der Hirnrinde an den entsprechenden Stellen, wobei die an der Unterseite der Schläfenlappen gegenüber den Kanten der Felsenbeine und entlang der Tentoriumränder besonders hervorzuheben sind (Bratzke 1979). Wegen ihrer Geringfügigkeit werden sie bei der Leichenöffnung angesichts der anderen Schädigungen meist nicht beachtet, sie geben aber doch wichtige Anhaltspunkte für die Art der mechanischen Beanspruchung (Krauland 1950).

Im „Augenblick" der Gewalteinwirkung klafft ein Schädelsprung oft sehr weit, dafür sprechen Durarisse und rinnenförmige Quetschungen der Hirnrinde. Dies erklärt sich durch das Trägheitsmoment, das Gehirn kann nämlich beim Translationstrauma nach dem Aufschlag in den

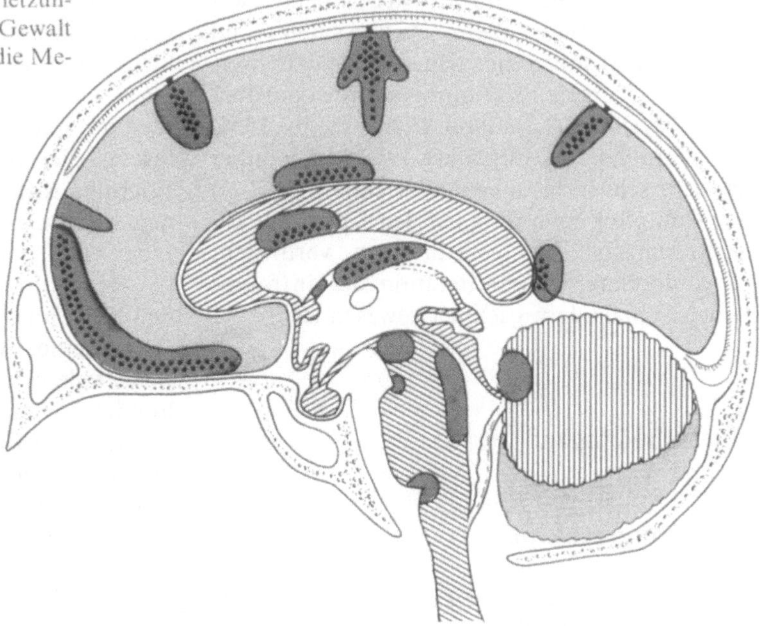

Bruchspalt gedrängt und beim „Zurückfedern" des elastischen Knochens im Bruchspalt eingeklemmt werden. Die Ringbrüche des Schädels weisen auf besonders heftige Gewalteinwirkung hin und sind durch eine Stauchung des Schädelgrunds in der Längsachse des Körpers zu erklären (Patscheider 1961; Voigt u. Löwenhielm 1974; Voigt u.Mitarb. 1977).
Was nun die biomechanische Beanspruchung der intrakraniellen Schlagadern bei stumpfen Schädelhirntraumen selbst betrifft, so sind natürlich die Karotiden in ihrem Verlauf durch die Schädelbasis bei Schädelgrundbrüchen und die Vertebrales bei Distorsionen der Kopfgelenke gefährdet. Es ist immer wieder erstaunlich, daß trotz schwerer Einwirkungen und trotz Schädelbrüchen die Schlagadern am Hirngrund scheinbar unverletzt geblieben sind; das dürfte mit ihrer relativ geschützten Lage, ihrem lockeren Verlauf, aber auch mit ihrer Elastizität zusammenhängen. Zieht man z.B. bei der Leichenöffnung an den beiden Arteriae vertebrales, so dehnen sich diese und die Arteria basilaris und die Seitenzweige geben nach, ehe sie gespannt werden. Bei plötzlichen Zerrungen, wie sie bei Rotationsbeschleunigungen in wenigen Millisekunden auftreten können, sind jedoch Risse an Zonen größter Spannung zu erwarten, auf die in den folgenden Abschnitten einzugehen sein wird. Durch die Dehnung einer Schlagaderstrecke nimmt das Kaliber ab, was zu einer Er-

höhung des intravasalen Drucks im Staubereich führen muß. Sellier u. Unterharnscheidt (1963) haben zur Mechanik der extrazerebralen Gefäßschädigung auf die Folgen von Dehnungsbeanspruchung (Querrisse), Druckbeanspruchung (Längsrisse) hingewiesen. Unter der Voraussetzung von $p_i = 100$ mm Hg und $p_a = -1$ Atm ~ -760 mm Hg berechneten sie einen Innendruck von 860 mm Hg. Wenn auch der Ansatz hinsichtlich der Druckdifferenz nicht den Verhältnissen voll entsprechen dürfte, ist doch mit ganz erheblichen Kräften zu rechnen (darauf wird in Kap. 7 noch zurückzukommen sein).
Dies alles sind wichtige Voraussetzungen, wenn man sich mit der Morphologie der Hirnschäden durch stumpfe Gewalt beschäftigen will. Die Deutung der sichtbaren Verletzungen des Hirngewebes durch stumpfe Gewalt bereitet jedoch bei der Leichenöffnung immer von neuem große Schwierigkeiten. Grundsätzlich ist zwischen den Verletzungen des Gefäßsystems und den Verletzungen des Gehirngewebes an den Grenzflächen selbst zu unterscheiden; da aber bei „Rissen" im Gehirngewebe auch wieder zwangsläufig Gefäße zerreißen, ist es bei umfänglicheren Blutungen schwer zu entscheiden, was primär war. Strenggenommen ist ja jede Blutung ein sekundärer Vorgang, doch rechnet man eigentlich erst Blutungen, die als Folge einer Massenverschiebung innerhalb des Gehirns entstehen, zu den sekundären Blutungen, z.B. im Hirnstamm.

Die Sekundärfolgen von primären Schlagaderverletzungen (vor allem Aneurysmen und Thrombosen) sollen hier näher untersucht werden, in geringerem Umfang wurde darüber schon berichtet (Krauland 1949a u. b, 1955, 1956; Krauland u. Stögbauer 1961). Es ist aber eine sehr schwierig zu beantwortende Frage, ob eine stumpfe Einwirkung auf den Kopf, die klinisch zunächst wenig Störungen verursacht hatte, überhaupt zur Alteration der intrakraniellen Schlagadern geeignet gewesen ist.

2.4 Schweregrad

2.4.1 Vorgeschichte

Für den Arzt in der Allgemeinpraxis und der Klinik ist die Einschätzung des Schweregrads nach wie vor ein schwieriges Problem. Die äußerlich sichtbaren Spuren bei den stumpfen Einwirkungen auf den Kopf stehen nicht selten ganz im Gegensatz zu den später im Falle eines tödlichen Ausgangs bei der Leichenöffnung aufgedeckten Verletzungen des Schädels und den schweren raumfordernden intrakraniellen Blutungen. Auch bei heftigen Stürzen auf das Hinterhaupt, die Schädelbrüche nach sich gezogen haben, ist an der Aufschlagstelle oft nur eine leichte Schürfung zu sehen. Eine von außen nicht erkennbare Quetschung der Schleimhautlippen oder der Wangenschleimhaut gegenüber den Zahnreihen (meist links) ist oft das einzige Zeichen, daß ein Faustschlag in das Gesicht die Ursache eines Sturzes gewesen ist und nicht allein die Alkoholisierung. Bei langen freien Intervallen, die besonders bei subduralen Hämatomen vorkommen, sind aber die äußeren Spuren oft längst abgeheilt.

Es ist wichtig zu wissen, ob es sich um Schläge mit einem leichten oder einem schweren Instrument, mit der Faust oder mit der flachen Hand, um einen Sturz zu ebener Erde, im Rausch, um eine Schlägerei, einen Faustschlag im Boxring (zwischen Profis oder Amateuren), einen Sportunfall auf dem Fußballplatz oder beim Wintersport, gehandelt hat; und schließlich, ob eine fortgesetzte Mißhandlung, z.B. bei Kindern oder Frauen, in Betracht kommt. Bei einem Verkehrsunfall, bei einem Absturz aus großer Höhe (Leiter, Gerüst, Stockwerk, Absturz im

Gebirge, auch bei Treppenstürzen usw.) wird man gewöhnlich mit der Möglichkeit schwerer Schäden zu rechnen haben und bei Unklarheiten Verlaufsbeobachtungen zur Vorsicht einschalten müssen, auch wenn zunächst nicht viel festzustellen ist.

Wichtige Anhaltspunkte für die erreichte, meist negative Beschleunigung ergeben sich aus der Höhe eines Absturzes, der Fahrgeschwindigkeit bei Kraftfahrzeugunfällen usw. Für Stürze auf den Kopf aus freiem Stand berechnet Schneider (1951) eine Aufprallgeschwindigkeit, die für Bruchteile von hundertstel Sekunden einer fünfhundertfachen Erdbeschleunigung entsprechen kann, so daß Knochenbrüche und schwere Hirnprellungen nur zu verständlich sind. Auch Holczabek (1949) berechnete die beim Sturz aus dem Stand zu erwartende Energiemenge beim Aufschlagen des Kopfes.

In vielen Fällen ist aber bei den Auseinandersetzungen im täglichen Leben nichts Exaktes über Kopfverletzungen zu erfahren. Der behandelnde Arzt hört, wenn überhaupt, über die näheren Umstände nicht selten Beschönigendes oder gar Falsches. Nach Schlägereien kommt es immer wieder vor, daß der Verursacher, aber auch manche Zeugen, den ganzen Vorgang zunächst in milderem Lichte darstellen, in der Hoffnung, daß der Gestürzte, wenn er einmal seinen „Rausch" ausgeschlafen habe, bald wieder in Ordnung sein werde. Die Betroffenen selbst (sofern bei Bewußtsein) können oft bei der Krankenhausaufnahme über die Art der Einwirkung keine zutreffenden Angaben machen, da sie infolge der Trunkenheit den Vorfall in seiner Ernstheit oder wegen der fehlenden Erinnerung überhaupt nicht bewußt erlebt haben und daher falsch einschätzen. Mißdeutungen kommen leicht vor, wenn überhaupt Anhaltspunkte für eine vorangegangene Bewußtlosigkeit oder Bewußtseinsstörung im Zeitpunkt der Untersuchung nicht mehr erkennbar sind. Für solche Fälle ist es recht bezeichnend, daß auch Ärzte die Möglichkeit einer Verletzung von intrakraniellen Gefäßen und die Gefahr einer raumbeengenden Blutung nicht in Betracht ziehen. Ist ein Fall unglücklich ausgegangen, sind Fehler in der Einschätzung und Unterlassungen meist einfach aufzudecken. Es ist aber zu bedenken, daß die einfache Kopfverletzung nach der allgemeinen Erfahrung eine langdauernde Überwachung nicht verlangt. Die Schwierigkeit in der richtigen Einschätzung einer stumpfen

Gewalteinwirkung auf den Kopf spiegelt sich in der Unsicherheit der Wortbedeutungen im medizinischen Schrifttum wider.

2.4.2 Kopfprellung – Bagatelltrauma

Um eine klinisch bedeutungslose Einwirkung auf den Kopf zu definieren, wird meist die Bezeichnung „leichte Kopfprellung" oder nur „Kopfprellung" verwendet. Eine solche Diagnose ist natürlich nur dann zulässig, wenn der weitere klinische Verlauf dies rechtfertigt. Hin und wieder liest man in Krankheitsgeschichten auch die Diagnose „leichte Hirnerschütterung", obwohl Anzeichen für eine Bewußtlosigkeit oder für eine Bewußtseinsstörung primär nicht vorgelegen haben; fehlende „Hirnzeichen" schließen aber eine Verletzung intrakranieller Gefäße nicht aus. Im deutschen Schrifttum hat sich ferner für die Einwirkungen auf den Kopf, die scheinbar zunächst keine primären Folgen hatten, im medizinischen Sprachgebrauch der Begriff „Bagatelltrauma" eingebürgert. Im angloamerikanischen Schrifttum findet man dafür „minor head injury", im französischen Schrifttum „traumatisme minime".

Die Begriffe „Bagatelltrauma" oder „Bagatellverletzung" werden dabei oft synonym angewandt, obwohl nach der Wortbedeutung einerseits die Einwirkung, andererseits der Erfolg gemeint ist. Für viele periphere Verletzungen, die gut zu überblicken sind, mögen diese Bezeichnungen durchaus geeignet sein, ihre Geringfügigkeit hervorzuheben, aber gerade bei stumpfen Einwirkungen ist mit einer Diskrepanz zwischen den äußeren Spuren und den inneren Verletzungen (Wirkungen) zu rechnen. Dies trifft ganz besonders für den Kopf zu, so daß mit Rückschlüssen auf leichte Kopfprellungen oder eine geringe Intensität eines Traumas große Vorsicht geboten ist; denn die vorschnelle Diagnose „Bagatelltrauma" kann geradezu irreführend sein, sie schließt Fehleinschätzungen nicht aus und sollte nach Möglichkeit vermieden werden (Krauland 1963; Dirnhofer u. Sigrist 1977).

2.4.3 Klinische Einschätzung

Tatsächlich sind aber die meisten Kopfverletzungen nach klinischer Erfahrung nicht schwerwiegend. So berichtet Böhler (1958) aus dem Wiener Unfallkrankenhaus (1952–1956) über „mehr als 10000 Schädelverletzungen"; darunter „ungefähr" 9000 harmlose Riß-Quetschwunden mit Prellungen, 975 Gehirnerschütterungen und 141 Hirnquetschungen ohne und mit Schädelbrüchen. Fast in derselben Zeit, 1953 bis 1956, zählte Thum (1958) in Bochum 7486 „Schädelverletzte"; darunter waren 5424 Fälle mit „Schädelprellung" ohne jede Hirnbeteiligung (72%) und 384 Fälle mit Schädelbruch (4%). Die Unterschiede der Zahlen zwischen Bochum und Wien mögen sich aus dem verschiedenen Einzugsgebiet (Bergbau) erklären. Im übrigen lassen sich die genauen Zahlen der Kopfverletzungen nur schätzen. Tönnis u.Mitarbeiter (1968) kommen jährlich etwa auf 100000–200000 Kopfverletzte durch verschiedene Unfälle (Verkehr, Arbeit, Haus, Sport u.a.), davon 15000 bis 30000 (=15%) schwere Schädelhirnverletzungen in der Bundesrepublik Deutschland und West-Berlin. Bei 8000–16000 (etwa 8%) handelt es sich um intrakranielle Hämatome. Die Zahl der jährlichen Sterbefälle durch Schädelhirntraumen wird auf 13000 geschätzt.

Nach Bauer (1954) schwankte die Zahl der Kopfverletzungen bei 9160 Betriebs- und 4160 Verkehrsunfällen zwischen 13,2% und 40,5%. In 288 von 9160 (=3,1%) bzw. 442 von 4160 (=10%) handelte es sich um tödliche Ausgänge; davon waren aber Kopfverletzungen allein mit 53,07% bzw. 70,8% beteiligt.

Vom klinischen Standpunkt ist bei stumpfen Kopfverletzungen die Dauer der Bewußtlosigkeit ein wichtiger Hinweis für den Grad der Hirnschädigung. Ferner ist der Nachweis eines Schädelbruchs ein wichtiger Anhaltspunkt für die Intensität der Einwirkung; freilich hängt dies ganz von der sehr unterschiedlichen Festigkeit des Schädels und von der Stoßrichtung ab.

Es ist ein Verdienst von Tönnis (1958) und seiner Schule, dieser Problematik auf Grund der praktischen klinischen Erfahrung eingehend nachgegangen zu sein. Er schreibt: „Die einzige Möglichkeit, die Art der Hirnschädigung zu erkennen – ob reversibel oder nicht – bietet die Feststellung, wie lange die Funktionsausfälle im Einzelfall nachweisbar sind." Danach werden drei Schweregrade unterschieden:

I. Funktionelle Betriebsstörungen einzelner Hirnabschnitte, die innerhalb von 4 Tagen verschwinden, II. Schäden, die sich innerhalb von 3 Wochen zurückbilden (kleinere Blutungen,

Prellungsherde mit Ödemen), III. Dauerausfälle infolge von Hirnquetschung.

Untersuchungen über die Dauer der Bewußtlosigkeit und von Kreislaufstörungen nach gedeckten Schädelhirnverletzungen liegen auch von Bürkle de la Camp (1958) vor. Von 2812 (1949–1956) gedeckten Schädelverletzungen hatten 1 452 eine Bewußtlosigkeit bis zu 10 min, 370 eine bis zu 30 min, 184 über 30 min. Die festgestellten Kreislaufstörungen nahmen von 26,5% bis 41,4% mit der Dauer der Bewußtlosigkeit zu; etwa 50% der Verletzten wurden innerhalb der ersten 7 Tage aus dem Krankenhaus entlassen.

2.4.4 Fehleinschätzung

Bay (1958) schreibt dazu resignierend: „Die Beurteilung von Hirntraumafolgen ist nur möglich auf Grund des ganzen Krankheitsbildes und des gesamten Verlaufs; sie erfordert ein erhebliches Maß an Sorgfalt, Sachkenntnis und Erfahrungen. Es gibt keine Patentmethode, die die fehlende Sachkenntnis ersetzen könnte, und alles, was wie eine Patentlösung aussieht, vermehrt die Verwirrung und die Fehlbeurteilung – nicht bei denen, die ohnehin über die nötige Sachkenntnis verfügen, sondern bei denen, die die fehlende Erfahrung durch besonders sorgfältige Untersuchung und exakte Diagnosenstellung kompensieren sollten".

Um den Fehleinschätzungen von „Schädelhirnverletzungen" nach Möglichkeit vorzubeugen, sind auch in der letzten Zeit wiederholt bis ins einzelne gehende Vorschläge für die Dokumentation und die Verlaufskontrolle gemacht worden, von denen nur einige genannt seien (Penzholz 1973; Schirmer u. Mohr 1973; Baker u. O'Neill 1976; Friedrich 1976; Klug u.Mitarb. 1976; Usbeck 1976). Hervorzuheben ist schließlich die von Reding u. Lang (1977) herausgegebene Monographie „Schädelhirntrauma und Kombinationsverletzungen". Unter den vorwiegend klinischen Beiträgen findet man solche zur Statistik (Franke u. Blumenthal-Barby 1977) und zur Pathogenese des Schädelhirntraumas (Leopold 1977).

Auf die bekannte Gefahr einer Verkennung eines Schädelhirntraumas bei gleichzeitiger Alkoholisierung ist wiederholt hingewiesen worden (Schleyer 1956, 1968; Mayer 1967). Mit Krenkel (1968) ist zu beachten, daß Unfälle auch sekundäre Folgen eines epileptischen Anfalls, einer Apoplexie, einer Parese, Lues und anderer krankhafter Veränderungen sein können.

Für die Einschätzung des Schweregrads einer Schädelhirnverletzung und des Verlaufs einer intrakraniellen Blutung hat die Computertomographie entscheidende Fortschritte gebracht (Lanksch u.Mitarb. 1978); sie kann die Angiographie aber nicht völlig ersetzen. Schließlich kann die Angiographie über die Lokalisation der traumatischen Gefäßwandschäden nur in Ausnahmefällen Auskunft geben, dazu kann aber die morphologische Untersuchung an der Leiche Hinweise vermitteln.

2.5 Schlußbemerkung

Das Gehirn wird bei stumpfen Gewalteinwirkungen auf den Kopf durch Kompressions-, Translations- und Rotationswirkung betroffen. Bei Kompressions- und Translationstraumen läßt sich die Heftigkeit der Gewalteinwirkung morphologisch an Schädelbruchsystemen und Schädelfissuren ablesen, für die Mitbeteiligung des Gehirns bedarf es dann meist keiner speziellen Beweise. Beim reinen Rotationstrauma fehlt aber in aller Regel ein Schädelbruch, und obwohl intrakranielle Gefäße gerissen sind, fehlt dabei auch oft die initiale Bewußtlosigkeit. Das Nervengewebe verträgt offensichtlich mehr an traumatischer Verschiebung als seine Gefäße.

2.6 Literatur

Baker SP, O'Neill B (1976) The injury severity score: An update. J Trauma 16:882–885

Bauer KH (1954) Über Verkehrsunfälle aus der Sicht des Chirurgen. Aerztl Mitt 39:402–411

Bay E (1958) Erfahrungen bei Gehirnerschütterungen – Aussprache. Hefte Unfallheilkd 56:131–132

Böhler L (1958) Weitere Erfahrungen bei der Erkennung, Behandlung und Begutachtung von 975 Gehirnerschütterungen. Hefte Unfallheilkd 56:119–126

Bratzke H (1979) Zur Kenntnis der zentralen Hirnverletzungen. Beitr Gerichtl Med 37:189–199

Bürkle de la Camp H (1958) Erfahrungen bei Gehirnerschütterungen – Aussprache. Hefte Unfallheilkd 56:127–128

Courville CB (1961) Forensic neuropathology. I. Introduction – technical matters. J Forensic Sci 6:445–458

Courville CB (1962a) Forensic neuropathology. II. Mechanisms of craniocerebral injury and their medicolegal significance. J Forensic Sci 7:1–28

Courville CB (1962b) Forensic neuropathology. III. Intracranial hemorrhage – spontaneous versus traumatic. J Forensic Sci 7:158–188

Courville CB (1962c) Forensic neuropathology. IV. Significance of traumatic extracranial and cranial lesions. J Forensic Sci 7:303–322

Dirnhofer R, Sigrist T (1977) Chronisches subdurales Hämatom nach Schleudertrauma. In: Schneider V (Hrsg) Festschrift Krauland. Zentrale Universitätsdruckerei, Berlin S 103–120

Fiala E (1970) Die Erträglichkeit mechanischer Stöße für den menschlichen Kopf. Automobiltech Z 72/5:167–170

Franke K, Blumenthal-Barby K (1977) Epidemiologie und Statistik des Schädel-Hirn-Traumas. In: Reding R, Lang G (Hrsg) Schädel-Hirn-Trauma und Kombinationsverletzungen. Barth, Leipzig, S 13–23

Friedrich P (1976) Ein einfaches Schema zur Beurteilung von Schädel-Hirn-Verletzten. Z Aerztl Fortbild 70:688–689

Holczabek W (1949) Eine seltene Pfählungsverletzung. Beitr Gerichtl Med 18:69–72

Jokl E (1941) The medical aspect of boxing. Schaik, Pretoria

Klug N (1976) Beurteilung und Behandlung von Schädel-Hirn-Verletzten in der Akutphase. Wehrmed Monatsschr 20:175–181

Krauland W (1949a) Zur Entstehung traumatischer Aneurysmen der Schlagadern am Hirngrund. Schweiz Z Pathol 12:113–127

Krauland W (1949b) Über Verletzungen der Schlagadern im Schädel durch stumpfe Gewalt und ihre Folgen. Beitr Gerichtl Med 18:24–36

Krauland W (1950) Über Hirnschäden durch stumpfe Gewalt. Dtsch Z Nervenheilkd 163:265–328

Krauland W (1955) Verletzungen der A. carotis interna im Sinus cavernosus und Verletzungen der großen Hirnschlagadern mit Berücksichtigung der Aneurysmabildung. In: Scholz W (Hrsg) Nervensystem. Springer, Berlin Göttingen Heidelberg (Handbuch der speziellen pathologischen Anatomie und Histologie, Bd XIII/3, S 170–176)

Krauland W (1956) Verletzungen der Schlagaderzweige an der Mantelfläche des Großhirns durch stumpfe Gewalt ohne Schädelbruch als Quelle tödlicher subduraler Blutungen. Dtsch Z Nervenheilkd 175:54–55

Krauland W (1963) Die pathologische Anatomie des Schädel-Hirn-Traumas. Wien Klin Wochenschr 75:489–492

Krauland W, Stögbauer R (1961) Zur Kenntnis der Schlagaderverletzungen am Hirngrund bei gedeckten stumpfen Gewalteinwirkungen. Beitr Gerichtl Med 21:171–180

Krauland W, Bratzke H, Appel H, Heger A (1981) Experimentelle Neurotraumatologie: „Rotation". Z Rechtsmed 87:205–215

Krauland W, Bratzke H, Appel H, Pürschel (im Druck) Experimentelle Neurotaumatologie: „Translation"

Krenkel W (1968) „Akute Schädel-Hirn-Verletzung" – irreführende Anamnesen. Hefte Unfallheilkd 94:256–260

Lanksch W, Grumme T, Kazner E (1978) Schädelhirnverletzungen im Computertomogramm. Springer, Berlin Heidelberg New York

Leopold D (1977) Pathogenese des Schädel-Hirn-Traumas. In: Reding, Lang (Hrsg) Schädel-Hirn-Trauma und Kombinationsverletzungen. Barth, Leipzig, S 24–56

Lesky E (1969) Hundert Jahre Theorie und Therapie des Schädelhirntraumas. Wien Med Wochenschr 119:711–714

Ljung CBA (1973) Studies of the motion of the brain at a suddenly applied rotation of the skull. Int. Conf. of the biokinetics of impacts. Conf. Proc. Amsterdam, pp 303–309

Löwenhielm P (1974a) Dynamic properties of the parasagittal bridging veins. Z Rechtsmed 74:55–62

Löwenhielm P (1974b) Strain tolerance of the vv. cerebri sup. (bridging veins). Calculated from head-on collision tests with cadavers. Z Rechtsmed 75:131–144

Löwenhielm P (1975) Mathematical simulation of gliding contusions. J Biomech 8:351–356

Löwenhielm P (1977a) On bridging vein disruption and rotational cerebral injuries due to head impact. Med Dissertation, Universität Lund

Löwenhielm P (1977b) Tolerance levels for bridging vein disruption calculated with a mathematical model. University Lund, Lund

Löwenhielm P (1977c) Dynamic strain tolerance of blood vessels at different postmortem conditions. University Lund, Lund

Mayer K (1967) Differentialdiagnose. Alkoholrausch und posttraumatische Bewußtseinsstörung. Med Welt 18:2213–2219

Ommaya AK, Grubb RL, Naumann RA (1971) Coup and contre-coup injury: Observations on the mechanics of visible brain injuries in the rhesus monkey. J Neurosurg 35:503–516

Paré A (1840) Commotion, esbranlement et concussion du cerveau. Methode de traiter les playes et fractures de la téte (1561) In: Oeuvres complètes, Paris

Patscheider H (1961) Zur Entstehung von Ringbrüchen des Schädelgrundes. Dtsch Z Ges Gerichtl Med 52:13–21

Penzholz H (1973) Erstbeurteilung des Schwerschädelhirnverletzten und ihre Bedeutung für die Indikation im allgemeinen Krankenhaus. Langenbecks Arch Chir 334:365–375

Peters G (1955) Die gedeckten Gehirn- und Rückenmarkverletzungen. In: Scholz W (Hrsg) Nervensystem. Springer, Berlin Göttingen Heidelberg (Handbuch der speziellen pathologischen Anatomie und Histologie, Bd XIII/3, S 84–125)

Peters G (1962) Ergebnisse vergleichender anatomisch-pathologischer und klinischer Untersuchungen an Hirngeschädigten. Arb Gesund 74

Peters G (1969) Pathologische Anatomie der Verletzungen des Gehirns und seiner Häute. In: Kessel FK, Sir Guttmann L, Maurer G (Hrsg) Neurotraumatologie mit Einschluß der Grenzgebiete, Bd 1. Urban & Schwarzenberg, München Berlin Wien S 37–91

Pudenz RH, Shelden CH (1946) The lucite calvarium – a method for direct observation of the brain. J Neurosurg 3:487–505

Reding R, Lang G (1977) Schädel-Hirn-Trauma und Kombinationsverletzungen. Barth, Leipzig

Schirmer M, Mohr G (1973) Das subjektive hirntraumatische Folgesyndrom. Monatsschr Unfallheilkd 76:450–451

Schleyer F (1956) Zur Differentialdiagnose zwischen Schädeltrauma und Alkoholwirkung. Ergebnisse einer statistischen Untersuchung. Monatsschr Unfallheilkd 59:97–104

Schleyer F (1968) Fehldiagnose „Alkoholrausch" bei Hirntrauma. Ergebnisse neuerer Untersuchungen. In: Dotzauer G, Hirschmann J (Hrsg) Fehldiagnose Trunkenheit. Schattauer, Stuttgart New York, S 75–78

Schneider J (1951) Die stumpfe Hirnverletzung im Lichte der anatomischen Physik. Arch Psychiatr Neurol 187:353–362

Sellier K, Unterharnscheidt F (1963) Mechanik und Pathomorphologie der Hirnschäden nach stumpfer Gewalteinwirkung auf den Schädel. Hefte Unfallheilkd 76:1–140

Thum H-J (1958) Erfahrungen bei Gehirnerschütterungen – Aussprache – Hefte Unfallheilkd 56:127

Tönnis W (1958) Die neuzeitliche Behandlung frischer Schädelhirnverletzungen. Arbeitsgem Forsch Landes Nordrhein Westfalen, H 65

Tönnis W, Frowein RA, Loew F, Grote W, Hemmer R, Klug W, Finkemeyer H (1968) Organisation der Behandlung schwerer Schädel-Hirn-Verletzungen. Arb Gesund 79:1–98

Unterharnscheidt F (1972) Die traumatischen Hirnschäden. Z Rechtsmed 71:153–221

Unterharnscheidt F, Higgins LS (1969) Traumatic lesions of brain and spinal cord due to nondeforming angular acceleration of the head. Tex Rep Biol Med 27:127–166

Usbeck W (1976) Einige grundsätzliche Gedanken zur Problematik der Schädel-Hirn-Verletzungen. Z Aerztl Fortbild 70:680–681

Voigt GE (1978) Unfallmechanik und Morphologie. Verh Dtsch Ges Unfallheilk, 41. Tagung 1977. Hefte Unfallheilkd 132:183–195

Voigt GE, Löwenhielm P (1974) Gliding contusions des Großhirns. Hefte Unfallheilkd 117:329–335

Voigt GE, Löwenhielm P, Ljung CBA (1977) Rotational cerebral injuries near the superior margin of the brain. Acta Neuropathol (Berl) 39:201–209

Werkgartner A (1935) Gezelteriß durch Boxhieb. Dtsch Z Gesamte Gerichtl Med 25:41–44

3 Methodik

3.1 Vorbemerkungen

Traumatische, raumbeengende intrakranielle Blutungen sind sehr häufig arteriell. Die Suche nach der oder den primären Verletzungsstellen ist für die Frage, spontane oder traumatische Blutung, ein zentrales Problem. Der Erfolg hängt, abgesehen von der genauen Kenntnis der Biomechanik und Morphologie der Schädelhirnverletzungen, vor allem auch von der Sektionstechnik ab.

Zunächst ist sorgfältig auf Spuren äußerer Gewalteinwirkung zu achten. Schürfungen im Bereiche des behaarten Kopfes sind oft erst nach Entfernung des Kopfhaares sichtbar. Bei einer Leichenöffnung bietet diese Methode keine Schwierigkeit; bei der ärztlichen Untersuchung eines Verletzten ist sie aber kaum durchsetzbar. Auch im Gesicht sind Blutunterlaufungen nicht immer ohne weiteres zu finden oder zu entdecken, besonders wenn sie sich in der Wangen- oder Lippenschleimhaut befinden, wie dies bei Schlägen gegen das Gesicht der Fall sein kann, wenn die Weichteile der Wangen und der Lippen gegen die Zahnreihen gequetscht werden. Blutunterlaufungen und Schürfungen können außerdem nach längeren freien Intervallen oder nach längerer Überlebenszeit längst wieder resorbiert sein, so daß ihr Nachweis bei einer routinemäßigen Untersuchung nicht mehr augenfällig wird.

3.2 Gehirnsektion

Für neuropathologische Untersuchungen ist die Entnahme des Gehirns als Ganzes die Methode der Wahl. Die Zerlegung des in Formalin gehärteten Gehirns in Frontalscheiben liefert ideale Übersichten (Ostertag 1949; Peters 1970). Courville (1961) empfiehlt, zuvor das Gehirn in situ zu härten. Diese Methode wurde auch von Ta-

lairach u.Mitarb. (1974, 1975) und Szikla u.Mitarb. (1975, 1977) für ihre stereotaktischen Untersuchungen zur Topographie der Hirnschlagadern angewandt; dadurch werden Verschiebungen der einzelnen Abschnitte nach Möglichkeit vermieden. Eine etwa erforderliche bakteriologische Untersuchung bei Meningitis oder Hirnabszeß kann natürlich dadurch vereitelt werden (Courville).

Vom forensischen Standpunkt aus legt Courville (1961) besonderen Wert auf die Auswahl der Gewebsstücke für die mikroskopische Untersuchung. Je nach der Fragestellung: Rindenatrophie, Erweichungen, Enzephalitis, Polyomyelitis, Hirnstammschäden, schlägt er vor, für den Fall, daß das Gehirn nicht überhaupt als Ganzes in Formalin asserviert wurde, die Blöcke so zu begrenzen, daß aus ihrer Form auf ihre Lage geschlossen werden kann (quadratische, rechteckige, dreieckige Formen). Da traumatische Schäden des Schädels und des Gehirns sehr häufig bei gerichtlichen Leichenöffnungen zu untersuchen sind, gibt Courville (1961, 1962) auf Grund seiner mehr als 20jährigen Erfahrung eine bis ins einzelne gehende Anleitung zur Methodik der forensischen Neuropathologie. Er legt besonderen Wert auf die fotografische Dokumentation der Verletzungsspuren am Gehirn; für den Fall, daß dies nicht möglich ist, sollen zumindest Sitz und Ausdehnung von Schädelbrüchen und Gehirnverletzungen sowie die daraus hervorgehenden Blutungen in Schemata eingetragen werden. Ein Beispiel für dieses Bemühen wird an einem hypothetischen Fall dargestellt.

Courville behandelt ferner die Biomechanik (II. 1962a), die intrakraniellen Blutungen (III. 1962b), und im letzten Abschnitt (IV. 1962c) betont er die Bedeutung der äußerlich erkennbaren Verletzungsspuren für die korrekte Beurteilung des Mechanismus der Gewalteinwirkung.

Bei traumatischen Hirnschäden wird es aber noch auf Spezialuntersuchungen an den betroffenen Stellen ankommen. Auf die Schlagader-verletzungen geht Courville nicht ein.

Eine Durchspülung des Gehirns mit Härtungs-flüssigkeit ist auch in allen jenen Fällen un-zweckmäßig, bei denen Schlagaderverletzungen oder Aneurysmen zu erwarten sind, weil Blutge-rinnsel als wichtige Hinweise für ein vitales Ge-schehen weggespült und Rupturstellen erweitert werden können. Gegen die Entnahme des un-zerteilten Gehirns sprechen bei traumatischen Fällen auch noch eine Reihe von weiteren Gründen. Bei Kleinkindern und im fortgeschrit-tenen Alter haftet die harte Hirnhaut oft so fest am Schädeldach, daß dieses nur instrumen-tell abgehoben werden kann; dabei können Schädelbrüche entstehen oder bestehende ver-längert werden. Erfolgte die Öffnung des Schädels nicht unter den Augen des Obduzen-ten, bereitet die Frage nach der Entstehung oder Erweiterung einer Fissur gelegentlich Schwierig-keiten.

Diese Nachteile werden durch den Flechsig-Hirnschnitt (Durchtrennung des Gehirns in der Sägeschnittebene) vermieden, der bei den eige-nen Untersuchungen grundsätzlich vorgenom-men wird. Der Sägeschnitt wird durch die Gla-bella und den am weitesten vorspringenden Punkt am Hinterhaupt geführt, im Idealfall ent-sprechend der bikommissuralen Ebene (Szikla u. Talairach 1965) oder der Ebene A des Com-putertomogramms. An dem im Sägeschnitt ab-gekappten Gehirn erhält man auf den ersten Blick eine gute Übersicht, ohne daß zunächst eine weitere Zerteilung erforderlich wäre.

Die Weite der Ventrikel, ihr Inhalt, Seitendiffe-renzen usw. sind erfaßbar. Die untere Hirn-hälfte läßt sich danach unter Schonung der gro-ßen Schlagadern der Schädelhöhle entnehmen, allerdings muß dabei in Kauf genommen wer-den, daß größere kompakte Blutgerinnsel im Bereiche der Zentralganglien sich lockern. Wenn erforderlich, werden die Hirnhälften dann in Formalin eingelegt, sie härten rascher durch als das unzerteilte Gehirn; danach kön-nen die beiden Hälften immer noch zusammen-gefügt und in Frontalscheiben zerlegt werden. Wenn eine subdurale Blutung gefunden wurde, wird man zweckmäßigerweise die obere Gehirn-hälfte mit Hilfe des Duraspatels samt der harten Hirnhaut dem Schädeldach entnehmen, um eventuell nach gerissenen Brückenvenen zu su-chen, oder an der harten Hirnhaut haftende Blutgerinnsel mit der Hirnoberfläche besser zur

Deckung bringen zu können; besonders festhaf-tende Gerinnsel sind oft gegenüber einer Blu-tungsquelle an der Hirnrinde zu finden. Alle weiteren Spezialuntersuchungen sollten aber erst am gehärteten Gehirn durchgeführt werden (Werkgartner 1922).

Betrachtet man das menschliche Gehirn von au-ßen, nachdem man es bei der Leichenöffnung der Schädelhöhle entnommen hat, so ist ohne genaue Zergliederung die Zuordnung der sicht-baren Schlagaderstrecken zu den einzelnen Hauptstämmen, abgesehen von den Schlag-adern am Hirngrund, niemals so vollständig möglich, wie dies an Hand eines Angiogramms in übersichtlicher Weise der Fall ist.

Von den Schlagadern am Hirngrund sind ei-gentlich nur die Arteria vertebralis und die Ar-teria basilaris mit ihren Hauptverzweigungen und die Arteria carotis cerebralis mit kurzen Anschlußstrecken für den Beschauer zu über-blicken. Die übrigen Strecken der Schlagadern sind in den Hauptfissuren mehr oder weniger verborgen. Erst an der Mantelfläche des Groß-hirns ziehen größere Strecken über die Windun-gen, ohne daß aber eine genaue Zuordnung der einzelnen Abschnitte ohne Zergliederung mög-lich wäre. An der medialen Fläche der Groß-hirnhalbkugeln sind die Verläufe der Rindenä-ste der Arteriae cerebri anteriores besser zu überblicken, da diese oberflächlicher gelegen sind.

An der Leiche sind die Schlagadern kollabiert und enthalten nur selten ausgedehntere Lei-chengerinnsel; besonders bei jugendlichen Indi-viduen sind die kortikalen Strecken deshalb erst bei genauer Betrachtung neben den mehr oder weniger blutgefüllten Venen auszumachen.

Bei jedem Versuch, die Schlagadern am Hirn-grund bei der Leichenöffnung präparatorisch zu verfolgen, sind wegen der Starrheit des aus-gekühlten Leichengewebes Verletzungen von kleinen Seitenzweigen und auch Zerrungen der großen Schlagaderstrecken unvermeidlich. Dies ist, wenn man nach traumatischen Schäden sucht, unbedingt zu beachten, besonders dann, wenn der Tod so rasch eingetreten ist, daß ein-deutige vitale Reaktionen, z.T. an den Intima-rissen, noch nicht zu erwarten sind. Es gibt des-halb erhebliche diagnostische Schwierigkeiten, wenn es um die Frage geht, ob es sich um ein Kunstprodukt bei der Präparation oder um eine vitale Verletzung gehandelt hat.

Bei basalen subarachnoidalen Blutungen – trau-

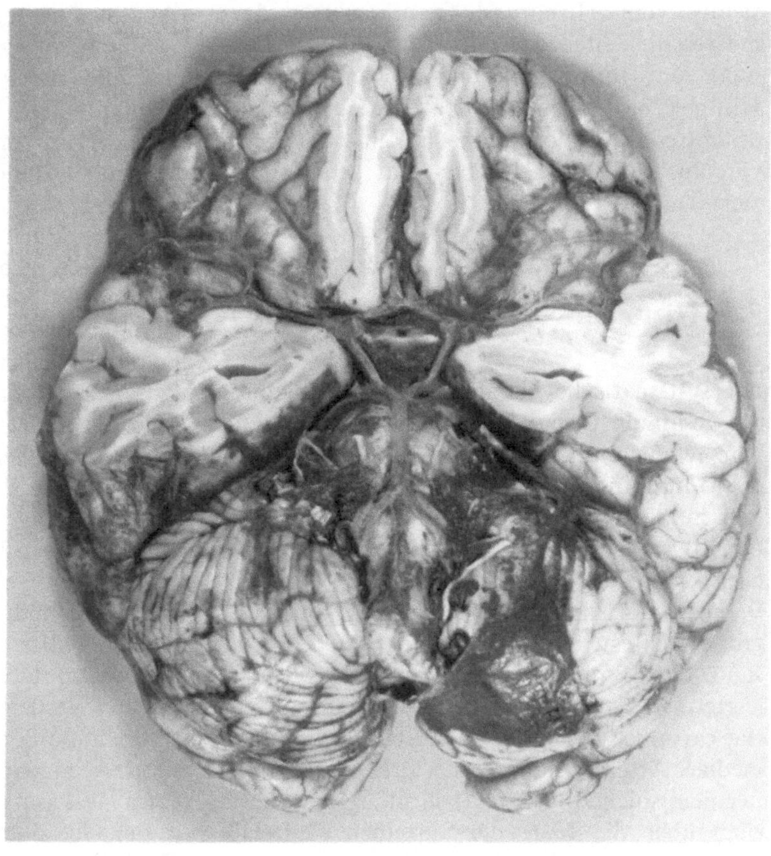

Abb. 3.1. Präparationstechnik zur Freilegung des Circulus arteriosus Willisii am gehärteten Gehirnpräparat. Massive Subarachnoidalblutung im Bereich der Cisterna chiasmatis und interpeduncularis abgeräumt. – L 63/80: 41J., ♂; Treppensturz (4 Stockwerke tief) in alkoholisiertem Zustand (2,33⁰/₀₀). Polytrauma. Abriß des rechten Beines. Verblutung. Schädelbasisbruch durch Türkensattel und Zerreißung des Diaphragma sellae. Blutungsquelle im Circulus Willisii nicht gefunden. Kein Aneurysma

matisch oder spontan – sind die Schlagadern am Hirngrund durch das ausgetretene Blut meist völlig verdeckt. Wenn es also gilt, eine verborgene Blutungsquelle zu finden, bleibt meist nur die histologische Untersuchung an Serienschnitten oder Stufenschnitten übrig. Hat man nicht eine bestimmte Gefäßstrecke im Auge, muß die Untersuchung auf den ganzen Circulus arteriosus Willisii ausgedehnt werden. Läßt man die Schlagadern in situ, sind wegen der Sprödigkeit des gehärteten Bluts grundsätzliche Schwierigkeiten für die histologische Untersuchung zu erwarten, zudem wäre ein ungewöhnlicher großer technischer und zeitlicher Aufwand erforderlich, der für einen Suchtest nicht zu realisieren ist.

Bei der Suche nach einem Kompromiß hat sich uns für den Nachweis von traumatischen Schäden an den großen Hirnschlagadern im Laufe der Zeit folgendes Vorgehen bewährt: Nach leichter Anhärtung in Formalin wird die Arachnoidea gespalten und die noch nicht ganz feste Blutschicht im Subarachnoidalraum mit der stumpfen Sonde ganz vorsichtig, am besten unter einem Operationsmikroskop und leichter Spülung, von den Blutanhaftungen befreit; auf die Verzweigungen der Hirnschlagadern, den Sitz von Aneurysmen, ist dabei besonders zu achten. Zur Darstellung des Circulus und der großen Hirnschlagadern ist es dazu notwendig, Schläfenpole und die Gyri recti abzutragen, um die Inselarterien und vorderen Hirnschlagadern mit der Arteria communicans anterior freizubekommen (Abb. 3.1). Freilich muß man in Kauf nehmen, daß dabei Gerinnselformationen an einer verborgenen Blutungsquelle beschädigt werden; dies geschieht aber auch, wenn man das frisch geronnene Blut ohne Härtung entfernt, oder z.B. eine Methylenblaulösung zur Darstellung der Blutungsquelle injiziert. Bei einem solchen Vorgehen ist zu erwarten, daß ein vitales Gerinnsel weggespült wird oder Blut in die Rißspalten eindringt, wodurch die Einschätzung, vital oder sektionstraumatisch, Schwierigkeiten bereitet.

Sind die Schlagadern am Hirngrund freigelegt, werden entweder Skizzen oder fotografische Aufnahmen angefertigt. Dann werden sie vorsichtig vom Hirngrund freipräpariert; dazu müssen die Seitenzweige in etwa 10 mm Entfernung vom Hauptstamm und die kleinen, in das Hirngewebe einstrahlenden Zweige, scharf durchtrennt werden. Danach kann der ganze Circulus Willisii abgehoben und genau inspiziert werden.

3.3 Histologie

Die systematische histologische Untersuchung des gesamten Circulus arteriosus mit den großen Gefäßstämmen in einem Stück ist praktisch nicht durchführbar, vielmehr ist eine Unterteilung in kleine Abschnitte nötig. Für die spätere Orientierung an den Serienschnitten sind Fotos hilfreich.

Wenn es nur um eine allgemeine Orientierung ging (Suchtest, Screening), wurde auch der gesamte Gefäßkranz in einem Block untergebracht (Arteriae vertebrales und Arteria basilaris, Arteriae carotides cerebrales und Arteriae cerebrales mediae, Arteriae cerebri anteriores). Freilich ist in einem solchen Fall, trotz sorgfältiger Skizzierung über die Lage der einzelnen Gefäßabschnitte, eine nachträgliche exakte Orientierung schwierig; immerhin sind für die Zerlegung der gesamten großen Hirnschlagadern bei einer Stücklänge von 1,5–2 cm und einer Schnittdicke von 10–15 µ „nur" 1 500–2 000 Schnitte erforderlich. Nach den ersten Versuchen zeigte sich aber alsbald, daß die Paraffineinbettung für die Hirnschlagadern technisch nicht zu einem einwandfreien Ergebnis führt, weil durch die unvermeidliche Schrumpfung bei der Einbettung dieselben spröde werden, so daß die einzelnen Gewebsschichten trotz aller Vorsicht beim Schneiden sich aufspalten und zerreißen. Die Beurteilung der Verletzungsfolgen, besonders wenn es sich um Elastikarisse handelt, bereitet dann außerordentliche Schwierigkeiten. Auch ist die Durchführung von Paraffinserienschnitten sehr zeitraubend und aufwendig. Bei der Zahl der Schnitte und bei größeren Untersuchungsreihen war es schlechterdings unmöglich, mit der Paraffinmethode zu ausreichenden Ergebnissen zu kommen.

Noch aufwendiger schien auf den ersten Blick die Celloidinmethode. Ein entscheidender Fortschritt war es aber, als auf die Celloidineinbettung und das Trockenschneideverfahren nach Apáthy übergegangen wurde (Krauland 1942). Ein nicht zu unterschätzender Vorteil ist dabei, daß die Blöcke durchscheinend werden und während der Bearbeitung eine hinreichende Orientierung erlauben, so daß bei „kritischen Stellen" besondere Vorsicht leicht einzuhalten ist (Abb. 3.2).

Nach der Härtung des Celloidinblocks in Terpineol lassen sich mehrere Blöcke zusammenkleben und in Serienschnitte zerlegen. Zur Orientierung wird zunächst jeder 5., 10. oder 20. Schnitt gefärbt. Die dazwischenliegenden Schnitte werden jeweils zusammen in 50%igem Alkohol zu 5 bis 20 Schnitten in genau numerierten Gläschen asserviert (Abb. 3.3). Bei einer aufgedeckten Besonderheit ist es einfach, durch Heranziehung sämtlicher dazwischenliegender Schnitte einen lückenlosen Überblick zu erhalten. Dieses Celloidinverfahren garantiert, daß die Strukturen in der Gefäßwand nahezu in idealer Weise vollständig im Zusammenhang bleiben, so daß Kunstprodukte weitgehend vermieden werden oder einfach zu diagnostizieren sind; außerdem verhindert die Celloidinmethode weitgehend, daß an den Gefäßwänden extravasal anhaftendes Blut und zarte Gerinnsel in der Gefäßlichtung splittern.

Nach Fischer (1965) weist das Strukturgefüge der Arterienwand erhebliche Unterschiede auf, je nachdem, ob das Gefäß im Leerzustand oder nach Drucksteigerung untersucht wird. Schließlich kommt es bei der histologischen Untersuchung von Schlagadern vom Kaliber der Hirnschlagadern sehr darauf an, welche Schnittführung gewählt wird. Am übersichtlichsten ist der Querschnitt; am Längsschnitt ist besonders bei kollabierten Gefäßstrecken mit Verwerfungen der Gefäßwand zu rechnen, außerdem stören Flachschnitte, besonders wenn die Gefäßstrecken Biegungen aufweisen. Am ehesten geben an der Arteria basilaris Längsschnitte einen guten Überblick über die topographische Verteilung von traumatischen Wandrissen; an einem Querschnitt ist dies nicht zu erreichen, es sei denn, man bedient sich einer umständlichen Rekonstruktion. Bei den übrigen Strecken des Circulus muß man wegen der vielfältigen Krümmungen und Verzweigungen ohnedies Kompromisse eingehen, weil eine exakte quere Schnittführung sich nicht einhalten läßt. Als Färbemethoden wurden HE, Elastika (Orcein), van Gieson, Azan, Eisenfärbung und andere Spezialverfahren verwendet.

Abb. 3.2. Celloidinblock, mit
Öldurchtränkung durchsichtig
gemacht: die Arteria basilaris
mit den Arteriae vertebrales und
Arteriae cerebri posteriores

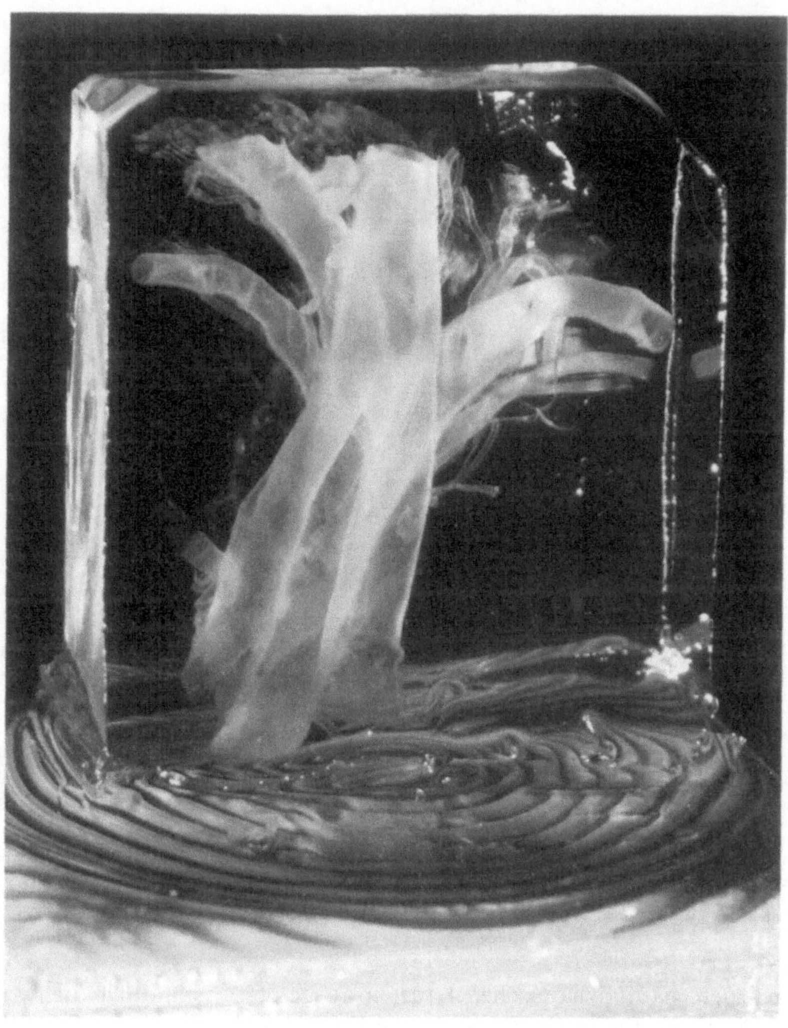

Die für die Schlagadern am Hirngrund beschriebene Methode läßt sich für die Schlagadern an
der Mantelfläche nicht anwenden. Der größte
Teil der Schlagaderstrecken liegt tief in den Furchen; sie lassen sich hier nicht ohne grobe Beschädigung freipräparieren; außerdem interessiert die Beziehung zu den Rindenarealen. Die
Gefäße sind viel zarter, verzweigter und breiten
sich über eine ungleich größere Oberfläche aus.
Systematische histologische Untersuchungen an
Serienschnitten wären deshalb im Verhältnis
zum erwarteten Erfolg kaum sinnvoll. Mehr ist
von gezielten Untersuchungen von kürzeren
Schlagaderstrecken zu erwarten, wenn eine
traumatische Schädigung auf Grund der Inspektion zu vermuten ist. Sehr wichtig sind zuvor Skizzen bzw. Spezialaufnahmen, damit man
sich nachträglich beim Mikroskopieren leichter

orientieren kann; man wird auch immer die Gefäßstrecke in situ samt Hirnrinde und einer genügend großen Zone des angrenzenden Marklagers mitnehmen: Einbettung in Celloidin, Trokkenmethode, wie schon oben beschrieben.
Bevor man sich jedoch mit der histologischen
Morphologie der Schlagaderverletzungen selbst
auseinandersetzt, ist es erforderlich, sich mit
dem Feinbau der großen Hirnschlagadern, vor
allem der extrazerebralen Strecken, zu beschäftigen, um Fehlinterpretationen zu vermeiden.
Es ist anzunehmen, daß Verletzungen der Arterien sehr wohl von krankhaften Wandveränderungen, z.B. Atherosklerose, luetische Arteriitis,
Thrombangiitis obliterans usw., abgegrenzt werden können.
Ein wichtiges Problem liegt noch darin, daß
die Schlagaderstrecken überall im Bereich des

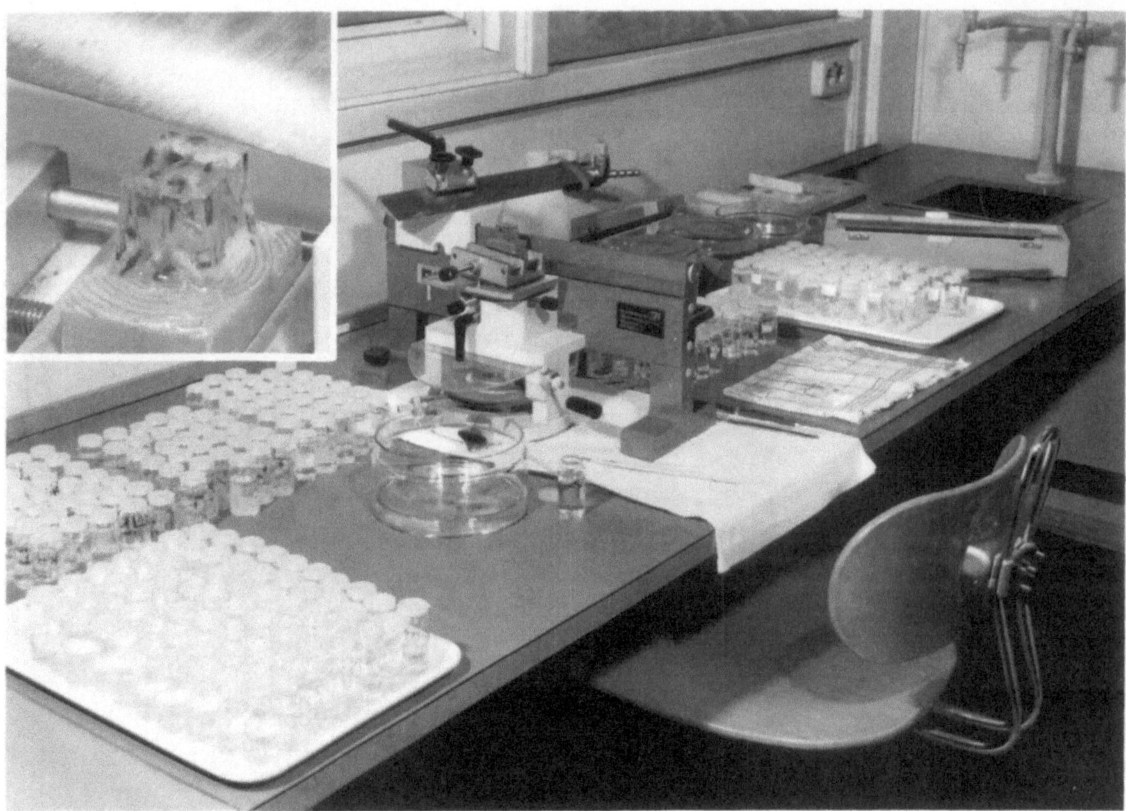

Abb. 3.3. Arbeitsplatz bei Serienschnitten des Circulus arteriosus Willisii. In den kleinen Fläschchen sind je 10 Schnitte der Schnittreihe enthalten; links oben öldurchtränkter Celloidinblock, enthält den ganzen Circulus Willisii; Trockenschneideverfahren nach Apáthy

Körpers hämodynamischen Kräften ausgesetzt sind, die im Laufe der Zeit ähnliche Wirkungen entfalten können, wie äußere Einwirkungen. Allerdings wäre zu erwarten, daß akute traumatische Schäden morphologisch gut faßbar und von den hämodynamischen Schäden der Gefäßwand abgrenzbar sind; für Abheilungsvorgänge traumatischer Schäden sind aber diagnostische Schwierigkeiten vorprogrammiert. Die Einschätzung der Befunde wird erleichtert, wenn man genügend Erfahrung mit direkten Schlagaderverletzungen hat, bei denen Zweifel über die Entstehungsart nicht aufgekommen sind. Weitere Einzelheiten zur Untersuchungstechnik werden in den speziellen Abschnitten erörtert.

3.4 Schlußbemerkung

Zur Beurteilung von Folgezuständen traumatischer Gefäßwandschäden wären selbstverständlich auch von der elektronenoptischen Methode wichtige Aufschlüsse zu erwarten, vor allem hinsichtlich der Identifizierung von Zell- und Gewebselementen. Für die praktisch wichtigen Fragen der forensischen Neurotraumatologie kommt es aber zunächst auf die mit freiem Auge und die lichtoptisch erfaßbaren Schäden an den Schlagadern an. Eine Beschränkung darauf erscheint somit gerechtfertigt.

Bei der Bearbeitung erschien es zweckmäßig, die einzelnen intrakraniellen Schlagaderstrekken gesondert zu besprechen, weil je nach ihrer Lage für die Arteria meningea media, den intrakraniellen Teil der Arteria carotis interna, die Schlagadern am Hirngrund, die kortikalen und intracerebralen Strecken, jeweils besondere biomechanische und strukturelle Bedingungen zu berücksichtigen sind.

Zu allen diesen Gefäßbereichen finden sich im Schrifttum Beobachtungen; die Berichte sind jedoch verstreut, und der Anlaß für die Untersuchung war vielfach ein ganz verschiedener, so daß die Ergebnisse oft schwierig zu vergleichen und zu deuten sind, vor allem dann, wenn wichtige Befunde nur kurz beschrieben und nicht durch Abbildungen belegt waren. Diese Mängel waren aber auch bei eigenen Beobachtungen, besonders bei den älteren, nicht völlig auszuräumen gewesen.

Für die rechtliche Beurteilung ist schließlich die Vorgeschichte von ganz wesentlicher Bedeutung; deshalb wurden, soweit dies möglich erschien, die wichtigsten Tatsachen in der Kasuistik herausgearbeitet.

3.5 Literatur

Courville CB (1961) Forensic neuropathology. I. Introduction – technical matters. J Forensic Sci 6:445–458

Courville CB (1962a) Forensic neuropathology. II. Mechanisms of craniocerebral injury and their medicolegal significance. J Forensic Sci 7:1–28

Courville CB (1962b) Forensic neuropathology. III. Intracranial hemorrhage – spontaneous versus traumatic. J Forensic Sci 7:158–188

Courville CB (1962c) Forensic neuropathology. IV. Significance of traumatic extracranial and cranial lesions. J Forensic Sci 7:303–322

Fischer H (1965) Die Struktur der Arterienwand mit besonderer Berücksichtigung der Einwirkung des hydrostatischen Drucks. Int. Symp Morphologie Histochemie Gefäßwand, Fribourg 1965 Teil I Angiologica 2:285–313 (61–89)

Krauland W (1942) Über die Aneurysmen der Schlagadern am Hirngrund und ihre Entstehung. Dtsch Z Gesamte Gerichtl Med 35:243–281

Ostertag B (1949) Die Sektion des Gehirns, des Rükkenmarks und ihrer Hüllen, 2. Aufl. Springer, Berlin Göttingen Heidelberg

Peters G (1970) Klinische Neuropathologie. In: Spezielle Pathologie der Krankheiten des zentralen und peripheren Nervensystems. 2. Aufl. Thieme, Stuttgart, S 188–235

Szikla G, Talairach J (1965) Coordinates of the rolandic sulcus and topography of cortical and subcortical motor responses to low frequency stimulation in a proportional stereotactic system. Confin Neurol 26:471–475

Szikla G, Bouvier G, Hori T (1975) Localization of brain sulci and convolutions by arterography. A stereotactic anatomoradiological study. Brain Res 95:497–502

Szikla G, Bouner G, Hori T, Petrov V (1977) Angiography of the human brain cortex. Atlas of vascular patterns and stereotactic cortical localization. Springer, Berlin Heidelberg New York

Talairach J, Bancaud J, Talairach u.Mitarb. (1974) La stereoencephalographie (S.E.G.) ou reperage stereotaxique. Neurochirurgie [Suppl 1] 20:37–98

Talairach J, Peragut JC, Farnarier P, Manrique M (1975) The role of the stereotaxis radiographic exploration in neurosurgical interventions. In: Salamon G (ed) Advances in cerebral angiography. Springer, Berlin Heidelberg New York, pp 262–273

Werkgartner A (1922) Subdurale Blutungen aus verborgener Quelle. Beitr Gerichtl Med 5:191–211

4 Verletzungen der Arteria meningea media, epidurale Blutung

4.1 Vorbemerkungen

Die biomechanischen Vorgänge bei Verletzungen der Arteria meningea media sind viel einfacher zu erklären als bei den zerebralen Gefäßen. In der Regel läßt sich eine enge Beziehung zu einem Schädelbruch erkennen. Eine Zerrung, Scherung oder Einklemmung des Gefäßrohrs im Bruchspalt kommt in Betracht, da die Schlagader in Furchen der Lamina interna des Schädeldachs eingebettet ist und dem Knochen eng anliegt. Gelegentlich sind diese Furchen durch feine Knochenleisten überbrückt (Lang 1979), dann kann das Gefäßrohr auch direkt abgerissen werden. Die harte Hirnhaut selbst ist meist wenig betroffen; sie wird bei der Deformierung des Schädels durch die Gewalteinwirkung offenkundig von der Innenseite des Schädelknochens abgelöst, so daß die Blutung in einen vorbereiteten epiduralen Spalt erfolgt,

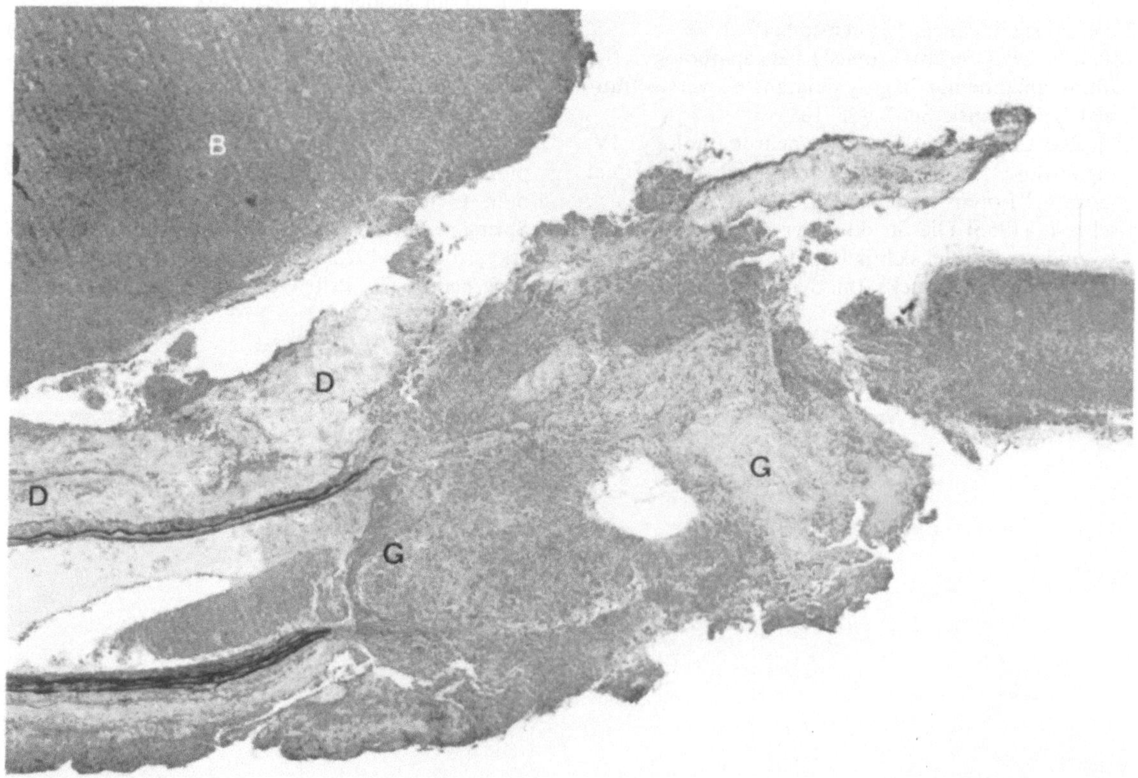

Abb. 4.1. Traumatischer Riß der Dura (1 cm) im Verlaufe eines Schädelsprungs in der rechten mittleren Schädelgrube mit querer Durchtrennung des Hauptstamms der A. meningea media. *D* Dura; *G* Verschlußgerinnsel; *B* subduraler Bluterguß. Orcein-Kernechtrot. ×42. – L 516/62: 71 J., ♂; alkoholisiert. VU Fußgänger/Bus. Schädelbruchsystem; Oberarm- u. Rippenbrüche rechts; subdurale Blutung rechts 150 ml. Zunächst ansprechbar, alsbald tiefe Bewußtlosigkeit und Tod nach rd. 7 h (Missoni 1966)

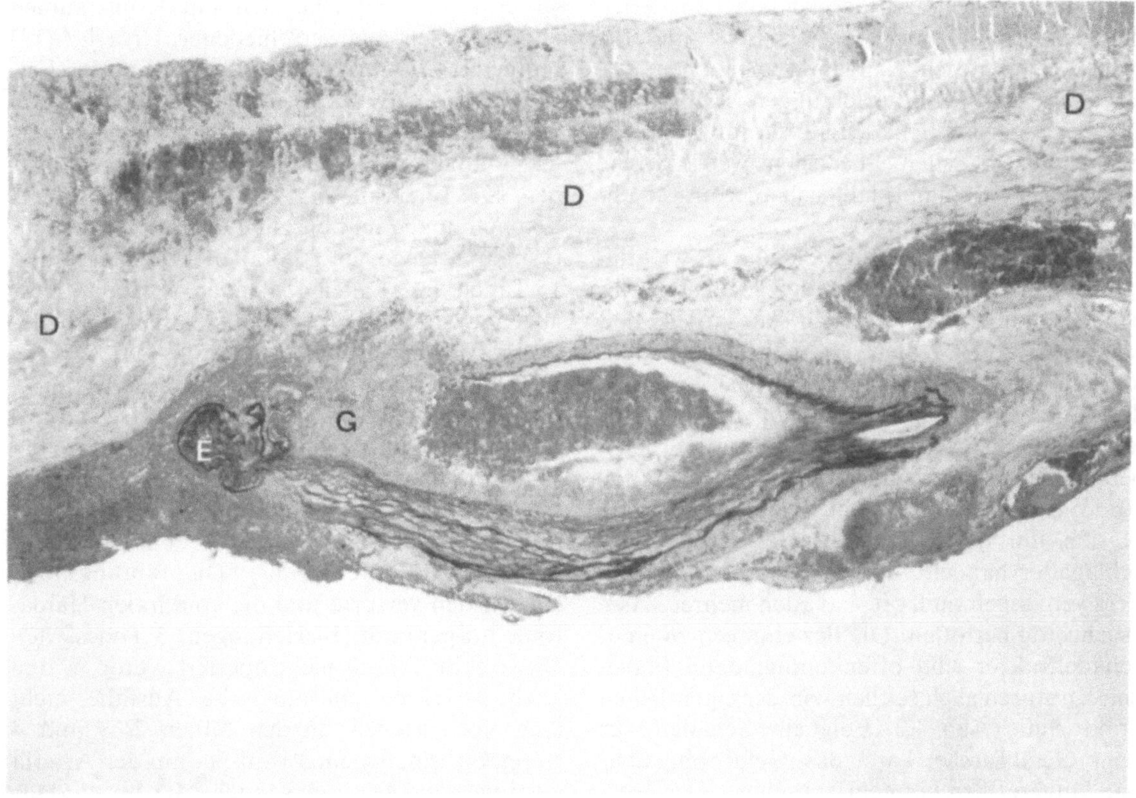

Abb. 4.2. Traumatischer Riß des rechten vorderen Astes der A. meningea media, etwas entfernt von der Frakturlinie (Zerrungsruptur?) mit kleinen Blutungsherden im Duragewebe. *D* Dura; *E* Elastikaknäuel am Rißrand; *G* Verschlußgerinnsel. Orcein-Kernechtrot. × 70. – Fall 4.3. L 156/57: 43 J., ♂; Sturz im alkoholisierten Zustand auf rechte Kopfseite (nur Blutunterlaufung). Schädelfissur durch Scheitelbein in mittlere Schädelgrube, freies Intervall mehrere Stunden; Nachblutung aus bei Operation nicht entdeckter 2. Rupturstelle (Wojahn 1964)

der in charakteristischer Weise durch den arteriellen Druck linsenförmig ausgedehnt wird. Wenn die harte Hirnhaut aber fest am Knochen haftet, wie in der mittleren Schädelgrube, und bei älteren Personen an der Basis, reißt diese im Verlauf des Schädelbruchs (Markwalder u. Huber 1961; Abb. 4.1). Das Blut ergießt sich dann in den Subduralspalt und, wenn die Hirnrinde gleichzeitig gequetscht wurde, auch in das Marklager. Klafft der Schädelbruch, so kann außerdem eine ausgedehnte Blutung unter die Kopfschwarte (Zwerchsackhämatom) entstehen.

Es gibt auch Fälle, bei denen man eine Verletzung eines größeren Astes der Arteria meningea media nicht findet und die Blutung aus einem Sinus nicht in Betracht kommt, so daß man geneigt ist, eine diffuse Blutung aus den vielen feinen Gefäßchen anzunehmen, die in das Schädeldach einstrahlen und bei der Ablösung der harten Hirnhaut vom Knochen gerissen sind.

Epidurale Blutungen ohne Schädelbruch sind selten und werden vor allem bei jüngeren Personen beschrieben.

Nach Galbraith (1973) betrug die Häufigkeit von extraduralen Blutungen an der Division of Neurosurgery in Glasgow 0,2% der eingewiesenen Kopftraumen bei einem Durchgang von 1 000 Fällen jährlich. Unter 108 Fällen fand dieser Verfasser innerhalb von 9 Jahren 10 ohne Schädelbruch (=0,9%). Zusammen mit den Fällen von Mealey (1960) und McKissock u. Mitarb. (1960) sind es 46 Fälle. Dabei ist die Altersverteilung bemerkenswert (bis 10:13; bis 20:17; bis 30 Jahre:12; kein Fall über 50). Eine Erklärung dafür hält Galbraith für schwierig und geht nicht näher darauf ein. Es dürfte jedoch daran liegen, daß bei jugendlichen Personen der Schädel noch elastischer ist und die harte Hirnhaut sich leichter vom Knochen löst. Bei rein klinischen Beobachtungen ist allerdings zu beachten, daß Schädelfissuren im Röntgenbild nicht so selten übersehen werden; wie häufig dies vorkommt, läßt sich allerdings nicht in Zahlen ausdrücken.

Obwohl die Arteria meningea media als wichtigste Quelle der raumbeengenden lebensbedrohlichen epiduralen Blutungen seit langer Zeit wohl bekannt ist, fehlen systematische morphologische Untersuchungen über das Aussehen der verletzten Gefäßstrecken und ihrer unmittelbaren Umgebung. Aus dem eigenen Arbeitsbereich liegen nur wenige histologische Befunde vor (Wojahn 1964; Missoni 1966). Meist dürfte es sich um quere Einrisse oder Abrisse der Schlagader handeln, die wohl unabhängig von Verzweigungen sind, oft sind auch mehrere Äste gleichzeitig betroffen. Die Beziehungen zu einer Schädelfraktur sind offenkundig, doch finden sich Rupturen auch seitlich von der eigentlichen Frakturlinie (Abb. 4.2). Folgt eine Schädelfissur einer Gefäßfurche, kann das Gefäßrohr über eine längere Strecke mehrfach eingerissen werden (Abb. 4.6 d).

4.2 Aneurysmen

Im klinischen Bereich ist man schon früher auf traumatische Aneurysmen der Arteriae meningeae mediae gestoßen, die zunächst arteriographisch aufgedeckt und z.T. erfolgreich operiert werden konnten. Laun (1978) hat 19 solche Fälle aus dem Schrifttum gesammelt und eine eigene Beobachtung hinzugefügt.

Durch die Bildung von Aneurysmen wird der klinische Verlauf modifiziert. Es ist daher angezeigt, die wichtigsten Daten dieser Fälle zusammenzustellen.

4.2.1 Kasuistik

Siehe Tabelle 4.1 (S. 42 u. 43)

4.2.2 Ergebnisse

Die Fälle betrafen 18 Männer und 2 Frauen; der jüngste Patient war 7, der älteste 73 Jahre alt, doch war die überwiegende Zahl jünger als 40 Jahre. Es handelte sich um Kopftraumen nach Stürzen aus verschiedener Ursache (12) und nach Verkehrsunfällen (8). Nur in zwei Fällen war eine Alkoholisierung angegeben. Nach dem Trauma waren 10 Personen kurz bewußtlos, 8 längere Zeit, bei 2 fehlten genauere Angaben. Die Intervalle bis zum Auftreten schwerer Erscheinungen und bis zur Diagnose der Aneurysmen betrugen in 12 Fällen zwischen 1 und 15 Tagen, in 3 Fällen 4 Wochen, 1 Monat, bzw. 48 Tage; in 5 Fällen war kein ausgesprochenes Intervall angegeben.

Die Aneurysmen wurden anläßlich der Arteriographie diagnostiziert; sie befanden sich mit 4 Ausnahmen ohne exakte Angabe in unmittelbarer Nähe einer Schädelfissur. Im Anschluß an die diagnostischen Bemühungen wurden 6–48 Tage nach dem Trauma eine Trepanation bzw. Kraniotomie durchgeführt. Die Blutungsquellen wurden versorgt und die epiduralen Hämatome ausgeräumt (14 Heilungen, 5 Todesfälle). Obwohl im Fall 17 nicht operiert wurde, waren nach 3 Jahren neurologische Ausfälle nicht mehr festzustellen. In den Fällen 2, 3 und 4 waren die Aneurysmen vom Stamm der Arteria meningea media ausgegangen, die im Verlauf von Durarissen verletzt worden war; es hatte dabei auch in den Subduralspalt, z.T. auch intrazerebral geblutet. Nicht in allen Fällen wurde die Größe des Aneurysmas exakt angegeben. Im Fall 2 war das Aneurysma mit einem Durchmesser von 3 cm besonders groß, im Fall 4 war es als kirschgroß bezeichnet und hatte zu einer mandarinengroßen Blutung im Schläfenlappen geführt. In den Fällen, in denen die Aneurysmen an den Seitenzweigen der Arteria meningea media saßen, schwankte deren Größe, nach den Abbildungen und Beschreibungen zu urteilen, zwischen Kirschkern- und Reiskorngröße. Soweit eine pathologisch-anatomische Untersuchung möglich war, bezogen sich die Angaben in erster Linie auf den exstirpierten Aneurysmasack, ohne daß genauere Anhaltspunkte über die Beziehung der verletzten Gefäßstelle zu Verzweigungen zu entnehmen waren.

Anläßlich der Operationen waren die Aneurysmen in 6 Fällen exstirpiert und histologisch untersucht worden. Es handelte sich durchweg um falsche Aneurysmen, deren Wand bei den kurzen Verläufen nur aus Blutgerinnseln mit Fibrinstrukturen bestand, während bei den längeren Verläufen bindegewebige Organisation festzustellen war. Über krankhafte Befunde wird nicht berichtet. Verständlicherweise brauchten die Aneurysmen einige Zeit zu ihrer Entwicklung, bei den Fällen von Schugk waren sie z.T. nach längerer Zeit nicht mehr darstellbar.

Die Bildung eines falschen Aneurysmas bei Verletzungen der Arteria meningea media hängt offenkundig von verschiedenen Bedingungen ab, wie Gefäßkaliber, Umfang der primären Verletzung, Gerinnungsstatus, Zeitablauf usw. Bei der anatomischen Untersuchung wird bei einer epiduralen Blutung gewöhnlich nicht weiter darauf geachtet. Klinisch sind angiographisch nicht selten Kontrastmittelextravasate zu beobachten. Huber (1962); Pellet u.Mitarb. (1971) und Scharfetter u. Twerdy (1973) haben dies unter 88 epiduralen Hämatomen in einem von 10 Fällen gefunden, z.T. handelte es sich um diffuse, z.T. um pseudoaneurysmatische Bilder. Die Verfasser betonen, daß die Bildung eines Aneurysma spurium vor allem von der Zeitspanne abhängt.

Eine Besonderheit stellen noch jene klinischen Beobachtungen dar, bei denen arteriographisch arteriovenöse Fisteln nachgewiesen wurden. Wilson und Cronic (1964) berichten über zwei einschlägige Fälle:

Ein 34jähriger Mann hatte bei einem Streit, mit einem Stuhl, einen Schlag gegen die rechte Frontoparietalregion erhalten. Bei der Einlieferung war er bei Bewußtsein, war aber verwirrt und nicht in der Lage, eine verständliche Vorgeschichte zu geben. Eine Röntgenuntersuchung zeigte eine kurze Frakturlinie, die die Sutura sagittalis kreuzte. 3 Tage nach der Einlieferung verschlechterte sich der Zustand und am 7. Tag danach zeigte eine Arteriographie der Carotis interna neben einer extraduralen Blutung eine arteriovenöse Fistel zwischen der Arteria meningea media und ihren Venen mit einer Drainage in den Sinus sagittalis superior. Bei der Operation wurde die extradurale Blutung in einer Menge von 50 ml entfernt und die arteriovenöse Fistel durch Unterbindung behoben; danach weitgehende Wiederherstellung.

Der zweite Fall betraf einen 78jährigen Mann, der einen Sturz auf den Kopf erlitten hatte. Es bestand ein längeres freies Intervall, gefolgt von zunehmender Verwirrtheit. 6 Tage vor der Einlieferung in das Krankenhaus kam es zu leichten Sprachstörungen; eine Röntgenuntersuchung zeigte eine feine Fraktur im Schädeldach und die Arteriographie eine arteriovenöse

Kommunikation zwischen den mittleren Meningealgefäßen links ohne Anhaltspunkt für eine epidurale Blutung. Der Patient erholte sich bemerkenswerterweise ohne Operation und wurde 36 h später wieder entlassen. Bei der Kontrolle nach rund 4 Wochen war die arteriovenöse Fistel nicht mehr zu erkennen, er blieb weiter ohne Symptome.

Die Autoren fanden im Schrifttum drei weitere Fälle von arteriovenösen Fisteln der Meningealgefäße (Fincher 1951; Markham 1961; Leslie u.Mitarb. 1962); über einen weiteren berichten Handa u.Mitarb. (1970).

Die Bedingung für die Bildung einer arteriovenösen Fistel scheint nach dem von Wojahn (1964) morphologisch untersuchten Fall (Abb. 4.3) zu sein, daß die Rupturstellen von einem falschen Aneurysma umhüllt werden. Ob die Fistel funktionell eine Bedeutung erlangt, hängt weiter von verschiedenen Bedingungen ab: Weite der Ruptur, Druckverhältnisse, Gerinnungsvorgänge usw. Je nach dem Sitz der primären Verletzung der Meningealgefäße wird das Blut bei einer solchen Fistel entweder nach dem Sinus sagittalis oder dem Sinus petrosus oder in beide Richtungen abgeleitet, klinisch werden dabei intrakranielle Geräusche beobachtet. Wie bei den Carotis-Cavernosus-Fisteln kommen Spontanheilungen durch Thrombose vor. Im Fall von Fincher bestand die Fistel über 6 Jahre, ohne daß es offenkundig zu einer nennenswerten intrakraniellen Blutung gekommen war. Ähnlich beobachteten Schechter u.Mitarb. (1966) verschiedene Verlaufsformen. Differentialdiagnostisch sind arteriovenöse Mißbildungen der Dura zu beachten (Kosnik u.Mitarb. 1974).

Die Bedeutung des chronischen Verlaufs bei extraduralen Hämatomen geht auch aus einer Untersuchung von Iwakuma u. Brunngraber (1973) hervor, die über 21 neurochirurgisch behandelte Fälle (unter 69) berichten. Das Intervall vom Trauma bis zur Operation schwankte zwischen 12 und 41 Tagen. Die Blutungsquelle war in 14 Fällen wahrscheinlich venös, in 7 arteriell; in 2 Fällen fanden sich Aneurysmen der Arteria meningea media. Die Hämatome waren 2mal schon abgekapselt (nach 41 bzw. mehr als 21 Tagen); bei den anderen 19 Fällen war in der Dura ein Granulationsgewebe nachzuweisen, 5mal mit Ossifikation.

Tabelle 4.1. Traumatische Aneurysmen der Arteria meningea media (klinische Beobachtungen)

Autor	Fall	Alter, Geschl.	Trauma, bewußtlos	Verlauf	Fraktur, Aneurysma (An.)	Bemerkung
Schulze 1957	1	30, ♂	Schlägerei – Sturz, 15 min	10 Tage neurol. unauffällig, Stauungspapillen	temporo-parietal li.	nach 48 Tagen An. und epid. H. entfernt: Heilung
Pouyanne u.Mitarb. 1959	2	60, ♀	Verkehrsunfall, „Coma prolongé"	nach 1 Monat Verschlech-terung. Hemiplegie	temporal li.	nach ca. 34 Tagen falsches An., 3 cm ∅, und intracbr. H. ent-fernt; nach 6 Wochen gestorben. Hist.: Gerinnsel in Organisation
Kia-Noury 1961	3	32, ♂	Motorradunfall, 2 h	nach 7 Tagen Wesensverände-rung. Bewußt-seinstrübung	temporal re.	An. und intracbr. H. entfernt: Heilung
Markwalder 1961	4	41, ♂	Verkehrsunfall, sofort	nach 1 Tag Hirndruck. Bohrlöcher li., Keine Erholung	temporal re., Le Fort III und Sternfraktur An. kirschgroß	nach 8 Tagen intracbr. H. entfernt; an Nach-blutung. gestorben. Hist.: falsches An., Fibrinlagen mit Fibro-blasten
Markwalder 1961	5	58, ♂	Sturz auf das Hinterhaupt, lange	1 Tag somnolent, kurze Besserung, nach 5 Tagen Hirndruck	Orbitaldach li., An. reiskorn-groß	nach 6 Tagen subd. H. und An. entfernt, gestorben
Dilenge u. Wuthrich 1962	6	7, ♂	Sturz auf den Kopf, kurz	nach 11 Tagen Stauungspapille	temporo-parietal li., An. birnen-förmig	epid. H. entfernt (keine weiteren An-gaben)
Hirsch u.Mitarb. 1962	7	18, ♀	Kopftrauma, Koma 4 Tg.	nach 15 Tagen Stauungspapille	temporal	nach 15 Tagen epid. H. und An. entfernt, Heilung. Hist.: falsches An., organisierte Gerinnsel
Kuhn u. Kugler 1964	8	23, ♂	Treppensturz, 1 h	nach 6 Tagen Kopfschmerzen	temporal li.	nach 11 Tagen murmel-große An. und 50 cm³ epid. H. entfernt. Heilung. Hist.: junges Binde-gewebe
Paillas u.Mitarb. 1964	9	34, ♂	Unfall, kurz	nach ca. 4 Wochen Nacken-steifigkeit	fronto-temporal re., An. kirschkern-groß	epid. H. und An. ent-fernt. Heilung. Hist.: falsches An., organisierte Wand
Pillas u.Mitarb. 1964	10	63, ♂	Kopftrauma, kurz	nach 10 Tagen Nackensteifig-keit	temporal re., An. linsengroß	nach 17 Tagen epid. H. entfernt; im Bereich der Fraktur eine trans-durale Anastomose(?). An. geklipt; Heilung

Tabelle 4.1 (Fortsetzung)

Autor	Fall	Alter, Geschl.	Trauma, bewußtlos	Verlauf	Fraktur, Aneurysma (An.)	Bemerkung
Pillas u.Mitarb. 1964	11	35, ♂	Sturz vom Moped; kurz	nach 2 Tagen Kopfschmerzen, Eintrübung, Agitation, am 6. Tag Bradykardie	frontoparietal li., An. linsengroß	am 7. Tag epid. H. entfernt. An. geklipt und koaguliert, Heilung
Martinez u.Mitarb. 1966	12	35, ♂	Sturz auf den Kopf, kurz	nach 4 Tagen Hemiparese und Aphasie, 6. Tag Angiographie	parieto-temporal li., „ectasie anéurysmale"	Arterie koaguliert und geklipt; epid. H. entfernt; Wiederherstellung
Martinez u.Mitarb. 1966	13	26, ♂	Autounfall. Multiple Verletzungen, bewußtlos	semikomatös durch 5 Tage, am 6. Tag Angiographie	Fraktur nicht nachgewiesen, An. parieto-frontal	epid. H. entfernt. Arterie geklipt; Wiederherstellung
Raimondi u.Mitarb. 1968	14	73, ♂	Vorgeschichte nicht zu erhalten	tief bewußtlos	parietal. An. kirschkern-groß	epid. H. entfernt. An. festhaftend; am 8. Tag an Lungenembolie gestorben
Higazi u.Mitarb. 1969	15	22, ♂	Autounfall, kurz	4 Tage Kopfschmerzen, 11 Tage Semikoma und Hemiparese	parieto-occipital li.	epid. H. durch Bohrloch entfernt, keine Besserung, 19 Tage nach Unfall An. entfernt, Heilung. Hist.: falsches An. organisiert
Handa u.Mitarb. 1970	16	34, ♂	Sturz aus der Höhe, kurze Zeit	nach 1 Woche Sehstörungen re.	temporo-parietal, 2. An. an der A. temporalis ex.	2 Wochen nach dem Unfall An. operativ versorgt; Heilung ohne weitere Folgen
Schugk u.Mitarb. 1970	17	17, ♂	Verkehrsunfall, bewußtlos eingeliefert	nach 5 Std Karotisangiogramm: Kontusion und Hämatom temporal li., am 12. Tag An. nachgewiesen	Fraktur nicht erwähnt	keine Operation. Langsame Erholung. Nach 3 J. ohne neurologische Ausfälle
Schugk u.Mitarb. 1970	18	24, ♂	Autounfall, keine weiteren Angaben	Verschlechterung nach 5 Tagen, temporale Kontusion	Fraktur nicht erwähnt, An. temporal li.	nur intratemporales H. entfernt; An. nach 2 Wochen nicht mehr darstellbar; Erholung, leichte Dyslexie
Schugk u.Mitarb. 1970	19	51, ♂	Sturz, alkoholisiert, schlechter Zustand	epid. H. nicht nachweisbar, jedoch 2 An. re. und später auch temp. H. li.	Fraktur und genauer Sitz der An. nicht angegeben	nur epid. H. entfernt, nach 2 Monaten nur noch das größere An. zu sehen. Tod an Pneumonie später
Laun 1978	20	46, ♂	Treppensturz, alkoholisiert, soporös	Psychosyndrom über 4 Tage	parietookzipital, An. kirschkern-groß	subd. und epid. H. entfernt. Duraverletzung versorgt. An. reseziert: Heilung

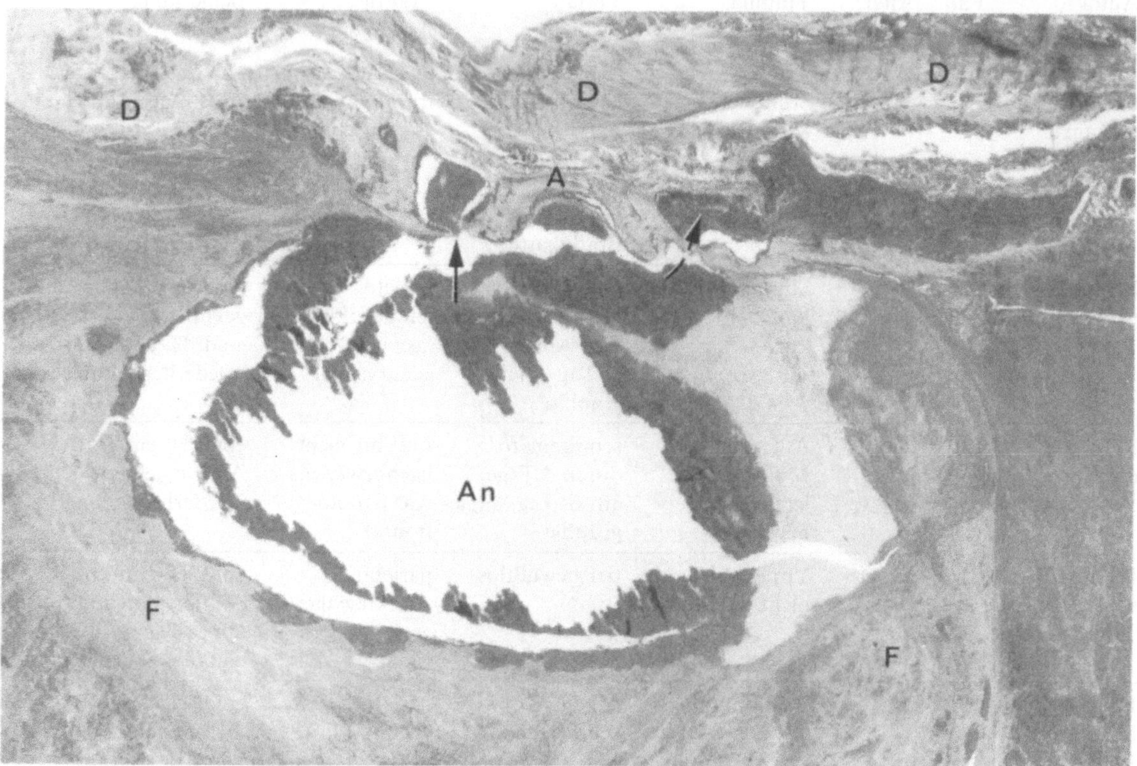

Abb. 4.3. Traumatisches falsches Aneurysma der rechten A. meningea media mit venösen Fisteln (↑↑) im Verlauf einer Frakturlinie vom Scheitelbein in die rechte mittlere Schädelgrube. *D* Dura; *A* Breit aufgerissene Arterie (Längsriß?); *An* Aneurysmahöhle mit Resten eines Leichengerinnsels; *F* Fibrinschichten der Aneurysmawand. Orcein-Kernechtrot. ×20. – Fall 4.2. L 212/60: 50 J., ♂; Radfahrer VU, freies Intervall $^1/_2$ h, Rippenbrüche links, epidurale Blutung rechts ca. 140 cm³, subdurale Blutung links(!); sekundäre Blutungen in Thalamus, Brücke, Balken und Fissura calcarina links. Contusio cerebri vermutet, keine Operation (Wojahn 1964)

4.3 Begutachtung

Die Verläufe nach Verletzungen der Arteria meningea media sind keineswegs so einfach, wie man allgemein annimmt. Vor allem bei Aneurysmen und arteriovenösen Fisteln ist mit Modifikationen zu rechnen. Für die Begutachtung ergeben sich trotzdem kaum Schwierigkeiten, weil sich die kausale Verknüpfung zwischen dem Trauma und der Entstehung eines Aneurysmas der Meningealarterien in der Regel ganz einfach und überzeugend darstellen läßt.

Wappenschmidt u. Holbach (1967) berichten allerdings von einem Aneurysma der „vorderen Meningealarterie", das bei einer 56jährigen Frau 21 Tage nach einem Verkehrsunfall zugleich mit einem epiduralen Hämatom erfolgreich entfernt wurde. Das Aneurysma fand sich in unmittelbarer Nähe einer Knochenfissur. Die histologische Untersuchung zeigte eine „kollagenisierte" Wand des falschen Aneurysmas. Es wird die Meinung vertreten, das falsche Aneurysma wäre auf dem Boden einer kongenital bedingten Wandschwäche entstanden und habe später durch den Unfall zu einer epiduralen Blutung Anlaß gegeben. Die Verfasser sehen sich in dieser Annahme bestärkt, zumal Hassler (1962) auch an den Meningealarterien Mediadefekte beschrieben habe. Holbach (1969) berichtet noch über eine weitere Beobachtung, die als „aneurysmatische Mißbildung der Meningealarterie" geschildert wird. Ein 60jähriger Mann war am 2. Tag nach einem stumpfen Schädeltrauma in volltrunkenem Zustand mit Pupillendifferenz somnolent eingeliefert worden; es bestanden aphasische Störungen und eine Hemiparese rechts. Röntgenologisch fand sich eine Fissur parietookzipital nach temporobasal und links eine verkleinerte Schädelhälfte; das linksseitige Karotisangiogramm ergab eine Verlagerung der Arteriae cerebri mediae und anteriores nach rechts; ein epidurales Hämatom von 100 ml wurde entfernt, die blutenden Meningealgefäße wurden unterbunden bzw. koaguliert. Alle Erscheinungen bildeten sich rasch zurück. „Später" (Zeitangabe fehlt) wegen Kopfschmerzen erneut Karotisangiographie links: 3 Kontrastmittelansammlungen stellten sich bei der operativen Revision als linsengroße Erweiterungen der Arteria meningea media 5 cm distal vom Foramen spinosum dar. Die histologische Untersuchung zeigte 3 z.T. thrombosierte Hohlräume, deren Wand aus Kollagen und elastischen Fasern bestand. An der Dura Granulationsgewebe im Sinne einer Pachymeningitis haemorrhagica interna. 6 und 4 Jahre zuvor bei Stürzen eine Unterkieferfraktur und eine Netzhautablösung erlitten.

In beiden Fällen scheinen die Argumente, die für kongenitale Aneurysmen angeführt werden, morphologisch nicht ausreichend dokumentiert, sie stehen auch im Widerspruch zu den geschilderten Umständen und zur allgemeinen Erfahrung. Man wird sich aber in Zukunft wohl in dem einen oder anderen Fall mit der Frage von kongenitalen Aneurysmen und „spontanen" epiduralen Blutungen auseinanderzusetzen haben.

Viel bedeutsamer sind für die Begutachtung jene Fälle, bei denen Vorwürfe gegen die behandelnden Ärzte erhoben wurden, wenn epidurale Blutungen bei ambulanter Untersuchung oder im Krankenhaus nicht rechtzeitig erkannt wurden. Verfahren, die wegen fahrlässiger Tötung eingeleitet werden, kommen in der Regel nicht zum Tragen, da bei der retrospektiven Verlaufskontrolle nicht behauptet werden kann, daß trotz der erkennbaren Verstöße gegen die ärztliche Sorgfaltspflicht der tödliche Ausgang bei frühzeitiger Operation mit an Sicherheit grenzender Wahrscheinlichkeit zu vermeiden gewesen wäre. Für den Tatbestand der unterlassenen Hilfeleistung fehlt es aber in aller Regel am Vorsatz.

In der eigenen Gutachtenmappe finden sich eine ganze Reihe von solchen Fällen, über die z.T. Roderer (1945) und Wojahn (1964) berichtet haben; 4 Fälle sollen beispielhaft die Problematik aufzeigen.

4.3.1 Kasuistik

Fall 4.1. Epidurales Hämatom, kein freies Intervall, Trunkenheit angenommen, zu späte Krankenhausaufnahme, sekundäre Hirnstammblutung (Abb. 4.4).
L 86/61: Kraftfahrer, 53 J., Schlägerei in Trunkenheit. Durch Faustschläge auf das Straßenpflaster niedergestreckt, bewußtlos liegengeblieben. Von den Beteiligten in die Wohnung gebracht. Wegen fehlender neurologischer Herdzeichen nimmt Hausarzt Alkoholrausch an. Fortdauer der Bewußtlosigkeit. Erst 22 h später Krankenhausaufnahme: Mydriasis rechts; beide Pupillen lichtstarr. Subokzipitalpunktion: blutiger Liquor. Verdacht auf intrakranielle Blutung verspätet aufgetaucht. Vor geplantem neurochirurgischen Eingriff verstorben, 68 h überlebt.

Obduktion: Epidurale Blutung rechts, ca. 120 ml (Abb. 4.4). Starke Verdrängung der Großhirnhalbkugel nach links, Sprung im Schädeldach vom rechten Scheitelhöcker bis zum rechten Augenhöhlenrand, münzengroße Schürfung über dem rechten Scheitelhöcker (Aufschlagstelle); Rindenblutungen im rechten Stirnlappen und Gegenstoßprellung an der Unterseite des linken Stirnlappens, Druckkonus im Bereich der Kleinhirntonsillen, Blutung im Mittelhirn $(1,5 \times 1\ \mathrm{cm})$.

Epikrise: Der diagnostische Irrtum ist, wie so häufig, auch hier auf die starke Alkoholisierung zurückzuführen. Bei der tiefen Bewußtlosigkeit, die seit dem Sturz auf das Straßenpflaster bestand, hatte offensichtlich von Anbeginn eine stärkere traumatische Hirnschädigung bestanden. Retrospektiv gesehen, wäre natürlich die frühzeitige chirurgische Behandlung angezeigt gewesen, ob aber bei den doch deutlichen Rindenprellungen das Leben zu erhalten gewesen wäre, ließ sich nicht mit der nötigen Wahrscheinlichkeit sagen. Bei der späten Krankenhauseinweisung hatte vermutlich schon die Mittelhirneinklemmung bestanden (Pupillenstarre!), so daß der Ausgang eines chirurgischen Eingriffs zweifelhaft erschien. Zur Entlastung des Hausarztes war vorzutragen, daß dieser über den wahren Sachverhalt nicht unterrichtet war und deutliche Verletzungsfolgen sowie neurologische Herdzeichen bei der ambulanten Untersuchung nicht erkennbar waren.

Fall 4.2. Epidurales Hämatom. Freies Intervall $^1/_2$ h, im Krankenhaus Hirnkontusion vermutet, keine Operation; Verletzungen der Vasa meningeae, arteriovenöse Fistel.
L 212/60: 53jähriger Mann. Verkehrsunfall. Als Radfahrer von Motorrad angefahren, gestürzt. Bei der Einlieferung ansprechbar. Blutung aus dem rechten Ohr und den Nasenlöchern. Nach einer $^1/_2$ h Übergang in tiefe Bewußtlosigkeit, die bis zum Tode noch $94^1/_2$ h andauerte. Es bestand der Verdacht auf „Hirnkontusion", daher nur Therapie mit dehydrierenden Mitteln.

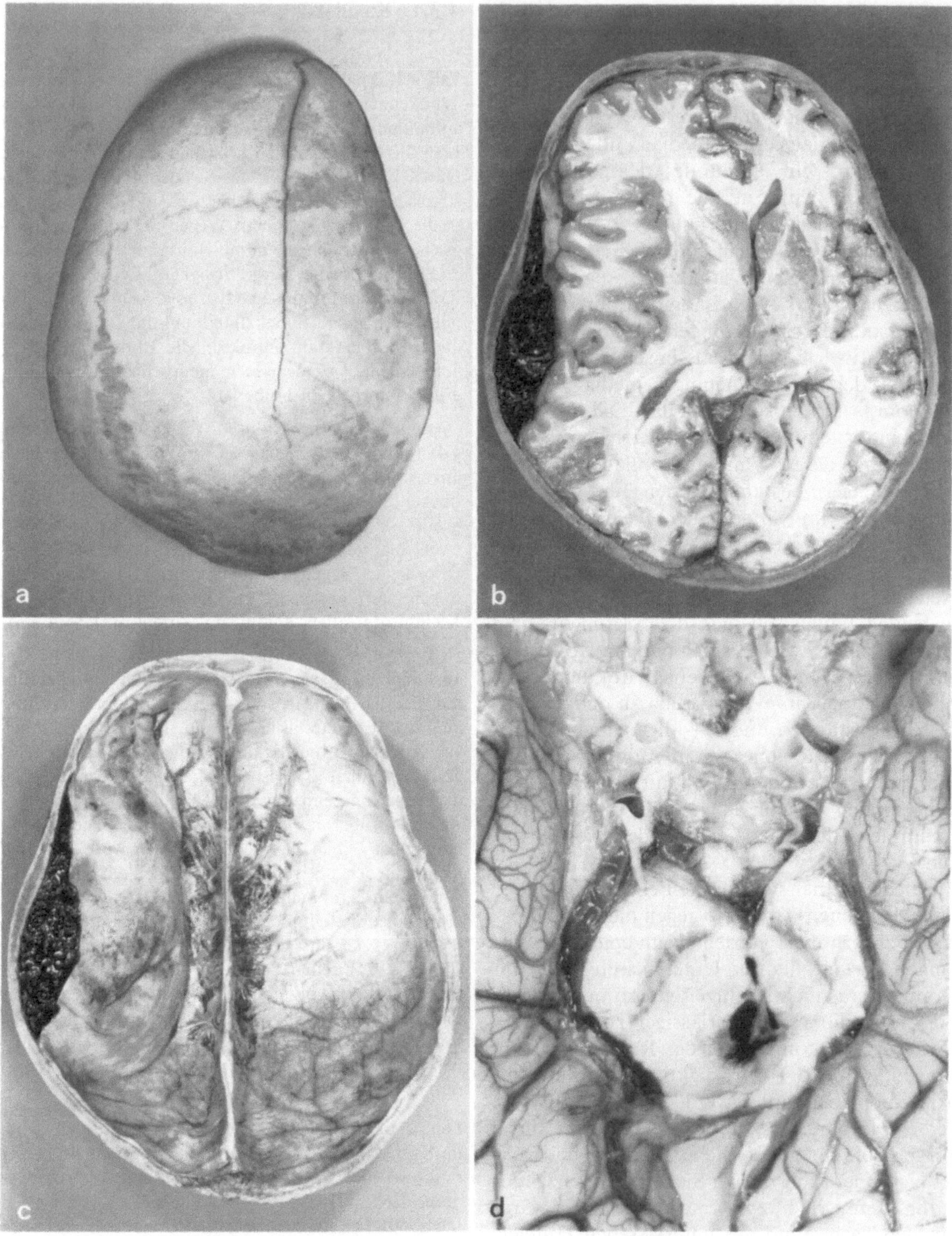

Abb. 4.4 a–d. Traumatische epidurale Blutung nach Schlägerei und Sturz auf rechte Kopfseite. **a** Fissur an der rechten Seite des Schädeldachs. **b** Obere Gehirnhälfte im Schädeldach mit epiduraler Blutung rechts und Verdrängung der rechten Hirnhälfte (seitenverkehrt). **c** Ausdehnung der epiduralen Blutung unter dem Schädeldach. **d** Sekundäre Blutung im Mittelhirn. – Fall 4.1. L 86/61 : 53 J., ♂; Schlägerei in Trunkenheit, Sturz auf den Kopf, kein freies Intervall. Überlebenzeit 68 h, zu späte Diagnose (Wojahn 1964)

Obduktion: Als Todesursache fanden sich raumbeengende intrakranielle Blutungen; rechts ein epidurales Hämatom von $7 \times 7 \times 3$ cm im Bereich eines Schädelsprungs vom rechten Scheitelbein durch die Schläfenbeinschuppe in die mittlere Schädelgrube absteigend; links ein subdurales Hämatom im Bereiche einer flachen Impressionsfraktur im Schläfenbein; Prellungsherde an der Unterseite des linken Stirnlappens und an beiden Schläfenpolen, akute subdurale Blutung links (5 mm dick). Rote Erweichungen an der Innenseite des linken Hinterhauptlappens, entsprechend der Arteria cerebri posterior; kleinere Stauungsblutungen im hinteren Balkenanteil, keine Blutungen in der Brücke. Je eine kirschgroße Blutung im Marklager des linken Stirnlappens und im rechten Sehhügel. Rippenbrüche 4–6 links; Blutunterlaufungen linker Unterarm und linker Unterschenkel.

Histologie: Die Arteria meningea media gegenüber dem Schädelsprung breit aufgerissen, daneben auch die beiden Begleitvenen eröffnet; starke Zellreaktion an den Rißrändern, keine Verschlußthrombose; anschließend ein Hohlraum von 1,5 cm Durchmesser, dessen Wand aus zwiebelschalenartig aufgebauten Fibrinlamellen besteht, entsprechend einem Aneurysma falsum (Abb. 4.2) mit arteriovenöser Fistel.

Epikrise: Bei der vorsichtigen Präparation nach der Härtung des Gehirns im Schädeldach war es gelungen, die Aneurysmabildung rund um die gegenüber dem Schädelbruch breit aufgerissene Arteria meningea media und die verletzten Begleitvenen zu erhalten. Die Bildung war somit als traumatisches arteriovenöses Aneurysma anzusprechen. Der zwiebelschalenartige Aufbau der Aneurysmawand zeigt, daß die sich bildenden Fibrinlamellen immer wieder durch den Blutdruck zusammengepreßt wurden. Trotz des freien Intervalls von einer halben Stunde hatte man im Krankenhaus offensichtlich nicht an ein epidurales Hämatom gedacht, sondern eine Contusio cerebri angenommen. Wegen der verschiedenen Prellungsherde stand offenbar eine tiefgreifende Hirnschädigung im Vordergrund. Der Fall war überdies durch eine subdurale Blutung an der Gegenseite kompliziert. Die bei der Obduktion gefundenen Blutungsherde im Thalamus, dem Balken und in der Rinde des Hinterhauptlappens waren aber offenkundig sekundär durch die Massenverschiebung entstanden (kein Arzthaftpflichtverfahren).

Fall 4.3. Epidurales Hämatom, freies Intervall mehrere Stunden, wegen Trunkenheit Irrtum über Diagnose, verspätete Operation (Wojahn 1964).
L 156/57: Der 43jährige alkoholisierte Mann war gestürzt, als er einen 15 kg schweren Karton auf die Schulter heben wollte. Er soll mit dem Hinterkopf aufgeschlagen und kurze Zeit bewußtlos gewesen sein. In der Unfallstation voll ansprechbar und orientiert, neurologisch unauffällig; psychisch Trunkenheit, des-

halb Polizeigewahrsam. Am nächsten Morgen, nach rund 12 h, tief bewußtlos. Einweisung in das Krankenhaus: Krämpfe, Mydriasis rechts, Pupillen reaktionslos. Trepanation rechts im Scheitel-Schläfenbereich und Ausräumung eines großen epiduralen Hämatoms. Unterbindung des mittleren und hinteren Astes der Arteria meningea media. Keine Erholung. Tod $6^1/_2$ Tage nach dem Unfall.

Obduktion: Epidurale Nachblutung von rd. 100 ml; Hirnschwellung, tödlicher Hirndruck. Im rechten Scheitelbein war eine feine Fissur zu erkennen, die durch die Schläfenbeinschuppe bis zum Schädelgrund zu verfolgen war und im Bereiche der Trepanationslücke die beiden Hauptäste der Arteria meningea media gekreuzt hatte. Am vorderen Rand der Trepanationslücke fand sich histologisch noch eine Verletzung des vorderen Astes, die nicht unmittelbar durch den Schädelbruch entstanden sein konnte, vielmehr handelte es sich offenkundig um eine Zerrung des Gefäßes im Augenblick der Gewalteinwirkung, als es zur Ablösung der Dura zu beiden Seiten der Fissurlinie gekommen war. Die Rupturstelle lag seitlich vom Knochen abgewandt (Abb. 4.2). Sonst fanden sich am Gehirn nur geringfügige Prellungsherde links; keine Hirnstammblutungen. Herdpneumonie.

Epikrise: Der Fall zeigt die typische Problematik, der sich der behandelnde Arzt in solchen Fällen gegenübersieht. Unmittelbar nach der Gewalteinwirkung fehlen neurologische Zeichen, die Trunkenheit verschleiert das Bild. Die Ausnüchterungszelle war eine Fehlentscheidung. Eine sorgfältige Beobachtung des Verlaufs im Krankenhaus mit Puls- und Blutdruckkontrolle wäre erforderlich gewesen, eine Röntgenaufnahme wurde unterlassen. Das Ermittlungsverfahren wegen fahrlässiger Tötung gegen den Arzt wurde eingestellt, weil wegen der hohen Operationsletalität, mit der man immer noch bei epiduralen Hämatomen zu rechnen hat (etwa 10–30%), nicht mit an Sicherheit grenzender Wahrscheinlichkeit angenommen werden konnte, daß der Verunglückte bei frühzeitiger Operation am Leben geblieben wäre (und zur Annahme des Tatbestandes der unterlassenen Hilfeleistung, § 330c StGB, fehlte es am Vorsatz). Die Zivilklage der Hinterbliebenen wurde abgewiesen, weil nach Auffassung des Gerichts „widerrechtliche oder schuldhafte Handlungen sämtlicher Beteiligter" nicht festzustellen waren.

Im nächsten Fall war zwar der Verlauf im Krankenhaus genau beobachtet worden, die entscheidende Maßnahme, nämlich die Überweisung an eine neurochirurgische Station war jedoch wegen verwaltungstechnischer und pflegerischer Schwierigkeiten um Stunden zu spät erfolgt.

Fall 4.4. Epidurales Hämatom. Freies Intervall 11–12 h, trotz stationärer Beobachtung zu spät erkannt (Abb. 4.5 u. 4.6).

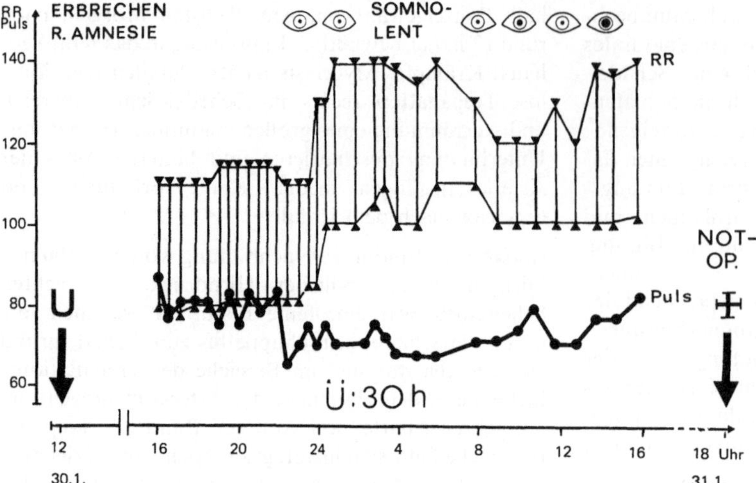

Abb. 4.5. Verlaufsbeobachtungen bei epiduralem Hämatom, verspätete Diagnose. – Fall 4.4. L 61/76: 12 J., ♀; VU Fußgängerin/Pkw. Bewußtlos, nach 30 min im Krankenhaus ansprechbar. Schürfungen und Monokelhämatom links (s. Abb. 4.6)

L 61/76: Verkehrsunfall. Die 12jährige Schülerin war zwischen geparkten Personenkraftwagen auf die Fahrbahn gelaufen, von einem Pkw erfaßt und beiseite geschleudert worden. Sie war offenkundig kurze Zeit bewußtlos, aber bei der Einlieferung in das nächste Krankenhaus nach knapp 30 min voll ansprechbar.
Aufnahmebefund: Bewußtseinsklar, aber retrograde Amnesie, Übelkeit, Erbrechen, RR 120/80 mm Hg, Puls 80. Diagnose: Commotio cerebri. Blutunterlaufungen an der linken Stirnseite, beginnendes Monokelhämatom links, Schürfungen am linken Ellenbogen, Schmerzen im linken Kniegelenk. Röntgen: Angeblich kein Anhalt für Schädelfraktur; Kniegelenkverletzung. Verlauf: In den nächsten 2 h leichtes Absinken des Blutdrucks auf 80/60 mm Hg. Verlegung auf die Wachstation; Registrierung der Puls- und Temperaturwerte fortlaufend (Abb. 4.5). Rund 9 h nach dem Unfall Kopfschmerzen; Pupillen seitengleich, reagieren prompt; Reflexe unauffällig. Nach rund 11–12 h Bradykardie und Blutdruckanstieg. In den Morgenstunden nicht mehr ansprechbar. Pupillenerweiterung links[1], Lichtreaktion zunächst noch erhalten. Zunehmende Verschlechterung. Verlegung in eine Neurochirurgische Klinik, rund 24 h nach dem Unfall: tiefe Bewußtlosigkeit, Krämpfe. Röntgen: Schädelbruch links frontal. Nach Echoenzephalogramm und Angiographie intrazerebrale Blutung vermutet. Bei Vorbereitung zur Operation Herzstillstand; Herzmassage, Nottrepanation trifft die epidurale Blutung nicht. Probepunktion des linken Stirnlappens wegen angenommener intrazerebraler Blutung negativ, weitere Reanimationsmaßnahmen erfolglos.

Obduktion: Epidurale Blutung im linken Stirnbereich mit erheblicher Verdrängung des Stirnhirns nach rückwärts (6 × 3 cm, Volumen ca. 70 ml, Abb. 4.6). Hochgradige Hirnschwellung, tödlicher Hirndruck. An der Hirnrinde nirgendwo Prellungsherde; im Bereich der epiduralen Blutung eine dünne subarachnoidale Blutung. Im Hirnstamm Blutungsherde nicht feststellbar.

Histologie: Frontaler Ast der Arteria meningea media im Verlauf des Bruchspalts mehrfach aufgerissen, Gerinnsel an den Rändern, keine Thrombose der Gefäßlichtung (Abb. 4.6d).

4.3.2 Sorgfaltspflicht

In dem Gutachten zu Fall 4.4 wurde zunächst ausgeführt, daß die Überwachung der Patientin im ersten Krankenhaus nicht ausreichend gewesen sei. Es war ferner nicht zu klären, weshalb bei der Röntgenuntersuchung der Schädelbruch nicht erkannt wurde, da die Röntgenbilder angeblich nicht mehr auffindbar waren. Eine frühzeitige Aufdeckung des Schädelbruchs hätte sicherlich die Aufmerksamkeit geschärft und wäre Anlaß gewesen, die Verletzte in eine Neurochirurgische Klinik zu verlegen. Damit hätte eine gute Überlebenschance bestanden, wie der behandelnde Neurochirurg den Eltern versicherte.
Dies war die Ursache für eine Strafanzeige der Eltern gegen die erstbehandelnden Ärzte. Abschließend wurde betont: „Auch in neurochirurgischen Stationen muß man, trotz rechtzeiti-

---

1 Kessel (1969) geht ausführlich auf die Okulomotoriussymptome bei epiduralen Hämatomen ein. Primär kurzfristige Verengung (Reizung), dann Erweiterung der homolateralen Pupille (Lähmung) als alarmierendes Zeichen der temporalen Hirnhernie.

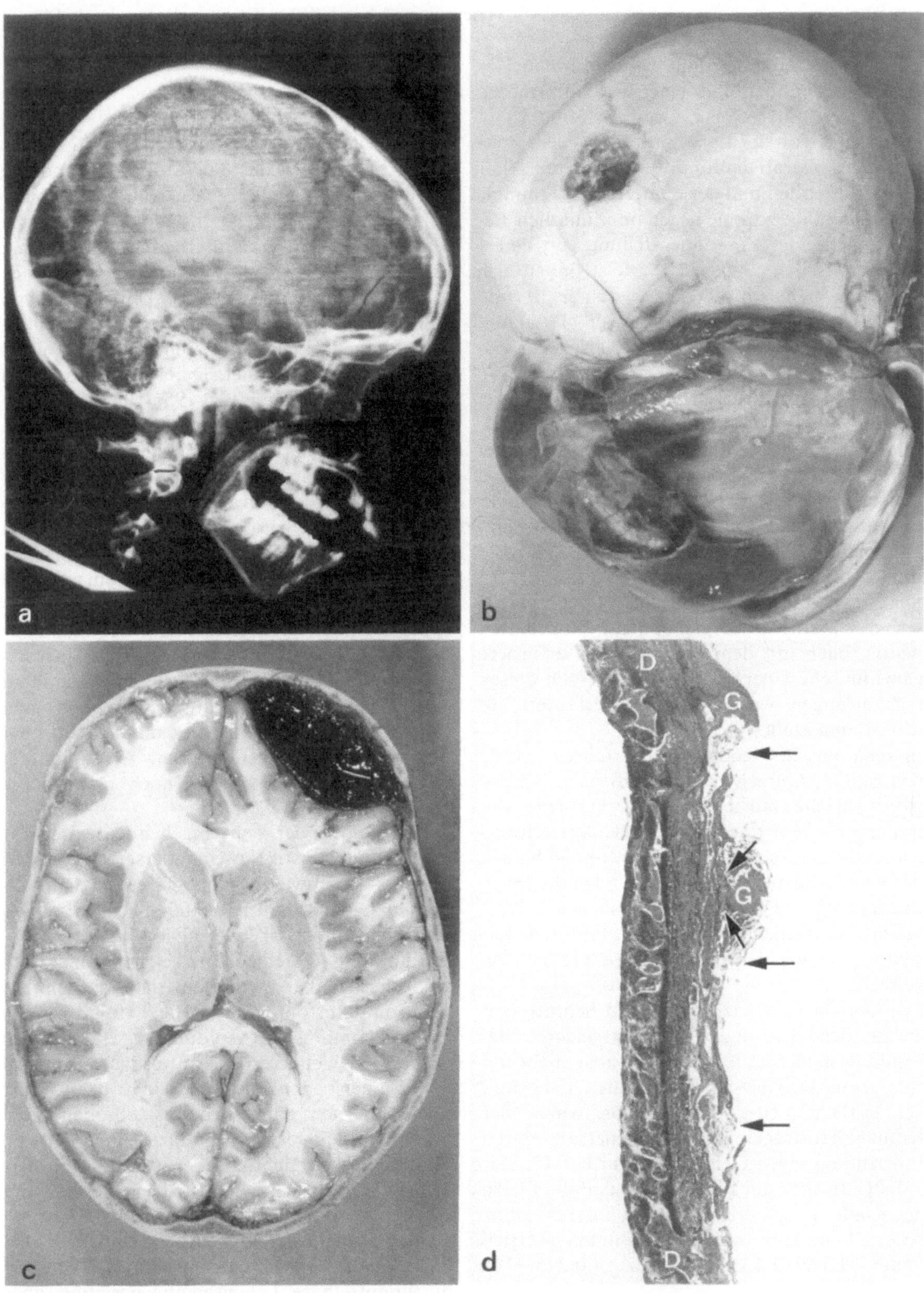

Abb. 4.6. a Schädelröntgen vor Notoperation, Fissur im Stirnbein links. **b** Ansicht der linken Schädelseite mit Trepanationslücke und Fissur. **c** Epidurale Blutung 80 ml. Obere Hirnhälfte (seitenverkehrt).**d** Harte Hirnhaut (*D*) mit frontalem Ast der A. meningea media unter der Fissur längsgetroffen. ↑↑↑ Rupturstellen; *G* Gerinnselreste. Azan. × 18. – Fall 4.4, s. Abb. 4.5

ger Diagnose und Therapie bei epiduralen Hämatomen dennoch mit einer verhältnismäßig hohen Letalität rechnen. Diese Letalität ist in erster Linie von der Lokalisation und dem Zeitpunkt des operativen Eingriffs sowie vom Alter des Betreffenden und der Schwere des Traumas abhängig. Die Extreme liegen im klinischen Bereich nach einer Zusammenstellung von Peters (1969) zwischen 5 und 95%. Meist finden sich Angaben in einem Bereich zwischen 10 und 20%, so z.B. bei Loew u. Wüstner (1960) mit einer Gesamtletalität von 28%. Nach einer Zusammenstellung von Choux u.Mitarb. (1975), die auf neurochirurgischen Erfahrungen bei Kindern unter 15 Jahren (104 Fälle) beruht, muß mit einer Letalität von 17,3% gerechnet werden. Selbst bei sogenannten ‚prognostisch günstigen Verläufen' ist – auch bei rechtzeitiger Operation – eine Letalität zwischen 4,5% (Jamieson u. Yelland 1968) und 12,5% (Hawkes u. Ogle 1962) in Kauf zu nehmen ...".

Die Frage, ob bei der Beobachtung der Verletzten die ärztliche Sorgfaltspflicht eingehalten wurde, blieb mit dem Hinweis, dies erfordere eine klinische Überprüfung, offen. Nach diesen Ausführungen wurde das Strafverfahren zunächst eingestellt.

In dem anschließenden Zivilverfahren wurde von dem als Gutachter hinzugezogenen Neurochirurgen die pflegerische und ärztliche Betreuung als fehlerhaft bezeichnet. Am schwerwiegendsten sei gewesen, daß, obwohl 18 h nach der Verletzung in den Morgenstunden die Hirndrucksymptome keinen Zweifel an einem akuten intrakraniellen Prozeß ließen, bis zur Überweisung an eine Neurochirurgie weitere 15 h zugewartet wurde.

Das Gericht kam letztlich zu dem Schluß, daß die ärztliche Leitung für den dargelegten Behandlungsfehler hafte, da es sich aber nicht um eine grobe Nachlässigkeit gehandelt habe und der ärztliche Leiter Beamter war, wurde der Krankenhausträger zum Schadenersatz durch Entrichtung einer Geldrente verurteilt (§§ 823, 831 BGB), aber nur für den Fall, daß die Eltern des Kindes in späteren Jahren von der Verstorbenen Unterhalt verlangen könnten. (Urteil vom 8. Mai 1980, LG Berlin, A.Z.: 7.0.275/77)[2].

---

2 Das Strafverfahren wurde danach noch einmal aufgenommen, wurde aber nach Zahlung eines Bußgeldes und eines Schadenausgleiches nach § 153 StPO eingestellt.

4.4 Diskussion

Die verhältnismäßig günstigen Erfolgszahlen der Kliniker bei der operativen Behandlung werden allerdings dadurch getrübt, daß epidurale Blutungen vielfach aus den verschiedensten Gründen zu spät erkannt werden. Wojahn hat dazu 1964 Vergleiche zwischen den operierten epiduralen Blutungen in Krankenhäusern von Berlin und erst bei der gerichtlichen Leichenöffnung aufgedeckten epiduralen Blutungen überschlagsmäßig berechnet. Danach ergab sich in dem Berichtszeitraum von 1956/1957 für epidurale Blutungen eine Gesamtletalität von 86,2%, ein Zeichen dafür, daß die diagnostischen Schwierigkeiten auf diesem Gebiet in der Allgemeinpraxis und im Krankenhaus sehr groß waren. Nach wie vor hängt das Schicksal von Kopfverletzten u.a. auch von der rechtzeitigen Diagnose eines epiduralen Hämatoms ab. Im Frühstadium gibt der Nachweis eines Schädelsprungs in den Röntgenaufnahmen Grund für erhöhte Aufmerksamkeit bei der klinischen Beobachtung (Tönnis u. Schiefer 1959); schon zu einer Zeit, in der die Blutung sich noch nicht durch Hirndrucksymptome manifestiert hat und im Echoenzephalogramm, Arteriogramm oder Computertomogramm noch nicht sicher zu erkennen ist.

Kessel (1969), der sich eingehend mit der klinischen Diagnostik auseinandersetzt, schreibt: „Nichts ist schwieriger, als bei einem von Anfang an bewußtlosen Patienten ein intrakranielles Hämatom zu erkennen. Die klinische Beobachtung und Untersuchung reichen dazu nicht aus". Es ist aber zu hoffen, daß im Zeitalter der Computertomographie die Erfolge bei der Früherkennung von epiduralen Hämatomen sich entscheidend verbessern werden. Man wird aber immer bedenken müssen, daß der Einsatz von modernen Untersuchungsmethoden nicht überall und auch in den dazu eingerichteten Spezialkliniken nicht zu jeder Zeit und mit derselben Exaktheit möglich ist. Der Wettlauf mit der Zeit wird somit nicht in jedem Fall zu gewinnen sein. Dies lehren besonders jene Fälle, bei denen die Operation der epiduralen Blutung die unmittelbare Lebensgefahr beseitigt, aber irreversible primäre Hirntraumafolgen oder vor allem sekundäre Kreislaufschäden durch die Einklemmung des Hirnstamms dennoch schon vorhanden waren, so daß der Tod nach einem längeren Krankenlager manchmal unter dem Bild eines apallischen Syndroms eintrat. Auch dafür finden sich in der Gutachtenmappe Beispiele, ohne daß sich grundsätzlich neue Gesichtspunkte hinsichtlich der Vorgeschichte und der diagnostischen Irrtümer ergeben.

Es ist selbstverständlich, daß bei stumpfen Kopftraumen das epidurale Hämatom neben den anderen Möglichkeiten nicht isoliert betrachtet werden darf; dies geht vor allem aus den vielen Arbeiten von Tönnis und seinen Schülern hervor. Eine zusammenfassende Darstellung über „Intracerebrale traumatische Hämatome" findet man bei Krauel (1966).

4.5 Schlußbemerkung

Verletzungen der Arteria meningea media können – je nach der Besonderheit des Falls – in ihren Folgen ganz unterschiedlich verlaufen. Die großen Differenzen im Zeitablauf des „freien Intervalls" beim klassischen epiduralen Hämatom lassen sich in erster Linie mit der verschiedenen Intensität der Blutungsquelle erklären, weitere Einflüsse sind zweifellos durch arteriovenöse Fisteln, Thrombose und Aneurysmenbildung gegeben. Durch die frühzeitige Arteriographie, und vor allem durch die Computertomographie, sind verbesserte Erfolge in der Behandlung zu erwarten.

Bei der Kontrolle der ärztlichen Sorgfaltspflicht wird es auf solche Untersuchungsmöglichkeiten, und bei Todesfällen auf eine sorgfältige Verlaufskontrolle und morphologische Untersuchung ankommen.

Man wird vor allem zu berücksichtigen haben, daß die primären Verletzungen der Arteria meningea media durch stumpfe Gewalt sich nicht in ein Schema einordnen lassen. Abgesehen von den Besonderheiten jedes einzelnen Falls wird man auch je nach der Art und der Ausdehnung der Verletzung mit und ohne Durariß, Thrombose oder Aneurysmabildung, mit erheblichen Modifizierungen des Verlaufs zu rechnen haben. Dies macht, wie schon eingangs betont, die retrospektive Verlaufskontrolle so schwierig. Selbst wenn ursprünglich eine hohe Wahrscheinlichkeit für einen günstigen Verlauf bei rechtzeitigem Eingreifen zu erwarten gewesen wäre, reicht dies bei der immer noch beacht-

lichen Operationsletalität nicht grundsätzlich zur Durchsetzung eines strafrechtlichen Vorwurfs, für den eine an Sicherheit grenzende Wahrscheinlichkeit erforderlich ist. Im zivilrechtlichen Bereich allerdings kann bei groben Unterlassungen der erforderlichen ärztlichen Sorgfalt, je nach der Besonderheit des Falls, eine Schadenersatzpflicht, besonders bei dauernder Pflegebedürftigkeit, in Betracht kommen.

4.6 Literatur

Choux M, Grisoli F, Peragut J-C (1975) Extradural hematomas in children.Childs Brain 1:337–347

Dilenge D, Wuthrich R (1962) L'anévrysme traumatique de la méningée moyenne. Neurochirurgie 4:202–206

Fincher EF (1951) Arteriovenous fistula between the middle meningeal artery and the greater petrosal sinus. Ann Surg 133:886–888

Galbraith SL (1973) Age-distribution of extradural haemorrhage without skull fracture. Lancet I:1217–1218

Handa J, Shimizu Y, Sato K, Handa H (1970) Traumatic aneurysm and arteriovenous fistula of the middle meningeal artery. Clin Radiol 21:39–41

Hassler O (1962) Medial defects in the meningeal arteries. J Neurosurg 19:337–340

Hawkes CD, Ogle WS (1962) Atypical features of epidural hematoma in infants, children and adolescents. J Neurosurg 19:971–980

Higazi I, Ahmed El-Banhawy F, El-Nady F (1969) Importance of angiography in identifying false aneurysm of the middle meningeal artery as a cause of extradural hematoma. J Neurosurg 30:172–176

Hirsch JF, David M, Sachs M (1962) Les anevrysmes artériels traumatiques intracraniens. Neurochirurgie 8:189–200

Holbach KH (1969) Weitere Erfahrungen mit Aneurysmen der Meningealarterien. Acta Neurochir (Wien) 21:187–196

Huber P (1962) Die Verletzungen der Meningealgefäße beim Epiduralhämatom im Angiogramm. ROEFO 96:207–220

Iwakuma T, Brunngraber CV (1973) Chronic extradural hematomas. A study of 21 cases. J Neurosurg 38:488–493

Jamieson KG, Yelland IND (1968) Extradural haematoma. J Neurosurg 29:13–23

Kessel FK (1969) Zerebrale epidurale Hämatome. In: Kessel FK, Guttmann L, Maurer G (Hrsg) Neurotraumatologie mit Einschluß der Grenzgebiete, Bd 1. Urban & Schwarzenberg, München Berlin Wien, S 186–213

Kai-Noury M (1961) Traumatisches intrakranielles Aneurysma der Arteria meningica media nach Schädelbasis-Fraktur. Zentralbl Neurochir 21:351–357

Kosnik EJ, Hunt WE, Müller CA (1974) Dural arteriovenous malformations. J Neurosurg 40:322–329

Krauel U (1966) Intrazerebrale traumatische Hämatome. Schweiz Arch Neurol Neurochir Psychiatr 97:197–239

Kuhn RA, Kugler H (1964) False aneurysms of the middle meningeal artery. J Neurosurg 21:92–96

Lang J (1979) Kopf. Gehirn- und Augenschädel. In: Lanz T von, Wachsmuth W (Hrsg) Praktische Anatomie, Bd 1/1 B. Springer, Berlin Heidelberg New York, S 149

Laun A (1978) Traumatische zerebrale Aneurysmen. Unfallheilkd 81:482–491

Leslie EV, Smith BH, Zoll JG (1962) Value of angiography in head trauma. Radiology 78:930–940

Loew F, Wüstner S (1960) Diagnose, Behandlung und Prognose der traumatischen Hämatome des Schädelinneren. Acta Neurochir (Wien) [Suppl VIII]

Markham JW (1961) Arteriovenous fistula of the middle meningeal artery and the greater petrosal sinus. J Neurosurg 18:847–848

Markwalder H, Huber P (1961) Aneurysmen der Meningealarterien. Schweiz Med Wochenschr 91:1344–1347

Martinez SN, Bertrand C, Thierry A (1966) Les faux anevrysmes post-traumatiques. Can J Surg 9:397–402

McKissock W, Taylor IC, Bloom WH, Till K (1960) Extradural haematoma. Observations on 125 cases. Lancet II:167–172

Mealey J (1960) Acute extradural hematomas without demonstrable skull fractures. J Neurosurg 17:27–34

Missoni L (1966) Tödliche subdurale Blutung aus Riß der A. meningea media. Monatsschr Unfallheilkd 69/10:506–508

Paillas JE, Bonnal J, Lavieille J (1964) Angiographic images of false aneurysmal sac caused by rupture of median meningeal artery in the course of traumatic extradural hematomata. J Neurosurg 21:667–671

Pellet W, Vittini F, Dufour, Paillas JE (1971) Visualisation artériographique de la fuite vasculaire lors des hématomes juxta-duraux traumatiques. Sem Hop Paris 47:935–943

Peters G (1969) Pathologische Anatomie der Verletzungen des Gehirns und seiner Häute. In: Kessel FK, Guttmann L, Maurer G (Hrsg) Neurotraumatologie mit Einschluß der Grenzgebiete, Bd 1. Urban & Schwarzenberg, München Berlin Wien, S 37–91

Pouyanne H, Leman P, Got M, Gouaze A (1959) Anévrysme artériel traumatique de la méningée moyenne gauche rupture un mois après l'accident hématome intracérébral temporal intervention. Neurochirurgie 5:311–315

Raimondi AJ, Yashon D, Reyes C, Yarzagaray L (1968) Intracranial false aneurysms. Neurochirurgie 11:219–233

Roderer E (1945) Tödliche epidurale Hämatome mit ungewöhnlichem Sitz. Med Dissertation, Universität Innsbruck

Scharfetter F, Twerdy K (1973) Kontrastmittelextravasat bei Schädeltraumen. ROEFO 119:757–759

Schechter MM, Zingesser LH, Rayport M (1966) Torn meningeal vessels. An evaluation of a clinical spectrum through the use of angiography. Radiology 86/4:686–695

Schugk P, Vapalahti M, Troupp H (1970) Lokalisierte intrakranielle Gefäßschädigungen bei Schädel-Hirn-Trauma. Acta Neurochir (Wien) 22:327–337

Schulze A (1957) Seltene Verlaufsformen epiduraler Hämatome. Zentralbl Neurochir 17:40–47

Tönnis W, Schiefer W (1959) Zirkulationsstörungen des Gehirns im Serienangiogramm. Springer, Berlin Göttingen Heidelberg, S 170

Wappenschmidt J, Holbach KH (1967) Zur Frage posttraumatischer Aneurysmen der Meningealarterien. ROEFO 106:555–560

Wilson CB, Cronic F (1964) Traumatic arteriovenous fistulas involving middle meningeal vessels. JAMA 188:953–957

Wojahn H (1964) Über die Letalität des epiduralen Hämatoms. Monatsschr Unfallheilkd 67:150–163

5 Verletzungen der Arteria carotis interna im Sinus cavernosus

5.1 Vorbemerkungen

Zum Verständnis der Folgen von stumpfen Verletzungen der Arteria carotis interna in ihrem intrakraniellen extraduralen Abschnitt sind einige anatomische Vorbemerkungen wichtig.
Eine Reihe von Spezialarbeiten (Fuchs 1924/25; Platzer 1956, 1957, 1964; Teufel 1964) befassen sich mit ihrem Verlauf.
Teufel (1964) unterscheidet 10 verschieden lange Abschnitte. In einer diffizilen Untersuchung wird dargetan, daß die Arteria carotis im ungefähr 7 mm weiten Canalis caroticus von mehreren Hüllen umgeben ist. Zwischen dem Periost und der äußeren Hülle des Gefäßes ist ein transbasales Längsvenennetz eingeschaltet. Im vertikalen Verlauf findet sich eine bindegewebige Konjunktiva, die einen von zahlreichen Bindegewebszügen durchquerten Spaltraum einschließt und im weiteren Verlauf mit der Arterienscheide und der Innenwand des periarteriellen Venengeflechts verschmilzt. Teufel sieht darin einen Reserveraum für Lumenschwankungen der Arterie. In der transversalen Verlaufsstrecke wird das Gefäß zunehmend von einem Venengeflecht umgeben, das sich schließlich zum Sinus cavernosus vereinigt: ein geschlossener Venenraum, der von zahlreichen segelartigen Bindegewebssträngen durchzogen ist. Das Gefäßrohr liegt somit nirgendwo direkt dem Knochen an, sein letztes Segment ist allerdings schon vor dem Durchbruch durch die harte Hirnhaut mit der Umgebung fest verbunden. Im Sinus cavernosus gehen Seitenäste zur Hypophyse (McConnell 1953) zum Ganglion Gasseri und zum Diaphragma sellae ab. Schon Luschka (1860, zit. nach McConnell 1953) hat die Arteria hypophysialis inferior beschrieben.
Vom chirurgischen Standpunkt hat sich Parkinson (1964, 1965, 1979) mit diesen Schlagaderzweigen beschäftigt. Primär ging es ihm um einen sicheren seitlichen Zugang zum Sinus cavernosus; er fand bei über 200 Routine-Leichenöff-

nungen in allen Fällen einen Truncus meningohypophysialis knapp vor dem Übergang in den horizontalen Teil (Abb. 5.1a), der sich in drei Hauptäste aufteilt: Ramus tentorii, meningeus, hypophysialis inferior. In 80% bestand eine Arteria sinus cavernosus inferior. Besonders wichtig sind die Anastomosen zur Gegenseite und den Stromgebieten der Arteria meningea media, der Arteria ophthalmica und Arteria vertebralis. Die komplizierten Verhältnisse gehen ferner aus einer sorgfältigen anatomischen Analyse

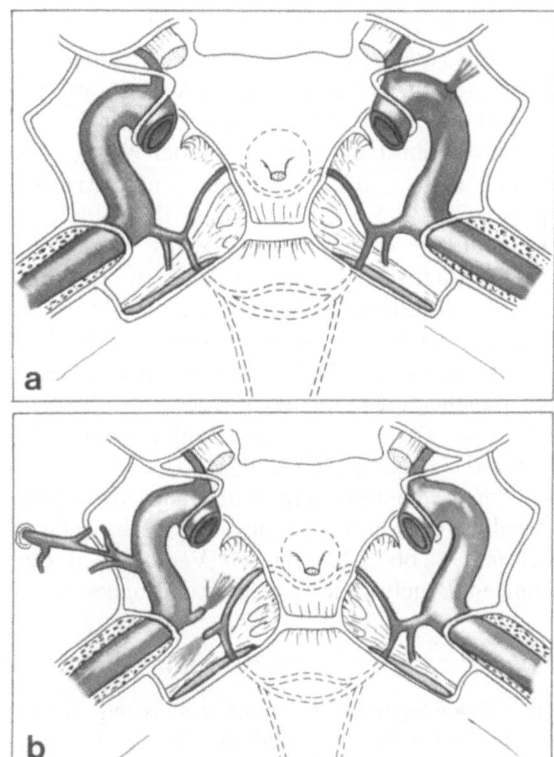

Abb. 5.1a u. b. Anastomosen der Arteria carotis interna im Sinus cavernosus mit der Gegenseite und dem Stromgebiet der Arteria carotis externa (nach Parkinson 1979). **a** einfache „Fistel" nach Ruptur an der Curvatura anterior. **b** doppelte „Fistel" nach Ruptur des Truncus meningohypophysialis

von Lang u. Schäfer (1976) hervor. Diese Autoren unterscheiden je einen Truncus caroticocavernosus posterior und lateralis; die Versorgungsgebiete, die Anastomosen und die große Variabilität werden ausführlich dargestellt (Abb. 5.1).

5.2 Biomechanik und Befunde

Im Canalis caroticus und im Sinus cavernosus ist die Arteria carotis bei stumpfen Gewalteinwirkungen durch Schädelgrundbrüche besonders gefährdet, entweder nur durch Zerrung oder durch Scherung an den oft scharfen Bruchrändern oder durch beide Mechanismen gleichzeitig. Zu Verletzungen kommt es vor allem bei frontobasalen Schädelhirnverletzungen (Dietz 1970). Kam der Stoß seitlich, so zieht fast regelmäßig ein Sprung über das Planum ethmoidale schräg durch den Türkensattel zur Gegenseite in die mittlere Schädelgrube, wobei in extremen Fällen das Diaphragma sellae und das Dach des Sinus cavernosus einreißen; ein Zeichen für den Grad der Verschiebung im Augenblick der Einwirkung; selbstverständlich sind der Hypophysenstiel und die Nerven in der Wand des Sinus mehr oder weniger mitbetroffen (Abb. 5.2a–d, 5.5b). Je gröber der Schädelbruch und je weiter dieser geklafft hat, desto ausgedehnter sind die Beschädigungen am Arterienrohr. Prädilektionsstellen sind das Foramen lacerum, der Sulcus caroticus seitlich des Türkensattels, wo das Gefäß dem Knochen ziemlich naheliegt. Manchmal werden nur die Seitenzweige abgeschert, meist findet man aber multiple Verletzungen (Abb. 5.2d).

Bei der Leichenöffnung muß man vorsichtig vorgehen. Oft verdecken dicke Blutgerinnsel das Sichtfeld (Abb. 5.2a). Durch Verschieben der scharfen Bruchränder im Keilbeinkörper kön-

nen leicht zusätzliche Risse entstehen oder bereits vorhandene erweitert werden. Es ist zu empfehlen, nach Besichtigung des Schädelgrundes das Dach des Sinus cavernosus zu spalten und seine seitliche Wand samt dem gekappten Processus clinoideus anterior nach außen zu klappen. Dadurch bekommt man einen guten Überblick über den ganzen intrakraniellen Teil der Arteria carotis interna und die Hirnnerven im Sinus cavernosus.

Blutunterlaufungen in der Adventitia weisen auf Schäden in der Gefäßwand hin; indem man diese spaltet, kann man Innenschichtrisse noch in situ zur Darstellung bringen, wenn man nicht eine histologische Untersuchung an Serienschnitten vorzieht. Bei klaffenden Schädelgrundbrüchen sind gelegentlich beide Karotiden vollständig durchgerissen. Es kommen aber alle Übergänge bis zu einfachen Innenschichtrissen vor. Anderseits ist man immer wieder erstaunt, daß bei Schädelgrundbrüchen mit Beteiligung des Türkensattels die Arteriae carotides ohne gröbere Schädigungen geblieben sind. Vollständige Einrisse oder Abrisse des Gefäßrohrs bleiben klaffend (Abb. 5.2d), da die Gefäßwand durch die Bindegewebsstränge im Sinus cavernosus fixiert ist, so daß für den Blutstrom freie Bahn in den Sinus cavernosus und, wenn dessen Wand im Verlauf von Schädelbrüchen gerissen ist, in die Nebenhöhlen besteht. Bei schweren Fällen führt der Blutverlust durch Nase, Mund und Ohren in kurzer Zeit zum Tod. Die spärlichen Totenflecke und die hochgradige Blässe der Haut an der Leiche weisen darauf hin, daß Verblutung die unmittelbare Todesursache gewesen ist (Meixner 1925). Dabei kommt es häufig zu einer ausgedehnten Bluteinatmung, so daß man gelegentlich geradezu von „Ertrinken im eigenen Blut" sprechen kann (Camerer 1943); selten findet man auch im Magen verschlucktes Blut (Walcher 1933).

Abb. 5.2. a Ringbruch des Schädelgrunds mit Zerreißung beider Karotiden am Ende des Canalis caroticus, mit Einrissen der Dura; Bruchspalt mit Blutgerinnseln bedeckt. L 272/62: 58 J., ♂; VU, Radfahrer von Pkw angefahren, 15 min überlebt; Verblutung. **b** Frontobasale Schädelhirnverletzung (Stoßrichtung von rechts). Klaffende Bruchlinie schräg durch den Türkensattel; Durariß durch Thrombose des Sinus cavernosus abgedichtet; mehrfache Risse in beiden Karotiden durch Zerrung und Scherung (s. Abb. 5.3 u. 5.4). L 637/80: 24 J., ♂; VU. 4 h überlebt, Verblutung. – **c** u. **d** Frontobasale Schädelfraktur mit Ausläufern in den Türkensattel und die mittleren Schädelgruben. **c** Mehrfache Risse der rechten Carotis interna über dem Türkensattel (↓). **d** Querrisse in beiden Karotiden im Sinus cavernosus; beide Karotiden nach Entfernung der Dura freipräpariert und zur Darstellung der Rupturen (↓↓) nach rückwärts gelegt. L 345/79: 65 J., ♂; VU, Fußgänger von Pkw angefahren, Verblutung durch Mund und Nase, 15 min überlebt

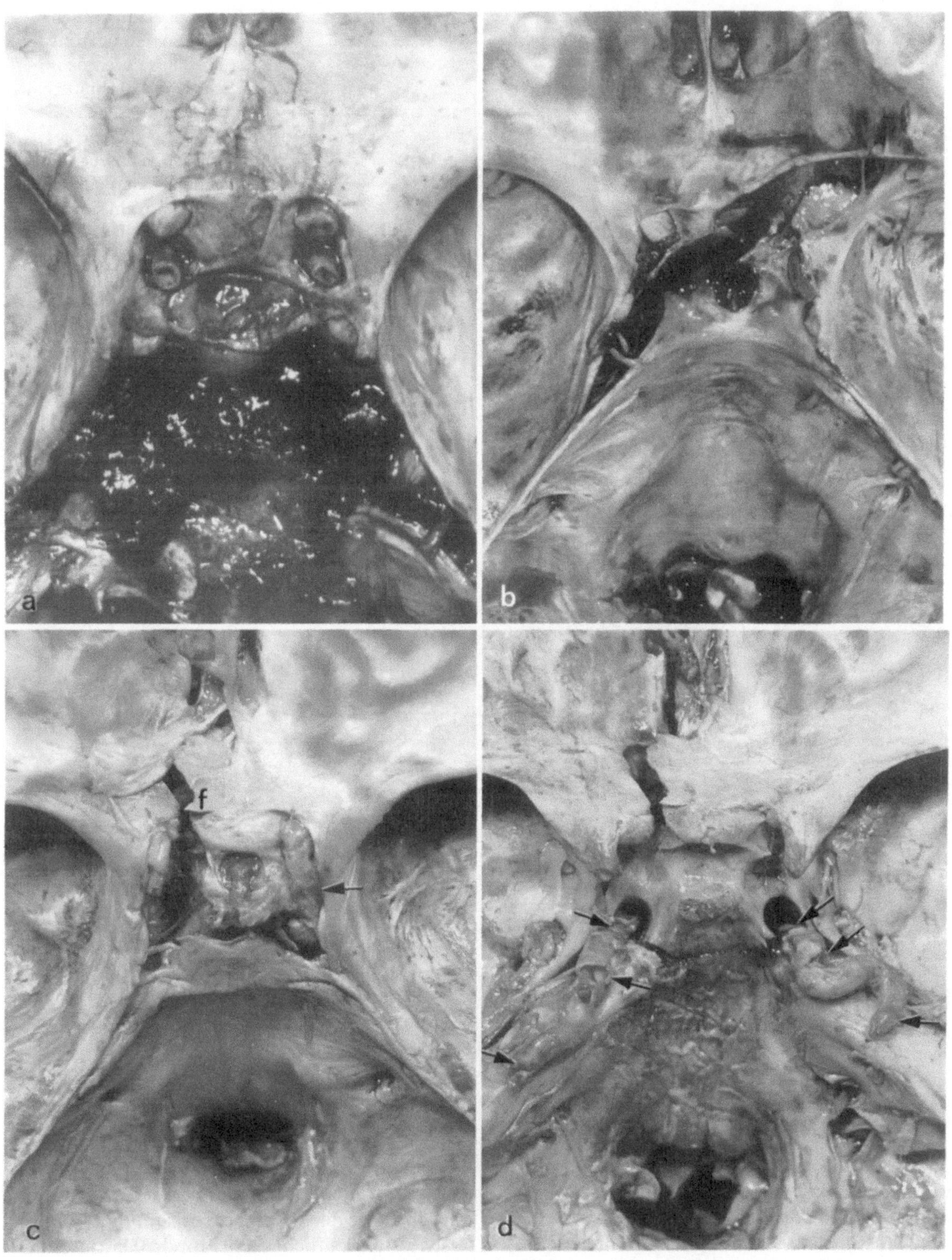

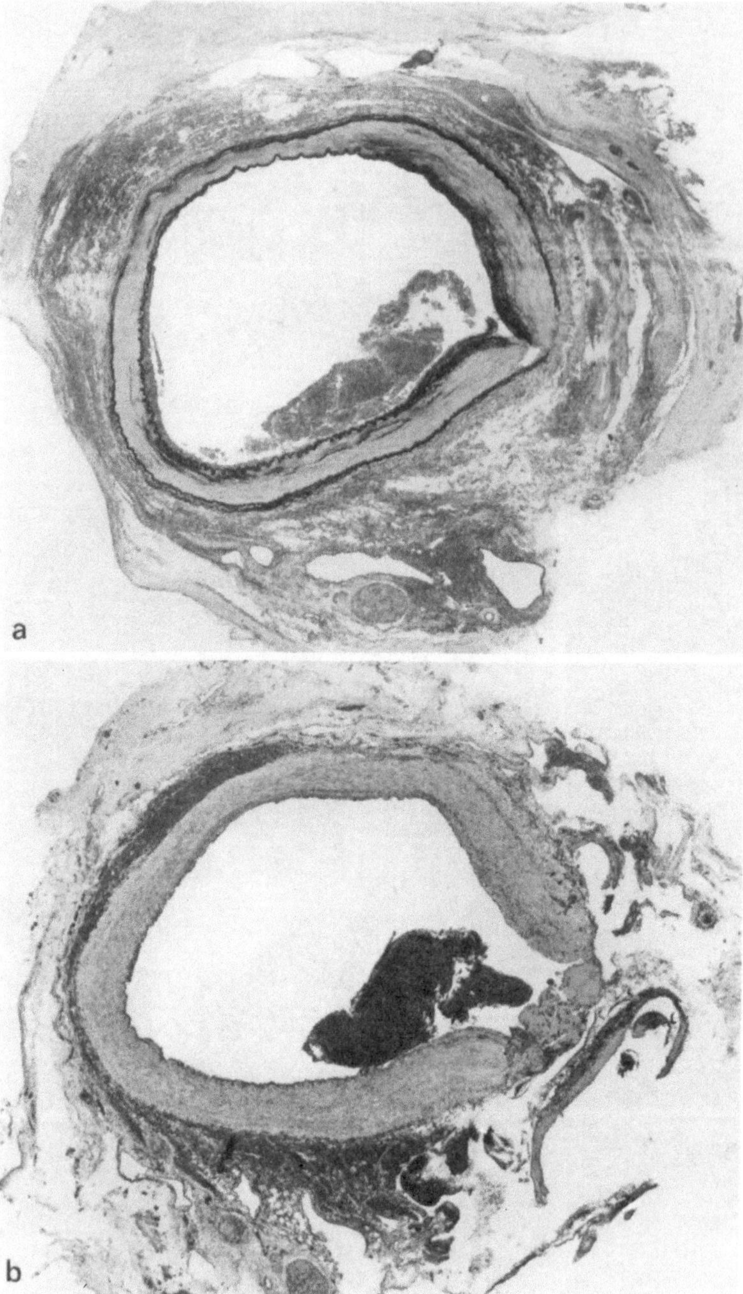

Abb. 5.3a u. b. Traumatischer Längsriß der Arteria carotis interna im Sinus cavernosus durch Scherung (2 Schnitte einer Serie). **a** Adventitia noch erhalten, verschieden dichte Blutung in den venösen Räumen der Umgebung; klaffender Riß der Dura unten rechts, entsprechend einer Schädelbruchlinie. Orcein-Kernechtrot. ×17. **b** Rißränder durch Thrombozytengerinnsel verschlossen, Leichengerinnsel im Gefäßrohr. HE. ×17. – L637/80 (s. Abb. 5.2b)

Gewöhnlich begnügt man sich bei der Leichenöffnung bei akuten Verläufen mit der Feststellung der traumatischen Ruptur der Arteria carotis, ausführliche histologische Untersuchungen unterbleiben, zumal an den Rupturstellen auffallende Reaktionen noch nicht zu erwarten sind; nur Jellinger (1979) bildet einen histologischen Schnitt durch eine posttraumatische Carotis-Cavernosusfistel ab.

Falls die traumatische Hirnschädigung oder der Blutverlust nicht unmittelbar zum Tode führen, werden Risse der Arteria carotis im Sinus cavernosus offensichtlich leicht durch Gerinnsel abgedichtet, begünstigt wird dies durch die vielfachen Hüllen des Gefäßrohrs, durch den begleitenden Venenplexus und durch die Kammern des Sinus. Als Beispiel sei eine kürzliche Beobachtung angeführt (Abb. 5.3a u. b. Abb. 5.4a u. b).

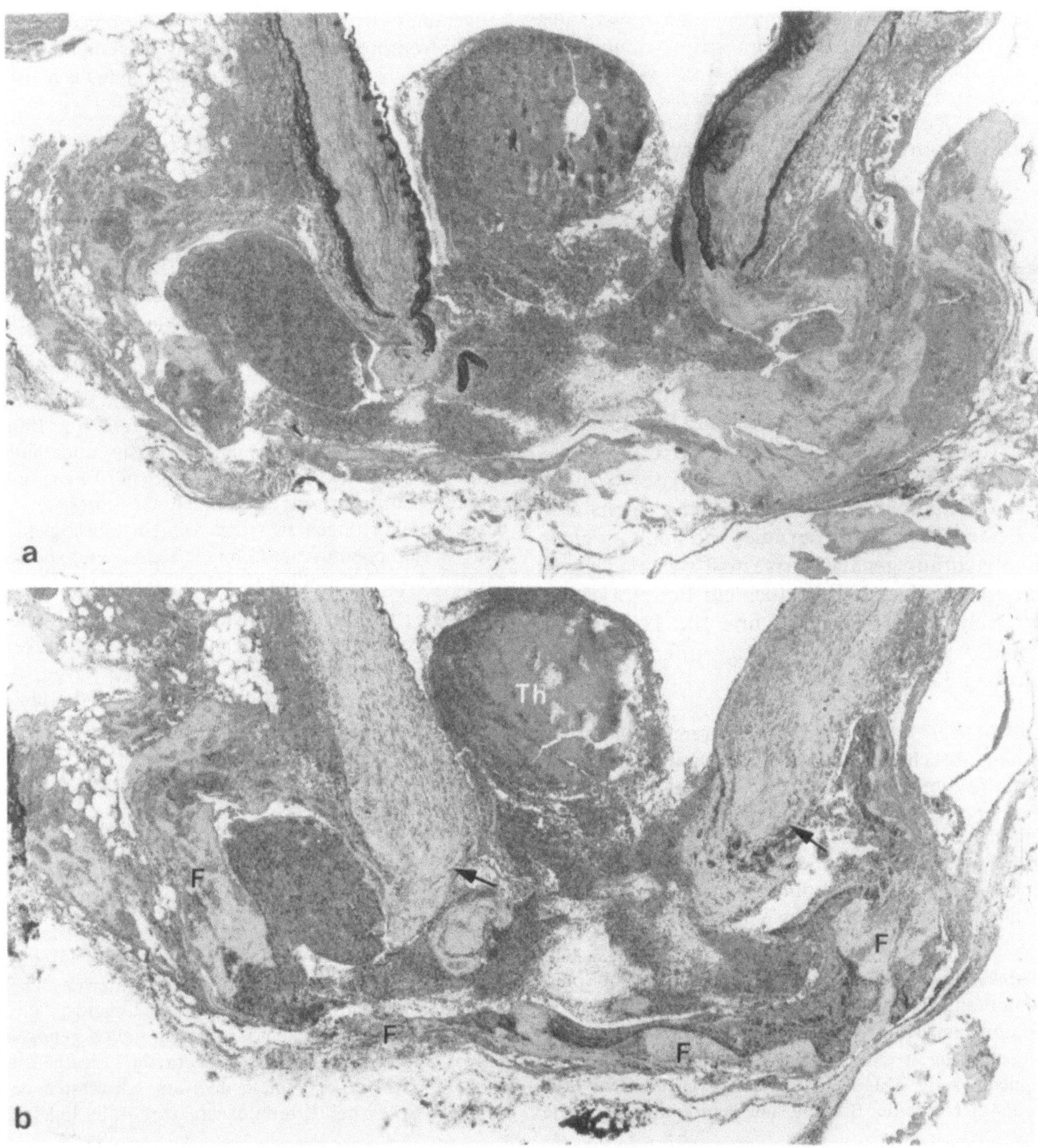

Abb. 5.4 a u. b. Mehrkämmriges falsches Aneurysma im Sinus cavernosus, anschließend an einen klaffenden Riß der A. carotis. *F* Faserstofflamellen und Thrombozyten in der Aneurysmawand. In der Gefäßlichtung und im Aneurysmasack Leichengerinnsel. *Th* lockerer wandständiger Thrombus. Unmittelbar an den Rißrändern die Kernfärbbarkeit der Media verlorengegangen (↓↓). **a** Orcein-Kernechtrot. ×50. **b** HE. ×50. – L 637/80 (s. Abb. 5.2 b)

Ein 20jähriger Mann hatte bei einem Verkehrsunfall ein schweres frontobasales Schädelhirntrauma erlitten und war letzten Endes rund 4 h danach infolge des Blutverlusts aus Mund und Nase gestorben. Schräg durch den Türkensattel verlief ein querer Riß durch das Diaphragma sellae, es war aber nicht zu einer nennenswerten subduralen Blutung gekommen (Abb. 5.2 b). Die histologische Untersuchung deckte in beiden Karotiden mehrfach Risse auf, die zum größten Teil auf die Scherwirkung der durch den Türkensattel verlaufenden Sprünge zurückzuführen waren. Außerdem waren auch mehrere kleine Seitenzweige am Ursprung gezerrt worden. Alles Zeichen der Verschiebung im Augenblick der Gewalt. Die kleineren

Risse waren durch Thrombozytengerinnsel fast völlig abgedichtet, während bei den größeren im Sinus cavernosus aneurysmaähnliche Gerinnsel sich gebildet hatten (Abb. 5.3 u. 5.4). Bezeichnenderweise war bei den größeren Rissen an den Rändern die Kernfärbbarkeit der Media verlorengegangen (Abb. 5.4c).

5.3 Kasuistik

Bei noch etwas längeren Überlebenszeiten erlaubt die eingehende histologische Untersuchung wichtige Einblicke in die Biomechanik der traumatischen Schäden der Arteria carotis interna. Trotz mehrfacher Wandrisse wird die Blutströmung offenkundig zunächst nicht entscheidend beeinträchtigt; dies soll noch an einer Beobachtung genauer dargestellt werden (Krauland 1980). Der Fall ist auch ein Beispiel dafür, wie sehr die Hirnnerven und die Hypophyse neben der Karotis mitbetroffen werden (Abb. 5.5a, b).

Fall 5.1 682/78: Verkehrsunfall. Schweres Schädelhirntrauma. Bruchlinie durch den Türkensattel, intrazerebrale Blutungen, Verletzungen beider Karotiden im Sinus cavernosus, des linken Nervus oculomotorius und des linken Nervus trochlearis.
Eine 14jährige Pkw-Insassin wurde bei einem Auffahrunfall durch die hintere linke Kante eines Lkw-Anhängers, der in den Personenwagen eindrang, an der rechten Kopfseite getroffen; sofortige Bewußtlosigkeit.

Krankenhausaufnahme: Bei Einlieferung noch Spontanatmung. Linke Pupille auffallend weit, lichtstarr; Blutung aus Mund, Nase und Ohren, Schwere Impressionsfraktur rechts frontotemporal. Rasche Verschlechterung. Das CT zeigt entsprechend dem Einbruchsgebiet eine Blutung im Temporallappen, die

ausgeräumt wird, jedoch weiter Verschlechterung durch frontoparietale Blutung mit Beteiligung der Stammganglien; tödlicher Hirndruck 36 h nach dem Unfall.

Obduktion: Zustand nach schwerer Impressionsfraktur rechts frontotemporal mit tiefer Quetschung der Hirnrinde und nach osteoklastischer Trepanation mit Ausräumung einer Blutung rechts temporal. Klaffender Schädelgrundbruch durch den Türkensattel, mit Ausläufern in die beiden mittleren Schädelgruben. Schwere Blutung in die Stammganglien rechts, mit Einbruch in die rechte Seitenkammer, Hirnschwellung. Ausriß des linken Nervus oculomotorius am Ursprung und Einklemmung in den Schädelgrundbruch am Türkensattel; Abriß des Hypophysenstiels (Abb. 5.3b). Die Zisternen am Hirngrund weitgehend frei von Blut. Thrombose des rechten Sinus transversus und Sinus sigmoideus. Unterkieferbruch rechts. Schürfungen und Blutunterlaufungen an der rechten Gesichtsseite, lineare Abschürfungen zwischen rechtem Ohrläppchen und Nasenlippenfurche (8 mm × 9 cm), eine zweite parallel dazu, 5 cm höher (Kantenwirkung).

Histologie: Stufenschnittserien der Arteriae carotides im Sinus cavernosus und der anschließenden Strecken der Arteriae cerebri mediae.
Bei der Verfolgung der Serien zeigt sich, daß der linke Truncus caroticocavernosus posterior bis auf einen schmalen Gewebsstrang ausgerissen ist. An der Rißstelle ein Gerinnsel im Sinus cavernosus mit kleiner aneurysmatischer Höhle (Abb. 5.5c u. d). In beiden Karotiden mehrfache Querrisse der inneren Wandschichten bis in die äußeren Schichten der Media. Trotz der ausgedehnten Innenschichtrisse in der Gefäßwand beschränkt sich die Zellreaktion lediglich auf die Innenseite der Media; keine nennenswerte intramurale Blutung (Abb. 5.6). In den Carotides cerebrales und in den Cerebri mediae die Elastica interna mehrfach gerissen und auf weite Strecken abgelöst; ihre Rißenden mehrfach hakenförmig nach außen gebogen und verschiedentlich uhrfederartig aufgerollt (Abb. 6.3, Abb. 6.4). Nur in dem am schwersten betroffenen Stück der Arteria carotis cerebralis links ist

---

Abb. 5.5a–d. Frontobasale Schädelhirnverletzung (Stoßrichtung von rechts). **a** Prellungsherde im rückwärtigen Teil des rechten Stirnlappens und an der Unterseite beider Schläfenlappen gegenüber dem Schädelbruchsystem. Lücke in der Arachnoidea, entsprechend dem Ausriß des linken N. III (↓↓). **b** Türkensattel mit linkem Nervus oculomotorius schräg über dem gerissenen Hypophysenstiel in den Schädelbruchspalt eingeklemmt (↓); Riß im Sinus cavernosus, entsprechend dem ausgerissenen Nervus trochlearis durch Gerinnsel verschlossen (↓↓); Augenhöhlendach rechts mehrfach gesplittert, Dura gerissen und mit dünner Blutschicht bedeckt. **c** Schräger Schnitt der Arteria carotis interna durch den Riß am Ursprung des Truncus caroticocavernosus posterior links, dieser fast ganz abgeschert, Lücke durch Gerinnsel verschlossen (↓); Intimapolster zu beiden Seiten des Abgangs; kleines, falsches Aneurysma mit Leichengerinnsel im Sinus cavernosus (↓↓), s. **d**. **d** Der Seitenast hängt noch mit einem dünnen Rest der Adventitia an der Karotis, Leukozytengerinnsel im Stumpf (↓). Orcein-van Gieson. **c** × 26, **d** × 95. – L 682/78: 14 J., ♀; Auffahrunfall, Pkw-Insassin, 36 h überlebt

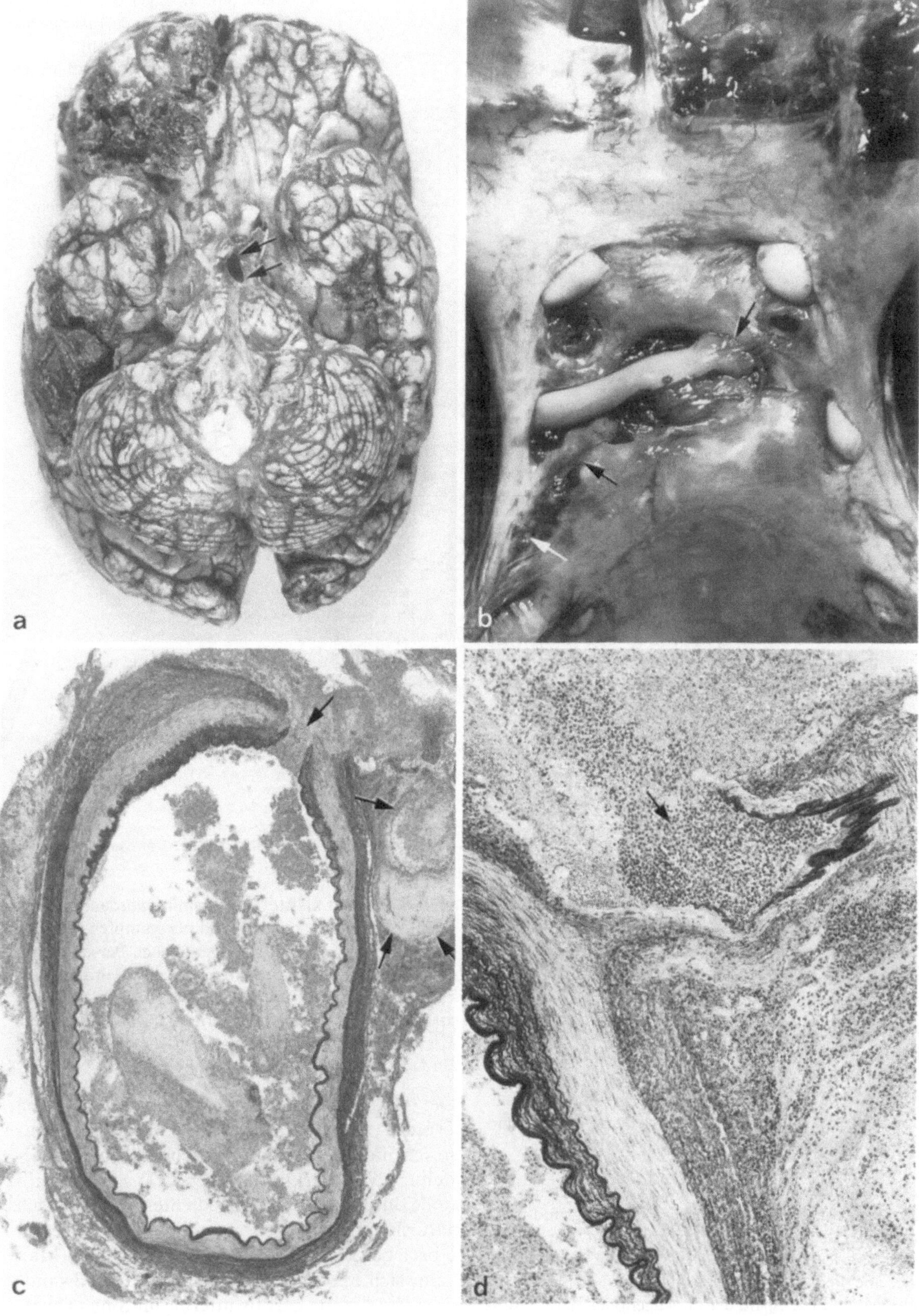

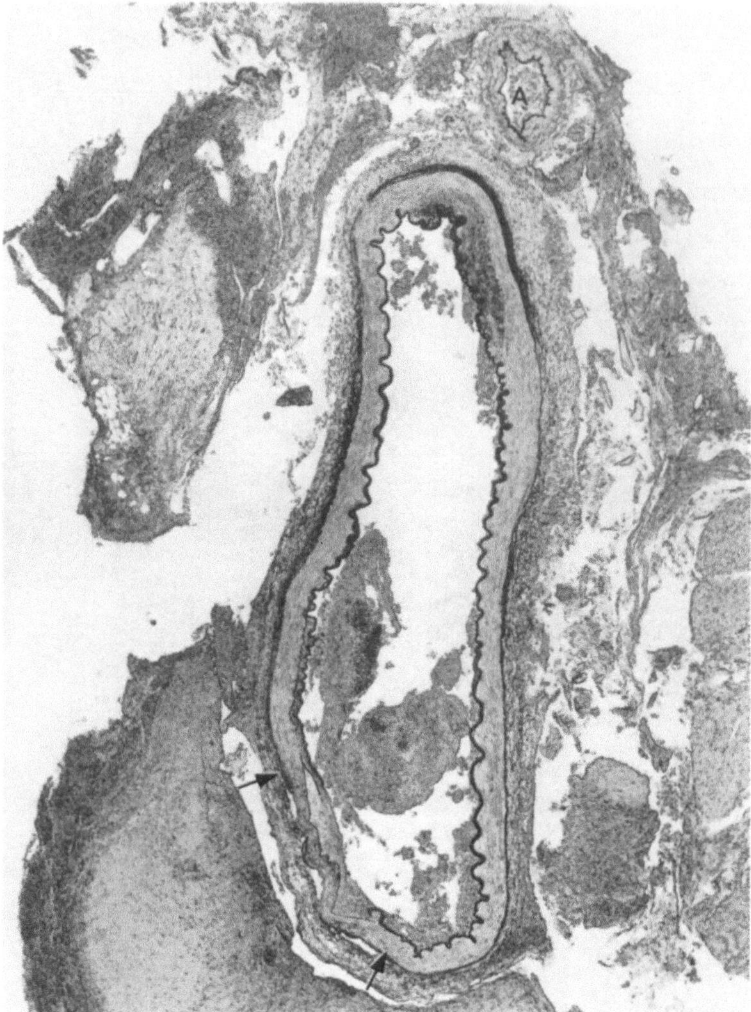

Abb. 5.6. Schräger Schnitt durch die rechte Arteria carotis interna im Sinus cavernosus mit unvollständigem Wandriß an der Curvatura posterior. Media von der Adventitia streckenweise abgelöst (↓↓); wandständige Thrombose in der Lichtung, daneben Leichengerinnsel; *A* Arteria ophthalmica. Orcein-Kernechtrot. × 28. L 682/78 (s. Abb. 5.5)

eine ganz frische (offenkundig terminale) Verschluß-thrombose (Abb. 8.3), festzustellen. Im übrigen Circulus Willisii, einschließlich der Arteriae vertebrales, keine akuten Verletzungen der Gefäßwand nachzuweisen.

Epikrise: Daß der Hirnkreislauf trotz der mehrfachen Beschädigungen der Karotiden zunächst noch funktionierte, dafür sprachen die intrazerebralen Blutungen, die im Verlauf aufgetreten waren und deren Entstehung über $1^1/_2$ Tage nach der Verletzung durch Computertomogramme verfolgt werden konnte.

Der überraschendste Befund bei der Obduktion war, daß der linke Nervus oculomotorius an seinem Ursprung herausgerissen und in den Schädelgrundbruch quer über den Türkensattel eingeklemmt war. Demnach war der Nerv bei der Deformierung des Schädels wie eine Peitschenschnur nach vorne geschnellt und war in dem Bruchspalt, der im Augenblick der Gewalt-einwirkung weit klaffte, eingeklemmt worden; ein Beispiel, wie sehr der Schädelgrund bei stumpfen Schädelhirntraumen, vor allem bei jugendlichen Personen, deformiert werden kann. Bei der Art der Gewalteinwirkung war natürlich auch eine Zerrung der Arteriae carotides in ihrem weiteren Verlauf anzunehmen, diese war aber erst durch die histologische Untersuchung aufzudecken (s. Kap. 6).

Die fast vollständige Abscherung des linken Truncus caroticocavernosus im Fall 5.1 entspricht fast ganz genau der schematischen Darstellung von Parkinson (Abb. 5.1), da die Rißstelle durch Gerinnsel abgedichtet war, läßt sich natürlich nicht sagen, wie sich bei längerem Überleben der Fall weiter entwickelt hätte. Man kann sich aber gut vorstellen, daß Gefäßwand-risse der Arteria carotis interna im Sinus caver-

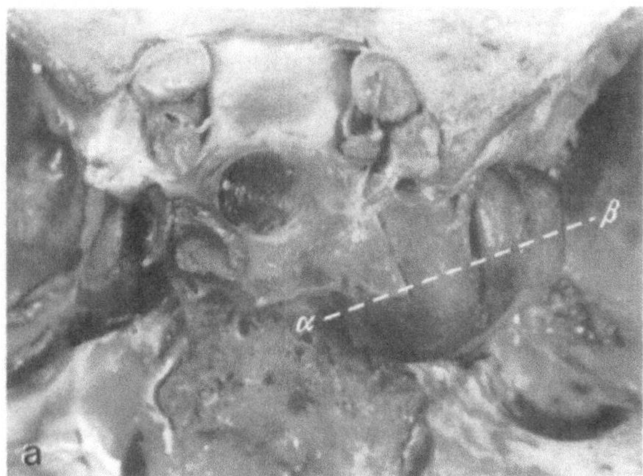

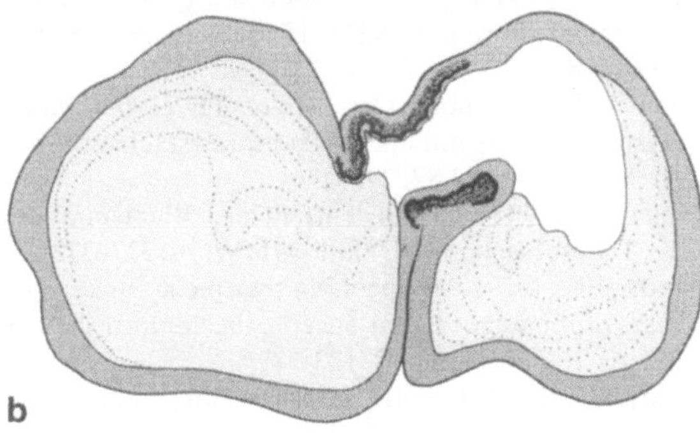

Abb. 5.7. a Walnußgroßes traumatisches Aneurysma der rechten Arteria carotis interna im Sinus cavernosus nach Ablösung der harten Hirnhaut; Türkensattel war durch abgeheilte Bruchlinie gekreuzt. **b** Querschnitt durch das zweikämmerige Aneurysma ($\alpha \ldots \beta$ Schnittrichtung in **a**), die Arteria carotis bezeichnenderweise nicht erweitert. Rißenden der Elastika glatt, nach außen gekehrt; die Aneurysmahälften z.T. durch Thrombose ausgefüllt (Zeichnung nach dem histologischen Schnitt) $\times \sim 4. - 47$ J., ♀; VU, Schädelbruch, Hirnprellungen, nach 9 Monaten an Hirnerweichung infolge Thrombose der A. cerebri media links gestorben (gekreuzte Embolie? Krauland 1955)

nosus bei geringen Allgemeinschäden entweder abheilen oder nach längerer Latenzzeit zur Bildung eines falschen Aneurysmas führen. Dies soll noch an einem Fall kurz gezeigt werden (Krauland 1955).

Bei einer 47jährigen Frau, die 9 Monate nach einem Verkehrsunfall an einer traumatischen Spätthrombose der linken Arteria cerebri media gestorben war, fand sich als Nebenbefund ein zweikämmeriges Aneurysma an der rechten Arteria carotis interna im Sinus cavernosus. Es war ein unvollständig verheilter schwerer Schädelbruch nachzuweisen, dessen Ausläufer über den Türkensattel verliefen (Abb. 5.7a u. b).

5.4 Begutachtung

Die klinischen Beobachtungen über Verletzungen des intrakraniellen Abschnitts der Arteria carotis interna sind ungleich zahlreicher als eingehende anatomische Untersuchungen. Besonders seit Einführung der Arteriographie ergaben sich Verlaufsbeobachtungen mit wertvollen Hinweisen für den Gutachter.

Augenärzten und Chirurgen ist die Entwicklung eines Exophthalmus pulsans nach Kopfverletzungen seit langem bekannt. Hunter soll 1757 erstmals die arteriovenösen Fisteln beschrieben haben. Eine besonders gründliche Darstellung des Exophthalmus pulsans verdanken wir Sattler im Handbuch der gesamten Augenheilkunde 1920/30. Weitere Berichte findet man bei Sauerbruch (1927); Dandy (1929, 1937); Löhr (1938, 1939); Wolf u. Schmidt (1939); Sunder-Plassmann u. Tiwisina (1952); Tönnis u. Schiefer (1959); Parkinson u. Ramsay (1963); Parkinson (1965, 1979); Peters (1969); Kessel (1969) und bei vielen anderen. Eindrucksvoll ist der präzise anatomisch untersuchte Fall, den Seyfarth (1920) abgebildet hat.

Trotz der chirurgischen Intervention, die zunächst in der Unterbindung der betroffenen Arteria carotis interna besteht, ist das Ergebnis oft unbefriedigend. Nach Parkinson (1965, 1967, 1979) sind nämlich zwei Formen von Carotis-Cavernosusfisteln zu unterscheiden: die einfachen, wenn es nur zum Wandriß der Carotis gekommen ist, und die doppelten, wenn ein Seitenzweig ausgerissen wurde, dann blutet es wegen der Anastomosen mit der Gegenseite aus beiden Stümpfen (Abb. 5.1a u. b). Auch die einfachen Aneurysmen der Arteria carotis interna im Sinus cavernosus werden schon klinisch durch die Arteriographie entdeckt (Jefferson: 16 Fälle, 1938); Moniz: 2 Fälle, 1940; Krayenbühl: 4 Fälle, 1941). Blutungen aus traumatischen infraklinoidalen Aneurysmen beschreiben Rousseau u. Spillmann (1951); Pierini u. Agra (1954); Busby u.Mitarb. (1968). Nach Jeanmart u.Mitarb. (1973) ist die Häufigkeit von Aneurysmen im Sinus cavernosus mit etwa 5% unter allen intrakraniellen Aneurysmen anzunehmen.

Neuerdings hat Brihaye (1979) vom neurochirurgischen Standpunkt das Schrifttum über Aneurysmen der Arteria carotis interna gesichtet und eigene Erfahrungen hinzugefügt. Danach sind die Aneurysmen im zervikalen Abschnitt nicht ungewöhnlich (not unusual). Ätiologisch wurden sie als traumatisch, arteriosklerotisch und kongenital eingestuft; letztere in Verbindung mit Persistenz einer primitiven Hypoglossusarterie. Aneurysmen im Canalis caroticus sind ungleich seltener. Unter 20 Fällen des Schrifttums war nur 3mal ein Trauma als Ursache angenommen worden. Von Aneurysmen im Sinus cavernosus, die hier besonders interessieren, verfügt Brihaye allein über 21 Beobachtungen. Die spontanen Aneurysmen waren häufiger; das Verhältnis zwischen Frauen und Männern betrug 14:3; die kongenitale Form war gelegentlich mit einer persistierenden Trigeminusarterie verbunden. Auf die Verletzungsgefahr der Arteria carotis interna im Sinus cavernosus bei Nebenhöhlenausräumungen haben u.a. Isfort u. Nessel (1965) und bei transsphenoidaler Hypophysektomie Paullus u.Mitarb. (1979) hingewiesen.

Von Bedeutung ist schließlich noch die traumatische Thrombose der Arteria carotis interna im Sinus cavernosus (Löhr 1936; Gerstenbrand u.Mitarb. 1961; Isfort 1962; Födisch u. Kloss 1966; Födisch 1970; Dorndorf u. Gänshirt 1972 und v.a.). Bevor aber eine Thrombose angenommen wird, ist zu prüfen, ob nicht eine Thrombenembolie von einem herznahen Abschnitt in Betracht kommt (Dotzauer u. Adebahr 1964; Huber 1964). Für die Begutachtung kommt es somit darauf an, ob der Gefäßverschluß (primär oder sekundär) verletzungsbedingt gewesen ist, oder vielmehr auf krankhaften Wandveränderungen beruhte (Födisch 1970).

5.5 Schlußbemerkung

Für Verletzungen der Carotis interna im Sinus cavernosus bei stumpfen Schädelhirntraumen, ist ein Schädelgrundbruch eine wichtige Voraussetzung. Das Gefäßrohr wird offensichtlich beim Klaffen und der Verschiebung der Bruchränder, oft an mehreren Stellen zugleich, direkt beschädigt. Man findet alle Grade von Innenschichtrissen bis zur Wanddurchtrennung, ebenso wie Abscherungen der kleinen Seitenzweige am Ursprung aus dem Stamm.

Wenn bei klaffenden Schädelbrüchen der Tod nicht rasch durch Verblutung eintritt, bringt es die besondere Lage im Sinus cavernosus mit sich, daß selbst durchgreifende Wandrisse mit Gerinnseln zunächst verhältnismäßig rasch abgedichtet werden oder durch Fisteln mit dem Sinus kommunizieren.

Als weitere Folgezustände haben ein Exophthalmus pulsans, Aneurysmen und Thrombosen klinische Bedeutung. Für die Begutachtung sind krankhafte Wandveränderungen (besonders bei Arteriosklerose) von den Folgen traumatischer Ruptur abzugrenzen.

5.6 Literatur

Brihaye J (1979) Intracavernous carotid aneurysms. In: Pia HW, Langmaid C, Zierski J (eds) Cerebral aneurysms. Springer, Berlin Heidelberg New York, pp 67–78

Busby DR, Slemmons DH, Miller TF (1968) Fatal epistaxis via carotid aneurysm and eustachian tube. Arch Otolaryngol 87:295–298

Camerer J (1943) Die Bedeutung der Blutaspiration als Todesursache bei Unfall. MMW 90:377–378

Dandy WE (1929) An operative treatment for certain cases of meningocele (or encephalocele) into the orbit. Arch Ophthalmol 2:123

Dandy WE (1937) Carotid cavernous aneurysms (pulsating exophthalmos). Zentralbl Neurochir 2:77

Dietz H (1970) Die frontobasale Schädelhirnverletzung. Springer, Berlin Heidelberg New York

Dorndorf W, Gänshirt H (1972) Die Klinik der arteriellen zerebralen Gefäßverschlüsse. In: Gänshirt H (Hrsg) Der Hirnkreislauf. Physiologie, Pathologie, Klinik. Thieme, Stuttgart, S 512–650

Dotzauer G, Adebahr G (1964) Trauma und Carotisthrombose. Dtsch Z Gesamte Gerichtl Med 55:237–241

Födisch HJ (1970) Die Thrombosen der Art. carotis und ihre Äste nach stumpfen Traumen. Ergeb Chir Orthop 53:75–98

Födisch HJ, Kloss K (1966) Thrombotische Verschlüsse im Stromgebiet der Arteria carotis nach stumpfen Schädel-Hirntraumen. Hefte Unfallheilkd 88:1–48

Fuchs E (1924/25) Die Krümmungen der Arteria carotis interna im Canalis caroticus und im Sinus cavernosus. Anat Anz 59:279–286

Gerstenbrand F, Schürer-Waldheim H, Zeitlhofer J (1961) Zur Klinik und Pathologie der traumatisch bedingten Carotisthrombose. Chirurg 32:230–234

Huber P (1964) Zerebrale Angiographie beim frischen Schädelhirntrauma. Thieme, Stuttgart, S 59–86

Isfort A (1962) Traumatische Carotisthrombosen. Monatsschr Unfallheilkd 65:257–267

Isfort A, Nessel E (1965) Traumatisches Aneurysma der A. carotis interna nach Nebenhöhlenausräumung. Zentralbl Chir 90:2150–2156

Jeanmart L, Noterman J, Brihaye J, Baleriaux D

(1973) Les anévrysmes de la carotide intracaverneuse. Neurochirurgie 19:61–73

Jefferson G (1938) On the saccular aneurysm of the internal carotid artery in the cavernous sinus. Br J Surg 26:267–302

Jellinger K (1979) Pathology and aetiology of intracranial aneurysms. In: Pia HW, Langmaid C, Zierski J (eds) Cerebral aneurysms. Springer, Berlin Heidelberg New York, pp 5–19

Kessel FK (1969) Karotis-Kavernosus-Fisteln. In: Kessel FK, Sir Guttmann L, Maurer G (Hrsg) Neurotraumatologie mit Einschluß der Grenzgebiete, Bd 1. Urban & Schwarzenberg, München Berlin Wien, S 290–301

Krauland W (1955) Verletzungen der A. carotis interna im Sinus cavernosus und Verletzungen der großen Hirnschlagadern mit Berücksichtigung der Aneurysmabildung. In: Scholz W (Hrsg) Nervensystem. Springer, Berlin Göttingen Heidelberg (Handbuch der speziellen pathologischen Anatomie und Histologie, Bd XIII/3, S 170–176)

Krauland W (1980) Zur Analyse eines schweren Schädelhirntraumas. Beit Gerichtl Med 38:75–83

Krayenbühl H (1941) Das Hirnaneurysma. Schweiz Arch Neurol Neurochir Psychiatr 47:155–236

Lang J, Schäfer K (1976) Über Ursprung und Versorgungsgebiete der intracavernösen Strecke der A. carotis interna. Gegenbaurs Morphol Jahrb 122:182–202

Löhr W (1936) Hirngefäßverletzungen in arteriographischer Darstellung. Zentralbl Chir 63:2466–2482, 2593–2608, 2642–2652; Chirurg 186:298–316

Löhr W (1938) Die Arteriographie im Dienste der Diagnostik bei Hirnverletzungen. Arch Orthop Unfallchir 38:227–234

Löhr W (1939) Über Kreislaufstörungen im Gehirn, bedingt durch Gefäßkrankheiten und raumbeengende Prozesse in arteriographischer Darstellung. Z Ges Neurol Psychiatr 167:422–424

McConnel EM (1953) The arterial blood supply of the human hypophysis cerebri. Anat Rec 115:175–203

Meixner K (1925) Die Rolle der Gehirnerschütterung bei den tödlichen Schädelverletzungen. Dtsch Z Gesamte Gerichtl Med 6:105–120

Moniz E (1940) Die cerebrale Arteriographie und Phlebographie. In: Bumke O, Forster O, Rüdin E, Spatz H (Hrsg) Handbuch der Neurologie Ergänzungsbd. Springer, Berlin

Osler W, (1915) Arterio-venous aneurysm. Lancet 949–955

Parkinson D (1964) Collateral circulation of cavernous carotid artery: Anatomy. Can J Surg 7:251–268

Parkinson D (1965) A surgical approach to the cavernous portion of the carotid artery. J Neurosurg 23:474–483

Parkinson D (1967) Transcavernous repair of carotid cavernous fistula. J Neurosurg 26:420–424

Parkinson D (1979) Aneurysms of the „Cavernous Sinus". In: Pia HW, Langmaid C, Zierski J (eds) Cerebral aneurysms. Springer, Berlin Heidelberg New York, pp 79–83

Parkinson D, Ramsay RM (1963) Carotid cavernous fistula with pulsating exophthalmus: A fortuitous cure. Can J Surg 6:191–195

Paullus WS, Norwood CW, Morgan HW (1979) False aneurysm of the cavernous carotid artery and progressive external ophthalmoplegia after transsphenoidal hypophysectomy. J Neurosurg 51:707–709

Peters G (1969) Pathologische Anatomie der Verletzungen des Gehirns und seiner Häute. In: Kessel FK, Sir Guttmann Maurer G (Hrsg) Neurotraumatologie mit Einschluß der Grenzgebiete, Bd 1. Urban & Schwarzenberg, München Berlin Wien, S 37–91

Pierini EAA, Agra A (1954) Epistaxis como signo de hemorragia de la carotida interna en su porcion timpanica. Probable aneurisma intrapetroso. Prensa Med Argent 41:945–948

Platzer W (1956) Die Arteria carotis interna im Bereiche des Keilbeines bei Primaten. Gegenbaurs Morphol Jahrb 97:220–248

Platzer W (1957) Die Variabilität der Arteria carotis interna im Sinus cavernosus in Beziehung zur Variabilität der Schädelbasis. Gegenbaurs Morphol Jahrb 98:227–243

Platzer W (1964) Der Carotissiphon und seine anatomische Grundlage. ROEFO 84/2:200–206

Rousseau F, Spillmann J (1951) Deux cas d'épistaxic incoercibles avec cécité homolatérale par lésion de la carotide interne intracranienne aprés chute sur la téte. Ann Otolaryngol 68:461–465

Sattler CH (1920/1930) Pulsierender Exophthalmus. In: Axenfeld T, Elschnig A (Hrsg) Springer, Berlin (Handbuch der gesamten Augenheilkunde, Bd IX/1. Abt., 2. T.)

Sauerbruch F (1927) Traumatische Aneurysmen. Zentralbl Chir 54:1512

Seyfarth C (1920) Arteriovenöse Aneurysmen der Carotis interna mit dem Sinus cavernosus und Exophthalmus pulsans. MMW 67:1092–1094

Sunder-Plassmann P, Tiwisina T (1952) Die Behandlung der Aneurysmen im Sinus cavernosus (Exophthalmus pulsans). Chirurg 23:376–382

Teufel J (1964) Einbau der Arteria carotis interna in den Canalis caroticus unter Berücksichtigung des transbasalen Venenabflusses. Gegenbaurs Morphol Jahrb 106:188–274

Tönnis W, Schiefer W (1959) Zirkulationsstörungen des Gehirns im Serienangiogramm. Springer, Berlin Göttingen Heidelberg

Walcher K (1933) Über die extracerebralen Aneurysmen der Hirnarterien und deren traumatische Entstehung. Monatsschr Unfallheilkd 40:433–445

Wolf H, Schmidt B (1939) Das Arteriogramm des pulsierenden Exophthalmus. Zentralbl Neurochir 4:241

6 Verletzungen der Schlagadern am Hirngrund

6.1 Vorbemerkungen

Verletzungen der großen Schlagadern am Hirngrund sind nach stumpfen Schädelhirntraumen, bei Impressionen, schwereren Schädelgrundbrüchen, Distorsionen und Luxationen der Kopfgelenke nicht selten. Die Heftigkeit der Gewalteinwirkung und der Grad der Verschiebung zwischen Schädel und Gehirn läßt sich in solchen Fällen an der Gestalt der Schädelbrüche, an Durazerreißungen, tiefgreifenden Quetschungen der Hirnrinde und auch an Zerreißungen der Hirnschenkel oder von Hirnnerven ablesen. Der rasche tödliche Ausgang ist damit hinreichend geklärt und, da stärkere intrakranielle Blutungen in solchen Fällen fehlen, wird man sich bei der Leichenöffnung etwa mit dem Hinweis begnügen, daß die Arteriae carotides cerebrales, die Arteriae vertebrales, die Arteria basilaris oder Rami communicantes gerissen angetroffen wurden. Bei einem sonst klaren Sachverhalt unterbleiben dann auch differenzierte histologische Untersuchungen.

Über die Häufigkeit von Verletzungen der Schlagadern am Hirngrund durch stumpfe Gewalteinwirkungen auf den Kopf ist, soweit das Schrifttum überblickt werden kann, noch nicht systematisch gearbeitet worden. In einer retrospektiven Überprüfung von 500 Sektionsprotokollen bei Schädelhirntraumen aller Schweregrade aus einem rechtsmedizinischen Sektionsgut hat Maxeiner (1979) 49mal Schlagaderzerreißungen am Hirngrund verzeichnet gefunden. In der überwiegenden Mehrzahl der Fälle handelte es sich um Nebenbefunde bei schweren, rasch zum Tode führenden traumatischen Hirnschäden bei Schädelgrundbrüchen; nur 3mal (0,6%) war der Tod auf eine basale subarachnoidale Blutung zurückzuführen. Es ist klar, daß bei einer solchen retrospektiven Studie ein zuverlässiger Überblick über den wahren Umfang der Schlagaderverletzungen nicht gewonnen werden kann, und daß nur die groben,

schon mit freiem Auge erfaßbaren Verletzungen verzeichnet werden; außerdem ist damit zu rechnen, daß Risse von kleinen Gefäßen meist von der begleitenden subarachnoidalen Blutung bedeckt sind und sich so dem Auge entziehen. Für einen besseren Überblick wären histologische Untersuchungen in größerem Umfang erforderlich, um auch geringfügigere, noch nicht durchgreifende Verletzungsspuren aufzudecken. Von histologischen Untersuchungen sind nicht nur Aufschlüsse über den Umfang der traumatischen Schädigung, sondern auch Anhaltspunkte über die biomechanische Wirkung auf die Gefäße zu gewinnen.

Im Gegensatz zu den traumatischen Schäden der Arteria carotis interna in ihrem extraduralen Anteil und den Arteriae meningeae handelt es sich bei Verletzungen der großen Hirngrundschlagadern in der Regel um indirekte Folgen von stumpfen Kopftraumen. Trotz heftiger stumpfer Gewalteinwirkungen auf den Kopf mit Schädelbrüchen und Hirnprellungen scheinen die großen Schlagadern am Hirngrund meist nicht betroffen zu sein. Andererseits führt ein scheinbar leichtes Kopftrauma (Bagatelltrauma) gelegentlich rasch zu einer tödlichen Subarachnoidalblutung, die auf eine isolierte Gefäßruptur zurückgeht. In anderen Fällen wieder führen leichte Kopftraumen erst nach einem freien Intervall zu schweren zerebralen Zirkulationsstörungen nach Verschlußthrombosen im Bereich von Innenschichtrissen der Schlagadern am Hirngrund. Von der Art, dem Sitz und dem Umfang der primären traumatischen Gefäßwandschädigung hängen die Folgen von Schlagaderverletzungen ab; es ist somit in erster Linie ein quantitatives Problem. Der weitere Verlauf wird durch die möglichen Abheilungsvorgänge und schließlich durch die ausgelösten Kreislaufstörungen bestimmt. Neuerdings hat schließlich die mögliche funktionelle Schädigung der Gefäßwand nach Traumen, die Kalbfleisch schon 1943 diskutierte, mit dem Nachweis des langdauernden Gefäßspasmus nach subarachnoidalen Blutungen Bedeutung erlangt, zumal dabei gewisse morphologische Veränderungen erfaßbar sind. In den folgenden Abschnitten soll – nach Gefäßgebieten getrennt – auf die primären traumatischen Schäden der Gefäßwand das Hauptgewicht gelegt werden, erst danach sollen die sekundären Folgen: Blutungen, Thrombosen und Aneurysmen, abgehandelt werden. Überschneidungen lassen sich dabei nicht vermeiden. Entsprechend der Fachrichtung ist die Tendenz auf die Begutachtung von Verletzungsfolgen ausgerichtet; die in der Kasuistik geschilderten Verläufe dürften aber auch von klinischem Interesse sein.

6.2 Arteria carotis interna cerebralis

Es ist leicht verständlich, daß die Arteria carotis interna in ihrem zerebralen Abschnitt bei Schädelgrundbrüchen, die den Türkensattel queren, Verschiebungen zwischen Gehirn und Schädelgrund ausgesetzt ist. In Abb. 6.1 sind die bei stumpfen Schädelhirntraumen besonders gefährdeten Strecken der Hirnschlagadern gekennzeichnet. Bei sorgfältiger Analyse von solchen Traumen kann man an den Schlagadern Befunde erheben, die einen guten Einblick in

die traumatische Beanspruchung des ganzen Circulus Willisii und und seiner Verzweigungen erlauben. Zur Demonstration der primären Schäden eignen sich vor allem schwere Schädelhirntraumen; an diesen ist die Art der indirekten Verletzungsfolgen an den einzelnen Elementen der Hirnschlagaderwand sehr gut zu studieren. Dazu kann auf frühere eigene Beobachtungen zurückgegriffen werden.

Bei einem 30jährigen Mann, der nach einem Verkehrsunfall tot am Straßenrand aufgefunden wurde (Krauland 1942, Fall 28), war die linke Arteria carotis cerebralis über dem Türkensattel abgeschert. Von der Deformierung des Schädels zeugte ein Sprung im hinteren Teil des Schädelgrunds bis ins große Hinterhauptsloch und eine Fortsetzung ins linke Foramen lacerum.

Die histologische Untersuchung deckte auch in weiteren Gefäßbezirken traumatische Schäden auf; so war anschließend in der linken Arteria cerebri media die Elastica interna gerissen und in weiten Schlingen von der Media abgehoben worden. Das wandständige Gerinnsel im Bereich des Elastikarisses lehrte, daß wenigstens einige Minuten noch eine Blutströmung vorhanden war (Abb. 6.2a). Für die allgemeine Zerrung des Circulus sprach auch noch ein unvollständiger Wandriß an der Teilungsstelle der Arteria basilaris (Abb. 6.2b). Der rasche Tod war die Folge der allgemeinen schweren trauma-

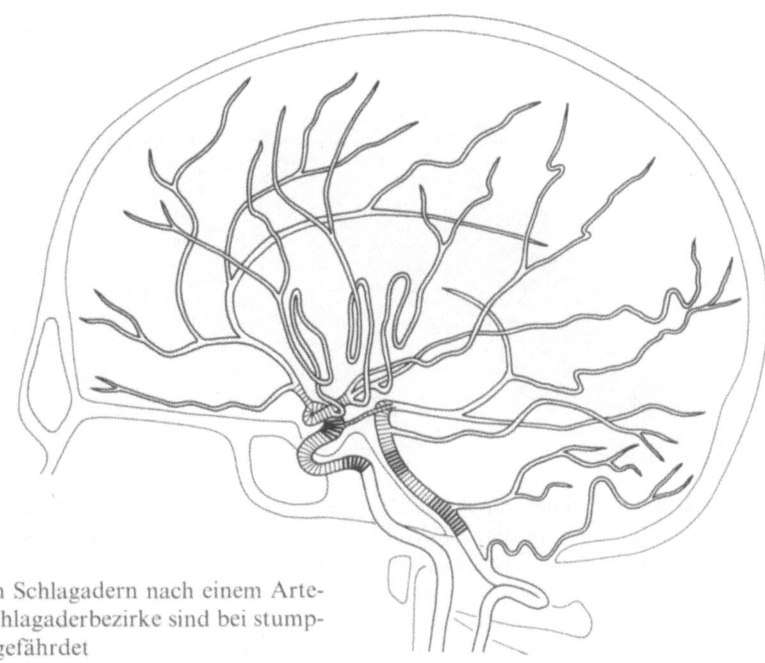

Abb. 6.1. Schema der intrakraniellen Schlagadern nach einem Arteriogramm links. Die schraffierten Schlagaderbezirke sind bei stumpfen Schädelhirntraumen besonders gefährdet

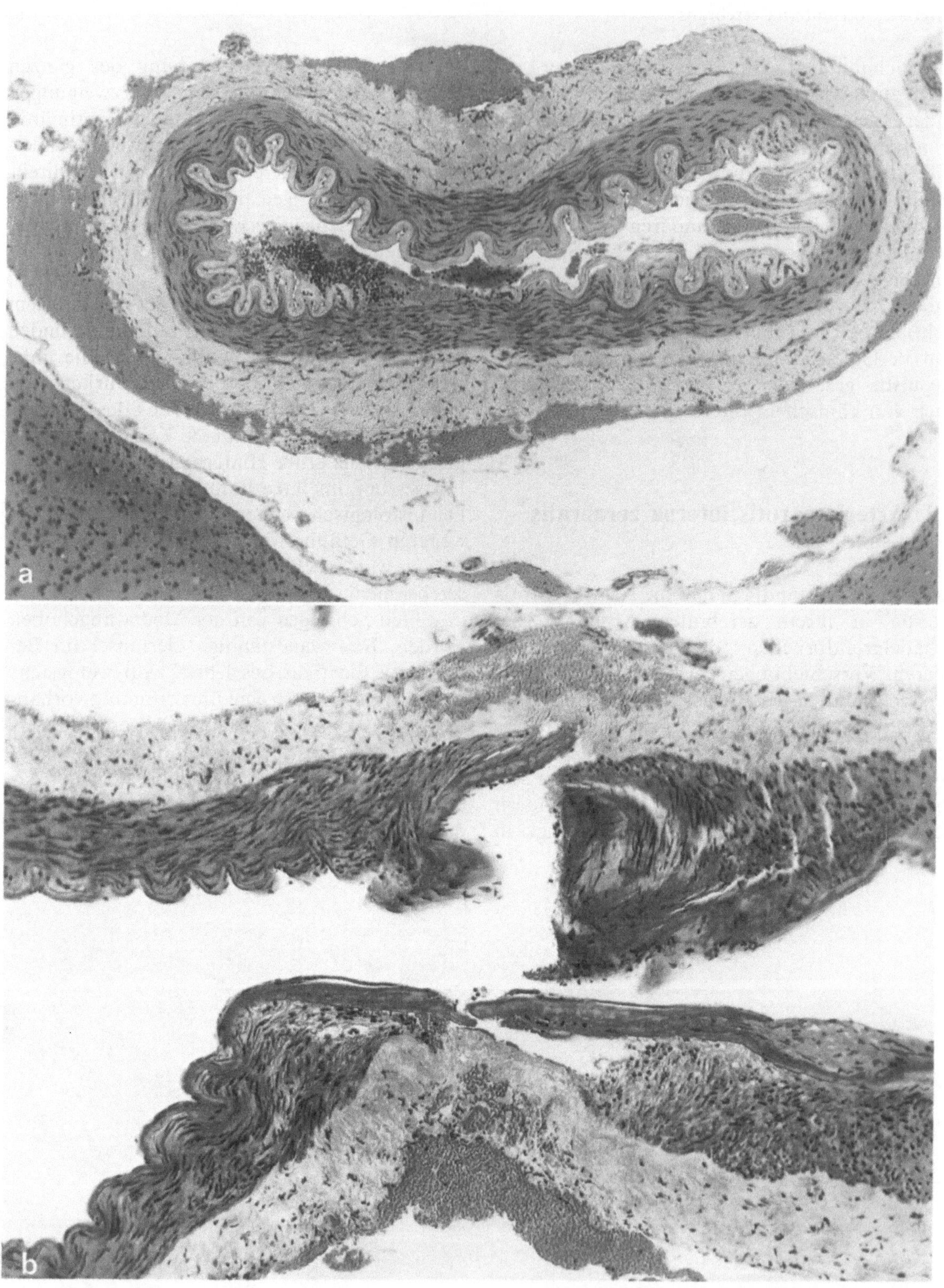

Abb. 6.2. a Querschnitt durch die A. cerebri media mit traumatischen Rupturenden der Elastica interna; im Bild rechts Elastika in Schlingen abgehoben; Mitte unten klaffender Elastikariß mit wandständigem Thrombus; Reste der subarachnoidalen Blutung an der Adventitia. **b** Querschnitt durch die Teilung der A. basilaris, bis auf die Adventitia durchgerissen; Media an den unteren Rißrändern aufgelockert, geringe Blutung in der Adventitia; außen subarachnoidale Blutungsreste. HE. **a** ×65, **b** ×80. – 30 J., ♂; VU, Fußgänger am Straßenrand tot gefunden. Carotis interna links über dem Türkensattel gerissen, Schädelbruch (s. Text)

tischen Hirnschädigung, zumal auch unter anderem sämtliche Venae cerebri superiores gerissen waren; die subdurale Blutung und die subarachnoidale Blutung waren nicht sehr ausgedehnt.

Erstaunlicherweise kann es trotz des Abrisses der Karotis über dem Türkensattel unter besonderen Bedingungen wegen der zahlreichen Dehnungsrisse der inneren Gefäßwandschichten zu einer Verschlußthrombose kommen, wie eine Beobachtung bei einem 20jährigen Mann zeigte, der den Sturz bei einer Skiabfahrt – mit dem Kopf gegen einen Baum – um 21 h überlebt hatte; außer der rechten Arteria carotis cerebralis war auch noch der Nervus oculomotorius an seinem Ursprung ausgerissen (Krauland 1949 b).

Aber auch wenn bei der Leichenöffnung die Arteriae carotides cerebrales äußerlich noch intakt erscheinen, lassen sich bei schweren, den Türkensattel querenden Schädelbrüchen bei der histologischen Untersuchung Elastikarisse in diesen Gefäßstrecken feststellen, die sich bis in die Arteriae cerebri anteriores und mediae verfolgen lassen.

Bei einem 14jährigen Mädchen (Fall 5.1), das unter den Bedingungen der Intensivpflege einen schweren Autounfall um 36 h überlebt hatte, deckte die histologische Untersuchung an Stufenschnitten in den Arteriae carotides cerebrales ausgedehnte Elastikarisse auf. Die Rißenden zeigten sich in charakteristischer Weise „uhrfederartig" nach außen umgerollt (Abb. 6.3 u. 6.4). Es handelte sich offenkundig um eine Zerrung dieser Gefäßstrecken bei Stauchung des Schädelgrunds. Die mehrfachen, meist querverlaufenden Elastikarisse weisen auf eine erhebliche Dehnung des Gefäßrohrs hin, diese war auch an der aufgelockerten Adventitia zu erkennen; trotzdem fehlten intramurale Blutungen in der Gefäßwand, und die Zellreaktion beschränkte sich auf die von der Elastika entblößten Strecken der Media. In der Media selbst war nur auf kurze Strecken ein Verlust der Kernfärbbarkeit zu erkennen, der offensichtlich auf die starke mechanische Dehnung zurückging; Veränderungen, die noch nicht im Sinne einer Medianekrose zu deuten waren. Überall dort, wo die Elastika abgelöst war, fand sich auch die Adventitia aufgelockert, ein Zeichen dafür, daß die Dehnung der Adventitia, wenn sie einen bestimmten Grad erreicht hat, nicht mehr zurückgeht, während sich die Media weit-

gehend kontrahiert, so daß morphologisch nicht viel auffällt (Abb. 6.5). Erstaunlich bei diesem Fall war die geringe Neigung zur Thrombose, obwohl die Elastica interna auf weite Strecken abgelöst war. Dies dürfte aber wohl auf die Bedingungen der Intensivpflege und die vielen Transfusionen von Konservenblut zurückzuführen sein.

Die weitere Erfahrung lehrte, daß analoge Verletzungsmuster im Karotisbereich des Circulus Willisii auch ohne Schädelbrüche vorkommen. Offensichtlich wird schon bei einer bloßen Stauchung des Schädelgrunds, infolge der Verkürzung des Schädels in der Längs- oder Querachse, das Großhirn vom Schädelgrund abgehoben und verschoben, wodurch die Karotiden gezerrt werden. Von dem Umfang einer solchen Verschiebung zeugen in Fällen mit und ohne Schädelbruch gleichzeitig vorkommende Risse von Hirnnerven, insbesondere des Nervus oculomotorius (Abb. 5.3 b). Die in Kap. 2 (s.S. 22) geschilderten Rotationsversuche machen es ferner verständlich, daß auch dabei die Karotiden beansprucht werden können. Wie weit sich die Zerrung an den Karotiden in den Bereich der Arteriae cerebri anteriores und mediae fortsetzt, und wie weit auch dort zumindest Elastikaschäden zu erwarten sind, dazu ist bei der vorliegenden Erfahrung noch keine klare Aussage möglich. Je weiter man in das Verteilungsgebiet der Schlagaderstrecken vordringt, desto größer sind die technischen Schwierigkeiten für eine systematische Untersuchung.

Ein Beispiel für mögliche Verletzungsmuster an den Inselarterien zeigt die Abb. 6.6. Es handelt sich um ein Präparat einer 2–3 h überlebten Schußverletzung, bei der der Schußgang durch die Insel verlaufen war. In der Abbildung sind zwei quere Risse in der Schlagaderwand zu erkennen, die durch Gerinnsel verschlossen waren. Es handelte sich hierbei nicht um eine direkte Verletzung, sondern um eine Seitenwirkung des Geschosses (Kal. 9 mm); somit ist der Vergleich mit Verletzungen der Schlagaderwand bei stumpfen Schädelhirntraumen nur bedingt möglich.

6.3 Arteriae vertebrales und Arteria basilaris

Verletzungen im Vertebralis-Basilaris-Bereich sind bei der Leichenöffnung viel einfacher zu

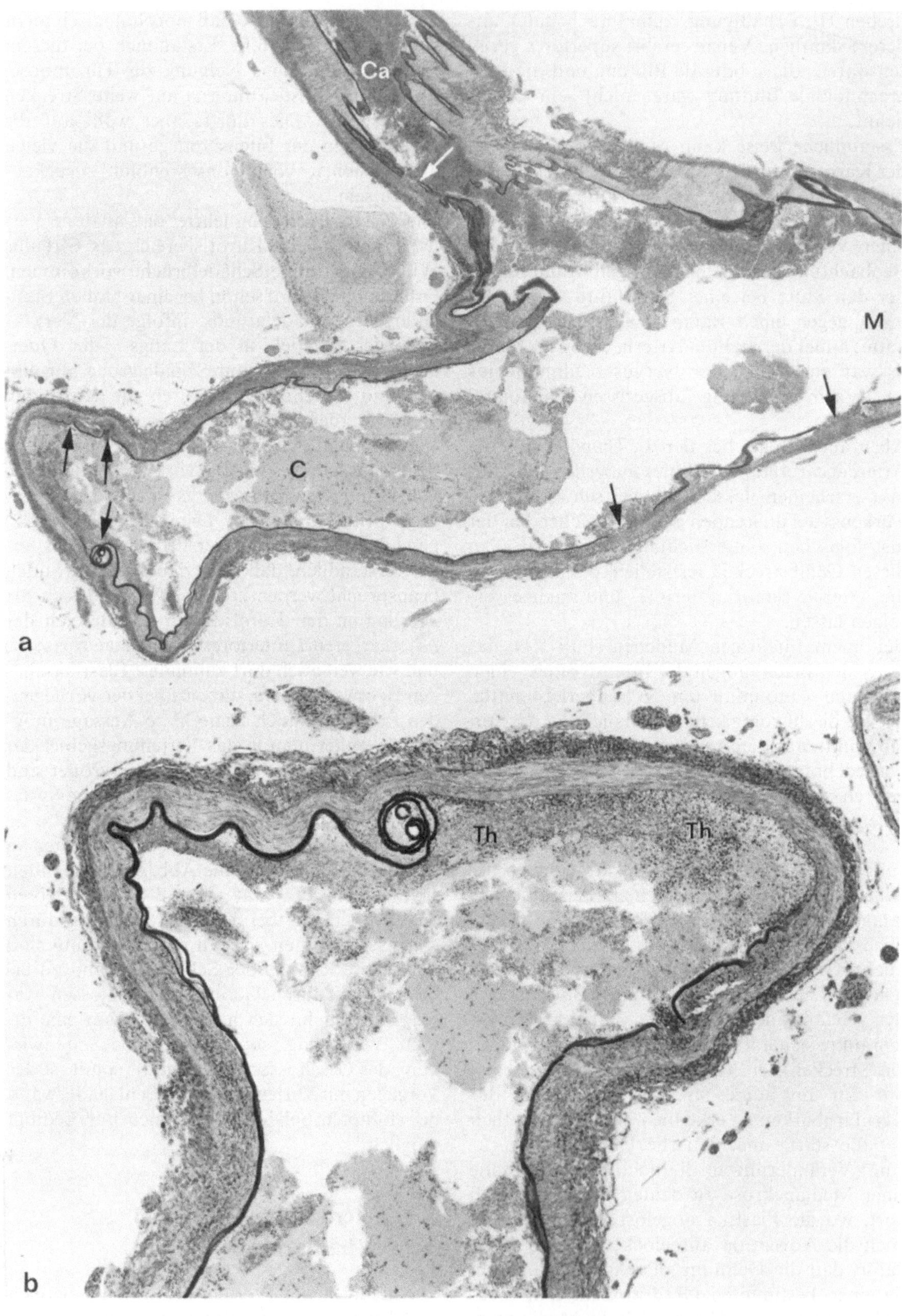

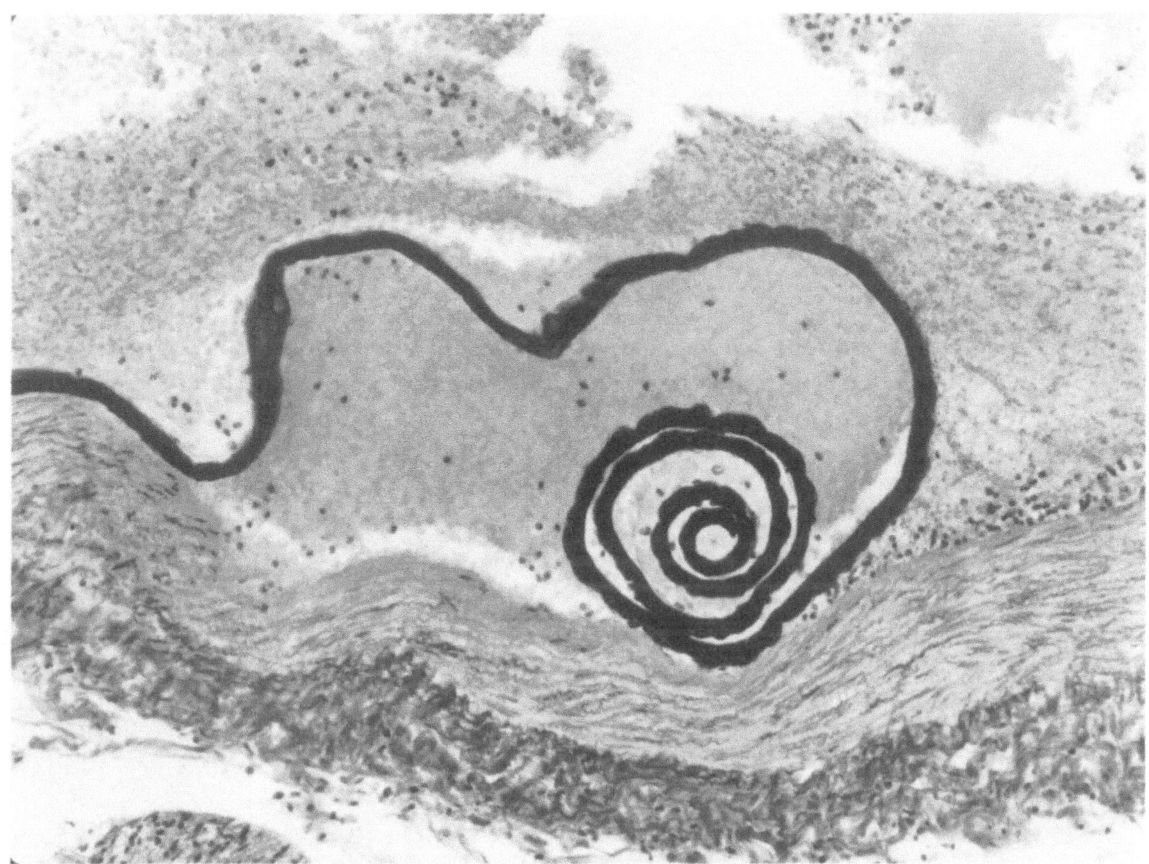

Abb. 6.4. Uhrfederartig eingerolltes Rißende der Elastica interna in der A. carotis cerebralis rechts; Verlust der Kernfärbbarkeit in der Innenschichte der Media; Reste von wandständigen Gerinnseln. Orcein-van Gieson. ×200. – L 682/78 (s. Abb. 6.3)

erfassen als an den übrigen Abschnitten der Hirngrundschlagadern, die in Fissuren verborgen verlaufen. Es ist deshalb nicht verwunderlich, daß über Verletzungen dieser Schlagaderstrecken häufiger berichtet wird (Krauland 1950).

Besonderheiten sind die Beobachtungen von Loop u.Mitarb. (1964), Lindenberg (1966) sowie Sights (1968), die die Arteria vertebralis in einem Längsbruch des Clivus eingeklemmt fanden.

Die eingehende histologische Untersuchung liefert auch hier in Fällen, bei denen ein durchgreifender Wandriß schon makroskopisch erkennbar ist, erstaunliche Einblicke in die Art und Ausdehnung ihrer Beanspruchung bei stumpfen, indirekten Gewalteinwirkungen; Erfahrungen, die auch für weitere differenziertere Fragestellungen von Bedeutung sind. Dies soll an Hand von zwei Beispielen gezeigt werden.

6.3.1 Kasuistik

Fall 6.1, L 31/75: 4jähriges Mädchen, bei einem Frontalzusammenstoß zweier Personenkraftwagen, wegen

Abb. 6.3. a Traumatische Elastikarupturen in der A. carotis cerebralis sinistra (↓↓). Längsschnitt durch die T-Teilung. Der Rand eines Elastikarisses uhrfederartig eingerollt. *C* A. carotis cerebralis; *M* A. cerebri media; *Ca* A. cerebri anterior (die bizarre Struktur der Elastika hier durch Flachschnitt bedingt). **b** Ausschnittvergrößerung aus **a**. *Th* wandständige Thrombose, Innenseite der Media an der von Elastika entblößten Strecke glatt. Orcein-Kernechtrot. ×24, ×63. – L 682/78: 14 J., ♀; Pkw-Insassin, Auffahrunfall 36 h überlebt. Schweres frontobasales Schädelhirntrauma (s. Abb. 5.5)

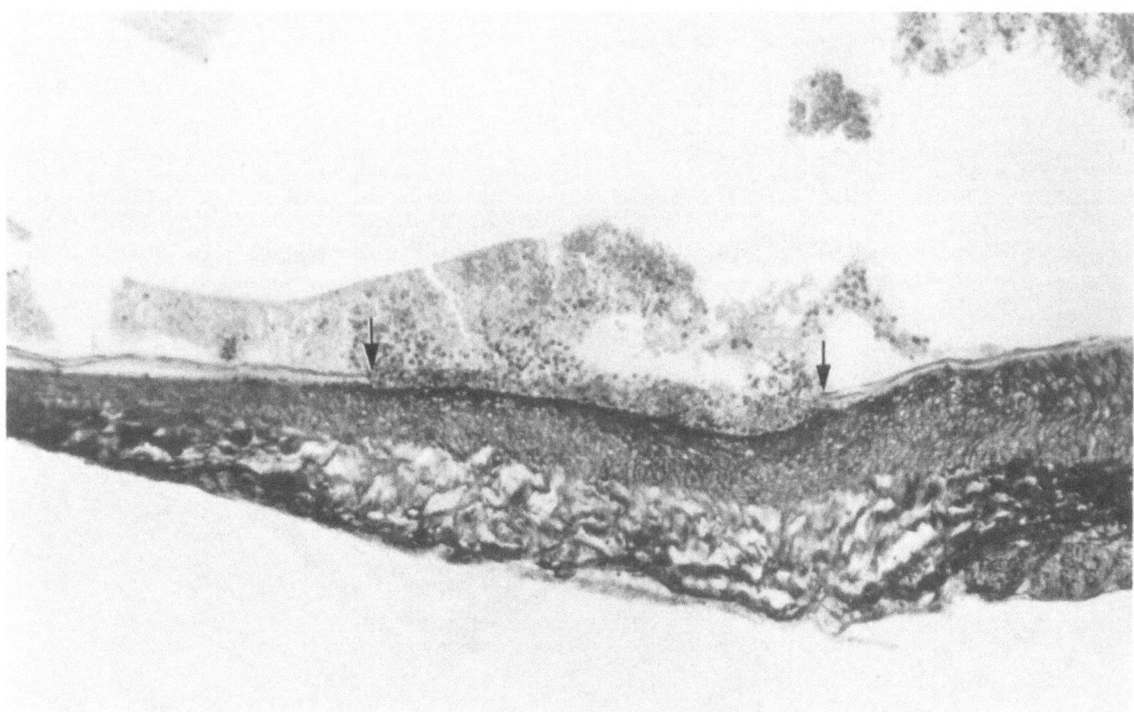

Abb. 6.5. Starke Auflockerung der Adventitia im Bereich eines klaffenden Elastikarisses (↓↓) der A. cerebri media rechts, von wandständigem Thrombus bedeckt (Dehnungseffekt). Azan. × 120. – L 682/78 (s. Abb. 6.3)

Alkoholisierung des einen Fahrers, verunglückt. Das Mädchen befand sich mit anderen Personen auf dem Rücksitz; es wurde tot aus dem Fahrzeug geborgen.

Obduktion: Verrenkung der Kopfgelenke mit Einriß der Membrana atlantooccipitalis und der Hirnschenkel. Geringfügige Subarachnoidalblutung rund um die Arteria basilaris, die bis auf einen dünnen Strang in der Mitte gerissen ist. Schädeldach und -grund unverletzt. Sämtliche Venae cerebri superiores gerissen. Geringe subdurale Blutung. Ausgedehnte Schürfungen und Wunden an der rechten Kopfseite, bis auf das Stirnbein durchgreifend. Brustkorbquetschung. Serienrippenbrüche rechts und links. Risse der Lungen, der Leber und der Milz; nur geringfügige Blutunterlaufungen.

Histologie: An Serienschnitten sind distal und proximal von der Ruptur der Arteria basilaris mehrfache Risse der Elastica interna festzustellen. Kleine Seitenzweige sind an ihrem Ursprung z.T. angerissen, die Adventitia dabei nicht völlig durchtrennt (Abb. 6.7, 6.8). In der Media weisen die zusammengezogenen elastischen Fäserchen auf eine erhebliche Zerrung auch dieser Wandelemente hin. An den Innenschichtrissen haften zarte Faserstoffgerinnsel. Elastikarisse auch in den Arteriae carotides cerebrales.

Fall 6.2, L 22/79: 41jähriger Mann, als Fußgänger beim Überqueren der Straße von einem Pkw erfaßt und beiseite geschleudert. Keine Spontanatmung. Pupillen weit und entrundet, Blutdruck nicht meßbar, Alkoholgeruch. Wiederbelebungsversuche am Unfallort. Intubation, Beatmung. Nach 45 min Aufnahme in Neurochirurgische Klinik, tiefe Bewußtlosigkeit. – Drainage eines Hämatothorax rechts. Massive Bluttransfusionen. Laparotomie wegen Polytraumatisierung der Organe in der Bauchhöhle. Versorgung von Leberrissen, einer Zwerchfell- und Dünndarmruptur; Entfernung der rechten Niere. Im Verlauf der rd. 6tägigen Behandlung insgesamt 29 Liter Blut und Blutersatz transfundiert. Am 7. Tag isoelektrisches EEG. Asystolie am 8. Tag.

Obduktion: Subluxation der Kopfgelenke mit Halsmarkquetschung. Polytraumatisierung. Kurze Schädelfissur an der rechten Schläfe. Dura intakt. Zerrung der Bandverbindungen der Kopfgelenke, Axis unverletzt. Zeichen des Hirntods. Arteria basilaris von Blutgerinnseln umhüllt und subarachnoidale Blutung in den basalen Zisternen. Einbruch der Blutung in das Ventrikelsystem (Abb. 6.10a, b). Großflächige Zwerchfellruptur rechts, Leberrupturen, Blutung rechte Brusthöhle (ca. 900 ml). Nebennierenblutung

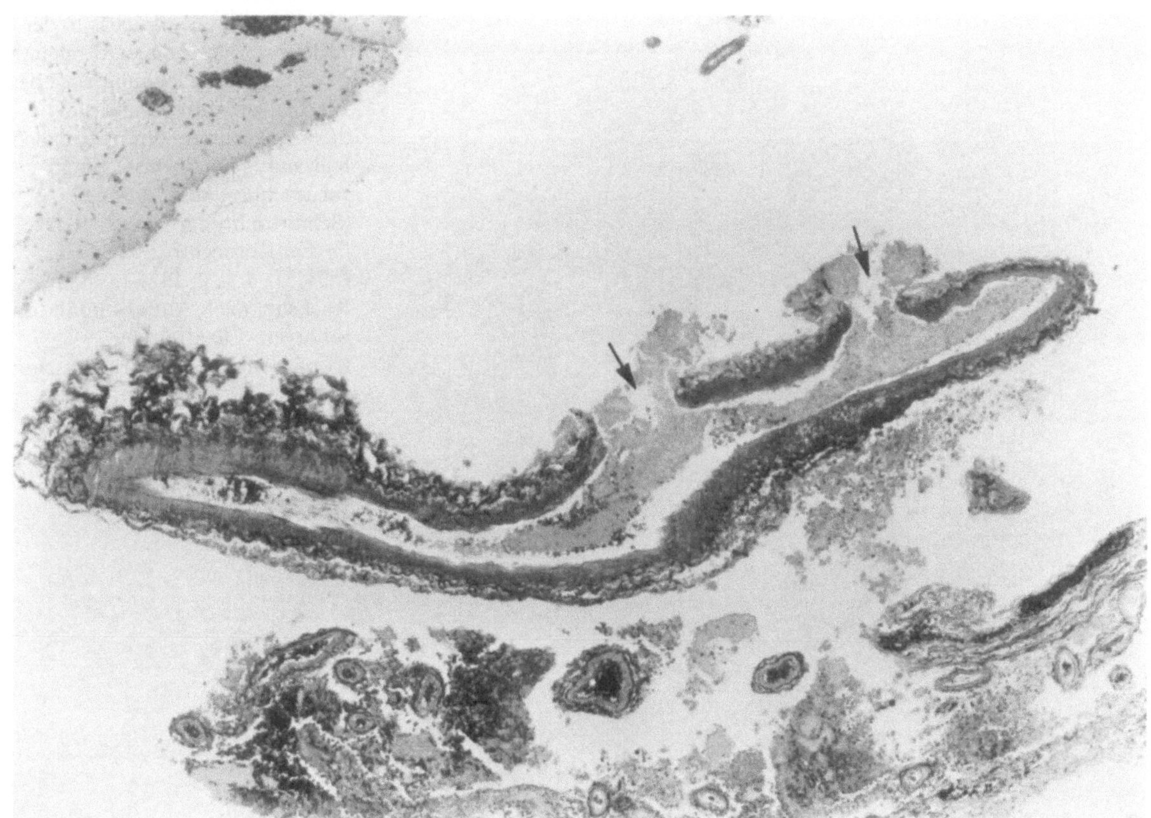

Abb. 6.6. Schrägschnitt durch einen Ast der A. cerebri media im Inselbereich im Randgebiet eines Schußganges; aus Querrissen der oberen Gefäßwand ragen Gerinnsel vor (↓↓). Azan. × 55. – L273/74: 22 J., ♂; Kopfdurchschuß von der Stirn zum Hinterhaupt, schätzungsweise etwa 2 h überlebt

rechts. Rechte Niere operativ entfernt. Übernähte Mesenterialrisse. Blutunterlaufung rechte Hüftaußenseite (Anstoß), Beckenring intakt. Bülau-Drainage rechts.

Histologie: Die Arteria basilaris zeigte über ihre ganze Strecke 23 querverlaufende, z.T. breitklaffende Risse der Elastica interna, z.T. war auch die Media betroffen. Geringfügige wandständige Gerinnsel; Zellreaktion an den Rißstellen. In spärlichen Fibroblasten bereits positive Eisenreaktion und stellenweise im Bereich der Risse nur Adventitia erhalten, die außen und innen mit Fibrin durchtränkt ist. Am Abgang der Arteria cerebelli inferior posterior rechts ein kleiner Seitenast zur Hälfte an der Abgangsstelle ausgerissen, die Rißstelle durch Fibrin abgedichtet (Abb. 6.11 u. 6.12). Es wurde der ganze Circulus arteriosus in Stufenschnitten untersucht, es waren aber keine weiteren Verletzungsspuren an den Gefäßstrecken nachzuweisen.

Epikrise: Vergleicht man die Befunde der Fälle 6.1 und 6.2, so stimmen sie zunächst darin überein, daß es sich um Verkehrsunfälle handelt, bei denen es zu Verrenkungen der Halswirbelsäule in den Kopfgelenken gekommen war. Das Halsmark war tief gequetscht

und die Arteria basilaris gezerrt worden. Während aber bei dem 4jährigen Mädchen die Arteria basilaris bis auf einen dünnen Gewebsstrang durchgerissen und die Hirnschenkel eingerissen waren, der Tod unmittelbar nach dem Unfall eingetreten war, hatte der 41jährige Mann trotz der Halsmarkquetschung unter den Bedingungen der Reanimation noch $7^1/_2$ Tage überlebt, zumal die Arteria basilaris nicht durchtrennt war, sondern nur mehrfache Innenschichtrisse aufwies. An diesen beiden Fällen läßt sich somit der Zeitablauf an den unterschiedlichen Reaktionen ablesen.

6.3.2 Ergebnisse

Beim Fall 6.1 war zu beiden Seiten des schon erkennbaren Wandrisses der Arteria basilaris das Gefäßrohr äußerlich intakt; im histologischen Schnitt aber waren als Zeichen der Zerrung mehrfache Elastikarisse zu sehen (Abb. 6.7a–d). Streckenweise war die Elastica interna überhaupt abgelöst und in Schlingen in die Gefäßlichtung vorragend, die Rißränder wa-

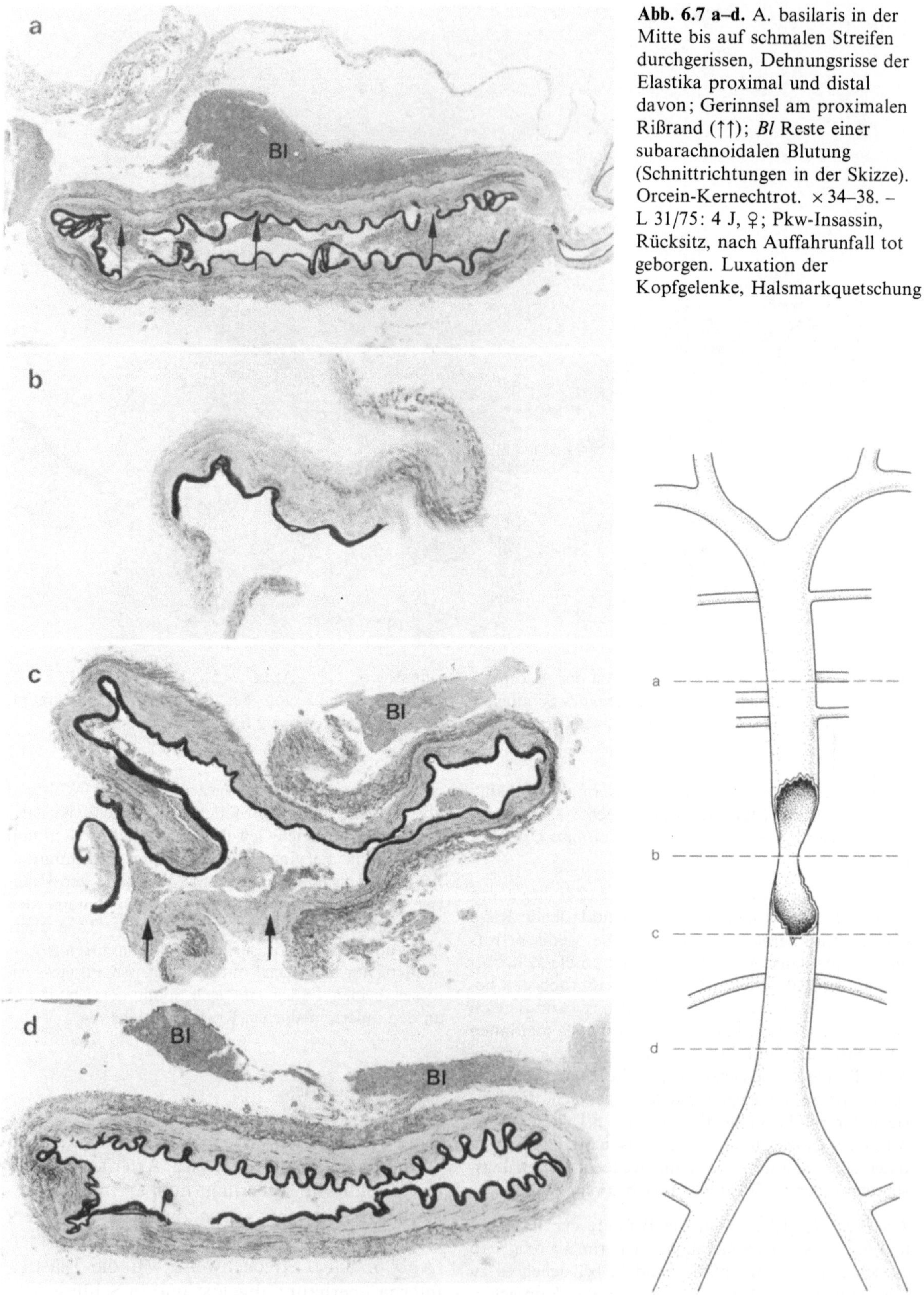

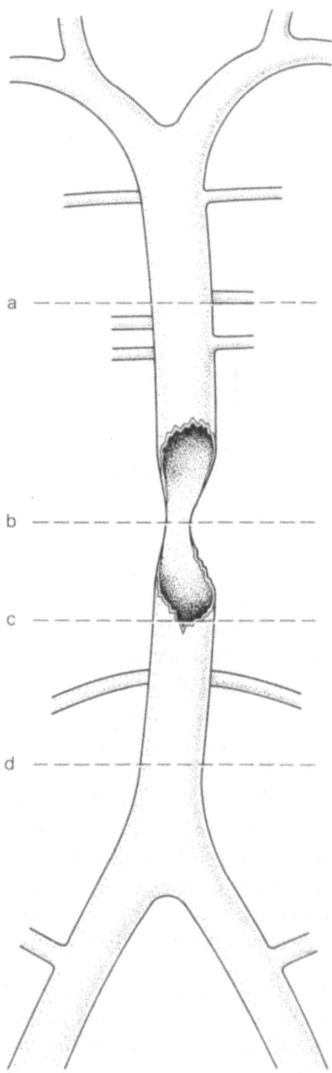

Abb. 6.7 a–d. A. basilaris in der Mitte bis auf schmalen Streifen durchgerissen, Dehnungsrisse der Elastika proximal und distal davon; Gerinnsel am proximalen Rißrand (↑↑); *Bl* Reste einer subarachnoidalen Blutung (Schnittrichtungen in der Skizze). Orcein-Kernechtrot. × 34–38. – L 31/75: 4 J, ♀; Pkw-Insassin, Rücksitz, nach Auffahrunfall tot geborgen. Luxation der Kopfgelenke, Halsmarkquetschung

Abb. 6.8. A. basilaris, Seitenzweig größtenteils ausgerissen, Adventitia z.T. noch erhalten; *A* Aufhellung in der Media als Dehnungsfolge, die elastischen Fäserchen ebenfalls gerissen und zusammengezogen (Serie, Abb. 6.7a). Orcein-Kernechtrot. ×246

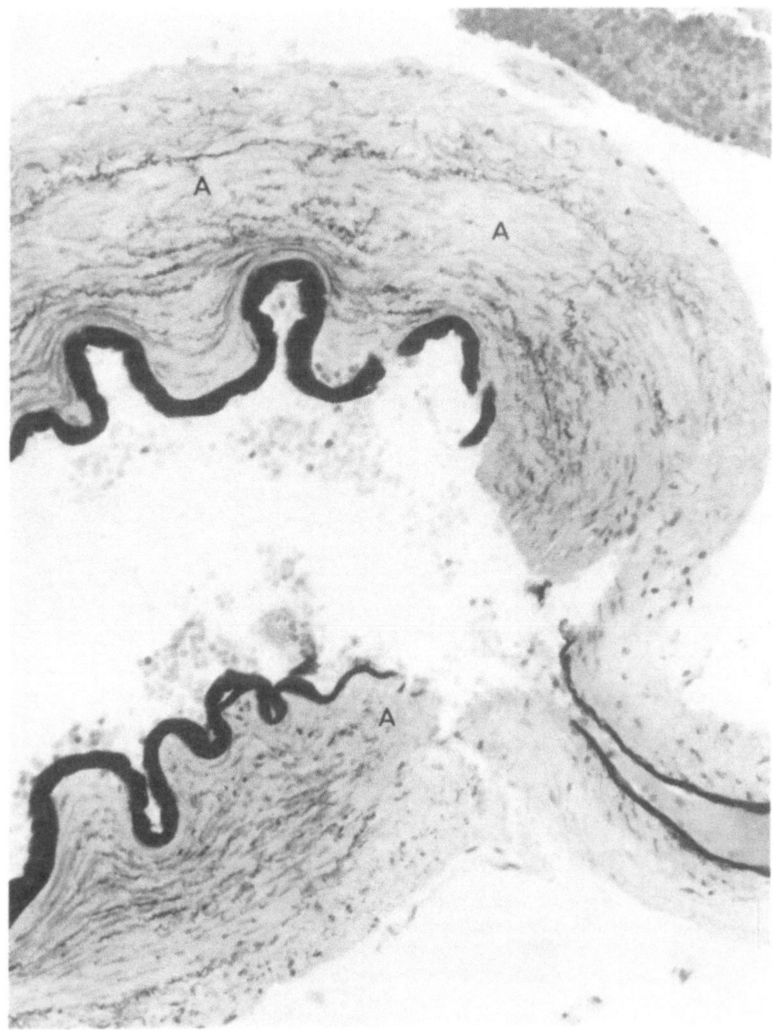

ren nach außen umgebogen; aus Bruchstücken war zu erkennen, daß die Risse, von der Fläche betrachtet, zackig begrenzt waren, sonst aber offenkundig quer verliefen. Viele kleinere und größere Seitenäste waren am Ursprung bis auf die Adventitia ausgerissen (Abb. 6.8). Im Bereich der Elastikarisse war die Media in ihrer Struktur gestört, die feinen elastischen Fasern zwischen den Muskelfasern schienen zusammengeschoben, intramurale Blutungen waren aber nicht zu finden – beim Fehlen von Vasa vasorum auch nicht zu erwarten. Dort, wo die Elastica interna über größere Strecken abgelöst war, war die innere Begrenzung der Media glattrandig (Abb. 6.9), ein Zeichen dafür, daß die sonst bekannte wellige Begrenzung durch die Falten der Membrana elastica interna bestimmt wird. Darin ist ein Beweis dafür zu sehen, daß

die Elastikarisse nicht präparatorisch bedingt, sondern vor Eintritt der Totenstarre schon vorhanden waren. Im Bereich der Elastikarisse hafteten im übrigen verschiedentlich zarte Gerinnselreste (Abb. 8.1). In Anbetracht der Umstände wird man annehmen dürfen, daß der Kreislauf noch kurze Zeit bestanden hat; für sich allein gesehen, wären sie wegen ihrer Geringfügigkeit nicht als „vitale Reaktion" zu deuten gewesen. Dort, wo größere Gerinnsel die Gefäßlichtung ausfüllten, handelte es sich nach der Struktur um Leichengerinnsel, nicht um Thrombosen. Im Gegensatz dazu war ausnahmsweise beim Fall 6.2 (Abb. 6.10) an der Arteria basilaris, die von einer subarachnoidalen Blutung umhüllt war, das Gefäßrohr in der Längsrichtung in Serie geschnitten worden. Auf diese Weise ließen sich die klaffenden queren Elastikarisse

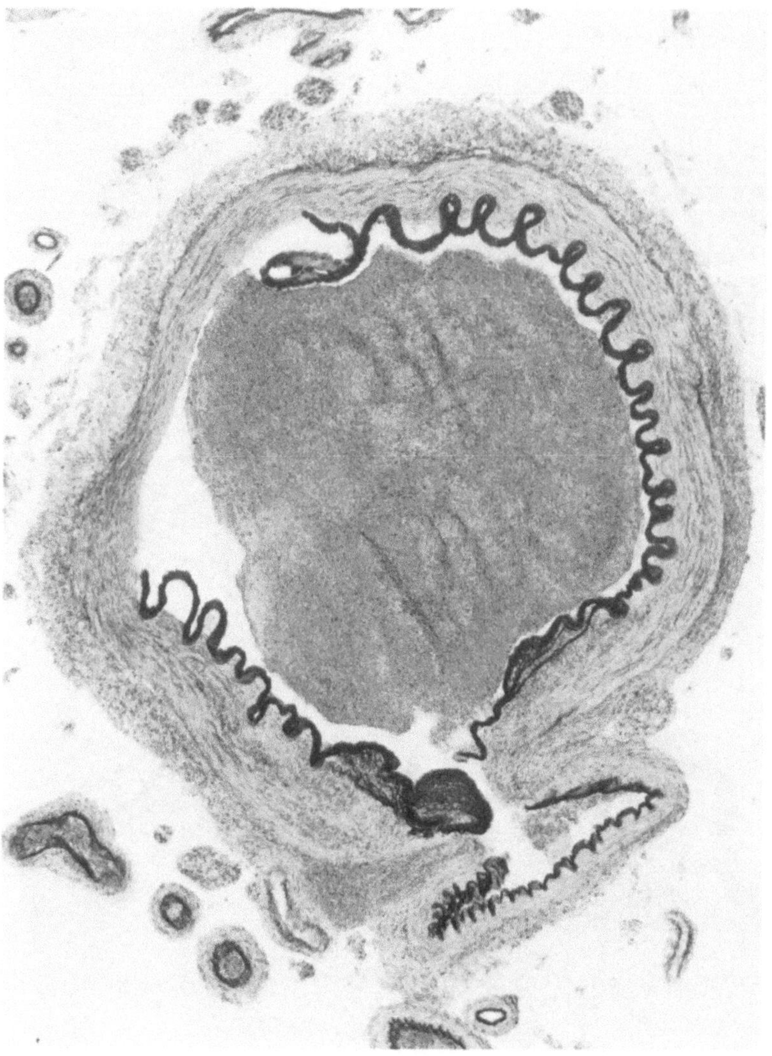

Abb. 6.9. Querschnitt durch eine A. vertebralis mit breitem Elastikariß und angerissenem Abgang der A. cerebelli inferior posterior, Leichengerinnsel in der Gefäßlichtung. Orcein-Kernechtrot. × 135. – L 31/75 (s. Abb. 6.7)

in ihrer Lage zueinander schon in einem Schnitt übersehen (Abb. 6.11a–c). Es mußten dabei allerdings durch den postmortalen Kollaps des Gefäßrohrs Verwerfungen der Elastika in Kauf genommen werden, so daß nicht so klare Bilder zu erhalten waren, wie man sie von den Querschnitten her gewohnt ist. Im Bereich der klaffenden Elastikarisse, die unabhängig von Gefäßabgängen saßen, war auch die Media bis auf die Adventitia durchtrennt, die freien „Wundflächen" waren meist mit einer dünnen, homogenen Fibrinschichte überzogen; ebenso war die gedehnte Adventitia außen mit Fibrinschichten abgedichtet. Auf den ersten Blick schien die Media wenig verändert. Beim näheren Hinsehen zeigte sich diese aber in ihrer Struktur betroffen, die Muskelfasern waren z.T. verschmälert und

hatten im Bereiche der Rißstellen auch ihre Kernfärbbarkeit verloren; andererseits schienen sie auch gequollen, das Protoplasma ganz hell, nur die Zellmembran war deutlicher hervorgehoben (Abb. 6.12c u. d). Das mesenchymale Zwischengewebe erschien insgesamt verquollen, und von den Rißstellen her waren in die Gewebsspalten rote Blutkörperchen eingedrungen, besonders im Bereich der Adventitia. Hier und an den Rißrändern der Media zeigten sich spärliche Spindelzellen, gewucherte Endothelzellen und Fibroblasten, besonders in letzteren war das Protoplasma Eisen positiv; eine Verschlußthrombose war aber im ganzen Vertebralis-Basilaris-Bereich nicht nachzuweisen. Die beschriebenen Veränderungen waren auf die Dehnungs- und Rißstellen beschränkt, sie zeig-

Abb. 6.10a u. b. Subarachnoidale und intraventrikuläre Blutung bei Dehnungsverletzung der A. basilaris. – L 22/79: 41 J, ♂; VU, Fußgänger–Pkw. Luxation der Kopfgelenke, $7^1/_2$ Tage unter Intensivpflege überlebt, Halsmarkquetschung, Hirntod

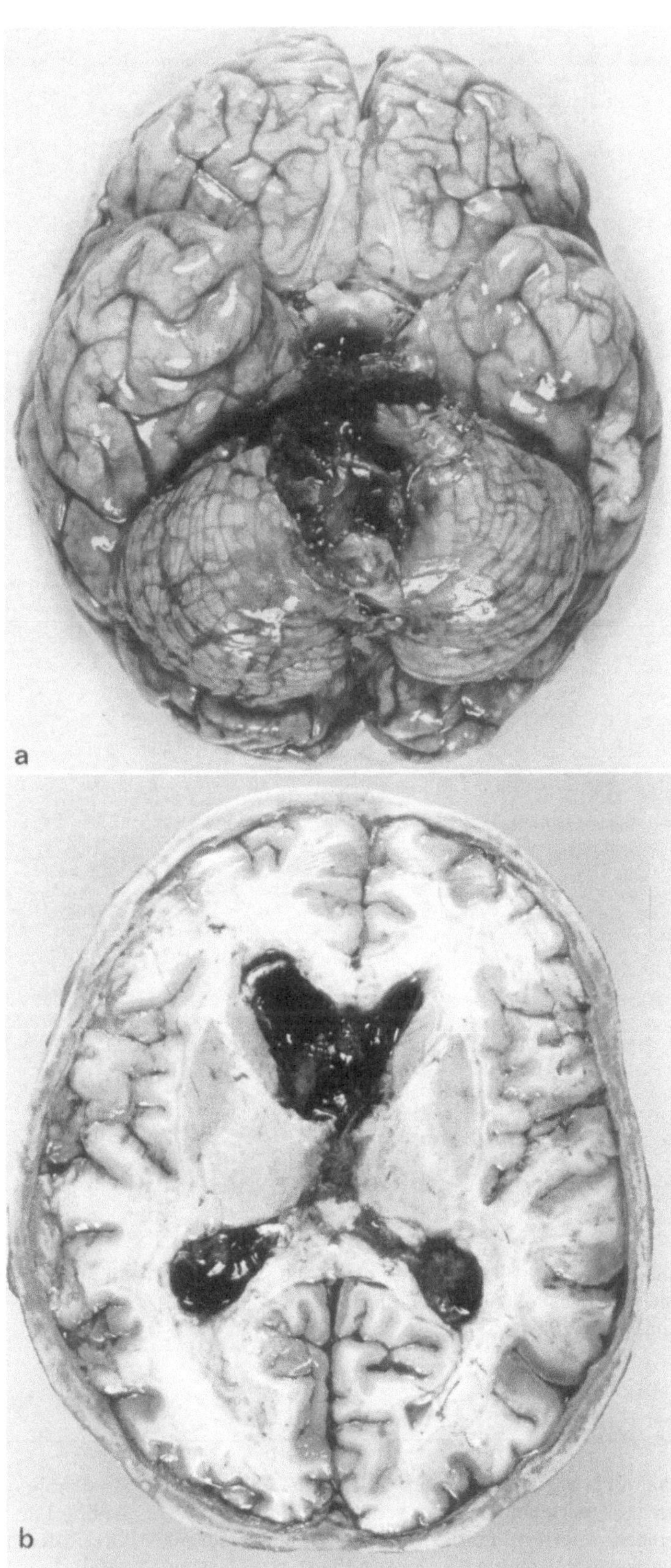

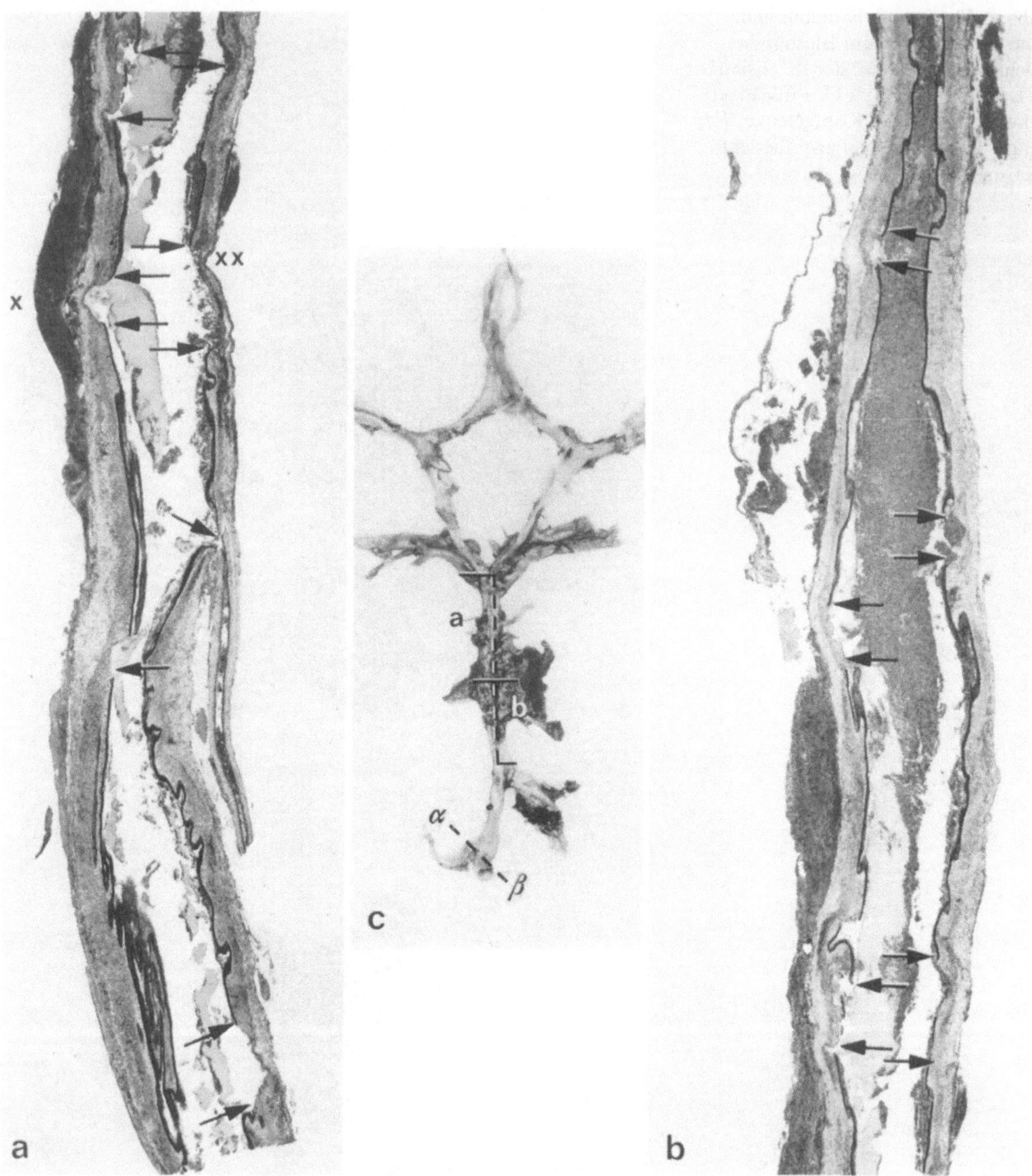

Abb. 6.11. a u. b Längsschnitte durch die A. basilaris mit multiplen queren Innenschichtrissen, durch Gerinnsel abgedichtet (↑↑). **c** Circulus arteriosus Willisii mit Gerinnseln an der A. basilaris, ⌐−|−⌐ = Schnittrichtung in **a** und **b** (s. Abb. 12c u. d). Orcein-Kernechtrot. ×15. − L 22/79 (s. Abb. 6.10)

Abb. 6.12. a Schnittrichtung α---β aus Abb. 6.11c. Rechts Querschnitt der A. vertebralis, links der A. cerebelli inferior posterior, dazwischen am Ursprung angerissener Seitenzweig. **b** Ausschnittvergrößerung, die Risse durch Faserstoff (↑↑) abgedichtet. **c** und **d** Ausschnittvergrößerungen der Stellen X und XX aus Abb. 6.11a. In den Gefäßlichtungen Leichengerinnsel. Orcein-Kernechtrot: **a** ×18, **c** und **d** ×110; HE: **b** ×130

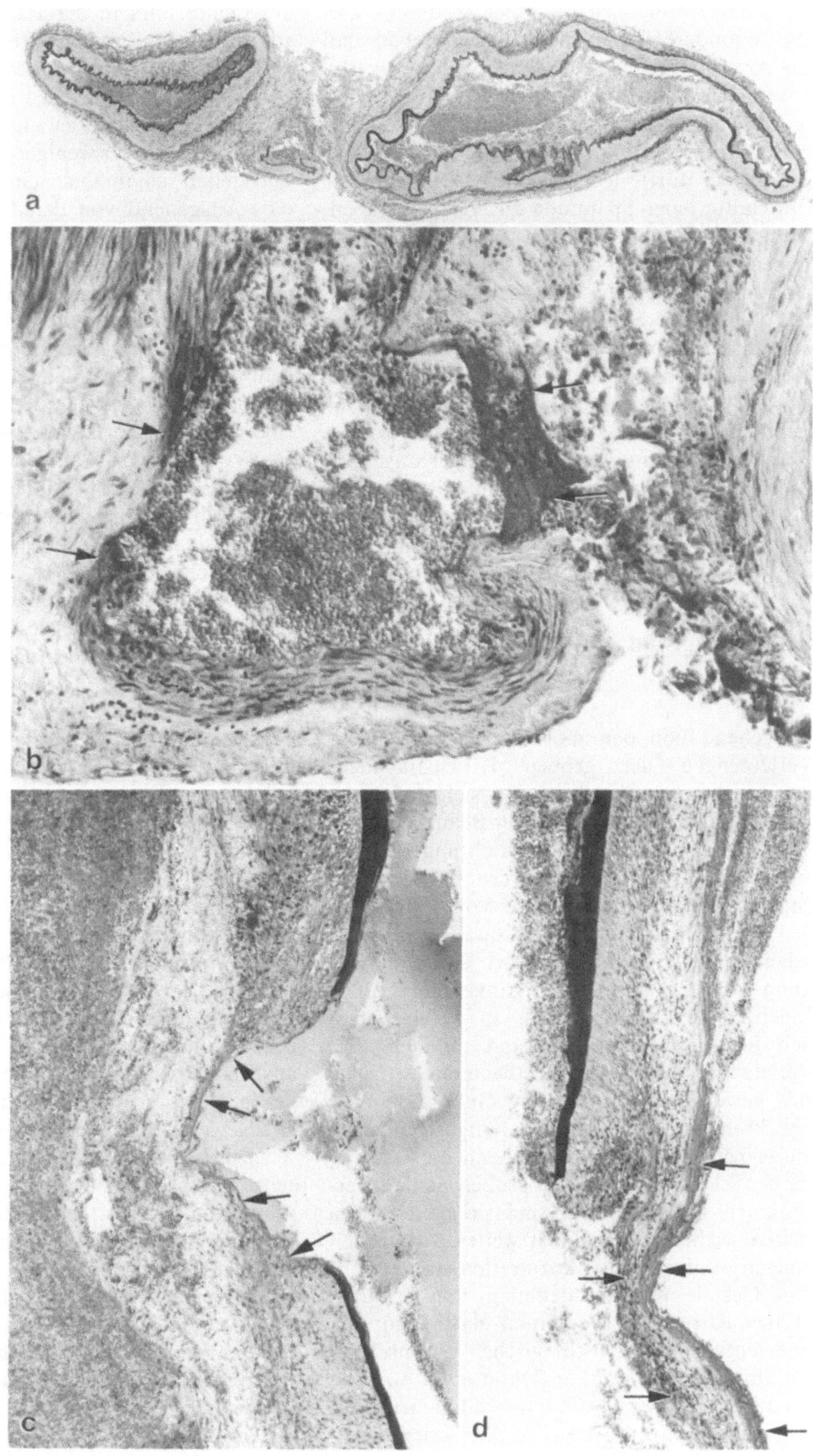

ten keine Ähnlichkeit mit einer Medianekrose. Als Besonderheit war noch hervorzuheben, daß die Arteriae vertebrales von den schweren Elastikarissen verschont geblieben waren, vielleicht, weil sie durch ihre Lage und ihren kräftigen Bau Zugspannungen leichter überstehen. Außerdem dürfte jede von ihnen ja auch nur die Hälfte jener Spannung zu ertragen haben, die auf die Arteria basilaris einwirkt. An der linken Arteria vertebralis war ein kleiner Seitenast in dem Winkel zwischen Stamm und Abgang der Arteria cerebelli posterior am Ursprung ausgerissen (Abb. 6.12a u. b). Ein Zeichen dafür, daß auch hier das Stammgefäß gedehnt worden war. Die Zugspannung wirkt sich offensichtlich nur an den schwachen Stellen aus. Die Rißstelle war durch ein Faserstoffgerinnsel abgedichtet, an der vitalen Entstehung bestand somit kein Zweifel.

6.4 Diskussion

Ausgehend von den morphologisch faßbaren Verletzungen der großen Hirnschlagadern durch stumpfe Gewalt ergibt sich folgendes Bild: Je nachdem, ob es zu einer Beanspruchung des Gefäßrohrs in der Längsrichtung oder zu einer intravasalen Drucksteigerung gekommen ist, sind Querrisse und Abrisse von Seitenzweigen oder Längsrisse der Gefäßwand zu unterscheiden. Je nach Intensität der Gewalteinwirkung sind ferner alle Übergänge von bloßen Innenschichtverletzungen bis zu durchgreifenden Rupturen der Gefäßwand möglich. Die Verletzungsspuren der Gefäßwand erstrecken sich gewöhnlich über längere Gefäßabschnitte und können sich mehr oder weniger punktuell auswirken. Am besten lassen sich die traumatischen Elastikarisse in den großen Schlagaderstämmen studieren, hier sind sie meistens zu finden, während sie in den weiteren Aufzweigungen weniger häufig anzutreffen sind.
Die Gestalt und Ausdehnung von traumatischen Rissen der Membrana elastica interna ist eigentlich nur an histologischen Serienschnitten abzuschätzen; exakte Rekonstruktionen an Modellen sind wegen des ungewöhnlichen Zeitaufwands wenig praktikabel. An Serienschnitten läßt sich erkennen, daß bei einer Dehnung

des Gefäßrohrs in der Längsrichtung die Elastika über eine längere Strecke durch unregelmäßig angeordnete Querrisse unterbrochen wird, diese umgreifen fast nie den ganzen Umfang. Die Risse sind zackig begrenzt, ihre Ränder sind mehr oder weniger nach außen gebogen und stellen sich im Querschnitt als kleine Haken dar. Ausgehend von den Rissen fand sich die Elastika in den Arteriae carotides cerebrales über größere Strecken von der Media abgelöst, in hohe Falten geworfen (Abb. 6.2) oder uhrfederartig nach außen gerollt, die Drehrichtung dürfte durch die Struktur der Elastica interna bedingt sein, die außen glatt, innen aber mit vorspringenden Leisten bedeckt ist, so daß sich eine größere Oberfläche ergibt (Abb. 6.3, 6.4). Der Vorgang wird wahrscheinlich dadurch ausgelöst, daß die Elastica interna bei einer ruckartigen Dehnung des Gefäßrohrs von der Media, mit der sie ja nur locker verbunden ist, einreißt und gleichzeitig abgelöst wird. Im Blutstrom flottieren die Rißenden und werden aufgerollt. Als vitale Reaktion ist dies jedoch nicht zu werten, da solche Befunde auch rein präparatorisch auftreten können. Ob die ausgedehnte Ablösung der Elastika eine Besonderheit für das Karotisgebiet darstellt, läßt sich nicht sagen, jedenfalls sind ähnliche Befunde im Vertebralisgebiet bei den eigenen Untersuchungen nicht aufgefallen. Bargmann (1964) deutet die „rankenartige" Einrollung der Rißenden mit einer Speicherung von Arbeit im elastischen Gewebe.
Die queren Elastikarisse finden sich meist unabhängig von Gefäßabgängen, aber auch an diesen; z.T. sind sie auch im Bereich von Medialücken zu entdecken. Dies ist ohne weiteres verständlich, denn bei einer Zerrung des Stammgefäßes müssen auch die Seitenzweige beansprucht werden, wahrscheinlich aber weniger heftig, da diese sich meist nicht gleich in das Hirngewebe einsenken und daher einen gewissen Spielraum haben. Ein Zug in der Längsachse des Stamms wirkt sich am Seitenzweig somit weniger aus. Jedenfalls kann man trotz schwerer Schäden am Stamm auch ganz unbeschädigte Seitenabgänge sehen. In größerer Entfernung von den Hauptschäden finden sich nicht selten ganz kurze, oft längsverlaufende Elastikarisse, diese lassen sich durch eine Längszerrung allein nicht mehr erklären, vielmehr ist an eine Tangentialspannung zu denken. Auf die Bedeutung dieser Befunde wird in Kap. 7 ausführlich eingegangen.

Dort, wo die Media von der Elastika entblößt ist, ist ihre Innenfläche ziemlich glatt, ein Zeichen dafür, daß die Verbindung zwischen den beiden Schichten nicht besonders innig ist; bei der Kontraktion der Media infolge der Totenstarre fällt nämlich die Verformung durch die Wellung der Elastika fort. Bei stärkerer Dehnung ist die Media gelegentlich ganz durchgerissen, so daß nur mehr die Adventitia die Kontinuität des Gefäßrohrs aufrechterhält. Im Bereich solcher Strecken ist dann auch die Adventitia gedehnt, erscheint verdünnt, andererseits, wenn die Media noch erhalten ist, nur aufgelokkert.

Führen die Verletzungen rasch zum Tode, findet man in den Gewebsspalten an der Rißstelle nur eine geringfügige Blutung, aber keine Zellreaktion oder stärkere Gerinnselbildung; dadurch ist die Unterscheidung gegenüber Kunstprodukten bei der Leichenöffnung außerordentlich erschwert, weil sich das Gehirn aus der Schädelhöhle gar nicht so sorgfältig entnehmen läßt, daß die Hirnschlagadern nicht doch an irgendeiner Stelle unbeabsichtigt gezerrt und verletzt werden (Reuterwall 1923; Krauland 1942; Avdeev 1974 u.a.).

Bei etwas längerer Überlebenszeit wird die freiliegende Media oder Adventitia offenkundig sehr rasch mit einer dünnen Fibrinschicht überzogen, der gelapptkernige Leukozyten oft in Randstellung beigemengt sind. Diese nehmen mit der Zeit an Dichtigkeit zu, sie bilden zusammen mit Thrombozyten und Faserstoff ein wandständiges Gerinnsel. Trotz multipler Elastikarisse und trotz Ablösung der Elastica interna über weite Strecken, bleibt die Gerinnselbildung in den ersten Stunden (in einem Fall $7^{1}/_{2}$ Tage) nach der Verletzung z.T. nur wandständig (Abb. 6.3). Dies ist offensichtlich darauf zurückzuführen, daß nach der Verletzung zunächst noch eine regelrechte Perfusion bestehenbleibt, so daß das Ansetzen von größeren Gerinnseln durch die Blutströmung verhindert wird. Wegen großer Mengen von Blutkonserven, die z.B. während der Intensivpflege gegeben werden, ist natürlich auch mit einer verminderten Gerinnungsfähigkeit zu rechnen. Andererseits zeigten sich bei vollständig oder halb ausgerissenen Seitenzweigen die Lücken in der Gefäßwand durch Gerinnsel völlig abgedichtet (Fall 6.2), so daß eine umfangreichere subarachnoidale Blutung nicht entstehen konnte. Eine Zellreaktion im Inneren der Media oder Adven-

titia fehlt meistens, was verständlich ist, da Vasa vasorum ja nur in der Wand der Hauptstämme nachweisbar sind. Beispiele dafür sind in den Abb. 6.12 u. 6.13 dargestellt.

Im Bereich von freiliegenden, gedehnten Stellen der Media war mitunter bei längerer Überlebenszeit die Kernfärbbarkeit in den Muskelfasern abgeschwächt (Abb. 6.4). Die Frage, ob es sich dabei um eine direkte Dehnungsfolge oder eine dadurch bedingte Ernährungsstörung (Perfusionsstörung der Gefäßwand) handelt, läßt sich lichtoptisch nicht beantworten. Andererseits ist auch in Fällen von Hirntod mit autolytischen und postmortalen Vorgängen zu rechnen. Mit einer allgemeinen „Medianekrose" haben aber diese Befunde nichts zu tun.

6.4.1 Kontraktion – Spasmus

Wie oben gezeigt werden konnte, läßt die morphologische Untersuchung von traumatischen Schäden der Hirnschlagadern gewisse Schlüsse über die traumatische Dehnung der Hirnschlagadern zu, auch über den Grad der postmortalen Kontraktion sind Schlüsse möglich; ob aber ein solcher Kontraktionszustand schon während des Lebens bestanden hat, läßt sich bei akuten Verläufen nicht klar entscheiden. Die jüngste Erfahrung zeigt, daß bei länger anhaltendem Spasmus doch auch ein morphologisches Substrat gefunden werden kann.

Schon Duret (1878) hat bei seinen Tierexperimenten nach „un choc sur le crâne" auf „spasme dans les vaisseaux de l'encephale" hingewiesen. Seit den Erfahrungen mit der Arteriographie ist nach akuten Kopftraumen ein „Spasmus" der Hirnschlagadern eine fast alltägliche Beobachtung („common observation", Echlin 1980).

Suwanwela u. Suwanwela (1972) berichten bei 65 von 350 angiographisch untersuchten Patienten (=18,6%) über „narrowing of one or more intracranial arteries". Sie beschreiben 4 Typen: a) lokalisierte Verengungen der Schlagadern am Hirngrund, b) lokalisierte Verengung von Schlagaderästen im Bereich von Kontusionen, c) diffuse Verengung der Hirnschlagadern, d) Spasmus bei penetrierenden Verletzungen (32 Fälle). Glücklicherweise ist eine solche Kontraktion meist nur von kurzer Dauer und wird von einem langdauernden Spasmus nur selten gefolgt; neurochirurgische Eingriffe wären

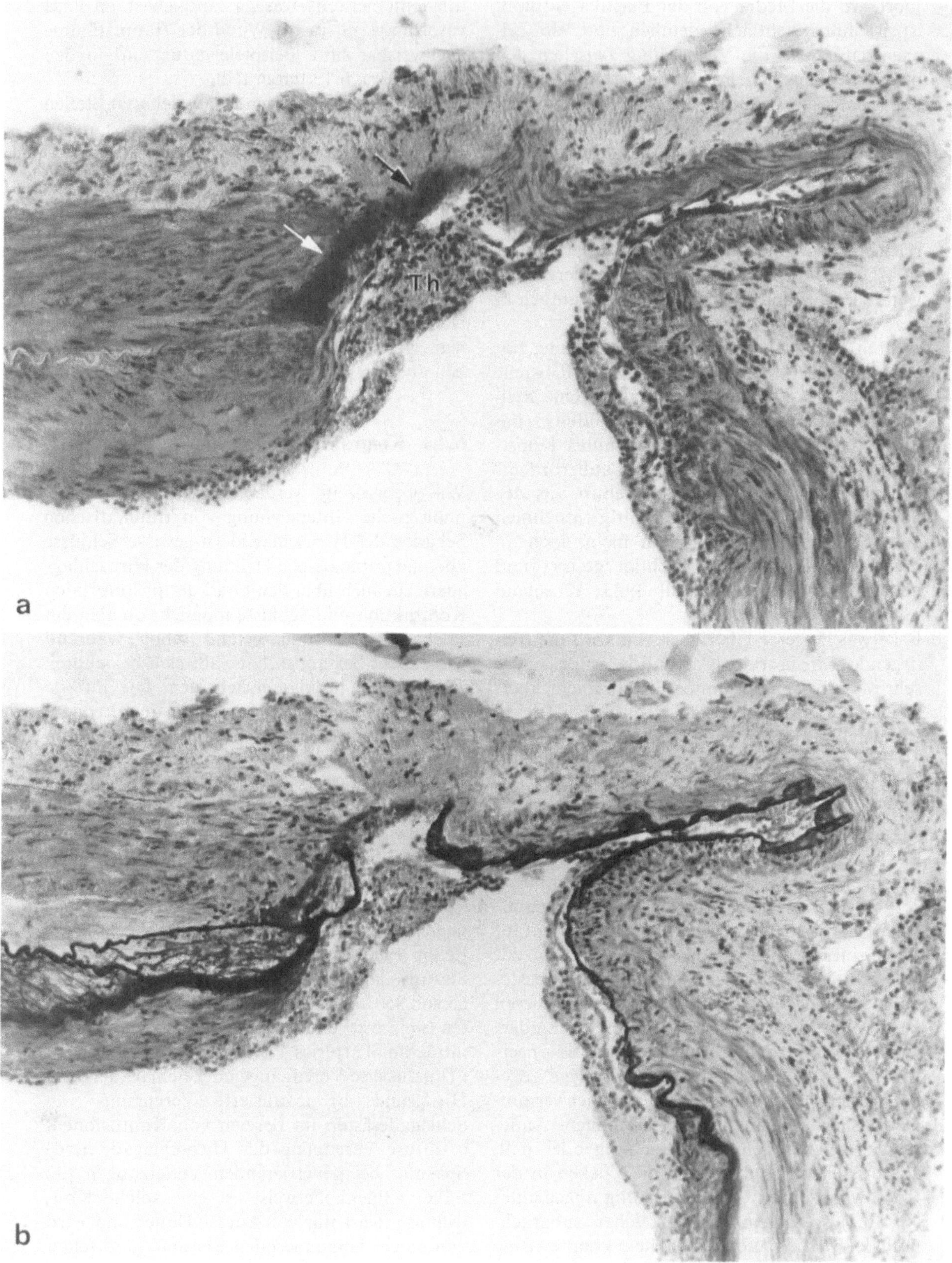
a
Th
b

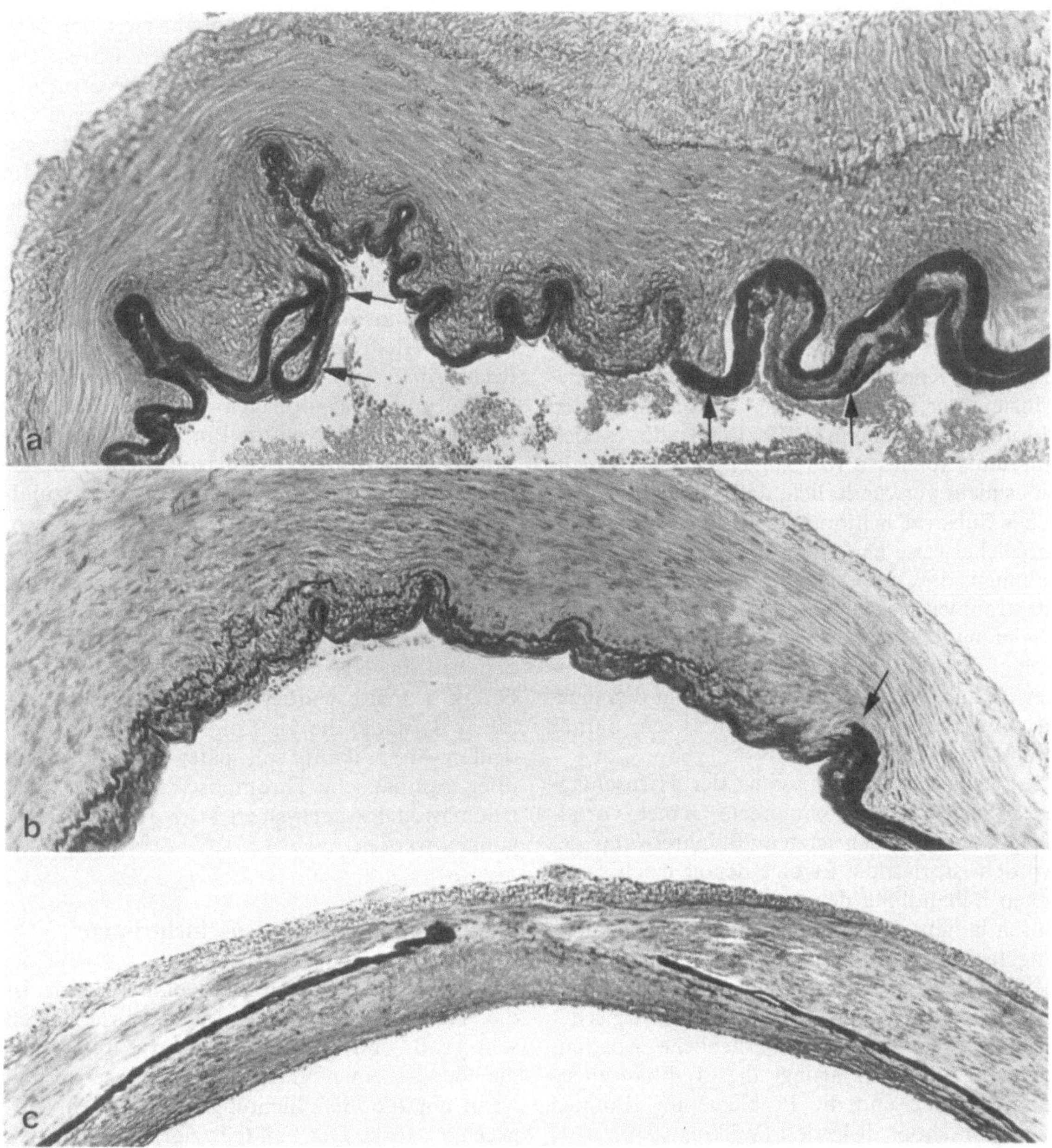

Abb. 6.14a–c. Abgeheilte Innenschichtrisse der Schlagadern am Hirngrund. **a** Querschnitt der A. carotis cerebralis, breiter traumatischer Riß der Elastica interna, Rißenden (↑↑) umgeschlagen, dazwischen Neubildung von elastischen Fasern. Orcein. × 100. 12 J, ♂; plötzlicher Tod durch Atemlähmung (s. Fall 10.11). **b** Carotis cerebralis mit traumatischer Unterbrechung der Elastica interna und neugebildeten elastischen Fasern. Orcein-Kernechtrot. × 100. 36 J, ♂; Sturz vom Dach, Polytraumatisierung, schweres Schädelhirntrauma 13 Jahre vor dem Tod. **c** A. basilaris mit bindegewebig abgeheilter Elastikaruptur vom Reuterwall-Typus (Zufallsbefund), Altersfibrose der Media. Orcein-Kernechtrot. × 75. 94 J, ♂; plötzlicher Tod

Abb. 6.13a u. b. Innenschichtriß am Abgang eines Seitenzweigs von der A. cerebri anterior im Bereich einer Muskularislücke; die Rißstelle durch Fibrin (↑↑) und einen wandständigen Thrombus (*Th*) abgedichtet. HE. **a** × 150. Orcein-Kernechtrot. **b** × 150. – 35 J, ♂; VU, Fußgänger – Pkw, 5 Tage überlebt; frontobasales Schädelhirntrauma (s. Fall 10.2)

sonst viel risikoreicher und die Sterblichkeit nach Schädelhirntraumen größer, wie Echlin in seiner Zusammenfassung betont.

In Kap. 2 wurde über die erheblichen Verschiebungen des Gehirns bei Rotationsversuchen berichtet. Es ist nicht verwunderlich, daß dabei auch die Hirnschlagadern gezerrt werden. Demnach scheint die Kontraktion eher eine Folge der mechanischen Einwirkung auf die glatten (autonomen) Muskelfasern der Media zu sein, als einen neurogenen Ursprung zu haben.

Im Tierversuch kann eine örtliche, kurzdauernde Kontraktion auch durch direkte Berührung der Schlagaderwand ausgelöst werden (Florey 1925; Echlin 1942, 1980); da es sich nur um Ereignisse von kurzer Dauer handelt, ist es nicht verwunderlich, daß ein morphologisches Substrat lichtoptisch nicht zu finden ist; möglicherweise hängt dies aber auch damit zusammen, daß man sich bei tödlichen Schädelhirntraumen mehr um Aufklärung der primären Verletzung gekümmert hat, oder daß der Zeitablauf für auffallende degenerative Veränderungen zu kurz war. Jedenfalls wurde bei den eigenen Untersuchungen bisher nicht so sehr darauf geachtet.

Die Bedeutung des Spasmus der Hirnschlagadern liegt mehr auf klinischem Gebiet, vor allem, seitdem in den letzten 20 Jahren klar geworden ist, daß die Erfolge der neurochirurgischen Behandlung der zerebralen Aneurysmen durch langdauernde Spasmen der Schlagadern ungünstig beeinflußt werden. Es ist das verbleibende Hauptproblem bei der Behandlung von intrakraniellen Aneurysmen. Von chirurgischer Seite wurden und werden erhebliche Anstrengungen zur Aufklärung dieses Phänomens unternommen und die Probleme im Rahmen von Workshops diskutiert (Wilkins 1980).

Danach ist zwischen normaler Konstriktion und Spasmus zu unterscheiden (Peerless u. Mitarb. 1979). Am häufigsten findet sich ein Spasmus nach SAB bei Aneurysmaruptur (30–50%, Saito u. Sano 1979). Es werden Verengungen um 20% gefunden. Der Höhepunkt wird in der 2. Woche beobachtet (7.–12. Tag), die Dauer kann mehrere Wochen betragen. Die kausalen Verknüpfungen und Behandlungsmöglichkeiten sind noch nicht in befriedigender Weise geklärt.

Im vorliegenden Zusammenhang interessieren vor allem die morphologischen Befunde. Peerless u. Mitarb. (1979) untersuchten die Hirn-schlagadern von 18 Patienten, die zwischen 2–60 Tagen nach einer SAB gestorben waren und vergleichen die Ergebnisse mit Tierversuchen. In der Intima kommt es zu Abhebungen der Endothelzellen von der Basalmembran, zunächst durch ein eiweißreiches Exsudat. Im Tierversuch konnte schon nach 12 h eine Vakuolisation der Endothelzellen gefunden werden. Bei 10 Tage überlebter SAB fanden sich asymmetrische Ansammlungen von Muskelzellen – in und unter den Intimalagen – nur im Bereiche der Spasmen. In der Media waren fleckförmige Nekrosen mit gerissenen Muskelfasern und Makrophagen gefunden worden, während in der Adventitia Bindegewebsvermehrung, Lymphozyten, Plasmazellen, Makrophagen und Hämosiderin, entsprechend entzündlichen Veränderungen, nachzuweisen waren. Wilkins u. Odom (1970) haben darauf hingewiesen, daß der Spasmus nach Schädelhirntraumen dieselben Charakteristika und dieselbe Pathogenese aufweist wie jener bei spontanen SAB.

Seit bei den eigenen Untersuchungen genauer darauf geachtet wurde, ergaben sich in Einzelfällen Befunde, die als Folge von Spasmen zu deuten waren, darauf soll später in den Kapiteln über traumatische Thrombose (s. Kap. 8) und traumatische Aneurysmen (s. Kap. 10) eingegangen werden.

6.4.2 Heilung von Innenschichtrissen

Nach den Erfahrungen der Gefäßchirurgie ist die Heilungstendenz von Gefäßverletzungen sehr groß, und selbst bei kleinen Kalibern ist die Gefahr einer Verschlußthrombose gering, wenn nur die Gefäßlichtung nicht zu sehr eingeeengt wurde. Der Fall 6.2 zeigt, wie man sich die Abheilungsvorgänge vorzustellen hat. Für die späteren Betrachtungen sind vor allem die isolierten Innenschichtrisse an den Abgängen von Seitenzweigen wichtig; Beispiele dafür sind die Abb. 6.12b u. Abb. 6.13. Wenn die übrigen Verletzungen nicht tödlich werden, ist durchaus anzunehmen, daß ein solcher Riß zunächst folgenlos abheilt. Tatsächlich sind bei systematischen Untersuchungen der Hirnschlagadern mehrfach „abgeheilte" Elastikarisse gefunden worden (Reuterwall 1923; Krauland 1949b; Hassler 1961). Sofern es sich nur um kurze Unterbrechungen der Elastica interna handelt (Abb. 6.14c) macht die Interpretation Schwierigkeiten, wenn aber die Elastika in Schlingen abgehoben und eingeheilt ist (Abb. 6.14a), dürfte im Vergleich mit den akuten Elastikaschäden an der traumatischen Entstehung nicht zu zweifeln sein. Freilich liegt das Trauma dann manchmal so weit zurück, daß über seinen Zeitpunkt nichts Zweckdienliches mehr zu erfahren ist. Wegen der Bedeutung, die solche Elastikaunterbrechungen für die Aneurysmaentstehung haben können, wird in Kap. 10 nochmals darauf eingegangen.

6.5 Schlußbemerkung

Die großen Hirnschlagadern sind bei stumpfen Kopftraumen mit und ohne Schädelbruch im Bereich der Hauptstämme besonders gefährdet.

In erster Linie handelt es sich um Zugwirkung in der Längsachse: im Vertebralisgebiet bei Luxationen der Kopfgelenke, im Karotisgebiet bei seitlichen Verschiebungen des Großhirns gegenüber dem Schädelgrund. Impressions-, Translations- und Rotationstraumen kommen in Frage. Die Zugspannungen führen zu Querrissen der Gefäßwandelemente. Längsrisse weisen auf plötzliche Drucksteigerungen hin; ihre Interpretation bereitet noch Schwierigkeiten.

Am empfindlichsten ist die Membrana elastica interna; mehrere Einrisse liegen oft auf einer größeren Strecke hintereinander; weniger auffallend sind Risse der zarten elastischen Fasern in der Media. Innenschichtrisse sind ferner an den Gefäßabgängen und im Bereich der Verbindungen des Circulus Willisii zu finden. Die Media reißt erst bei stärkeren Beanspruchungen, zuletzt die Adventitia. Bei längerer Überlebenszeit lassen sich Abheilungsvorgänge: Abdichtung durch Fibrin und Zellreaktionen nachweisen. Ein Verlust der Kernfärbbarkeit in der Media beschränkt sich gewöhnlich unmittelbar auf die Risse selbst und auf Strecken der stärksten Dehnung, meist unmittelbar im Anschluß an die abgelöste Elastika. Abgeheilte Elastikarisse lassen sich nach längeren Zeiträumen oft nicht mehr auf ein bestimmtes Trauma zurückführen. Der Nachweis der primären Gefäßwandverletzung ist für die Beurteilung der sekundären Folgen: Blutung, Thrombose und Aneurysmen von entscheidender Bedeutung.

6.6 Literatur

Avdeev MI (1974) Zum Problem des kausalen Zusammenhanges in der gerichtsmedizinischen Begutachtung (am Beispiel der basalen Subarachnoidalblutungen). Z Rechtsmed 75:61–66

Bargmann W (1964) Histologie und mikroskopische Anatomie des Menschen, 5. Aufl. Thieme, Stuttgart

Duret H (1878) Études expérimentales et cliniques sur les traumatismes cérébraux, 1er fasc. Progrés Médical, Delahaye, Paris

Echlin FA (1942) Vasospasm and local cerebral ischemia: An experimental study. Arch Neurol Psychiatry 47:77–96

Echlin FA (1980) Cerebral vasospasm due to local trauma. In: Wilkins RH (ed) Cerebral arterial spasm. 2nd Int. Workshop Amsterdam 1979. Williams & Wilkins, London, pp 251–255

Florey H (1925) Microscopical observations on the circulation of the blood in the cerebral cortex. Brain 48:43–46

Hassler O (1961) Morphological studies on the large cerebral arteries. With reference to the arteriology of subarachnoid haemorrhage. Acta Psychiat Scand 36 (Suppl 154):1–145

Kalbfleisch HH (1943) Die Veränderungen der basalen Hirnarterien nach stumpfen Schädeltraumen. Allg Pathol Schr 5:5–25

Krauland W (1942) Über die Aneurysmen der Schlagadern am Hirngrund und ihre Entstehung. Dtsch Z Gesamten Gerichtl Med 35:243–281

Krauland W (1949a) Zur Entstehung traumatischer Aneurysmen der Schlagadern am Hirngrund. Schweiz Z Pathol 12:113–127

Krauland W (1949b) Über Verletzungen der Schlagadern im Schädel durch stumpfe Gewalt und ihre Folgen. Beitr Gerichtl Med 18:24–36

Krauland W (1950) Über Hirnschäden durch stumpfe Gewalt. Dtsch Z Nervenheilkd 163:265–328

Lindenberg R (1966) Incarceration of a vertebral artery in the cleft of a longitudinal fracture of the scull. J Neurosurg 24:908–910

Loop JW, White LE, Shaw CM (1964) Traumatic occlusion of the basilar artery within a clivus fracture. Radiology 83:36–40

Maxeiner H (1979) Zur Kenntnis der Schlagaderverletzungen am Hirngrund durch stumpfe Gewalt. Med. Dissertation, Universität Berlin

Peerless SJ, Kassell NF, Komatsu K, Hunter IG (1980) Cerebral vasospasm: Acute proliferative vasculopathy? II. Morphology. In: Wilkins RH (ed) Cerebral arterial spasm. 2nd Int. Workshop Amsterdam 1979. Williams & Wilkins, Baltimore London, pp 88–96

Reuterwall O (1923) Über bindegewebig geheilte Risse der Elastica interna der Arteria basilaris. Zur Kenntnis der Zerreißungen der Gewebselemente in der Gefäßwand. Komisionsverlag, Stockholm

Saito I, Sano K (1979) Vasospasm after aneurysmarupture: incidence, onset and course. In: Wilkins RH (ed) Cerebral arterial spasm. 2nd Int. Workshop Amsterdam 1980. Williams & Wilkins, Baltimore London, pp 294–301

Sights WP (1968) Incarceration of the basilar artery in a fracture of the clivus. J Neusorurg 28:588–591

Suwanwela C, Suwanwela N (1972) Intracranial arterial narrowing and spasm in acute head injury. J Neurosurg 36:314–323

Wilkins RH (ed) (1980) Cerebral arterial spasm. Proceedings of the 2nd Int Workshop, Amsterdam 1979. Williams & Wilkins, Baltimore London

Wilkins RH, Odom GL (1970) Intracranial arterial spasm associated with craniocerebral trauma. J Neurosurg 32:626–633

7 Die tödliche traumatische Subarachnoidalblutung (SAB, englisch SAH)

7.1 Vorbemerkungen

Nach Courville (1962) findet man eine SAH bei den meisten Schädelhirntraumen, wenn die Bewußtlosigkeit 3 h oder mehr betragen hat. Er unterscheidet nach dem Sitz: (1) The basilar lesions, (2) A dorsolateral group, (3) Localized lesions. In der weitaus überwiegenden Zahl der Fälle handelt es sich aber nur um Nebenbefunde, die allerdings zur Rekonstruktion des traumatischen Geschehens wichtig sind und je nach Ausdehnung Schlußfolgerungen auf die Wirkung und Richtung einer Gewalt auf das Gehirn zulassen. Allein, die basale traumatische Subarachnoidalblutung wird zur selbständigen Todesursache, wenn sie die Zisternen am Hirngrund ausfüllt und in das Hirnkammersystem eingebrochen ist. Es handelt sich somit um dieselbe Ausdehnung, wie sie von den spontanen SAB her geläufig ist. Bei Fällen ohne Trauma in der Vorgeschichte werden von erfahrenen Obduzenten meist Aneurysmen als Blutungsquelle aufgedeckt, doch bleibt diese in 10–27% verborgen (Hofmann 1894; Courville 1962; Lange-Cosack 1966 u.a.); bei klinischen Beobachtungen ist das Verhältnis noch ungünstiger. In der „Cooperative Study of Intracranial Aneurysms and Subarachnoid Hemorrhage", die sich auf 6368 klinische Beobachtungen stützt, werden als häufigste Ursache einer SAH Aneurysmen (51%), gefolgt von arteriosklerotischen Gefäßveränderungen bei Hochdruck (15%), arteriovenösen Mißbildungen (6%) und verschiedenen Erkrankungen (6%) angegeben. In 22% konnten aus der Vorgeschichte, der Angiographie oder Obduktion keine Ursachen aufgedeckt werden (Locksley 1966). Nach Walton (1953, 1956) sind die Angaben über die Ätiologie in solchen Fällen weit gestreut und oft rein zufällig.

In klinischen Berichten sind Hinweise für eine tödliche traumatische SAB nur spärlich zu finden, immerhin erwähnt Heidrich (1972) in sei-nem ausführlichen Handbuchbeitrag die SAB bei stumpfen Hirntraumen, bei Einwirkung von elektrischem Strom, bei Hitze und Insolation; doch handelt es sich dabei meist um Nebenbefunde und nicht um die tödliche basale SAB, die hier interessiert. Nach den Erfahrungen der forensischen Traumatologie ist aber an dem Vorkommen einer tödlichen traumatischen SAB nicht zu zweifeln.

Hat ein stumpfes Kopftrauma unmittelbar zur Bewußtlosigkeit und zum Tode geführt und wurde eine massive basale Subarachnoidalblutung als Todesursache gefunden, war weder ein Aneurysma noch eine krankhafte Wandveränderung nachzuweisen, so wird man die ursächliche Verknüpfung zwischen Trauma und Subarachnoidalblutung zu überprüfen haben (Avdeev 1974). Das Problem ist dabei aber, daß für die traumatische Entstehung einer tödlichen SAB eine klare Blutungsquelle noch seltener angegeben werden kann als für die spontane SAB. Über die Häufigkeit tödlicher traumatischer Subarachnoidalblutungen gibt es nur wenige Angaben.

Ohne auf Einzelheiten einzugehen, fand Freytag (1963) unter ca. 1367 rechtsmedizinischen Obduktionen von Fällen mit Schädelhirntrauma des Medical Examiner in Baltimore 12 (=0,88%) traumatische SAB als Todesursache; Maxeiner (1979) unter 500 Leichenöffnungen bei Schädelhirntraumen 3 (=0,6%). Das Ereignis ist aber nicht so selten, daß die Gerichtsärzte sich nicht immer wieder mit der Frage auseinanderzusetzen hätten, ob eine tödliche SAB mit einem Kopftreffer bei einer Schlägerei zusammenhängt. Diese Problematik ist von Krauland (1942, 1944); Ford (1956); Thornstedt u. Voigt (1960); Simonsen (1966); Klages (1970); Avdeev (1974) u.a. jeweils an Hand von Fallsammlungen eingehend erörtert worden.

Thornstedt u. Voigt (1960) haben aus dem Rechtsmedizinischen Institut Lund und dem Pathologischen Institut Malmö 119 Fälle von tödlichen SAB ausgewertet; unter den 12 Fällen, bei denen auf Grund der Vorgeschichte ein Trauma ursächlich sein konnte, wurde 5mal die Blutungsquelle nicht gefunden, 6mal wurde ein Aneurysma (2mal nur wahrscheinlich) und nur 1mal eine Verletzung der linken Arteria communicans posterior als Blutungsquelle angesehen.

Am umfangreichsten ist die Fallsammlung, die Simonsen (1966) in seiner Dissertation aus den Rechtsmedizinischen Instituten Dänemarks (1938–1963: 22 Fälle), Norwegens (1938–1962: 19 Fälle) und Schwedens (1938–1962: 34 Fälle[1]) zusammengestellt hat. Unter 430 tödlichen SAB fanden sich 75 nach „leichteren" Kopftraumen (minor head injuries) = 17,4%; 341 Fälle waren als spontane Blutungen beschrieben, 14 Fälle ließen sich nicht einordnen. Die 75 Fälle nach „leichteren" Kopftraumen betrafen ausschließlich Männer (in 68% unter 50 Jahre alt), die mit wenigen Ausnahmen nach den Gewalteinwirkungen fast augenblicklich bewußtlos und in wenigen Minuten gestorben waren. In 21 Fällen (28%) fanden sich Gefäßveränderungen – vorwiegend Aneurysmen –, in 54 Fällen (72%) waren aber krankhafte Veränderungen an den Schlagadern nicht festzustellen ($p < 0,001$); bei den spontanen Blutungen war es fast genau umgekehrt. In 50 Fällen wurde die Blutungsquelle nicht aufgedeckt, 4mal wurde eine Gefäßruptur bei makroskopisch normalen Schlagadern nachgewiesen, aber nur 2mal war eine histologische Untersuchung durchgeführt worden. In 29 Fällen (39%) fanden sich geringfügige Kopfverletzungen; in 72% hatte das Trauma in der Ebene der Schädelbasis angegriffen; in 87% bestand eine erhebliche Alkoholisierung.

Aus Hamburg berichtet Klages (1970) über 10 Beobachtungen unter 100 Sektionsfällen tödlicher SAB, bei denen nach Befund und Umständen eine traumatische Ursache vermutet und gutachtlich anerkannt wurde: 1mal war die traumatische Ruptur eines Aneurysmas (am Ramus communicans anterior) wahrscheinlich; 4mal waren die Hirngrundschlagadern verletzt; 5mal war die Blutungsquelle nicht nachweisbar; 2mal war je eine Arteria vertebralis aus der Arteria basilaris ausgerissen, je 1mal war ein Einriß in der linken Arteria cerebelli inferior anterior zu erkennen und am Abgang der Arteria communicans posterior von der Arteria cerebri

posterior. Die histologischen Untersuchungen reichten, soweit ausgeführt, nur zum Ausschluß krankhafter Veränderungen.

In Moskau hat sich Avdeev (1974) intensiv mit der Problematik der Begutachtung von tödlichen SAB mit mutmaßlicher traumatischer Entstehung beschäftigt. Er stützt sich auf 26 Fälle (22♂, 4♀); der Tod war kurze Zeit nach dem Trauma eingetreten: 17mal Schläge auf den Kopf oder in das Gesicht, 4mal keine Kopfverletzung, 3mal verschiedene Einwirkungen, 2mal keine Verletzungen. Zum Nachweis der Blutungsquelle empfiehlt Avdeev die Injektion von mit Methylenblau gefärbtem Wasser. Die Rupturstellen seien nur 1–2 mm weit, auf histologische Untersuchungen wird nicht eingegangen.

Die tödliche SAB nach scheinbar geringfügigen Kopftraumen beschäftigt also „weltweit" die Gerichtsärzte. Analysiert man die Fälle des Schrifttums, so ergeben sich eine Reihe von Gemeinsamkeiten. In den meisten Fällen ist das Trauma durch Zeugen und durch die Leichenöffnung hinreichend gesichert, und auch im kurzen Zeitablauf zwischen Einwirkung und Tod stimmen die Fälle überein. Die äußeren Verletzungsspuren sind oft geringfügig, und nur selten sind solche am Schädel und Gehirn angetroffen worden; die Blutungsquelle war nur in einer geringen Zahl von Fällen klar nachgewiesen worden. Offensichtlich liegt dies an der Untersuchungstechnik, denn auch bei sicher spontaner SAB ist nicht so selten die Quelle schwierig aufzudecken. Es ist aber keine Frage, daß man durch die Vorgeschichte, die Nebenverletzungen und den Verlauf zur Annahme eines Kausalzusammenhangs mit einem bestimmten Trauma gedrängt wird. Die Problematik, der man sich gegenübersieht, wird von Ford (1956) treffend gekennzeichnet, wenn er schreibt: „... In view of the possibility that the onset of hemorrhage may have been precipitated by the emotion evoked prior to trauma it is usually difficult to assert that beyond a reasonable doubt a minor blow is the proximate cause of the death ...". Klare Verhältnisse sind bei dieser Sachlage somit nur dann zu erwarten, wenn die Blutungsquelle nachgewiesen und durch die histologische Untersuchung die formale Genese gesichert wurde.

---

1 Darunter dürften auch einige Fälle sein, die schon Thornstedt u. Voigt berücksichtigt hatten

7.2 Fälle aus dem Schrifttum

Legt man diesen strengen Maßstab an die Fallbeschreibungen der Autoren an, so ist die Zahl
der Fälle mit angegebener Blutungsquelle nicht
sehr groß. In der Tabelle 7.1 sind 27 Beobachtungen aus dem Schrifttum zusammengestellt,
bei denen Genaueres über den Sitz der Arterienverletzung am Hirngrund berichtet wurde.
Hinzu kommen 4 eigene Fälle der letzten Jahre,
die noch nicht veröffentlicht wurden und auf
die anschließend in der Kasuistik besonders eingegangen wird (Fälle 7.3.4, 7.3.5, 7.3.8,
7.3.10).
Unter den 31 Fällen war nur eine Frau; dies
steht ganz im Gegensatz zu den subarachnoidalen Blutungen aus rupturierten Aneurysmen, bei
denen das weibliche Geschlecht in den meisten
Statistiken leicht überwiegt; das Alter
schwankte zwischen 15 und 76 Jahren mit einem
Übergewicht der mittleren Jahrgänge; 22 waren
jünger als 40.
Die Verletzungsursachen waren 26mal Schlägereien, 3mal Stürze auf den Kopf, je 1mal ein
Verkehrsunfall bzw. ein Tritt beim Fußballspiel.
Der Angriffspunkt der Gewalt am Kopf war
in der überwiegenden Zahl lediglich durch Blutunterlaufungen und Schürfungen gekennzeichnet, Wunden waren nur 7mal, Schädelbrüche
3mal angegeben, in einem Fall bestand ein
Bruch des Atlas und des Unterkiefers. Nach
Zeugenaussagen waren 29 der Betroffenen sofort bewußtlos zusammengebrochen, einmal
war ein Intervall von 2 min, einmal von 10 h
beobachtet worden; die Zeitangaben sind allerdings oft ungenau. In 25 Fällen folgte der Tod
so rasch auf die Gewalteinwirkung, daß genauere Angaben fehlen. Die Getroffenen waren
„sofort" oder „gleich", nach „kurzer Zeit" gestorben oder waren bei der Einlieferung in das
Krankenhaus schon tot. In 5 Fällen war der
Tod innerhalb von 25–45 min, 1mal nach $4^1/_2$
Tagen eingetreten. Dieser enge zeitliche Zusammenhang spricht für sich allein schon für eine
kausale Verknüpfung zwischen Trauma und
Gefäßruptur. Die 31 Fälle sind schließlich aus
dem Schrifttum so ausgewählt worden, daß
krankhafte Wandveränderungen, insbesondere
Aneurysmen, als Ausgangspunkt der SAB nicht
in Betracht kamen. Hervorzuheben sind erhebliche Blutalkoholwerte: 8mal von 1,9–3,5⁰/₀₀

und 9mal von 0,9–1,53⁰/₀₀; in 6 Fällen war nur
von Alkoholisierung die Rede, aber auch bei
den meisten restlichen Fällen war nach den Umständen eine solche anzunehmen.
Bei den weitgestreuten ätiologischen Möglichkeiten ist ein genaueres Eingehen auf die
Blutungsquellen auch deshalb erforderlich, um
die biomechanischen Zusammenhänge besser
erklären zu können.
Trägt man zur besseren Übersicht die verletzten
Gefäßbezirke in ein Schema der Hirngrundschlagadern ein, so ist zu berücksichtigen, daß
die Art der Verletzung: Querriß, Längsriß oder
Ausriß eines Seitenzweigs vom Stamm, nicht
immer exakt beschrieben war. In diesen Fällen
wurde lediglich die Nummer des Falles neben
die betroffene Gefäßstrecke gesetzt, 1mal war
der Sitz der Verletzung nicht zu bestimmen
(Abb. 7.1).
Zählt man die Hälfte der Risse am Ramus communicans posterior zum vorderen, die andere
zum hinteren Circulusbereich, so stehen 7 Verletzungen im Karotisbereich, 23 im Vertebralis-
Basilaris-Bereich[2] gegenüber, fast genau umgekehrt wie bei den Aneurysmen. Dies kann trotz
der kleinen Zahl kaum zufällig sein und dürfte
sich wohl zwanglos durch die stärkere Beanspruchung des Vertebralisgebiets bei Traumen erklären, wie dies schon früher angenommen und seither öfter bestätigt wurde (Krauland 1949; Holzer 1955; Thornstedt u. Voigt
1960; Boltz 1965). In diesem Zusammenhang
ist zu bemerken, daß auch Hassler (1961) bei
systematischen Untersuchungen im Vertebralisbereich häufiger verheilte Elastikarisse gefunden hat (Abb. 7.2). Warum die linke Hälfte des
Circulus bevorzugt betroffen war, läßt sich
nicht sagen, möglicherweise hängt dies mit der
Drehbewegung des Kopfes zusammen. Die
linke Gesichtsseite dürfte nämlich durch einen
Faustschlag häufiger getroffen werden; es
kommt dabei zur Drehbewegung des Kopfes
nach rechts, wobei offenkundig die linke Arteria
vertebralis stärker gespannt wird.

7.3 Kasuistik

Bevor nun auf Einzelheiten eingegangen wird,
sollen zunächst die Erfahrungen vorangestellt

---

2 Einmal ohne genauere Angabe

Tabelle 7.1. Tödliche traumatische Subarachnoidalblutungen mit nachgewiesenem Wandriß einer Hirngrundschlagader (Fälle aus dem Schrifttum und eigene Kasuistik)

Nr. Autor Jahr	Alter, Geschl.	Trauma und Verlauf bis zum Eintritt des Todes	Betroffene Schlagadern	Nebenbefund
1 Fraenkel 1927	38, ♂	Sturz nach Streit, Faustschläge ins Gesicht; keine Lebenszeichen mehr	A. basilaris, Längsriß vorne, 2 × 1 mm; hist. kein krankhafter Befund	Abschürfungen und Hämatome im Gesicht; angetrunken
2 Wolff 1928	28, ♂	Beim Sturz mit dem Hinterkopf auf eine Stuhlecke aufgeschlagen; sofort bewußtlos, nach wenigen Minuten tot ins Krankenhaus eingeliefert	A. vertebralis sin., Längsriß 3,5 mm; hist. keine Strukturveränderungen	Quetschwunde über dem Scheitelbein; alkoholisiert
3 Walcher[a] 1930	15, ♂	Beim Fußballspiel Tritt mit Stiefelspitze gegen linke Kopfseite; sofort bewußtlos, nach wenigen Minuten gestorben	A. comm. post. sin. abgerissen. Schlagadern normal und zart	Impressionsfraktur der linken Schläfenbeinschuppe münzgroß, ohne Verletzung der Dura mater
4 Harbitz 1932	35, ♂	Bei Rauferei mit Kopf gegen Zementrohr gestürzt, gleich danach gestorben	A. vertebralis dextra, Riß dicht neben A. basilaris, keine pathologischen Veränderungen an den Arterien	
5 Fritz 1935	59, ♂	Von einem Autobus angefahren. Bei Einlieferung ins Krankenhaus bewußtlos, nach $4^1/_2$ h gestorben	A. vertebralis sin. an A. basilaris ausgerissen; hist. in der Nähe des Risses Leukozytenreaktion in der Muskularis	Zahlreiche Rippenbrüche, Oberschenkelfraktur rechts; alkoholisiert
6 Inouye u. Sinoda 1940	38, ♂	Bei Rauferei mit Vorderkopf gegen einen Ellenbogen geschlagen; freies Intervall; nach 10 h mit Hirndrucksymptomen sterbend aufgefunden	A. cerebri med. dextra gegenüber der Kante des kleinen Keilbeinflügels gerissen; keine pathologischen Veränderungen an der Gefäßwandung	Kein Schädelbruch, keine Hirnkontusion
7 Schmidt 1942	49, ♀	Sturz auf einer Treppe, Todeseintritt offenbar unmittelbar nach dem Sturz	Ramus comm. ant. an A. cerebri ant. sin. eingerissen; kein Aneurysma; hist. keine Zellinfiltrate an der Rißstelle	3 cm lange klaffende Quetschwunde links am Hinterhaupt
8 Illchmann-Christ[b] 1946	29, ♂	Arbeitsunfall: Sturz von einem 20 cm hohen Eisenrost; mit Hinterkopf auf eine Tischkante und einen Stuhl aufgefallen, Tod nach $1/_2$ h festgestellt	A. cerebri post. – A. basilaris, größerer Längsriß von Media und Adventitia; hist. Dehnungsriß blutdurchsetzt, ohne degenerative oder entzündliche Veränderung	Hämatom am Hinterkopf

[a] Fall 1930, Veröffentlichung 1933
[b] Fall 1946, Veröffentlichung 1948/49

Tabelle 7.1 (Fortsetzung)

Nr. Autor Jahr	Alter, Geschl.	Trauma und Verlauf bis zum Eintritt des Todes	Betroffene Schlagadern	Nebenbefund
9 Sachs 1955, zit. nach Heger 1956	46, ♂	Schlag mit Gummiknüppel über den Kopf, Sturz über einige Stufen; bewußtlos aufgefunden, nach 45 min gestorben	A. cerebelli inf. ant. an A. basilaris ausgerissen; hist. geringe arteriosklerotische Veränderungen	Hautabschürfungen im Gesicht. BAK: $1{,}22^0/_{00}$
10 Heger 1956	36, ♂	2–3 Faustschläge ans Kinn, sofort bewußtlos zusammengebrochen, nach 30–40 min gestorben	A. cerebelli inf. post. dextra etwa 1–2 cm nach Ursprung zwei unvollständige Querrisse; hist. frische Abscheidungsthromben	Unterkieferbruch rechts, Quetschwunde an der Unterlippe, Blutunterlaufung in der Kopfschwarte; alkoholisiert
11 Thornstedt u. Voigt 1960 (Fall 5)	34, ♂	Mehrere Faustschläge, sofort bewußtlos, kurz danach gestorben	Ramus comm. post. sin.	Einwirkungsstelle: re. äußerer Augenwinkel, re. Ohr, Unterkiefer. Alkoholisiert
12 Krauland u. Stögbauer 1961 (L 141/58)	63, ♂	Je ein Faustschlag gegen Kinn und linke Halsseite. Sturz auf den Kopf, sofort bewußtlos, nach etwa 25 min gestorben	Ramus comm. post. sin. aus A. carotis gerissen, Ramus comm. post. dextra eingerissen; hist. Abscheidungsgerinnsel	Blutunterlaufungen an der linken Halsseite, Bruch des linken oberen Schildknorpelhorns. BAK: $1{,}34^0/_{00}$
13 Boltz 1965 (Fall 1)	21, ♂	Erhielt während eines Streites mehrere Faustschläge ins Gesicht und stürzte zu Boden, kurze Zeit darauf gestorben	A. basilaris vor dem Abgang der Aa. cerebri post. vollständig quer abgerissen; hist. kein krankhafter Befund	Kein Schädelbruch. Mehrere Blutunterlaufungen in der Kopfschwarte über dem vorderen Anteil des linken Scheitelbeins und der Kinnspitze. BAK: $2{,}00^0/_{00}$
14 Boltz 1965 (Fall 2)	43, ♂	Durch Faustschlag gegen das Kinn zu Boden gestreckt, unmittelbar darauf gestorben	A. vertebralis sin. an A. basilaris eingerissen; hist. kein krankhafter Befund	Blutunterlaufung linke Kinnspitze. BAK: $1{,}1^0/_{00}$
15 Simonsen 1966 (Fall 1)	25, ♂	Schlägerei, mehrere Faustschläge, unmittelbar danach zusammengebrochen; tot bei Einlieferung	A. carotis int. sin. Riß an Oberseite der ersten Gabelung; hist. keine pathologischen Veränderungen	Schürfungen am Nasenrücken, im Gesicht und am Hals. BAK: $0{,}9^0/_{00}$
16 Simonsen 1966 (Fall 2)	60, ♂	Streit: Faustschlag ins Gesicht, auf der Stelle zusammengebrochen, tot bei der Einlieferung	A. cerebri med. dextra 1 cm nach Ursprung	Schürfungen am Nasenrücken und kleine Blutunterlaufung an der linken Scheitelseite. BAK: $1{,}53^0/_{00}$
17 Simonsen 1966 (Fall 3)	23, ♂	Faustschläge nach Streit gegen die rechte Kopfseite; Sturz durch eine Tür, bewußtlos liegengeblieben; Überlebenszeit höchstens wenige Minuten	A. cerebri med. sin., rißartiger Defekt; hist. kein krankhafter Befund	Keine äußeren Verletzungsspuren. BAK: $1{,}11^0/_{00}$

Tabelle 7.1 (Fortsetzung)

Nr. Autor Jahr	Alter, Geschl.	Trauma und Verlauf bis zum Eintritt des Todes	Betroffene Schlagadern	Nebenbefund
18 Simonsen 1966 (Fall 18)	15, ♂	Schlägerei: Schläge gegen den Nacken und Faustschlag ins Gesicht, gleich bewußtlos, nach einigen Minuten gestorben	Abriß im Circulus arteriosus Willisii an der linken Seite. Basalarterien normal	Blutunterlaufungen an der rechten Halsseite und 6–7 mm lange Quetschwunde an der Stirn-Haar-Grenze
19 Simonsen 1966 (Fall 43)	31, ♂	Schlägerei: mehrere Schläge ins Gesicht, dann Faustschlag, bewußtlos, bei Einlieferung ins Krankenhaus tot	A. carotis cerebri sin. Riß 3 mm (Längsriß?); hist. an der Rißstelle Gefäßwandschwäche	Blutaustritt über dem Scheitel unter kleiner Schürfung. BAK: 1,46$^0/_{00}$
20 Simonsen 1966 (Fall 44)	33, ♂	3 kräftige Faustschläge ins Gesicht, zusammengebrochen, Todeseintritt nach wenigen Minuten	Ramus comm. post. gerissen; hist. kein pathologischer Befund	Kein Schädelbruch. Oberflächliche Schürfung mit Blutung am rechten äußeren Augenwinkel und Ohr, Blutunterlaufung am rechten Unterkiefer. Alkoholisiert, ohne BAK-Angabe
21 Klages 1970 (Fall 2)	41, ♂	Sturz nach Schlag gegen Hals oder Gesicht; Aufprall mit Kopf auf Straßenpflaster, sofort bewußtlos, nach 45 min gestorben	A. vertebralis sin. an A. basilaris ausgerissen	Kleine Wunden und Schürfungen an der linken Gesichtsseite. BAK: 1,0$^0/_{00}$
22 Klages 1970 (Fall 3)	21, ♂	Schlägerei mit mehreren Personen, verschiedene Schlagwerkzeuge; auf Transport ins Krankenhaus gestorben	A. cerebelli inf. ant. sin. Einriß	Weichteilverletzungen im Gesicht, Nasenbeinbruch, Kopfschwartenblutung. Alkoholisiert
23 Klages 1976 (Fall 4)	24, ♂	Schlägerei, auf Transport ins Krankenhaus gestorben	A. vertebralis von A. basilaris abgerissen	Kopfschwartenverletzung der rechten Scheitelgegend. BAK: 2,65$^0/_{00}$
24 Klages 1970 (Fall 5)	18, ♂	Streit im Gasthaus: leichter Schlag gegen Hals oder Kopf; nach 2 min plötzlich hingestürzt, bewußtlos, Todeseintritt auf dem Weg ins Krankenhaus	Ramus comm. post. an A. cerebri post. eingerissen, 1 mm lang (Seite?)	Oberflächliche Hautabschürfung am Hals. Zartwandiges Aneurysma der linken A. cerebri post. nicht rupturiert
25 Contostavlos 1971 (Fall 1)	53, ♂	Mehrere Faustschläge gegen linke Gesichtsseite und Nacken, Sturz, einige Minuten später gestorben	A. vertebralis sin. außerhalb der Dura gerissen (angiographisch festgestellt); hist. Media- und Adventitiarisse	Fraktur des Atlas. Zahlreiche Blutunterlaufungen im Gesicht und Nacken; Bruch des Unterkiefers links. Kontrastmittelaustritt bei Vertebralisarteriographie. BAK: 0,17$^0/_{00}$

Tabelle 7.1 (Fortsetzung)

Nr. Autor Jahr	Alter, Geschl.	Trauma und Verlauf bis zum Eintritt des Todes	Betroffene Schlagadern	Nebenbefund
26 Krauland 1971 (L 99/71, Fall 7.3.4)	76, ♂	Faustschlag gegen das Kinn, Sturz aufs Hinterhaupt, bewußtlos liegengeblieben, Krankenhauseinlieferung, nach 30 min Tod festgestellt	A. vertebralis dextra Längsriß 4 mm neben Abgang der A. cerebelli post. inf.; hist. mit Abscheidungsthrombus	Schädelfissur durchs rechte Scheitelbein zur Basis. Schürfungen und Blutunterlaufungen im Gesicht und Hinterhaupt. BAK: 1,9⁰/₀₀
27 Krauland 1971 (L 253/72, Fall 7.3.5)	34, ♂	Schlägerei, auf rechte Gesichtsseite gefallen, regungslos liegengeblieben; nach sofortiger Krankenhausaufnahme Tod festgestellt	A. vertebralis sin. Längsriß 5 mm neben Abgang der A. cerebelli post. inf.; hist. mit Abscheidungsthrombus	Schürfungen in der Mitte der rechten Wange, über dem Jochbein und an der rechten Kinnseite, kleine Blutunterlaufung in der Kopfschwarte rechts im Bereich des Scheitelhökkers. BAK: 1,9⁰/₀₀
28 Krauland 1971 (L 190/74 Fall 7.3.8)	29, ♂	Erschlagen in Park aufgefunden	A. vertebralis sin., Längsriß 5 mm neben dem Abgang der A. cerebelli inf. post.; hist. mit Abscheidungsthrombus	Zahlreiche Riß-Quetsch-Wunden im Bereich des Gesichts. Brüche des Ober- und Unterkiefers, Nasenbeins, Stirnbeins und des linken Schläfenbeins, Quetschung der Hirnrinde. BAK: 3,5⁰/₀₀
29 Bauer u. Vogel 1977	33, ♂	Tätliche Auseinandersetzung; nach Kinnhaken zu Boden gestürzt, bewußtlos, Arzt stellt nach 15 min den Tod fest	4 mm langer Längsriß an der „Mündung" der rechten Carotis int. in den anomal angelegten Circulus arteriosus; keine Abnormitäten im Feinbau	Quetschung der Kopfschwarte in der Hinterhauptsregion. Atypischer Abgang der A. cerebri med. aus der Cerebri ant.
30 Krauland 1979 (L 338/79) Fall 7.3.10	38, ♂	Faustschläge ins Gesicht, zu Boden gestürzt, bewußtlos liegengeblieben, sofort Wiederbelebungsversuche, erfolglos	A. vertebralis sin., 4–5 mm langer Längsriß neben dem Abgang der A. cerebelli inf. post.; hist. mit Abscheidungsgerinnsel	Blutbeule an linker Augenbraue und an der Nasenspitze, geringe Blutunterlaufung am rechten Oberlid und der Wange. Blutungen in der Kopfschwarte links und am Hinterhaupt. BAK: 3,2⁰/₀₀
31 Heuschkel 1979	36, ♂	Schlägerei, 3–4 Faustschläge ins Gesicht, „zusammengerutscht", Arzt stellte nur mehr den Tod fest	A. basilaris, „Wandzerreißung" einen Querfinger unterhalb der Aa. cerebelli sup.; hist. Innenschichtriß mit intramuralem Hämatom daneben	Blutunterlaufungen an der rechten und linken Stirnseite und hinter dem linken Ohr, Hautvertrocknung am linken Kinn, Blutung in der Schleimhautunterlippe. Schädel und Gehirn unverletzt. BAK: 1,9⁰/₀₀

werden, die in den letzten Jahren bei der Untersuchung traumatischer tödlicher SAB gesammelt werden konnten. Es war in 4 von 10 Fällen gelungen, die Rupturstellen histologisch zu sichern, Erfolge und Mißerfolge sollen ausführlicher dargestellt werden.

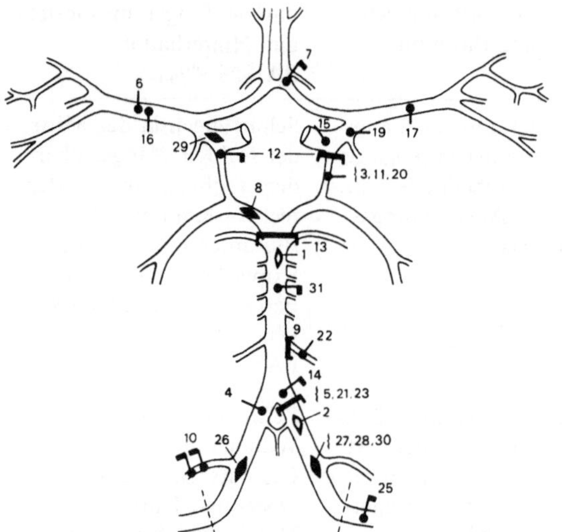

Abb. 7.1. Schema der Hirngrundschlagadern mit der Lokalisation der Verletzungen bei tödlichen traumatischen Subarachnoidalblutungen. Die Ziffern entsprechen den Fällen der Tabelle 7.1. (Ansicht von unten daher seitenverkehrt) •— = ohne genaue Angabe; •⊐ = Einriß; ⊏⊐ = Abriß; ◆ = Längsriß; ◇ = Längsriß ohne genaue Lokalisation; 18 = Circulus Willisii links; 24 = Ramus comm. post. an A. cerebri. post. (ohne Seitenangabe)

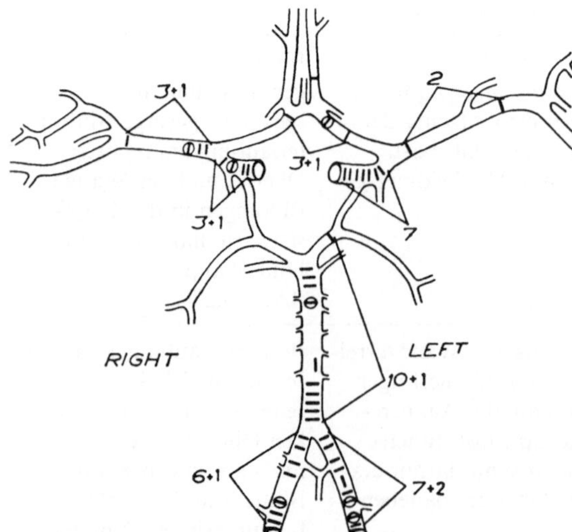

Abb. 7.2. Die Lokalisation von 48 verheilten Reuterwall-Elastikarissen unter 163 Fällen; – normale, ○ extra Serie. (Nach Hassler 1961)

Fall 7.3.1. Traumatische subarachnoidale Blutung aus dunkler Quelle. L 254/61: 59, ♂, Bauarbeiter. Tot auf einem Ruinengrundstück gefunden.

Obduktion: Sämtliche Zisternen am Hirngrund und die Kammern mit Blut ausgefüllt. Leichter Prellungsherd im Pol des linken Schläfenlappens. Kein Schädelbruch. Linker Unterkieferast im Winkel und im Bereich des Gelenkfortsatzes durchgebrochen, umfangreiche Blutung im Zellgewebe in der Umgebung.

Äußere Verletzungsspuren: Wunden, Schürfungen oder weitere Blutunterlaufungen im Gesicht und am Hals nicht feststellbar. Frische, flächenhafte Blutunterlaufung im rechten Scheitel-Schläfen-Bereich.

Krankhafte Befunde: Leberverfettung und allgemeine Atherosklerose mittleren Grades.

BAK: rd. 2,5⁰/₀₀.

Nachuntersuchung des Gehirns: Hirngrundschlagadern werden sorgfältig freigelegt und histologisch untersucht. Verletzungsspuren oder krankhafte Veränderungen, insbesondere Aneurysmen, nicht aufgefunden.

Epikrise: Beim Bruch des Unterkiefers an der linken Seite war damit zu rechnen, daß dem Tode eine Schlägerei vorangegangen ist, wahrscheinlich hatte ein Faustschlag die linke Gesichtsseite getroffen. Beim Mangel an krankhaften Veränderungen war, obwohl eine Verletzungsstelle an den Hirngrundschlagadern nicht aufzudecken war, eine traumatische Entstehung der tödlichen SAB anzunehmen. Die Umstände des Falles waren nicht aufzuklären.

Fall 7.3.2. Traumatische subarachnoidale Blutung aus dunkler Quelle. L 482/67: 21, ♂, Schleifer. Schlägerei vor einer Gaststätte.
Der Verstorbene erhielt nach der eingehenden gerichtlichen Überprüfung einen Faustschlag gegen die vordere linke Seite des Kinns, taumelte und fiel nach rückwärts auf das Straßenpflaster, war offensichtlich bewußtlos, wurde von dem Schläger nochmals bis in Hüfthöhe hochgehoben und wieder fallengelassen, nachdem er dem Regungslosen noch Schläge ins Gesicht versetzt hatte. Wiederbelebungsversuche im Krankenhaus erfolglos.

Obduktion: Ausgedehnte subarachnoidale Blutung am Hirngrund mit Einbruch in das Hirnkammersystem. Kein Schädelbruch, kleine Prellungen am linken Schläfenlappen. Blutunterlaufungen im linken Kopfnickermuskel, an der rechten Kehlkopfseite und in der Muskulatur vor der Halswirbelsäule. Keine krankhaften Organbefunde.

Äußere Verletzungsspuren: Oberflächliche Schürfungen am Hinterhaupt mit dünner Blutunterlaufung in der Kopfschwarte. Blutunterlaufene Schürfungen am linken Unterkieferwinkel und im Bereich der Wange.

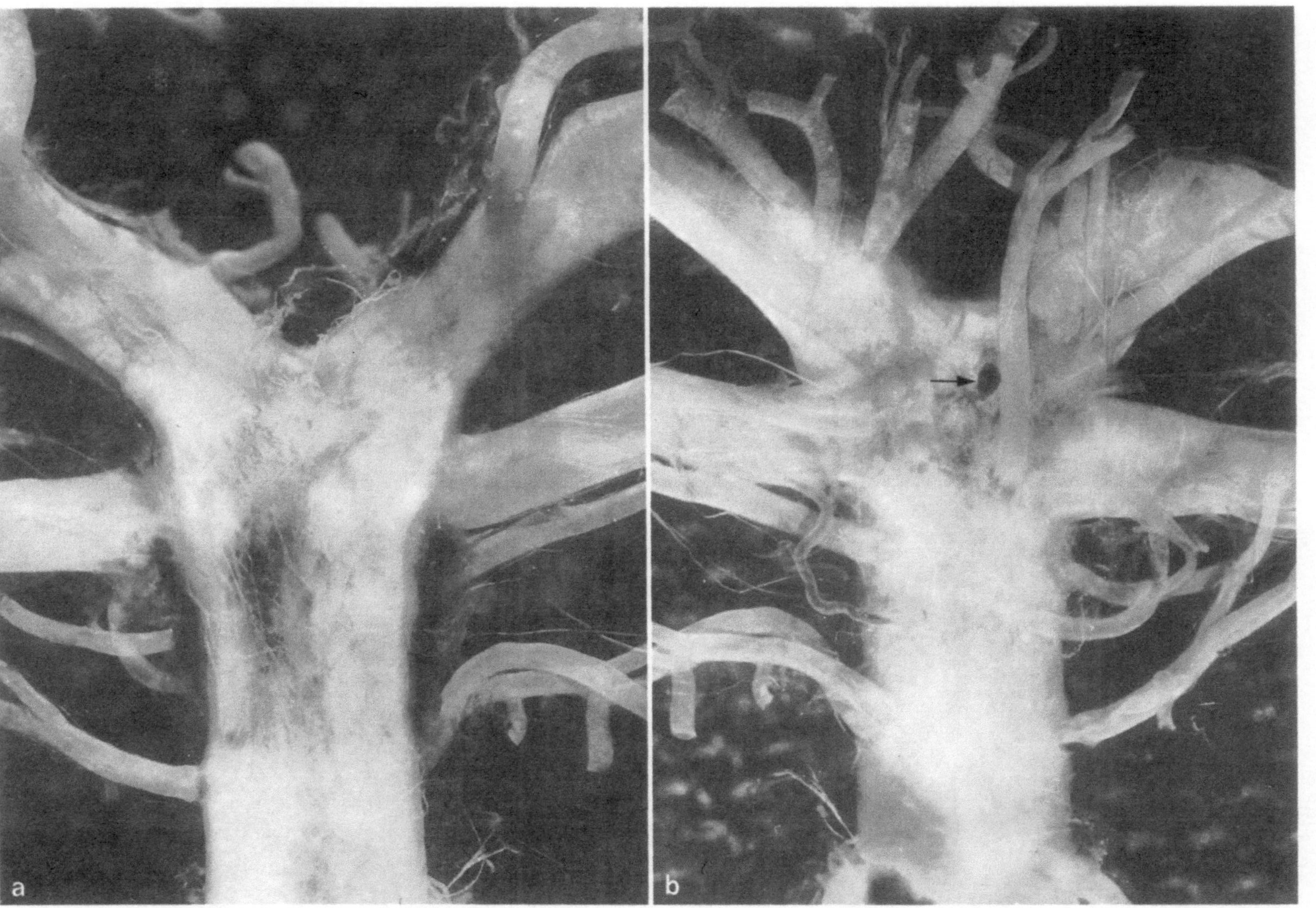

Abb. 7.3 a u. b. „Kopf" der A. basilaris mit Blutung in der Adventitia (dunkel) in der Höhe der Aa. cerebelli superiores. **a** ventrale, **b** dorsale Seite; ausgerissener Seitenzweig (↓) als Blutungsquelle histologisch nicht verifiziert. – Fall 7.3.3: 36 J., ♀; tödliche subarachnoidale Blutung nach Faustschlag gegen die rechte Wange; nach wenigen Minuten gestorben; doppelter Unterkieferbruch

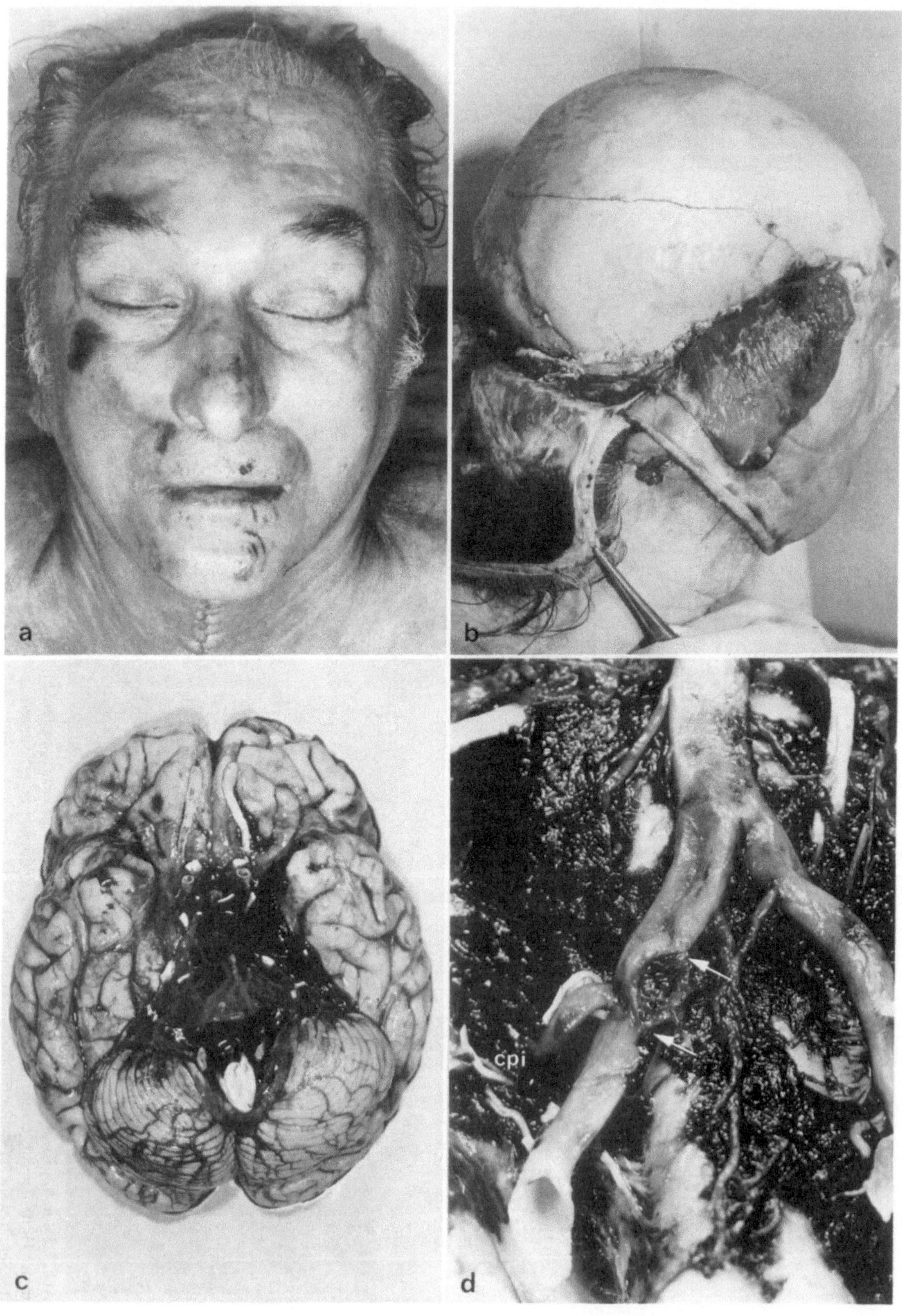

BAK: rd. 2,5⁰/₀₀.

Nachuntersuchung des Gehirns: Hirngrundschlagadern mit den Verzweigungen freipräpariert und histologisch an Stufenserienschnitten untersucht. Weder bei der makroskopischen noch bei der mikroskopischen Untersuchung der Hirngrundschlagadern nach dem Celloidin-Verfahren Verletzungsspuren oder krankhafte Veränderungen, insbesondere auch keine Aneurysmen zu finden.

Epikrise: Nach dem Ergebnis der Leichenöffnung und der Nachuntersuchung war eine traumatische subarachnoidale Blutung anzunehmen. Strafurteil: Körperverletzung mit Todesfolge.

Fall 7.3.3. Subarachnoidale Blutung aus dunkler Quelle (Abb. 7.3a u. b). L 13/71: 36, ♀, Küchenhilfe. Wurde nach einem Zechgelage vom Ehemann in der Wohnung durch einen wuchtigen Faustschlag gegen die rechte Wangenseite niedergeschlagen und blieb regungslos liegen; Blut lief aus Mund und Nase. Alsbald Einlieferung ins Krankenhaus, dort konnte nur mehr der Tod festgestellt werden.

Obduktion: Ausgedehnte subarachnoidale Blutung an der Basis des Gehirns mit Einbruch in die Hirnkammern. Brückenvenen alle unverletzt. Keine Rindenprellungen, kein Schädelbruch. Je ein Bruch des Unterkiefers, rechts durch den Kieferwinkel, links hinter dem Eckzahn.

Äußere Verletzungsspuren: Ausgedehnte blutunterlaufene Schwellung der rechten Wange. Geringe Blutunterlaufungen an den Unter- und Oberschenkeln. Keine krankhaften Organbefunde festzustellen.

BAK: rd. 2⁰/₀₀.

Nachuntersuchung des gehärteten Gehirns: Die Hirngrundschlagadern werden freigelegt. Am oberen Ende der Arteria basilaris geringfügige Blutunterlaufung in der Adventitia an der Vorder- und Rückseite; an der Rückseite eine kleine Lücke nach Ausriß eines kleinen Seitenzweigs (Abb. 7.3b); histologisch jedoch keine Zellreaktion. Keine Aneurysmen oder andere Veränderungen nachweisbar.

Epikrise: Nach dem Ergebnis der Leichenöffnung und nach dem Verlauf war beim Mangel von krankhaften Veränderungen eine traumatische subarachnoidale

Blutung anzunehmen, die zum Tode geführt hatte. Der Ausriß eines Seitenzweigs von der Arteria basilaris stellte offensichtlich die Blutungsquelle dar; die Gerinnsel dürften bei der Präparation verlorengegangen sein. Der wuchtige Schlag gegen die rechte Gesichtsseite, der zu Unterkieferbrüchen geführt hatte, war auch zur Erklärung der rasch zum Tode führenden SAB ausreichend. – Strafurteil: Körperverletzung mit Todesfolge.

Fall 7.3.4. Subarachnoidale Blutung nach traumatischer Berstungsruptur der rechten Arteria vertebralis (Abb. 7.4a–d).
L 99/71: 76, ♂, Korrespondent. Schlägerei auf der Straße in angetrunkenem Zustand. Erhielt einen Schlag gegen das Kinn, fiel um und schlug mit dem Hinterkopf am Straßenpflaster auf; bewußtlos liegengeblieben. Mund-zu-Mund-Beatmung; nach rd. 30 min bei Einlieferung ins Krankenhaus klinischer Tod festgestellt, Wiederbelebungsversuche erfolglos.

Obduktion: Massive subarachnoidale Blutung an der Hirnbasis (Abb. 7.4c), mit Einbruch in die Hirnkammern, alle Zisternen ausfüllend, besonders dicht im rückwärtigen Teil des Circulus arteriosus Willisii. Schädelfissur durch den rechten Scheitelhöcker, schräg nach vorne in die mittlere Schädelgrube absteigend (Abb. 7.4b). Zerrung einer Brückenvene im linken Stirnbereich, mit geringfügiger subduraler Blutung. Blutunterlaufene Einrisse in den Bandscheiben im Bereich der unteren Halswirbelsäule vorn. Knickung der 2.–5. Rippen links (extrathorakale Herzmassage). Am verlängerten Mark und am Rückenmark keine Verletzungsspuren erkennbar. Nur geringfügige atherosklerotische Veränderungen. Keine auffallenden krankhaften Veränderungen an den inneren Organen.

Äußere Verletzungsspuren: Schürfung in der Kopfschwarte rechts über dem Schädelbruch im Bereich des Hinterhaupts (Abb. 7.4b). Kratzerförmige Schürfungen an der linken Mund- und Kinnseite, mit blutunterlaufener Schwellung der Oberlippe. Schürfungen über dem rechten Jochbein, am Nasenrücken und an der Oberlippe (Abb. 7.4a).

BAK: 1,9⁰/₀₀.

Nachuntersuchung des Gehirns: Durch die subarachnoidale Blutung sind die Arteria basilaris und die Arteriae vertebrales in dichte Blutgerinnsel eingehüllt, die Blutung zieht auch in die Sylvi-Furchen. Der Circulus arteriosus Willisii und die Hauptstämme der Hirn-

---

Abb. 7.4. a Schürfungen im Gesicht, Kratzspuren an Kinn und Unterlippe nach Faustschlägen mit „Siegelring"; **b** Schädelfissur parieto-temporal nach Sturz aufs Hinterhaupt, Blutunterlaufung in der Kopfschwarte, außen nur Schürfung, keine Wunde; **c** basale SAB, besonders dicht über Aa. vertebrales und A. basilaris. **d** „Akuter" traumatischer Längsriß in der rechten A. vertebralis (↓↓) seitlich vom Abgang der A. cerebelli post. inf. (*cpi*). – Fall 7.3.4: 76 J., ♂; traumatische subarachnoidale Blutung nach Faustschlägen ins Gesicht und Sturz auf das Straßenpflaster; nach 30 min Tod festgestellt

schlagadern werden freigelegt. Es zeigen sich alle Gefäßverzweigungen zunächst intakt, schließlich findet sich an der Vorderseite der rechten Wirbelschlagader innen vom Abgang der hinteren Kleinhirnschlagader, ein 4 mm langer klaffender Längsriß in der Gefäßwand, aus dem ein Gerinnsel vorragt (Abb. 7.4c).

Histologie: Querschnitt durch die Arteria vertebralis im Bereich der Rißstelle: Alle Schichten der Gefäßwand zeigen keine krankhaften Veränderungen, kein Anhaltspunkt für Aneurysmabildung. In den Rißrändern haften Gerinnselreste aus Thrombozyten, Fibrinlamellen und einzelnen weißen Blutkörperchen, keine stärkere Leukozytenreaktion. Die Gefäßlichtung wird von einem lockeren Gerinnsel aus einem Fibringerüst mit zahlreichen Leukozyten, Blutplättchen und roten Blutkörperchen fast ganz ausgefüllt. Kein Anhaltspunkt für Medianekrose. Bei stichprobenartiger Untersuchung der übrigen Schlagaderstrecken wurden ebenfalls keine krankhaften Wandveränderungen festgestellt.

Epikrise: Nach dem morphologischen Befund und dem Verlauf handelt es sich um eine traumatische Ruptur der rechten Arteria vertebralis. Der längsverlaufende Riß gegenüber dem Abgang der kräftigen Arteria cerebelli posterior inferior spricht für eine Drucksteigerung als Ursache, die wahrscheinlich durch eine plötzliche Überdehnung der rechten Wirbelschlagader bei der erzwungenen Rotation durch den Schlag gegen das Kinn ausgelöst wurde; die Risse in den Bandscheiben der Halswirbelsäule weisen ebenfalls auf eine heftige Einwirkung hin. Der Sturz auf das Hinterhaupt, auf den der Schädelbruch und die Brückenvenenverletzung im linken Stirnbereich zurückzuführen sind, dürfte für das Gesamtgeschehen nur die Bedeutung eines Nebenbefunds haben. Strafurteil: Körperverletzung mit Todesfolge.

Fall 7.3.5. Traumatische subarachnoidale Blutung nach Berstungsruptur der linken Arteria vertebralis.
L 253/72: 34, ♂, technischer Zeichner. Schlägerei vor einer Gaststätte. Nach Zeugenaussagen wurde der Verstorbene „nur zur Seite gestoßen", fiel auf die rechte Gesichtsseite und blieb regungslos liegen. Nach der sofortigen Krankenhausaufnahme konnte nur noch der Tod festgestellt werden.

Obduktion: Massive Blutung in die Zisternen des Hirngrunds mit Einbruch in die Hirnkammern. Kein Schädelbruch, am Gehirn keine Prellungsherde.

Äußere Verletzungsspuren: Kleine Blutunterlaufung in der Kopfschwarte rechts im Bereich des Scheitelhökkers. Schürfungen in der Mitte der rechten Wange über dem Jochbein und an der rechten Kinnseite. Keine krankhaften Organbefunde.

BAK: rd. 1,9⁰/oo.

Nachuntersuchung des Gehirns: Nach sorgfältiger Freilegung der Hirngrundschlagadern findet sich in der linken Arteria vertebralis, unmittelbar unterhalb des Abgangs der Arteria cerebelli inferior posterior, eine 5 mm langer Längsriß. Bei der histologischen Untersuchung waren Reste eines frischen Gerinnsels nachzuweisen, krankhafte Veränderungen waren nicht festzustellen; insbesondere fehlten Anhaltspunkte für Aneurysmen.

Epikrise: Nach dem Ergebnis der Leichenöffnung war anzunehmen, daß der Verstorbene nicht nur gestolpert und gestürzt war, sondern auch einen Schlag ins Gesicht bekommen hatte. Der Verlauf und der Nachweis eines Gefäßrisses ließen keinen Zweifel an der traumatischen Entstehung der tödlichen subarachnoidalen Blutung. – Strafurteil: Fahrlässige Volltrunkenheit des Täters (§ 330a StGB).

Fall 7.3.6. Traumatische subarachnoidale Blutung aus dunkler Quelle.
L 160/73: 52, ♂, Meßtechniker. Schlägerei in einer Gaststätte. Erhielt einen Schlag ins Gesicht, stürzte nach hinten und blieb liegen. Wurde aus dem Lokal getragen, soll dabei angeblich gelacht(?) und gezappelt haben. Vor dem Lokal soll der Verstorbene von einem anderen, unbekannt gebliebenen Mann am Hals gefaßt und geschüttelt worden sein. Während des Transports zum Krankenhaus verstorben.

Obduktion: Ausgedehnte subarachnoidale Blutung an der Hirnbasis mit Einbruch in die Hirnkammern. Kein Schädelbruch. Keine Prellungen des Gehirns. Blutaspiration. Kleiner Intimariß in der linken Halsschlagader unterhalb der Teilungsstelle.

Äußere Verletzungsspuren: Stark blutunterlaufene Quetschwunde an der Schleimhaut der Unter- und Oberlippe, vorwiegend rechts; blutunterlaufene Schürfspur an der Nasenwurzel. Münzengroße Beule über dem Hinterhaupt. Keine krankhaften Organschäden.

BAK: rd. 0,30⁰/oo.

Nachuntersuchung des Gehirns und Freilegung der Hirngrundschlagadern: Keine Verletzungsspuren nachzuweisen, insbesondere auch keine Aneurysmen.

Ausgedehnte histologische Untersuchung des Gehirns und der Hirnschlagadern: Krankhafte Veränderungen, insbesondere Aneurysmen, nicht festzustellen; Blutungsquelle nicht gefunden.

Epikrise: Auch hier war nach dem Verlauf und dem Leichenbefund ein Zusammenhang zwischen dem Schlag ins Gesicht und dem Sturz mit der subarachnoidalen Blutung anzunehmen. Das Ermittlungsverfahren wegen Körperverletzung mit Todesfolge wurde eingestellt, da sich nicht erkennen ließ, auf welche Einwirkungen die tödlichen Verletzungen zurückzuführen waren: in der Gaststätte oder vor der Gaststätte durch den unbekannt gebliebenen zweiten Täter.

Fall 7.3.7. Traumatische subarachnoidale Blutung. Blutungsquelle an den Abgängen der Arteriae communicantes posteriores von den Arteriae cerebri posteriores? (Abb. 7.5).

L 515/73: 39, ♂, Kraftfahrer. Schlägerei vor einer Gaststätte. Erhielt zunächst einen heftigen Faustschlag gegen die Lebergegend; daraufhin ein oder zwei wuchtige Faustschläge in das Gesicht, in Höhe der Mundpartie, ging sofort „wie ein nasser Sack" zu Boden und schlug mit der linken Gesichtsseite hart auf dem Boden auf. Mund-zu-Mund-Beatmung erfolglos. Toteinlieferung ins Krankenhaus.

Obduktion: Ausgedehnte subarachnoidale Blutung mit Einbruch in die Hirnkammern. Kein Schädelbruch, keine Prellungen der Hirnrinde.

Äußere Verletzungsspuren: Zwei Hautabschürfungen an der linken Stirn- und Schläfenseite. Riß-Quetschwunde an der Schleimhautunterlippe gegenüber den Schneidezähnen. Blutunterlaufene Schürfungen an der rechten Brustwand. Keine krankhaften Befunde an den Organen.

BAK: rd. 1,4⁰/₀₀.

Nachuntersuchung des Gehirns: Die großen Schlagaderstämme mit den Seitenzweigen werden freigelegt. An der Vorderseite sind die Abgänge der Rami communicantes posteriores von den hinteren Hirnschlagadern fast symmetrisch zur Hälfte eingerissen (Abb. 7.5). Aneurysmen nicht zu finden.

Bei der *histologischen Untersuchung* waren an diesen Stellen keine Gerinnselanhaftungen mehr zu erkennen, insbesondere fehlten Blutplättchen und Faserstoffmembranen. An der Rißstelle in der Gefäßlichtung rechts ein kleines Gerinnsel, wahrscheinlich traumatischen Ursprungs, in der Adventitia und der Umgebung Reaktion mit gelapptkernigen Leukozyten.

Epikrise: Mit Rücksicht auf den Verlauf und nach den Befunden war an einem Kausalzusammenhang zwischen den Schlägen ins Gesicht und der SAB praktisch nicht zu zweifeln. Bei den Einrissen am Abgang der Rami communicantes posteriores handelte es sich

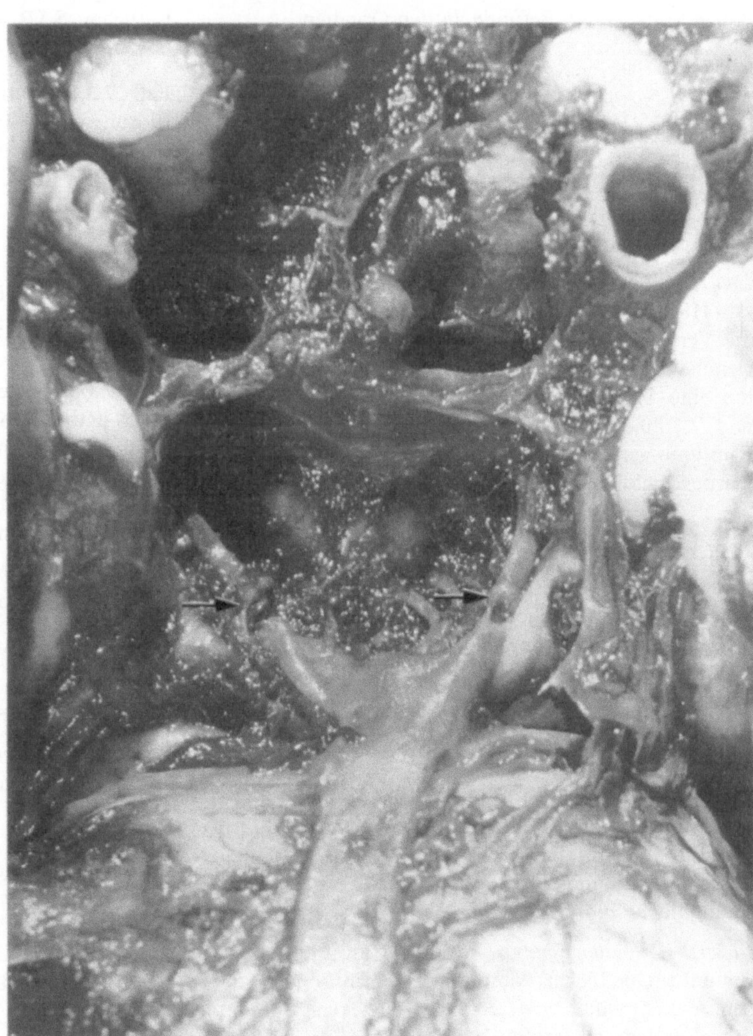

Abb. 7.5. Traumatische Risse in den Rami communicantes post. am Abgang von den Aa. cerebri posteriores (↓↓). Histologisch vitale Reaktion nicht gesichert. Aufnahme nach Formalinhärtung und Abtragung der Blutung. – Fall 7.3.7. 39 J., ♂; traumatische subarachnoidale Blutung nach Faustschlägen ins Gesicht, bewußtlos zusammengebrochen und nach wenigen Minuten gestorben. Riß-Quetschwunde an der Schleimhautunterlippe

höchstwahrscheinlich um die Blutungsquelle, dafür sprach die Leukozytenreaktion in der Adventitia; die Abscheidungsgerinnsel an den Rißrändern waren offenkundig bei der Freilegung der Gefäße verlorengegangen. Im Gerichtsverfahren wurde auf Körperverletzung mit Todesfolge erkannt.

Fall 7.3.8. Traumatische subarachnoidale Blutung nach Berstungsruptur der linken Arteria vertebralis.
L 190/74: 29, ♂, Arbeiter. Erschlagen in einem Park aufgefunden worden.

Obduktion: Ausgedehnte basale subarachnoidale Blutung. Blutungsquelle ein 5 mm langer Längsriß in der linken Arteria vertebralis neben dem Abgang der Arteria cerebelli posterior inferior. Brüche des Ober- und Unterkiefers und der Nasenbeine. Brüche im Bereich des Stirnbeins und des linken Schläfenbeins, Risse in der harten Hirnhaut und Quetschung der Hirnrinde.

Äußere Verletzungsspuren: Zahlreiche Riß- und Quetschwunden im Bereich des Gesichts. Mehrfache Schürfungen und Blutunterlaufungen am Rumpf usw. Keine krankhaften Befunde an den Organen.

BAK: 3,5⁰/oo.

Nachuntersuchung: Bei der Freilegung der Wirbelschlagadern, wo die subarachnoidale Blutung am dichtesten erschien, fand sich links ein 5 mm langer Längsriß in der Gefäßwand neben dem Abgang der linken Arteria cerebelli posterior inferior, an dem histologisch ein Abscheidungsthrombus festzustellen war.

Epikrise: Bei der schweren Zerstörung des Gesichts- und Hirnschädels infolge mehrfacher Einwirkungen ist die Verletzung an der linken Wirbelschlagader nicht weiter verwunderlich; interessant ist aber, daß es sich um eine Stelle handelt, wo auch in den Fällen IV und V, ohne so schwere Verletzungen des Schädels, Rupturen gefunden wurden. Die Umstände des Falles wurden nicht aufgeklärt.

Fall 7.3.9. Subarachnoidale Blutung aus dunkler Quelle.
L 106/79: 43, ♀, Hausfrau. Mißhandlung oder Stürze. Vom Ehemann angeblich bewußtlos aufgefunden worden. Bei der Einlieferung ins Krankenhaus somnolent. Verdacht auf intrakranielle Blutung. Verlegung in ein zweites Krankenhaus, insgesamt rd. 18 h überlebt. Alkoholvorgeschichte; wahrscheinlich war eine Schlägerei vorangegangen.

Obduktion: Intensive Blutungen basal zwischen den weichen Hirnhäuten. Blutiger Liquor. Starker Hydrocephalus internus mit Erweiterung der 3. Kammer. Dünne subarachnoidale Blutung auch über der rechten Mantelfläche hinten (Prellungsherd?).

Äußere Verletzungsspuren: Multiple Blutunterlaufungen unterschiedlichen Alters; linke Ohrmuschel, unter dem linken Ohr, rechte Wangenseite, rechte Kinnspitze, linker und rechter Schläfenmuskel, untere und

obere Gliedmaßen, Blutbeule unter dem rechten Kniegelenk. Blutunterlaufene Schleimhautverletzung an den Lippen gegenüber den Zahnreihen. Links 6., 7. und 10., rechts 5. und 10. Rippe gebrochen, z.T. frisch, z.T. mit Abheilungsspuren. Keine gröberen krankhaften Organveränderungen.

BAK: Ø.

Nachuntersuchung des gehärteten Gehirns: Freilegung der Schlagadern am Hirngrund. Keine Aneurysmen feststellbar. Sorgfältige histologische Untersuchung der gesamten Hirnschlagadern an Stufenserienschnitten (Celloidineinbettung): Keine krankhaften Veränderungen nachweisbar, Blutungsquelle nicht sicher erkennbar; lediglich im Stamm der einen Carotis cerebralis über eine weite Strecke segmentkernige Leukozyten in Randstellung.

Epikrise: Beim Mangel von pathologischen Wandveränderungen und dem Fehlen eines Aneurysmas war auch in diesem Fall bei den ausgedehnten Blutunterlaufungen im Gesicht eine traumatische Genese der tödlichen SAB anzunehmen; der Sachverhalt konnte aber nicht aufgeklärt werden.

Fall 7.3.10. Massive traumatische subarachnoidale Blutung nach Berstungsruptur der linken Arteria vertebralis (Abb. 7.6a u. b).
L 338/79: 38, ♂, berufslos. Bei „alkoholischer Feier" durch ein oder zwei Schläge ins Gesicht getroffen, zu Boden gestürzt, mit dem Hinterkopf aufgeschlagen und bewußtlos liegengeblieben. „Wiederbelebungsversuche" durch Begießen mit kaltem Wasser und Beklatschen der Wangen, ohne Erfolg. Puls noch einige Zeit tastbar.

Obduktion: Zisternen am Hirngrund blutgefüllt, Einbruch in die Hirnkammern (Abb. 7.6b). Arteria basilaris von Blutgerinnseln bedeckt. Spinnwebenhaut und sämtliche Brückenvenen unverletzt, kein Schädelbruch, keine Rindenprellungen des Gehirns. Blutunterlaufungen zwischen den Bändern der Kopfgelenke.

Äußere Verletzungsspuren: Blutbeule im Schwanz der linken Augenbraue. Schürfung an der Nasenspitze, Blutung aus der Nase. Geringe Blutunterlaufungen am rechten Oberlid und der Wange, Kratzspuren im Gesicht und linken Unterarm. Blutungen in der Kopfschwarte links und am Hinterhaupt rechts.

Krankhafte Befunde: Kleine Kaverne mit Konkrement im rechten Lungenunterlappen.

BAK: 3,2⁰/oo.

Nachuntersuchung des gehärteten Gehirns: Die Schlagadern am Hirngrund werden sorgfältig freigelegt. Die Blutung ist über der linken Arteria vertebralis besonders dicht; nach Abheben der Gerinnsel zeigt sich ein 4–5 mm langer Riß etwas ventral vom Abgang der Arteria cerebelli posterior inferior (Abb. 7.6a). Die Ränder des Risses sind etwas nach außen gedreht,

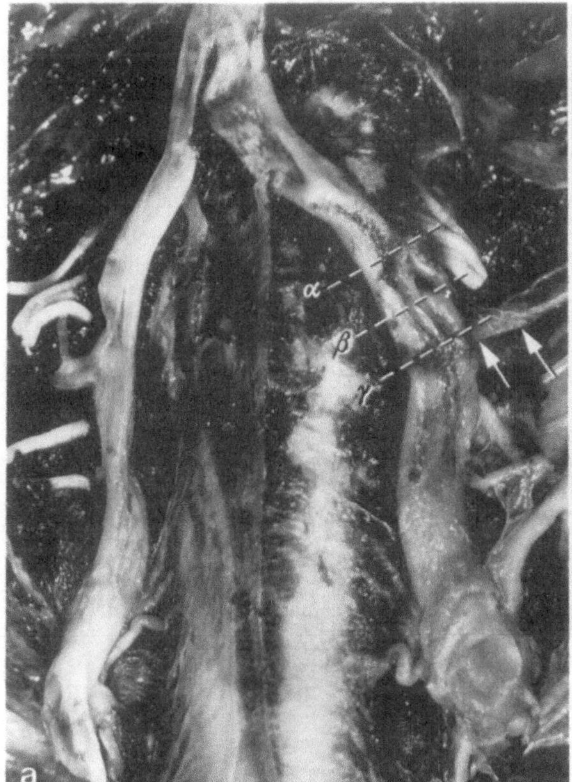
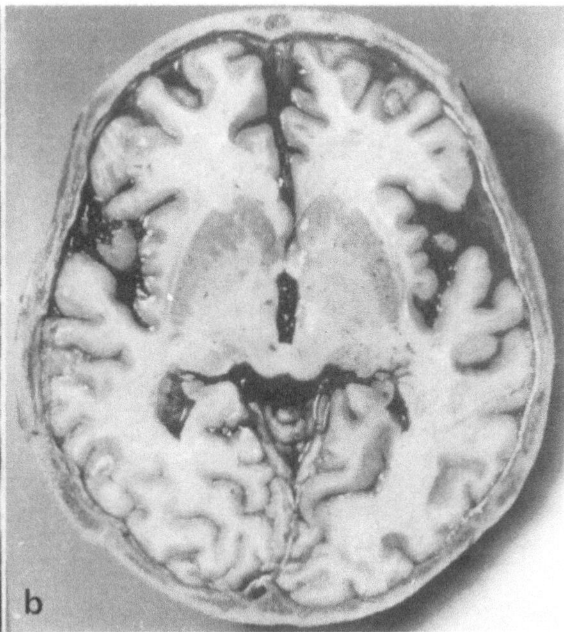

Abb. 7.6. a Traumatischer Längsriß in der linken A. vertebralis neben dem Abgang der A. cerebelli post. inferior ($\downarrow\downarrow$); α-, β-, γ-Schnittebenen der Abb. 7.7 u. 7.8. **b** Obere Gehirnhälfte im Schädeldach. Subarachnoidale Blutung, besonders im Inselbereich mit Einbruch in die 3. Kammer. – Fall 7.3.10: 38 J., ♂;

traumatische Subarachnoidalblutung nach Faustschlägen ins Gesicht; mit Hinterkopf aufgeschlagen, sofort bewußtlos, Wiederbelebung erfolglos. Blutunterlaufung an linker Augenbraue und zwischen den Bändern der Kopfgelenke

so daß man in das klaffende Gefäßrohr hineinsieht. Keine weiteren Verletzungsspuren.

Histologie: Der Längsriß (Abb. 7.7 u. 7.8) in der Gefäßwand sitzt in einiger Entfernung vom Abgang der Arteria cerebelli posterior inferior an der Vorderwand, an einer Stelle, die lichtoptisch keine pathologischen Veränderungen aufweist; die Media ist ziemlich glatt durchtrennt, in der Mitte des Risses sind ihre Ränder etwas nach außen umgeschlagen (Abb. 7.8a, b), wobei hier ein Abscheidungsgerinnsel breit ansetzt. Die Kuppe des aneurysmatisch ausgeweiteten Gerinnsels ist offenkundig bei der Präparation verlorengegangen. Die Membrana elastica interna ist fast in der selben Ebene durchgerissen, ihr Rand an einzelnen Stellen etwas uhrfederartig nach außen gerollt; in die Gewebsspalten an den Rißrändern da und dort einige gelapptkernige Leukozyten eingedrungen. Die Adventitia aber ist nicht in der selben Ebene mit den anderen Wandschichten gerissen; sie zeigt sich offensichtlich stark gedehnt und überragt so in unterschiedlicher Breite die Rißränder der Media und Elastika, ihre Maschen

sind mit Blutkörperchen durchsetzt und an der Innenseite haften dünne wandständige Gerinnsel. In den beiden Winkeln des Wandrisses überdeckt die gedehnte und mit Gerinnseln durchsetzte Adventitia überhaupt die Ruptur der übrigen Gefäßwandschichten (Abb. 7.7 u. 7.8b); in den Winkeln fehlt schließlich fast jede Zellreaktion und Gerinnselbildung, so daß man, hätte man nur diese Querschnitte untersucht, im Zweifel gewesen wäre, ob überhaupt eine zu Lebezeiten entstandene Ruptur vorliege. Die Überprüfung des übrigen Circulus arteriosus an Serienschnitten deckt nur noch in der Arteria basilaris zwei quere Risse der Membrana elastica interna auf, mit minimaler Blutung in der Adventitia, als Zeichen der Dehnung der ganzen hinteren Hälfte des Circulus arteriosus.

Epikrise: Der Sachverhalt deckt sich mit den meisten anderen Fällen. Die äußeren Verletzungsspuren waren mit der münzengroßen Blutunterlaufung in der Augenbraue und der Schürfung an der Nasenspitze verhältnismäßig geringfügig. Die Blutunterlaufungen in den Bändern der Kopfgelenke zeugen jedoch von einer er-

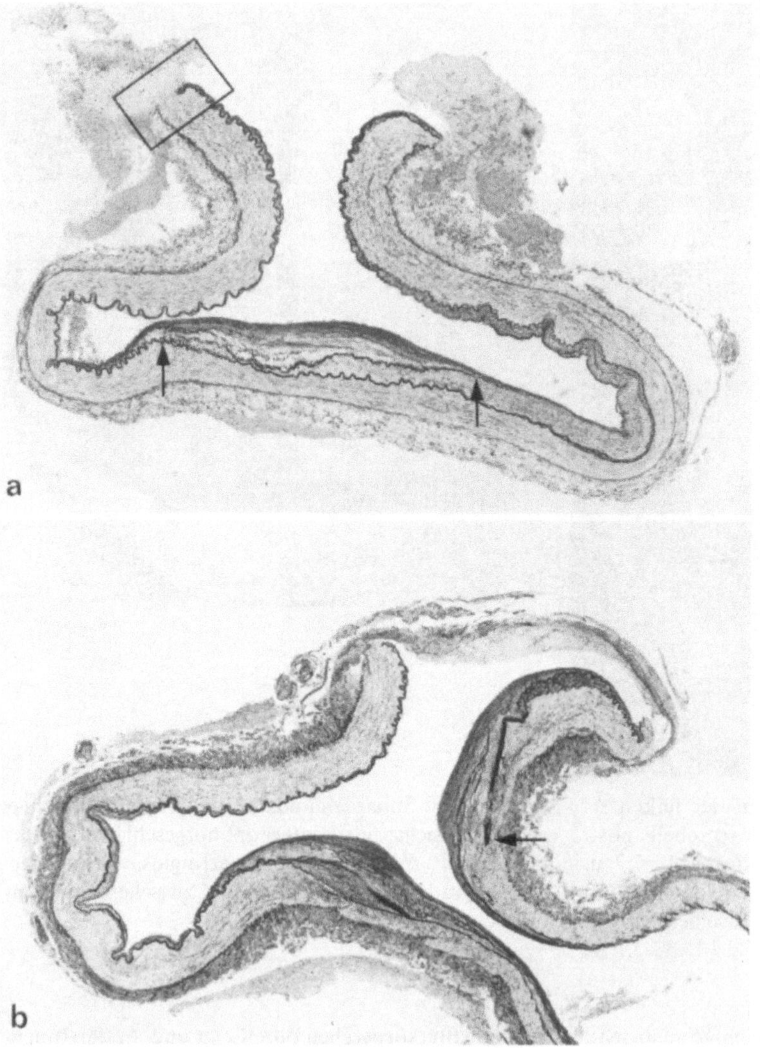

Abb. 7.7. a Schnitt β von Abb. 7.6a. An den Rißrändern haften die Reste von Abscheidungsgerinnseln, wahrscheinlich die Basis eines Verschlußgerinnsels, dessen Kuppe bei der Präparation entfernt wurde; gegenüber der Rupturstelle der Rand eines langgestreckten Abgangspolsters der A. cerebelli post. inf. mit zusätzlicher Fibrose (↓↓). × 35 – **b** Schnitt γ von Abb. 7.6 **a**. Oben der untere Winkel der Ruptur von der gedehnten Adventitia mit Gerinnselanhaftungen überspannt; rechts unten der Abgangstrichter der A. cerebelli post. inf. mit den Abgangspolstern, alten Elastikarissen (↓) und zusätzlicher Fibrose. × 30

heblichen Überdehnung. Die Zerrrungsbeanspruchung der linken Arteria vertebralis wird somit verständlich, dabei ist, wie bei den anderen Fällen, durch die fixierte Arteria cerebelli posterior inferior auch noch ein seitlicher Zug auf die Gefäßwand ausgeübt worden, so daß es zum Längsriß der Gefäßwand kam. Die Ruptur ist auf eine intravasale Drucksteigerung zurückzuführen. – Strafurteil: Körperverletzung mit Todesfolge.

7.4 Ergebnisse

Geht man die ausführlich beschriebenen Fälle durch, so ist die Vorgeschichte der Fälle 7.3.2, 7.3.3, 7.3.4, 7.3.5, 7.3.6, 7.3.7, 7.3.10 durch Zeugenaussagen hinreichend belegt. Durchweg handelt es sich um Schlägereien, wobei die Betroffenen von Faustschlägen im Gesicht getroffen wurden und alsbald zu Boden stürzten, ohne daß sie noch Lebenszeichen von sich gaben. Dieser Vorgang schien oft für die Schläger und Zeugen unerklärlich, gelegentlich wurde angenommen, der Niedergeschlagene verstelle sich nur, wobei z.T. weitere Schläge mit der flachen Hand ins Gesicht zur „Wiederbelebung" „verabreicht" wurden (Fälle 7.3.2 und 7.3.10). In den Fällen 7.3.1 und 7.3.8 war aber über die Vorgeschichte nichts zu erfahren, da die Betroffenen tot aufgefunden wurden; und in einem Fall (7.3.9) war der Sachverhalt nicht aufzuklären, aber auch hier war anzunehmen, daß eine Schlägerei vorangegangen war. Dieser Fall stellt

Abb. 7.8. a Schnitt α von Abb. 7.6a. Oberer Winkel der Ruptur nur mehr von der Adventitia überspannt, die Lücken zwischen den Bindegewebsbündeln mit frischen Gerinnseln abgedichtet, spärliche Leukozytenreaktion. Orcein – van Gieson. × 85. **b** Rißrand, ähnliche Stelle wie in Abb. 7.7a. ▭. An dem ziemlich glatten Riß haftet ein Gerinnsel aus zapfenförmig angeordneten Faserstoffanteilen, dazwischen Thrombozyten und rote Blutkörperchen. Rißrand der Adventitia unten dünn ausgezogen. Azan. × 176 (Krauland 1981, dort farbig)

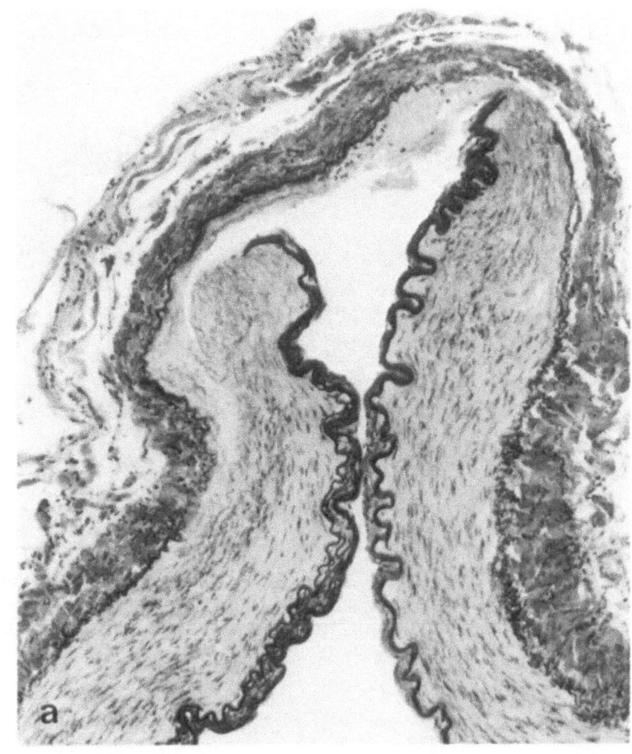

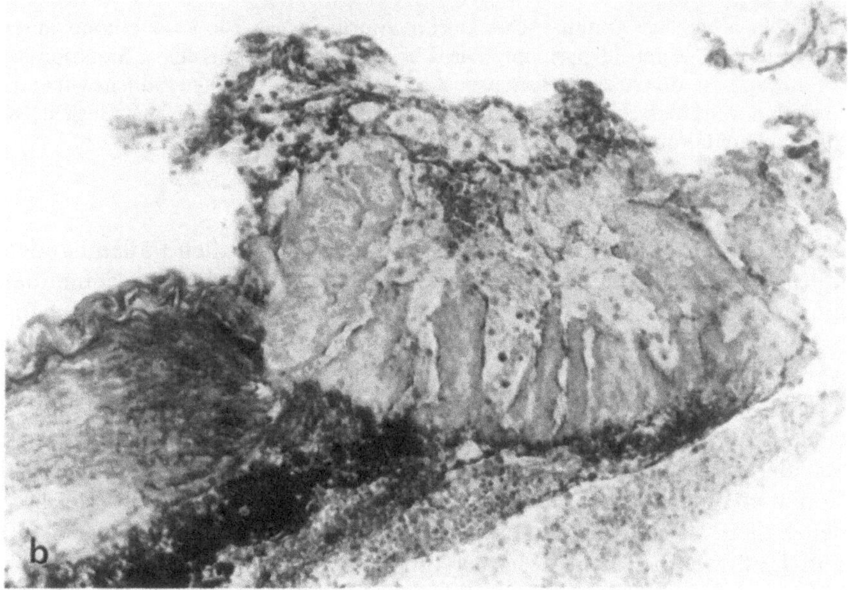

insofern eine Ausnahme dar, als die 43jährige Frau den anzunehmenden Vorfall noch etwa 18 h im Krankenhaus überlebt hatte. In allen anderen Fällen war der Tod, soweit beobachtet, in kurzer Zeit eingetreten; ob bis zum Herzstillstand wirklich nur wenige Minuten vergangen waren, ist in den Fällen mit ausgedehnten Gerinnselbildungen an den Rupturstellen nicht sehr wahrscheinlich. Der Ausgangspunkt der Schlägereien (mit Ausnahme der Fälle 7.3.6 und 7.3.9) war ein Streit im alkoholisierten Zustand, mit Alkoholisierungsgraden zwischen 2 und $3^0/_{00}$, ebenso wie bei den meisten Beobachtungen des Schrifttums.

Blutunterlaufungen, Schürfungen im Gesicht und Quetschungen der Schleimhautlippen ge-

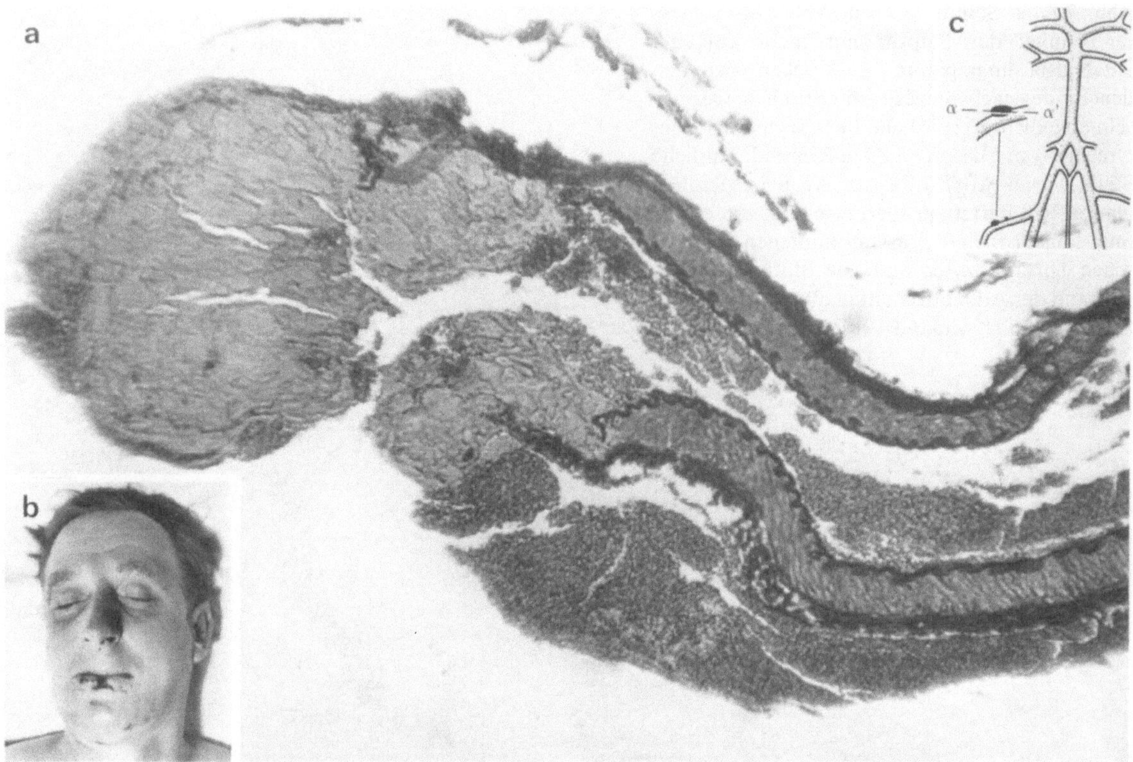

Abb. 7.9. a Frischer traumatischer querer Einriß in der rechten A. cerebelli post. inf. Die Lücke in der Gefäßwand ist durch einen massiven Abscheidungsthrombus verschlossen, in der Gefäßlichtung und im Subarachnoidalraum Blutreste. Elastika – van Gieson. × 35. **b** Unterlippe mit Quetschwunde, Schürfungen am Kinn. **c** Situationsskizze. – Fall 10 (Table 7.1): 36 J., ♂; tödliche subarachnoidale Blutung nach Faustschlägen ins Gesicht; sofort bewußtlos; 30–40 min überlebt

genüber den Zahnreihen waren z.T. wenig auffallend, wiesen aber darauf hin, daß es sich nicht nur um eine einzelne Einwirkung gehandelt hatte. Blutunterlaufungen in der Kopfschwarte waren vor allem durch das Aufschlagen des Kopfes auf harter Unterlage zu beziehen. In einem Fall (7.3.4) war es dabei auch zu einem Schädelbruch gekommen (Abb. 7.4).

Von der Wucht der Faustschläge zeugen bei den Fällen 7.1 und 7.3 Unterkieferbrüche; im Fall 7.3.8 wiesen Brüche des Ober- und Unterkiefers sowie des Stirnbeins und des linken Schläfenbeins sowie die Quetschung des Stirnhirns auf besonders heftige Einwirkungen hin.

Bei den Fällen 7.3.1, 7.3.2 und 7.3.9 waren kleine Gegenstoßprellungsherde in der Hirnrinde, wohl beim Aufschlagen des Kopfes auf eine harte Unterlage durch den Sturz entstanden, und im Fall 7.3.4 fand sich überdies eine Brückenvene im linken Stirnbereich gerissen.

In allen Fällen handelte es sich um ausgedehnte basale subarachnoidale Blutungen, die zur Erklärung eines raschen Todes ausreichten, Aneurysmen waren als Blutungsquelle nicht nachzuweisen.

In vier Fällen (7.3.4, 7.3.5, 7.3.8, 7.3.10) fanden sich nun Längsrisse in der Arteria vertebralis fast an der selben Stelle, nämlich seitlich vom Abgang der Arteria cerebelli posterior inferior, eine angeborene Wandschwäche an dieser Stelle kam demnach nicht in Betracht. Die histologisch nachgewiesenen Gerinnselreste und der Mangel von krankhaften Veränderungen ließen an der traumatischen Entstehung keinen Zweifel. Durch die histologische Untersuchung am besten dokumentiert, ist der Fall 7.3.10, bei dem besonders günstige technische Vorbedingungen vorlagen (Abb. 7.6, 7.7, 7.8a u. b).

Eindrucksvoll waren auch die histologischen Befunde in den Fällen 10 und 12 der Tabelle 7.1 (Abb. 7.9 u. Abb. 7.10)

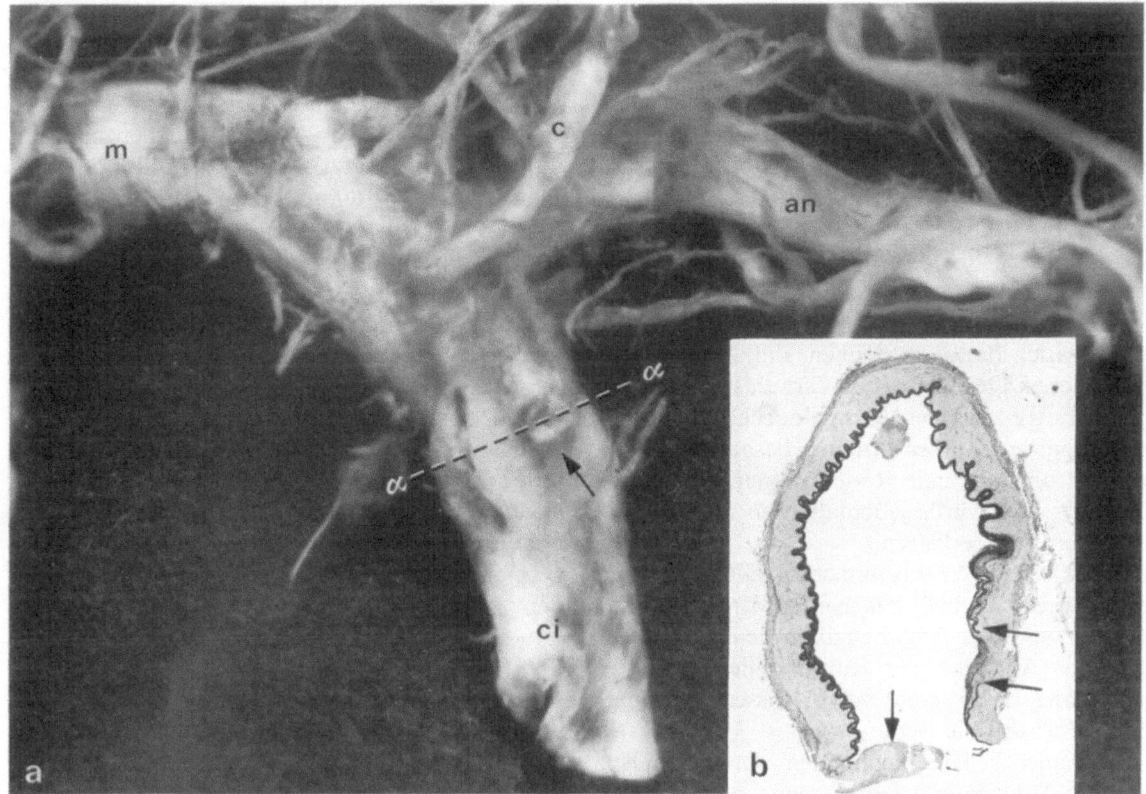

Abb. 7.10. a A. carotis int. cerebralis links mit „T-Teilung" (Ansicht von dorsal). Einmündung des Ramus communicans post. ausgerissen (↓). *ci* A. carotis int., *m* A. cerebri med., *an* A. cerebri ant., *c* A. chorioidea nach oben geschlagen, α--α Schnittrichtung in **b. b** Die Lücke in der Carotis interna im Bereich des ausgerissenen Ramus communicans post. klafft (präparatorisch bedingt); an einem Rißrand ein frisches Gerinnsel (↓), verheilter Riß der Elastica interna im Bereich eines Abgangspolsters (↓↓). Orcein – Kernechtrot. × 9. – Fall 12 (Table 7.1): 63 J., ♂; durch Faustschläge niedergestreckt, 25 min überlebt; tödliche subarachnoidale Blutung

In zwei Fällen (7.3.3, 7.3.7) handelte es sich um Ausrisse oder Einrisse an Gefäßabgängen vom Stammgefäß. An den makroskopisch zu vermutenden Rißstellen waren Gerinnselbildungen mikroskopisch nicht mehr sicher nachzuweisen, möglicherweise waren sie bei der Präparation verlorengegangen.

Im Fall 7.3.7 (Abb. 7.5) war das Gerinnsel in der Gefäßlichtung an der einen Seite mit der Ruptur in Verbindung zu bringen, auch die Infiltration mit segmentkernigen Leukozyten in der Adventitia daneben deutete in diese Richtung.

Im Fall 7.3.3 (Abb. 7.3a u. b) wiesen Blutunterlaufungen in der Adventitia im oberen Ende der Arteria vertebralis auf die Nähe der Blutungsquelle hin, doch versagte aus technischen Gründen der letzte Beweis. Es ist bei solchen Zusammenhängen aber zu bedenken, daß für eine stärkere Infiltration von gelapptkernigen Leukozyten an den Rißstellen und eine feste Gerinnselbildung gewöhnlich bei der kurzen Überlebenszeit zu wenig Zeit bleibt.

Obwohl die Schlagadern am Hirngrund auch bei den restlichen Fällen (7.3.1, 7.3.2, 7.3.6, 7.3.9) nach dem Celloidinverfahren und in Stufenserienschnitten untersucht wurden, wurde die Blutungsquelle nicht gefunden. Dennoch war auf Grund der Vorgeschichte und der eingehenden histologischen Untersuchung: Gewalteinwirkung, Bewußtlosigkeit, Tod, mangelnde krankhafte Veränderungen, fehlende Aneurysmen und wegen der äußeren Verletzungsspuren am Kopf, an einem Zusammenhang zwischen der Gewalteinwirkung und dem tödlichen Ausgang praktisch nicht zu zweifeln.

7.5 Diskussion

Bei den eigenen Fällen und den Fällen aus dem Schrifttum war mit wenigen Ausnahmen der Tod durch die traumatischen basalen subarachnoidalen Blutungen in kurzer Zeit eingetreten. Dies dürfte darauf zurückgehen, daß der Druck in den Hirngrundschlagadern bei einer etwas größeren Lücke in der Gefäßwand zu einer raschen Ausbreitung der Blutung führt. Es ist auch daran zu denken, daß es zu einem plötzlichen Druckabfall im Circulus und in weiterer Folge zu einer Mangeldurchblutung des verlängerten Markes kommt, besonders, wenn es sich um klaffende Risse in einer Vertebralis handelt, dies würde jedenfalls den raschen Zusammenbruch erklären.

Die in Tabelle 7.1 zusammengestellten 31 Fälle sind unterschiedlich bearbeitet worden. 11mal fehlten genauere Angaben über die exakte Lage und das Aussehen der Rupturstelle, 7mal war von Längsrissen, 6mal von Abrissen und 5mal von Einrissen die Rede.

Histologische Untersuchungen der Rißstellen an den Schlagadern fehlen meist oder die Befunde sind unzureichend durch Abbildungen dokumentiert. Gewöhnlich beschränken sich die Angaben auf die Feststellung, daß die Gefäßwand an der Rißstelle anatomisch völlig normal und ohne krankhafte Veränderungen gewesen sei (Simonsen 1966). Vereinzelt wird neben den Rissen auf leichte arteriosklerotische Veränderungen oder Wandschwächen hingewiesen (Heger 1956; Boltz 1965). Nach Klages (1970) vermißt man eine vitale Reaktion bei einzeitiger, rasch zum Tode führender Blutung meistens. Eine genauere Beschreibung der Rißstelle verdanken wir Fritz (1935), dessen Fall allerdings $4^1/_2$ h überlebt hatte. Er schreibt: „Die Elastica interna an der Rißstelle etwas zurückgezogen und leicht eingerollt … in unmittelbarer Nähe der Rißstelle reichlich gelapptkernige weiße Blutkörperchen in der Media eingelagert".

Bei den eigenen Fällen konnten 4mal Längsrisse und je 1mal ein Abriß und Einrisse durch die histologische Untersuchung mit allen Zeichen von vitaler Reaktion an den Rupturrändern der sonst „gesunden" Schlagaderwand nachgewiesen werden (Abb. 7.6–7.10).

Die in den Subarachnoidalraum ergossene Blutmenge läßt sich im Gegensatz zu einer epiduralen oder subduralen Blutung bei der Leichenöffnung nicht genau messen. So gibt es keine Erfahrungswerte, welche Mengen von Blut bei tödlichen Subarachnoidalblutungen gefunden wurden. Ausgehend von den Angaben bei Melchior (1916) schätzt Schmidt (1942) die Blutmenge auf 120–180 ml, die in den Subarachnoidalraum ergossen, rasch zum Tode führt. Wie bei den epiduralen und subduralen Blutungen dürfte aber mit Abweichungen vor allem bei Jugendlichen mit relativer Schädelenge zu rechnen sein. Bei den Fällen 5 und 6, die $4^1/_2$ h bzw. rd. 10 h überlebten, ist es wohl das Wahrscheinlichste, daß die Ruptur ursprünglich unvollständig war, und im Fall 24 ist der 18jährige junge Mann erst ca. 2 min nach einem Schlag gegen den Hals zusammengebrochen. Diese Beobachtungen leiten zu den traumatischen Aneurysmen über, die in Kap. 10 abgehandelt werden.

Um solche Fälle aufzuklären, ist der Nachweis der Blutungsquelle entscheidend. Neben einer sorgfältigen Leichenöffnung liegt das Hauptgewicht auf der histologischen Untersuchung. Da es sich aber technisch kaum durchführen läßt, den ganzen Hirngrund mit den Schlagadern in Serienschnitte zu zerlegen, ist die gezielte histologische Untersuchung von rupturverdächtigen, lospräparierten Schlagaderstrecken immer noch am aussichtsreichsten und mit geringerem Aufwand verbunden. Die Frage ist nur: Wie ist die rupturverdächtige Stelle aufzufinden? Das Auswaschen der Blutung, wie dies vielfach empfohlen wird, oder das Einspritzverfahren, wurde aus den im Kap. 3 „Methodik" erörterten Gründen verlassen. Es ist nämlich damit zu rechnen, daß dabei Gerinnungsstrukturen an der Rupturstelle zerstört werden oder ein Aneurysma beschädigt wird. Es hat sich später bewährt, bei der Entnahme des Gehirns, die Arteriae vertebrales knapp an der Membrana atlantooccipitalis zu durchtrennen und mit der Suche nach der Blutungsquelle erst nach leichter Härtung in Formalin zu beginnen; am besten verwendet man unter dem Operationsmikroskop eine stumpfe Sonde, mit der das noch nicht ganz feste Blut von den Gefäßstämmen vorsichtig entfernt wird, an der Rupturstelle bleibt in der Regel immer noch so viel von dem Gerinnsel übrig, daß eine klare histologische Entscheidung möglich ist (Abb. 7.8).

Contostavlos (1971) hat den beachtlichen Vorschlag gemacht, wenn nach dem Abheben des

Schädeldachs die subarachnoidale Blutung erkannt wird, gleich ein Kontrastmittel von der Arteria subclavia aus oder direkt unterhalb des 6. Halswirbels in die Arteria vertebralis zu injizieren und im Röntgenbild nach Extravasaten zu suchen. Er berichtet, daß es ihm in 3 Fällen mit subarachnoidalen Blutungen nach Schlägereien gelungen ist, im Abschnitt 3 der Arteria vertebralis, also noch extrakraniell, die Blutungsquelle im Verlaufe einer Fraktur im Seitenfortsatz des 1. Halswirbels aufzufinden; allerdings war die histologische Sicherung nur in einem Fall möglich. Contostavlos nimmt an, daß der extrakranielle Teil der Arteria vertebralis noch eine Strecke weit trichterförmig vom Subarachnoidalraum umgeben würde, so daß die Blutung auf diesem Wege in die basalen Zisternen gelangen könnte. Bei zwei seiner Fälle waren auch Brüche der Unterkiefer nachzuweisen gewesen, der Blutalkoholgehalt schwankte zwischen 1,7 und 2,8$^0/_{00}$. In 6 weiteren Fällen wurde eine Blutungsquelle nicht gefunden, doch war die postmortale Angiographie nicht vorgenommen worden. Entsprechend diesen Empfehlungen haben Cameron u. Mant (1972) in 4 Fällen von traumatischer subarachnoidaler Blutung bei postmortaler Angiographie am extrakraniellen Teil der Arteria vertebralis den Austritt von Kontrastmittel nachweisen können und die gleichen Schlüsse gezogen (31 J., ♂; 55 J., ♂; 19 J., ♂; 41 J., ♂). Die Männer hatten bei Auseinandersetzungen Schläge gegen eine Halsseite erhalten, waren zusammengebrochen und in wenigen Minuten gestorben. Äußere Merkmale der Gewalteinwirkung waren nicht festzustellen oder sehr geringfügig.

Allerdings widerspricht die anatomische Erfahrung dieser Erklärung. Nach den Untersuchungen von Lang (1979, persönliche Mitteilung) besteht eine solche Ausstülpung des Subarachnoidalraums an den Schlagadern nicht. Wegen der anatomischen Widersprüche dürfte die Blutungsquelle im extrakraniellen Teil der Arteria vertebralis aber nur dann angenommen werden, wenn durch das Trauma gleichzeitig die Schlagader an ihrer Durchtrittsstelle durch die Membrana atlantooccipitalis gelockert worden wäre, dazu sind in den Veröffentlichungen aber keine Angaben enthalten. Es dürfte in solchen Fällen deshalb zu empfehlen sein, immer auch im Bereich des Circulus Willisii nach Blutungsquellen zu suchen.

Nach den histologischen Befunden läßt sich eine traumatische Wandruptur von der Ruptur eines sackförmigen Aneurysmas klar abgrenzen. Daß die Reste eines Aneurysmasacks nach der Ruptur durch die Blutung weggespült werden können, wie dies verschiedentlich vermutet wird, ist kaum anzunehmen; das Problem ist aber, daß die Ruptur einer großen Medialücke, eines trichterförmigen Aneurysmas oder eines Mikroaneurysmas als solche nicht erkannt werden. Man wird schließlich damit zu rechnen haben, daß eine Aneurysmaruptur unter denselben äußeren Umständen bei einer Schlägerei ausgelöst wird. Dies soll noch an einem eigenen Gutachtenfall gezeigt werden, über den Krauland u.Mitarb. (im Druck) berichten.

Ein 67jähriger Mann geriet beim Würfelspiel in einer Gaststätte in Streit und versetzte seinem Partner Schläge in das Gesicht. Dieser will den Angreifer nur mit den Händen zurückgeschoben haben, wobei er angeblich nur dessen Brustkorb berührte. Der Angreifer sei darauf unvermittelt zu Boden gefallen, und sei mit dem Kopf gegen Einrichtungsgegenstände gestoßen. Zeugen waren nicht vorhanden, doch fand man den Gestürzten unmittelbar danach tief bewußtlos auf. Der Tod trat schon nach 1 h im Krankenhaus ein.
Die Todesursache war eine basale subarachnoidale Blutung. Blutunterlaufene Schürfungen fanden sich im Gesicht (Kinn und Wangen) und zwei am Hinterhaupt, aber keine Quetschungen der Lippen, wie man sie nach Faustschlägen beobachten kann. Der Schädel und die Halswirbelsäule waren unverletzt. Es bestanden ferner eine erhebliche Verkalkung der Herzkranzschlagadern und Schwielen im Herzmuskel; die Blutalkoholkonzentration betrug rd. 2,14$^0/_{00}$.

Nach der Vorgeschichte war zunächst an eine traumatische Ruptur einer Hirngrundschlagader zu denken. Die Präparation deckte jedoch ein kleines, zartwandiges, trichterförmiges Aneurysma am Abgang des linken Ramus communicans posterior auf, dessen Kuppe 1 mm weit aufgerissen war. Das Aneurysma war nach der histologischen Untersuchung an Serienschnitten aus einer Medialücke hervorgegangen, seine Wand bestand nur aus wenigen Bindegewebsfasern mit geringer Spindelzell- und lymphozytärer Reaktion, am „Hals" des Aneurysmas war die Elastika unterbrochen und zeigte außerdem eine typische „Fragmentatio". Man konnte somit der Meinung sein, daß die Ruptur zu jeder Zeit eintreten konnte (s. Kap. 10, Abb. 10.13, 10.14). Anzeichen für vorangegangene Rupturen oder vorübergehende Durchlässigkeiten der Aneurysmawandungen ergaben sich nicht; dies sprach für einen Zusammenhang mit der tätlichen Auseinandersetzung. Als auslösende Ursache kam sowohl eine mechanische Einwirkung, als auch eine spontane Ruptur der hochgradig verdünnten Aneurysmawand, infolge einer Blutdruckkrise während des Streits, in Betracht. Es lag nahe, die Blutunterlaufungen am Hinterhaupt mit einem Aufschlagen am Boden zu erklären. Die Frage, wie die Blutunterlaufungen im Gesicht entstanden waren, blieb offen; sie waren auch zu geringfügig, um die Behauptung des Spielpartners zu widerlegen, er habe den Angreifer nur abgewehrt und zurückgeschoben, aber nicht geschlagen. Nach Darlegung dieser Verhältnisse wurde das Ermittlungsverfahren eingestellt. Der Fall ist ein wichtiges Beispiel dafür, welche Bedeutung die klare Darstellung der Blutungsquelle in solchen Fällen haben kann.

7.6 Biomechanik

Wie schon in Kap. 2 ausgeführt, werden bei Rotationsbeschleunigungen durch die Relativbewegungen zwischen der Innenarchitektonik des Schädelraums Verletzungen des Gehirns und der Schlagadern ausgelöst. In erster Linie werden die Schlagadern auch ohne Schädelbruch durch Zerrung beansprucht, wobei Querrisse entstehen. So sind die meisten vorgefundenen Verletzungen, bei denen es zu Einrissen an den Verbindungen des Circulus Willisii und den Gefäßabgängen gekommen ist, einfach zu erklären. Einer besonderen Interpretation bedürfen aber die Längsrisse, denn Längsrisse in einem „Rohrsystem" sprechen für eine innere Drucksteigerung. Auffallend war nun, daß diese Risse, in den erwähnten 4 Fällen der Kasuistik, fast an der selben Stelle der Arteria vertebralis, nämlich seitlich vom Abgang einer kräftigen Arteria cerebelli posterior inferior, saßen.
Wenn auch die kleine Zahl der Fälle noch keine exakte Aussage erlaubt, so ist ein solches Zusammentreffen auffällig genug, um genauere biomechanische Überlegungen anzustellen. Ein übersteigerter Blutdruck kommt für eine „spontane Ruptur der gesunden Gefäßwand" nicht in Betracht. Da es sich um Rotationstraumen handelte, war die Frage zu prüfen, wie man sich eine plötzliche Drucksteigerung in der Arteria vertebralis vorzustellen hat. Dazu wurden

einerseits strömungstechnische Überlegungen angestellt, andererseits Modellversuche durchgeführt (Krauland u.Mitarb., 1981). Nach diesen hat bei rechtwinkeligem Abgang der Seitenast ein Bestreben, die Abgangsstelle entgegen der Strömungsrichtung auszulenken. Wenn dies mechanisch nicht möglich ist, wird der Seitenast stempelartig eingedrückt und verformt das Stammgefäß oval, wobei seitlich davon die stärkste mechanische Beanspruchung zu erwarten ist; dabei ist entscheidend, daß hier die Festigkeit des Rohrsystems von vornherein geschwächt ist. Ferner dürfte auch noch eine plötzliche Dehnung des Gefäßrohrs durch die Rotationswirkung eine Rolle spielen, das wäre eine Erklärung für die Längsrupturen an der vorgefundenen Stelle.
Schwieriger ist die Frage zu klären, wie man sich eine plötzliche Drucksteigerung im Gefäßrohr durch ein Rotationstrauma vorzustellen hat. Für die Arteriae vertebrales und die Arteria basilaris ist es sicher noch von Bedeutung, daß die Gefäßstrecken im Subarachnoidalraum bei Druckschwankungen ausgelenkt werden und gegen das verlängerte Mark, die Brücke, den Clivus und den Rand des Hinterhauptlochs gedrängt werden können. Ob auch noch eine Unterdruckwirkung im Liquor, etwa entsprechend einer „Cavitation" zur Erklärung heranzuziehen ist, läßt sich aus den morphologischen Befunden nicht ableiten. Wie dem auch sei, im Modellversuch mit elastischen Schläuchen waren tatsächlich Längsrupturen seitlich von den Verzweigungsstellen bei Drucksteigerungen zu erzielen. Daß aber noch andere Bedingungen dazukommen müssen, zeigt die Erfahrung, denn gerade an der Arteria basilaris und an den anderen Strecken der großen Hirnschlagadern können bei stumpfen Kopftraumen durch Dehnung in der Längsrichtung vor allem kleine multiple Querrisse der Innenschichten beobachtet werden (s. Kap. 6). Die biomechanische Aufklärung der verschiedenen Bedingungen bedarf somit noch weiterer Untersuchungen.

7.7 Bedeutung der Alkoholisierung

Bei den eigenen Fällen, wie bei denen aus dem Schrifttum, war aufgefallen, daß neben der tödlichen SAB gleichzeitig eine mittlere bis schwere

Alkoholisierung vorlag. Vor allem Thornstedt u. Voigt (1960) sind einem möglichen Zusammenhang zwischen Alkoholisierung und tödlicher SAB nachgegangen. Drei Möglichkeiten wurden erwogen:

a) die Alkoholisierung ist Anlaß zur Schlägerei,
b) erfahrungsgemäß bedingt die Alkoholisierung eine erhebliche Gefäßerweiterung, was die Entstehung der Blutung begünstigen kann und
c) durch die Alkoholisierung kommt es zu einer erheblichen Herabsetzung des Muskeltonus, so daß bei Gewalteinwirkungen außerhalb des Kopfschwerpunktes Rotationsbewegung im Bereich der Halswirbelsäule entsteht.

Thornstedt u. Voigt halten es nicht für ausgeschlossen, daß ein pathologisch verändertes Gefäß im Falle einer Alkoholisierung zum Bersten gebracht wird. Bei einem gesunden Gefäß allerdings sei eine Blutdrucksteigerung infolge Aufregung oder infolge Alkoholgenusses nicht in der Lage die Ruptur einer Hirnschlagader allein herbeizuführen.

Ob bei der traumatischen Ruptur einer großen Hirnschlagader eine Gefäßerweiterung infolge Alkoholisierung eine Rolle spielt, läßt sich aufgrund der morphologischen Befunde nicht sagen. Wenn überhaupt, dürfte einem solchen Umstand nur eine geringe Bedeutung zukommen; hingegen setzt ein herabgesetzter Muskeltonus sicherlich einer Rotationsbeschleunigung geringeren Widerstand entgegen.

7.8 Begutachtung

Thornstedt u. Voigt (1960) gehen an Hand von 12 Fällen, bei denen allerdings nur in einem Fall ein Gefäßriß nachweisbar war (Fall 11), auf die Begutachtung der Zusammenhangsfrage zwischen Trauma und tödlicher basaler primärer subarachnoidaler Blutung ein. Ihre Schlüsse sind: Findet man bei der Leichenöffnung eine sichere traumatische Ruptur einer nicht krankhaft veränderten Schlagader, ist der Kausalzusammenhang einfach zu beantworten, zumal eine Blutdrucksteigerung durch Aufregung und Alkoholeinfluß nicht in der Lage ist, die Ruptur einer gesunden Arterie allein herbeizuführen.

Alle übrigen Fälle, bei denen die Blutungsquelle nicht aufgedeckt wurde und ein Aneurysma fehlt, bereiten bei der Begutachtung große Schwierigkeiten. Die Annahme eines Kausalzusammenhangs ist dann gerechtfertigt, wenn zahlreiche kräftige Gewalteinwirkungen auf den Kopf unmittelbar zu Bewußtlosigkeit und zum Tode geführt haben. In solchen Fällen sei die Mißhandlung auch medizinisch ein so außergewöhnliches Ereignis, im Vergleich mit anderen evtl. blutungsauslösenden Geschehnissen, daß letztere an Bedeutung zurücktreten dürften.

Von Thornstedt (Jurist) stammt eine ausführliche juristische Beurteilung nach dem schwedischen Recht. Eine Kausalität zwischen Gewalteinwirkung und Tod infolge einer SAB liege vor, wenn die Blutung durch die Gewalteinwirkung eingetreten ist, auch wenn besondere Umstände den Eintritt der Blutung begünstigt haben. Thornstedt erörtert ferner die Frage, ob dann an Stelle von Körperverletzung mit Todesfolge von vornherein nur die Frage der Fahrlässigkeit zu überprüfen sei. Bei 66 Fällen von Simonsen (1966) handelte es sich um tödliche Ausgänge nach Schlägereien, in 47 Fällen davon „there was complete agreement between the medicolegal reports and conclusions ...“

Sjövall (1970) hat an Hand der Arbeit von Simonsen die schwedischen Fälle nochmals durchgearbeitet und die Problematik bei der Begutachtung aufgezeigt.

Auch Klages (1970) geht auf die rechtliche Würdigung ein. Bei seinen 10 Fällen sah er den Zusammenhang zwischen Gewalteinwirkung und tödlicher SAB auch in 2 Fällen wegen der Umstände und der schwerwiegenden Einwirkungen als gesichert an, obwohl in diesen Fällen die Blutungsquelle nicht gefunden wurde.

Bei den eigenen Fällen bot die Begutachtung bei dem Nachweis von den traumatischen Gefäßrissen keine Schwierigkeiten, aber auch bei den Fällen 7.3.2, 7.3.3 und 7.3.7 führte die Anklage wegen Körperverletzung mit Todesfolge zur Verurteilung, weil angesichts der Schwere der Einwirkung (z.T. Unterkieferbrüche) und des Verlaufs an dem Zusammenhang zwischen der Einwirkung und dem Tod praktisch nicht zu zweifeln war. Bei den anderen Fällen kam es aus äußeren Gründen nicht zur Eröffnung des Verfahrens, und das Verfahren im Falle 7.3.6 wurde eingestellt, weil nicht geklärt werden konnte, bei welcher Einwirkung die tödliche Verletzung gesetzt wurde.

7.9 Schlußbemerkung

In Zukunft wird man sich in Fällen von tödlichen subarachnoidalen Blutungen, bei denen eine Schlägerei oder eine andere Einwirkung vorangegangen war, mit einer einfachen Untersuchung des Gehirns bei der Leichenöffnung nicht zufrieden geben können; es wird immer eine Nachuntersuchung des in Formalin gehärteten Gehirns erforderlich sein. Durch eine histologische Untersuchung (s. Kap. 3) wird man alle Anstrengungen unternehmen müssen, um eine krankhafte Ursache auszuschließen (Aneurysma, Gefäßwandschädigungen verschiedener Genese) oder um einen traumatischen Riß in der Gefäßwand nachzuweisen. Das Zweckmäßigste ist dabei die Stufenserienuntersuchung der Schlagadern am Hirngrund.

Ob aber die postmortale Angiographie (Contostavlos 1971) zum Nachweis der Blutungsquelle einen entscheidenden Vorteil bringt, läßt sich noch nicht überblicken. Welche Untersuchungstechnik auch immer Anwendung findet, man wird der Verpflichtung, histologisch nach der Blutungsquelle zu suchen, nicht enthoben.

7.10 Literatur

Avdeev MI (1974) Zum Problem des kausalen Zusammenhanges in der gerichtsmedizinischen Begutachtung (am Beispiel der basalen Subarachnoidalblutungen). Z Rechtsmed 75:61–66

Bauer G, Vogel G (1977) Zur Subarachnoidalblutung nach stumpfer Gewalteinwirkung bei Anomalie des Circulus arteriosus. In: Schneider V (Hrsg) Festschrift W. Krauland. Zentrale Universitätsdruckerei, Berlin, S 122–128

Boltz W (1965) Über isolierte traumatische Abrisse von Hirnschlagadern. Beitr Gerichtl Med 23:49–54

Cameron JM, Mant AK (1972) Fatal subarachnoid haemorrhage associated with cervical trauma. Med Sci Law 12:66–70

Contostavlos DL (1971) Massive subarachnoid hemorrhage due to laceration of the vertebral artery associated with fracture of the transverse. J Forens Sci 16:40–55

Courville CB (1962) Forensic neuropathology. III. Intracranial hemorrhage – spontaneous versus traumatic. J Forens Sci 7:158–188

Ford FR (1956) Basal subarachnoid hemorrhage and trauma. J Forens Sci 1:117–127

Fraenckel P (1927) Gedeckte traumatische Zerreißung der gesunden Arteria basilaris. Dtsch Z Gesamte gerichtl Med 10:193–199

Freytag E (1963) Autopsy findings in head injuries from blunt forces. Arch Pathol 75:402–413

Fritz E (1935) Abreißung einer Arteria vertebralis von der Basilaris ohne Schädelverletzung. Beitr Gerichtl Med 13:22–27

Harbitz F (1932) Können Aneurysmen der Schädelgrundfläche (eventuell mit tödlicher Verblutung) durch Trauma entstehen? Dtsch Z Gesamte Gerichtl Med 19:463–474

Hassler O (1961) Morphological studies on the large cerebral arteries. With reference to the aetiology of subarachnoid haemorrhage. Acta Psychiat Scand 36 (Suppl 154):1–145

Heger R (1956) Riss der Arteria cerebellaris inferior posterior nach Faustschlägen. (Ein Beitrag zur Kenntnis der tödlichen traumatischen Subarachnoidalblutung ohne Verletzung des knöchernen Schädels). Med. Dissertation, Universität Münster

Heidrich R (1972) Subarachnoid haemorrhage. In: Vinken PJ, Bruyn GW (eds) Handbook of clinical Neurology, vol 12. North Holland Publishing, Amsterdam New York, pp 68–204

Heuschkel H-J (1979) Weiterer Fall einer isolierten traumatischen Läsion der Arteria basilaris mit tödlicher Subarachnoidalblutung. Kriminal Forens Wiss 38:51–57

Hofmann E von (1894) Über Aneurysmen der Basilararterien und deren Ruptur als Ursache des plötzlichen Todes. Wien Klin Wochenschr 7:823, 848, 867, 886

Holzer FJ (1955) Verschluß der Wirbelsäulenschlagader am Kopfgelenk mit nachfolgender Thrombose durch Seitwärtsdrehen des Kopfes. Dtsch Z Gesamte Gerichtl Med 44:422–426

Illchmann-Christ A (1948/49) Ein Beitrag zur Pathologie und forensischen Bedeutung des subduralen Hämatomes. Dtsch Z Gesamte Gerichtl Med 39:61–83

Inouye T, Sinoda K (1940) Über eine Anomalie des kleinen Keilbeinflügels und ihre Bedeutung für die gerichtliche Medizin beim Trauma. Beitrag zur traumatischen Subarachnoidalblutung. Dtsch Z Gesamte Gerichtl Med 33:171–174

Klages U (1970) Spontane oder traumatische tödliche Subarachnoidalblutung. Z Rechtsmed 67:67–86

Krauland W (1942) Über die Aneurysmen der Schlagadern am Hirngrund und ihre Entstehung. Dtsch Z Gesamte Gerichtl Med 35:243–281

Krauland W (1944) Über subarachnoideale Blutungen aus dunkler Quelle und über Medianekrosen der Schlagadern am Hirngrund. Dtsch Z Gesamte Gerichtl Med 38:129–144

Krauland W (1949) Zur Entstehung traumatischer Aneurysmen der Schlagadern am Hirngrund. Schweiz Z Pathol Bakteriol 12:113–127

Krauland W (1981) Die traumatische subarachnoidale Blutung. Z Rechtsmed 87:1–18

Krauland W, Stögbauer R (1961) Zur Kenntnis der Schlagaderverletzungen am Hirngrund bei gedeckten stumpfen Gewalteinwirkungen. Beitr Gerichtl Med 21:171–180

Krauland W, Kugler B, Maxeiner H (1982) Traumatisch bedingte Ruptur eines Hirnbasisaneurysma. Beitr Gerichtl Med 40:im Druck

Krauland W, Maxeiner H, Siekmann H (1981) Modellversuch zu druckbedingten Gefäßrupturen an Verzweigungststellen. Z Rechtsmed 87:19–26

Lange-Cosack H (1966) Anatomie und Klinik der Gefäßmißbildungen des Gehirns und seiner Häute. In: Krenkel W, Olivecrona H, Tönnis W (Hrsg) Klinik und Behandlung der raumbeengenden intrakraniellen Prozesse II. (Handbuch der Neurochirurgie, Bd IV/2, S 1) Springer, Berlin Heidelberg New York

Locksley HB (1966) Report on the cooperative study of intracranial aneurysms and subarachnoid hemorrhage, sect V, part I: Natural history of subarachnoid hemorrhage, intracranial aneurysms and arteriovenous malformations. Based on 6368 cases in the cooperative study. J Neurosurg 25:219–239

Maxeiner H (1979) Zur Kenntnis der Schlagaderverletzungen am Hirngrund durch stumpfe Gewalt. Med. Dissertation, Universität, Berlin

Melchior E (1916) Verletzungen des Gehirns. In: Küttner K (Hrsg) Neue Deutsche Chirurgie, Bd 18/II. Enke, Stuttgart, S 209

Schmidt H (1942) Meningeale Apoplexie infolge traumatischer Zerreißung des Ramus communicans anterior, ohne Gefäßerkrankung und ohne Knochenbruch. Beitr Pathol Anat 107:256–270

Simonsen J (1966) Dø delige subarachnoidale blødinger i relation til mindre hovedtraumer. Aarhuus, København

Sjövall H (1970) Objektivität oder Subjektivität bei der Begutachtung. Münch med Wschr 120:725–731

Thornstedt H, Voigt GE (1960) Tödliche, basale Subarachnoidalblutung nach Trauma. Betrachtungen zur Begutachtung und zur juristischen Beurteilung nach dem schwedischen Strafrecht. Dtsch Z Gesamte Gerichtl Med 50:254–277

Walcher K (1933) Über die extracerebralen Aneurysmen der Hirnarterien und deren traumatische Entstehung. Monatsschr Unfallheilkd 40:433–445

Walton JN (1953) Subarachnoid haemorrhage of unusual aetiology. Neurology 3:517–543

Walton JN (1956) Subarachnoid haemorrhage. Livingstone, Edinburgh London, pp 1–53

Wolff K (1928) Traumatische Zerreißung der gesunden Arteria vertebralis an der Hirnbasis. Dtsch Z Gesamte Gerichtl Med 11:464–467

8 Thrombose der großen Hirnschlagadern und Trauma

8.1 Vorbemerkungen

Die klinische Bedeutung der arteriellen zerebralen Gefäßverschlüsse ist von Dorndorf u. Gänshirt (1972) ausführlich dargestellt worden. Neben Arteriosklerose und Arteriitis sind traumatische Verschlüsse der Hirnarterien, vor allem nach Zunahme der Verkehrsverletzungen, keine Seltenheit mehr. Ihr Vorkommen wird bei schweren Schädelhirntraumen mit ungefähr 2–3% und im allgemeinen Krankengut mit 3% angegeben.

Reisner u. Reisner (1976) haben das Schrifttum über traumatische zerebrale Gefäßthrombosen der letzten 40 Jahre durchgearbeitet[1]. Die häufigsten Lokalisationen, die Verletzungsart, der klinische Verlauf, die diagnostischen Schwierigkeiten und die Prognose sind dabei eingehend berücksichtigt worden. Der Halsabschnitt der Arteria carotis interna ist zwischen 80–85%, der Kanalabschnitt im Felsenbein meist bei Schädelgrundbrüchen mit 10% betroffen (Zilka 1970). Bei den anderen Gefäßstrecken handelt es sich nur um Einzelbeobachtungen. Unter 123 Beobachtungen über Primärthrombosen im Karotisstromgebiet fanden sich nach Födisch (1970) 35 im Schädelinnenraum.

Am Hals ist die Arteria carotis durch stumpfe Einwirkungen von außen oder durch die Mundhöhle gefährdet. Differentialdiagnostisch können Thrombosen nach Punktionen zur Arteriographie Bedeutung erlangen. Diese sind aber in der Vertebralis häufiger als in der Karotis. Wichtig sind schließlich Thrombosen im Vertebralisgebiet nach chiropraktischen Eingriffen oder anderen Maßnahmen am Hals (Pratt-Thomas u. Berger 1947; Ford u. Clark 1956; Schwartz u. Mitarb. 1956; Green u. Yoynt 1959; Carpenter 1961). Schmitt (1978) hat im Anschluß an zwei eigene Beobachtungen aus dem Schrifttum 31 Fälle zusammengestellt, bei de-

---

1 100 Literaturstellen

nen es nach manueller Therapie der Halswirbelsäule zu Rupturen und Verschlüssen der Arteria vertebralis gekommen war; 11 Fälle endeten tödlich, bei den restlichen 20 bildeten sich 17mal die neurologischen Ausfälle zurück.

Vom klinischen Standpunkt ist bei Verschlüssen im Karotis- und Vertebralisbereich ein freies Intervall zu beobachten. Nach den Angaben im Schrifttum kann dieses zwischen 35 min und 4 Monaten schwanken, Verwechslungen des klinischen Bilds mit epiduralen und subduralen Blutungen sind nicht selten. Födisch u. Kloss (1966) fanden unter 31 Fällen 47% Fehldiagnosen.

Wenn auch nachfolgend nur die Verschlüsse der intrakraniellen Strecken abgehandelt werden sollen, so ist doch auch immer der proximale Zirkulationsabschnitt zu beachten, weil eine Gerinnselembolie in die zerebralen Gefäße eine örtlich ausgelöste Thrombose vortäuschen kann – sei es krankhafter oder ebenfalls traumatischer Genese. Zur Diagnose eines traumatischen Gefäßverschlusses wird es in erster Linie auf den Nachweis einer Gefäßverletzung ankommen. Verschlußthrombosen dehnen sich gewöhnlich über längere Strecken aus, und da die primäre Verletzungsstelle oft nicht von außen her erkannt werden kann, ist es eine besonders wichtige Aufgabe, an histologischen Serienschnitten nach Innenschichtverletzungen zu suchen.

Nach den Erfahrungen in den Kap. 6 und 7 findet man bei traumatischen Rissen (Rupturen) der Schlagadern am Hirngrund an den Rändern durchgreifender Gefäßwandrisse oft nur ganz geringfügige Gerinnsel, die für die intravitale Entstehung der Ruptur sprechen (Abb. 8.1); der Tod tritt in vielen Fällen – wie die Verläufe zeigen – offenkundig viel zu rasch ein, um einen Gefäßverschluß entstehen zu lassen. Es ist aber mit allen Abstufungen in der Intensität einer stumpfen Einwirkung auf den Kopf und somit mit allen möglichen quantitativen Unterschieden in der Intensität und Aus-

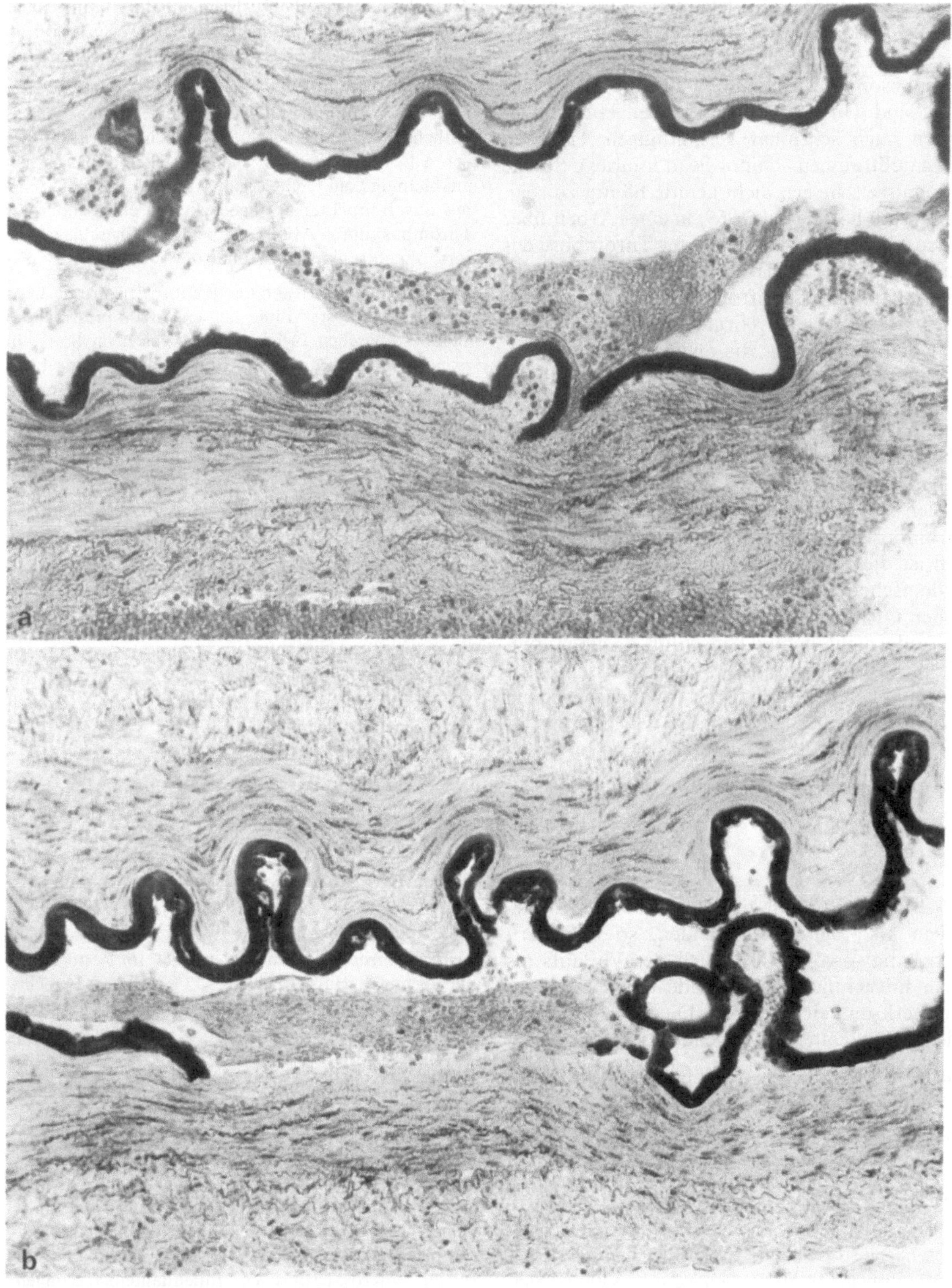

Abb. 8.1a u. b. Elastikarupturen in der A. basilaris mit frischesten wandständigen Gerinnseln aus Blutplättchen, Faserstoffnetz und einzelnen Erythrozyten und Leukozyten. Orcein-Kernechtrot. ×200 (s. dazu Abb. 6.7a–d). – L 31/75: 4 J., ♀; Pkw-Insassin, nach Auffahrunfall tot geborgen. Luxation der Kopfgelenke, Halsmarkquetschung

dehnung von Wandverletzungen mit nachfolgender Thrombose, angefangen von wandständigen bis zu Verschlußgerinnseln, zu rechnen. Von besonderer Bedeutung für die Begutachtung sind Thrombosen der großen Hirnschlagadern nach scheinbar geringfügigen Traumen (Bagatelltraumen – minor head injuries). Solche Ereignisse scheinen nicht gerade häufig zu sein. Immerhin hat Ziegan (1969) in einer Arbeit über einen eigenen Fall von isolierter Thrombose der Arteria cerebri media nach Faustschlag berichtet und aus dem Schrifttum 41 Fälle von isolierten Verletzungen der Hirnarterien bei stumpfen Schädelhirntraumen, die als Todesursache anzusehen waren, in einer Tabelle zusammengestellt. Darunter sind ganz unterschiedliche Verletzungsfolgen, von denen viele zu den schon abgehandelten Rupturen mit rascher tödlicher subarachnoidaler Blutung gehören. Nur in 11 Fällen handelte es sich um eine Verschlußthrombose über eine längere Strecke. Bei einigen ist die Dokumentation hinsichtlich der histologischen Untersuchung von unterschiedlicher Qualität, so daß eine Überprüfung der Befunde nicht immer Aufschluß darüber gibt, welche Ausdehnung und welches Aussehen die ursprüngliche traumatische Wandschädigung gehabt hat.

8.2 Kasuistik

Beschränkt man sich auf die Fälle mit ausführlichen histologischen Befunden, so bleiben 9 übrig, die sowohl hinsichtlich des Verlaufs als auch hinsichtlich der Befunde eine besondere Aufmerksamkeit verdienen. Diese seien mit den wichtigsten Daten im folgenden aufgeführt.

Fall 8.1. Thrombose der Arteria basilaris nach Ruptur der Intima und Media (Saathoff 1905).

Vorgeschichte: 35jähriger Maurer stürzt mit schwerer Last im Nacken (40 Ziegelsteine = 160 Pfund), arbeitet weiter, auch noch einige Stunden am nächsten Tag. Am darauffolgenden Morgen zunächst Hemiparese rechts, später, bei Arztbesuch, auch links, Sprachstörung, Fazialisparese links, Schluckbeschwerden, Temperaturanstieg, Brechreiz, Paraplegie, Bewußtlosigkeit. Tod am 4. Tag (63 h überlebt).

Obduktion: Verschluß der Arteria basilaris dicht vor der Teilungsstelle durch einen $1^{1}/_{2}$ cm langen, dunkelroten Thrombus. Weiße Erweichung der linken, rote

der rechten Brückenhälfte. Flächenhafte Blutungen der weichen Hirnhäute an der Konvexität. „Suffusion im subkutanen Gewebe des Halses" (keine Angaben über Schädelbruch).

Histologie: Intima und Media der Arteria basilaris seitlich in der Längsrichtung über 7 mm gerissen, von der Adventitia abgelöst; die Rißstelle (offensichtlich unabhängig vom Gefäßabgang) durch weißen Thrombus aus Blutplättchen abgedeckt, anschließend roter Thrombus (durch Abbildung belegt). Hirnschlagadern zart, ohne krankhafte Befunde.

Epikrise: Die unvollständige Ruptur der Arteria basilaris wird in erster Linie auf eine Kompression des Gefäßes zwischen Brücke und Clivus beim Sturz, in zweiter Linie auf die starke Blutdrucksteigerung beim Tragen der überschweren Last zurückgeführt; nach „physikalischen Gesetzen" ist bei einer solchen Kompression mit einem seitlichen Riß zu rechnen. Nach der allgemeinen Erfahrung reißen bei mechanischen Beanspruchungen vor allem die inneren Gefäßwandschichten; die Adventitia hat eine größere Dehnbarkeit.

Fall 8.2. Thrombose der rechten Arteria carotis cerebralis und Arteria cerebri media (De Veer u. Browder 1942).

Vorgeschichte: 42jähriger Arbeiter stürzt 20 Fuß tief vom Gerüst, fast (almost) mit dem Kopf voraus, auf der Straße aufgeschlagen, 20 min bewußtlos, danach spricht er mit seinen Arbeitskollegen.

Krankenhaus (Aufnahmebefund): Erkennt seine Familienangehörigen, zeitweise verwirrt. Schürfung und Schwellung an der rechten Scheitelseite. Schmerzen über den Dornfortsätzen der oberen Halswirbel. Gegen Abend (nach 12 h eines relativ freien Intervalls) zunehmende leichte Sprachstörungen, Inkontinenz. Verlegung in die Neurochirurgie. Bewußtsein nicht aufgehoben: intrakranielle Blutung?

Ventrikulographie: schmale Ventrikel. Im Röntgenbild Sprung im 2. Halswirbel links?; Kraniotomie rechts (rd. 36 h nach dem Unfall): kein Anhalt für Blutungen, Temporalgegend aber erweicht. Atemstörungen. Tod 57 h nach dem Unfall.

Obduktion: Erweichung der rechten Großhirnhälfte, entsprechend einer Thrombose in der Arteria carotis cerebralis rechts, mit Fortsetzung in die Arteria cerebri media. Blutung in der Kopfschwarte rechts parietal. Kein Schädelbruch, weder im Bereich des Dachs noch der Basis. Rückenmark unverletzt, ebenso die Sinus, kein Anhalt für Rindenprellungen durch das Unfalltrauma. Herz 450 g, Aorta und große Gefäße mit geringen atherosklerotischen Innenhauteinlagerungen. Fraktur im 2. Halswirbel nicht bestätigt.

Histologie (212 Serienschnitte, Paraffin 6 µ, Arteria cerebri media rechts): Ablösung der Intima und Einriß der Media am Abgang eines Seitenzweigs; der Thrombus füllt den Riß und das Gefäßlumen aus, kein Anhalt für krankhafte Prozesse (durch Abbildungen belegt).

Diagnose: Traumatische Thrombose auf Grund unvollständiger Wandrisse.

Epikrise: Die klinische Beobachtung allein hätte die Entscheidung, spontane oder traumatische Hirnerweichung, nicht erlaubt. Ohne histologische Untersuchung wäre die Genese unklar geblieben; diese war somit von erheblicher forensischer Bedeutung.

Fall 8.3. Thrombose der Arteria basilaris (Esellier 1946).

Vorgeschichte: 36jähriger Skifahrer stürzt bei „rasender" Fahrt, mit dem Kopf voran, in den Schnee. Vorderhaupt hart angeschlagen; keine äußeren Verletzungen; setzt die Fahrt fort. Am Abend Kopfschmerzen. Am nächsten Tag neuerliche Skitour ohne Beschwerden. 48 h nach dem Sturz Sehstörungen, Schmerzen hinter dem rechten Ohr, Brechreiz. Unter Zunahme der Beschwerden Ohnmacht und tonisch-klonische Krämpfe am nächsten Morgen.

Krankenhausaufnahme (Neurochirurgie): Tiefes Koma, Cheyne-Stokes-Atmung. Trepanation. Tod bei Vorbereitung zu einer Ventrikulographie am 3. Tag nach dem Unfall.

Obduktion: Thrombose der Arteria basilaris an den Arteriae vertebrales beginnend, ca. 2 cm lang. Erweichungsherde in den Stammganglien und in der rechten Kleinhirnhälfte. Keine äußeren Verletzungsspuren, keine Blutung zwischen die Hirnhäute, Schädel unverletzt. Belanglose Arteriosklerose geringen Grads. Kein Anhaltspunkt für Embolie. Hypostatische Pneumonie.

Histologie: Im Bereich der Thrombose die Intima und Media der Arteria basilaris „genau seitlich" auf 2–3 mm (unabhängig von einem Gefäßabgang) „aufgerissen", wobei sich ein (im Querschnitt) sichelförmiges intramurales Hämatom gebildet hat; hier ist der Ausgangspunkt der Thrombose festzustellen; diese hat einen korallenstockähnlichen Aufbau (der offenkundig aus Blutplättchen besteht, durch Abbildungen belegt). Die proximalen Abschnitte zeigen die Struktur eines roten Thrombus. Kein Anhaltspunkt für degenerative Veränderungen. Im Bereich der Erweichungen Fettkörnchenzellen und feinste Eisenreaktion.

Epikrise: Es handelt sich um eine traumatische Ruptur von Intima und Media einer gesunden Gefäßwand. Die unvollständige Ruptur wird ähnlich wie in dem Fall von Saathoff durch Kompression der Arteria basilaris zwischen Brücke und Clivus erklärt; es wäre aber auch die Möglichkeit einer Zerrung durch fester fixierte Seitenäste zu berücksichtigen. Auf die erhebliche kinetische Energie bei einem solchen Sturz wird verwiesen. Durch die traumatische Wandschädigung allein sei die fortschreitende Thrombose nicht ausreichend erklärt. Es wird vermutet, daß eine dadurch

bedingte Strömungsverlangsamung des Bluts eine Rolle gespielt hat.

Fall 8.4. Thrombose in beiden Carotides cerebrales (Krauland 1948).

Vorgeschichte: $3^1/_2$jähriges Mädchen in ein Auto gelaufen, beiseite geschleudert, bewußtlos liegengeblieben.

Krankenhaus: Bewußtsein nicht wiedererlangt. Am 5. Tag gestorben. Klinische Diagnose: Hirnlähmung, Schädelbruch, Gehirnkontusion, offener Oberarm- und Schienbeinbruch links. Herdpneumonie.

Obduktion: Frische Erweichung beider Großhirnhälften mit einigen „flohstichgroßen" Blutaustritten im Bereich der Stammganglien. Schädelbruchsystem im Bereich des Schädeldachs mit zwei Zentren im linken und rechten Scheitelbein und mit einem auslaufenden Sprung über das Planum ethmoidale, hier Zerreißung der harten Hirnhaut mit Quetschung des rechten Stirnpols, geringfügige Blutung in der Umgebung. An der Außenseite des rechten Schläfenlappens geringfügiger Prellungsherd. Zerrung der Venae cerebri superiores, links vorne zwei gerissen, die Stümpfe durch Gerinnsel verschlossen. Thrombose im Sinus cavernosus, Türkensattel und Umgebung aber unverletzt. Der übrige Befund entsprach der klinischen Diagnose; keine für die Beurteilung wichtigen krankhaften Veränderungen. Schürfungen an der linken Augenbraue.

Histologie: Arteriae carotides cerebrales beiderseits (Celloidin-Serien nach dem Trockenverfahren von Apathy). Analoge Befunde rechts und links. Die Elastica interna knapp nach dem Durchbruch der Schlagadern quer gerissen. Die Rißenden auf eine Strecke von rd. 5 mm seitlich abgehoben und schneckenartig nach außen eingerollt; an der freiliegenden Media haftet ein „weißer" Thrombus von wolkiger Struktur, offenkundig Plättchen und Fibrin, dazwischen in den Spalten Leukozyten und Inseln von roten Blutkörperchen (Abb. 8.2). Die inneren Schichten der Muskelhaut selbst nicht verletzt, aber blasser gefärbt.

Epikrise: Nach den Sprungsystemen im Schädeldach war es zu je einer heftigen Einwirkung an der rechten und an der linken Schädelseite gekommen, durch die auf eine beträchtliche Deformierung und Verschiebung des Gehirns im Augenblick des Stoßes zu schließen war. Dadurch war es neben der Zerrung der oberen Brückenvenen auch zu einer Zerrung der Carotides cerebrales in der Längsrichtung gekommen, wobei nach der allgemeinen Erfahrung vor allem die inneren Wandschichten der Intima und Elastika dem Zug und der Scherung nicht standhielten. Nach dem klinischen Verlauf hatten sich die Verschlußthromben offenkundig erst allmählich gebildet, sie reichten nur wenig über den unmittelbaren Verletzungsbereich hinaus; damit ist es erklärlich, daß die anämische Erweichung für die seit dem Unfall verstrichene Zeit noch nicht

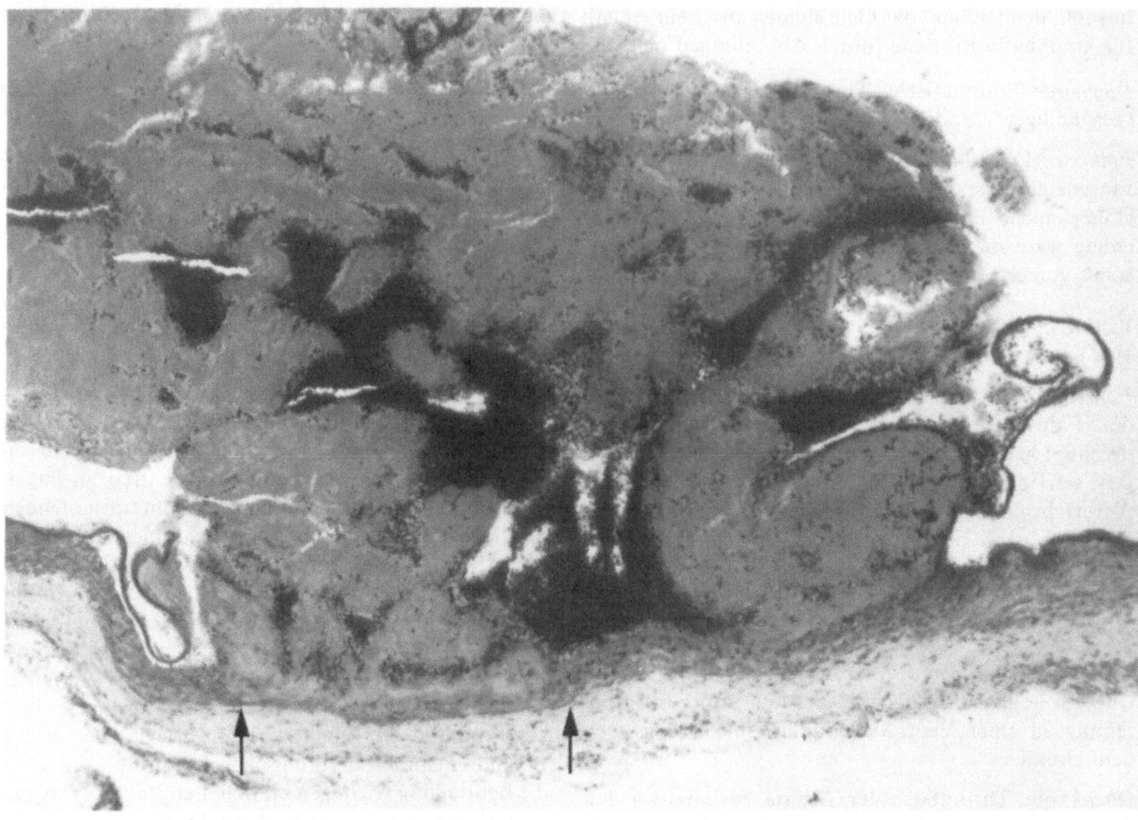

Abb. 8.2. Verschlußthrombose der A. carotis interna cerebralis im Bereich eines queren Elastikarisses (Ausschnitt). Die eingerollten Ränder der Elastika begrenzen zu beiden Seiten den weißen Thrombus; eingeschlossene rote Blutkörperchen dunkel; Media geweit fortgeschritten war; im übrigen war mit einer Minimalversorgung über die hintere Hälfte des Circulus arteriosus zu rechnen.

dehnt mit Kernverlust ($\downarrow\downarrow$). HE. $\times 75$. – Fall 8.4: $3^{1}/_{2}$ J., ♀; in ein Auto gelaufen, am 5. Tage gestorben. Schädelbrüche, Hirnlähmung infolge Thrombose beider Carotides cerebrales (Krauland 1948)

Fall 8.5. Traumatische Thrombose der Arteria basilaris, Geburtsverletzung (Krauland 1952).

Vorgeschichte: Männliche Frühgeburt, 1 750 g, 45 cm; 4. Geburt einer 40jährigen Frau, wegen vorzeitigem Blasensprung in das Krankenhaus aufgenommen, Wehenschwäche, Chinin; 2. Kopflage. Spontangeburt nach 4 h ohne Kunsthilfe. Kind zunächst „scheintot", nach entsprechender Behandlung rasche Erholung, „wimmert" nach 5 min, Lebensäußerung in der Folge gering, allmähliche Verflachung der Atmung, Tod nach 29 h.

Obduktion: Kopfumfang 31 cm, ausgedehnte Kopfgeschwulst über dem linken Scheitelbein, Schuppen der Schädelknochen fest, Nähte nicht verbreitert. Ausgedehnte subarachnoidale Blutung basal rund um Kleinhirn und Brücke mit Einbruch in die Kammern, an der linken Seite des Tentoriums ein geringfügiger Ein-

riß mit Blutunterlaufung. Keine weiteren, für die Beurteilung wichtigen Befunde.

Histologie: (Brücke und verlängertes Mark samt Gefäßen. Celloidin-Trockenverfahren, Serie). Die inneren Wandschichten der Arteria basilaris sind zwischen den Abgängen der Arteriae cerebelli superiores anteriores breit klaffend über den halben Umfang des Gefäßes quer aufgerissen; die Adventitia hochgradig gedehnt, aber nicht völlig gerissen. An der Adventitia und an den von der Elastica interna entblößten Abschnitten der Media haftet ein wolkiger „weißer" Thrombus, der die Gefäßlichtung zur Hälfte ausfüllt und sich auf der einen Seite in die Arteria cerebelli superior anterior fortsetzt (Abb. 8.3). In der Brücke und im Kleinhirn noch kein Anzeichen für Erweichung.

Epikrise: An dem Zusammenhang des unvollständigen Risses der inneren Wandschichten der Arteria basilaris mit der erschwerten Geburt und der geringeren Widerstandskraft des Schädels der Frühgeburt war nicht zu zweifeln. Zur Erklärung werden zwei Möglichkeiten angeführt: Deformierung des Schädels durch die Geburt und (oder) extreme Drehung in Kopfgelenken.

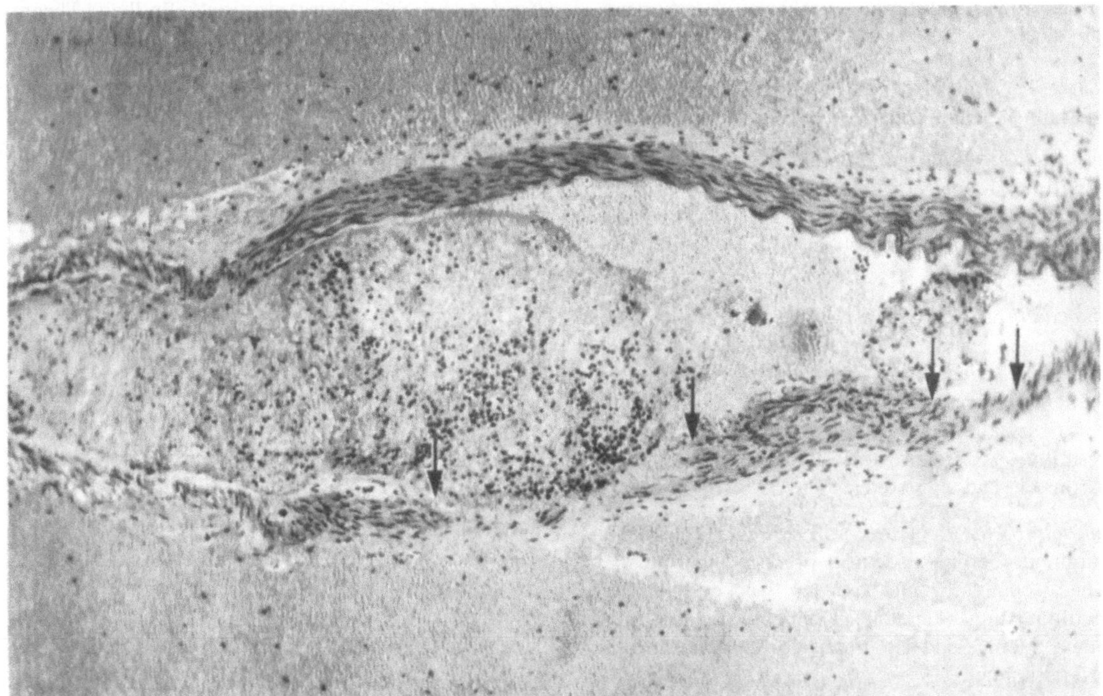

Abb. 8.3. Querschnitt durch die A. basilaris am Ursprung der Aa. cerebelli anteriores mit breit klaffendem geburtstraumatischen Riß von Intima und Media. Gefäßlichtung teilweise durch Thrombose verschlossen; mächtige subarachnoidale Blutung in der Umgebung der Rißenden (↓↓). – Fall 8.5: Frühgeburt. HE. ×93 (Krauland 1952)

Beide Möglichkeiten lassen eine Dehnungsbeanspruchung der A. basilaris erwarten. Infolge der unvollständigen Ruptur mit der Teilthrombose war die Blutströmung in der Arteria basilaris nicht völlig unterbrochen; andererseits ist die Sickerblutung durch die gedehnte Adventitia, die zu einer erheblichen subarachnoidalen Blutung geführt hatte, durch die Thrombose abgedichtet worden, so erklärt sich die Überlebenszeit von immerhin 29 h.

Fall 8.6. Thrombose der Arteria basilaris (Brass 1957).

Vorgeschichte: 31jähriger Landarbeiter, Autounfall (Art der Beteiligung nicht angegeben), Gehirnerschütterung.

Krankenhaus: Hemiparese links, leicht spastisch. Steigerung der Sehnenreflexe. Besserung in den beiden nächsten Tagen, dann aber kollapsartiger Zustand, der sich nach Lumbalpunktion bessert. Am 10. Tag Temperatursteigerung, zunehmende Verschlechterung, in tiefes Koma übergehend; Tod am 16. Tag.

Obduktion: 3 cm lange Schädelfissur im linken Orbitaldach. Basale subarachnoidale Blutung mit festem Gerinnsel am distalen Ende der Arteria basilaris, mit der Brücke „verwachsen". Keine weiteren anatomischen Befunde von Wichtigkeit.

Histologie: Arteria basilaris samt Gerinnsel und angrenzendem Hirngewebe (Paraffin-Celloidin, Serie). Ruptur der sonst anatomisch vollkommen gesunden Arterie; an der der Hirnbasis zugekehrten Seite Verschlußgerinnsel von der Adventitia her, mit jungem Granulationsgewebe durchwachsen. Thrombose der Gefäßlichtung. An den Hirnschlagadern sonst keine krankhaften Befunde.

Epikrise: Nach der Abbildung, die nur die eine Hälfte des Gefäßrohrs im Querschnitt zeigt, handelt es sich offensichtlich um einen primären, wahrscheinlich unvollständigen Längsriß, der durch Gerinnsel verschlossen wurde, so daß die Blutung zum Stehen kam. Der Verfasser sieht den Fall vor allem als Beweis für umschriebene traumatische Schädigungen der Gefäßwand, die grundsätzlich Ausgangspunkt für ein traumatisches Aneurysma sein können. Die von Kahlau (1938) vertretene Ansicht, daß ein Trauma erst eine lokale Ernährungsstörung der Gefäßwand hervorrufe, die über Degeneration zur Ruptur und Aneurysmabildung führe, wird vom Verfasser aufgenommen, ohne neue Gesichtspunkte anzuführen. Der Beweis könne allerdings nur durch systematische Untersuchung der Hirnbasisarterien in Fällen von Trauma geführt werden. Zur Entstehung der Ruptur an der Arteria basilaris wird diskutiert, daß die Druckwellen der Arteriae carotides und der Arteriae vertebrales zusammengetroffen seien.

Fall 8.7. Thrombose der Arteria basilaris in ganzer Ausdehnung (Schulz u.Mitarb. 1967).

Vorgeschichte: 21jähriger Mann, beim Fußballspiel vom Ball am Kopf getroffen, weitergespielt, Stunden danach Kopfschmerzen, nach rd. 24 h krampfend zusammengebrochen und angeblich über 4 Treppenstufen gefallen.

Krankenhaus (Neurochirurgie): Tiefe Bewußtlosigkeit, Nackensteife, leichte uncharakteristische neurologische Ausfälle. Diagnose: Virusenzephalitis? Antibiotische Therapie. Tracheotomie. Nasensonde. Im Verlauf von $2^1/_2$ Monaten keine Aufhellung des Bewußtseins. Unvermittelt Auftreten von Schnappatmung, innerhalb von 3 h Tod eingetreten.

Obduktion: Vollständiger Verschluß der Arteria basilaris durch ein Gerinnsel, dementsprechend paramedian gelegene ischämische Nekrose der Brücke (erst nach Formalinhärtung erkennbar). Tracheobronchitis, Lungenödem, kleine Schwiele in der Vorderwand der linken Herzkammer.

Histologie: Arteria basilaris (zahlreiche Querschnitte, eine Abbildung). Thrombus in fortgeschrittener Organisation und Rekanalisation. Elastica interna intakt. In der Brücke ausgedehnte Erweichung mit Gefäßneubildung und Resten von Abraumzellen.

Epikrise: Da krankhafte Gewebsveränderungen an den Hirnschlagadern und Anhaltspunkte für Embolie fehlten, wird trotz des fehlenden Nachweises einer Intimaverletzung (möglicherweise wegen der Abheilungsvorgänge) eine traumatische Ursache der Thrombose infolge einer Gefäßzerrung bei Schleudertrauma angenommen. Die lange Überlebenszeit wird auf ein gut ausgebildetes kollaterales Gefäßsystem und die frühe klinische Behandlung zurückgeführt.

Fall 8.8. Thrombose der Arteria basilaris im rostralen Teil (Klages 1969).

Vorgeschichte: 16jähriger Lehrling, Amateurboxer, 60 Kämpfe. 6 Tage nach Gewinn einer Juniorenmeisterschaft leichte Beschwerden, einige Zeit danach plötzlich bewußtlos.

Krankenhaus: Schockzustand, Somnolenz, Erbrechen, neurologische Ausfälle links, zunehmende Verschlechterung. Probetrepanation: keine Blutungen. Tod 17 Tage nach dem letzten Boxkampf.

Obduktion: Hirndruck. Schädel unverletzt, keine Blutungen an der Hirnoberfläche. Erweichungsherde in Thalamus und Substantia nigra, im Kleinhirn und im Bereich der Augenmuskelkerne. Lungenödem. Die übrigen Organe, auch histologisch, nur mit Nebenbefunden.

Histologie: Weiße, in Organisation befindliche Thrombose der Arteria basilaris im rostralen Teil der Brücke, in teilweiser Organisation. Subendotheliale Blutungen. Unabhängig davon subendotheliale Bindegewebspolster „innerhalb und unterhalb" der Elastica interna. Ein Riß der Elastica interna war trotz Serienschnitten nicht nachzuweisen. Im Bereich der Erweichungen Fettkörnchenzellen und Gefäßproliferation.

Epikrise: Trotz der Serienschnitte war eine Läsion der inneren Gefäßwandschichten nicht festzustellen. Die Abhebung des Endothels im Bereich der Thrombose wird als ihr Ausgangspunkt angesehen. Zunächst wird eine wandständige Thrombose angenommen, die zu einem progredienten Verschluß der Arteria basilaris geführt habe. – Bei der Geringfügigkeit der primären Schädigung (isolierte Intimaläsion) müßten bei dem jugendlichen Individuum besondere Bedingungen vorgelegen haben. Es könnte sich dabei um eine Thromboseneigung infolge der Abmagerungskur vor dem letzten Boxkampf gehandelt haben (Lipämie und Viskositätsänderung durch Hungerzustand, Sandritter u. Beneke 1968). ,

Fall 8.9. Thrombose der Arteria cerebri media links (Ziegan 1969).

Vorgeschichte: 21jähriger Mann, Streit im Rausch. Faustschlag gegen die linke untere Kinnseite erhalten, zusammengebrochen, mit der rechten Seite aufgeschlagen und für kurze Zeit bewußtlos, angeblich kein direktes Aufschlagen des Kopfes. Nach einiger Zeit taumelnd aufgestanden, auf Bank gesetzt, jammert, hält sich den Kopf, verwirrt, zunehmende Somnolenz. Einweisung nach 3 h und 15 min.

Krankenhaus: Bewußtlos, Hautabschürfungen und Hämatom an der rechten Schläfe. Zunehmende Verschlechterung. Hemiparese rechts. Probetrepanation links: keine Blutung. Tod im Koma, 38 h nach dem Trauma.

Obduktion: Schürfungen rechte Schläfe, keine(!) Blutunterlaufungen am Kinn. Kein Schädelbruch. Thrombose der Arteria cerebri media sinistra, vom Karotisabgang bis zur ersten Aufzweigung (1,5 cm). Schwellung der linken Großhirnhälfte. Hirndruck. Herz und Gefäße unauffällig. Foramen ovale geschlossen.

Histologie: Arteria cerebri media (Paraffin, Stufenschnitte). Im distalen Teilstück Innenschichtriß bis in die Mitte der Media, anschließend Abscheidungsthrombus. Intramurales Hämatom, $^1/_5$ des Gefäßumfangs.

Epikrise: Der Innenschichtriß mit nachfolgender Thrombose der Arteria cerebri media wird auf den „Kinnhaken" zurückgeführt. Es sei der „3. Fall" im Schrifttum ohne Schädelbruch und Hirnverletzung. Die Biomechanik wird an Hand der veröffentlichten Fälle besprochen: „Abschleuderungs- oder Stoßwellentheorie, oder direkte Gewalteinwirkung werden verantwortlich gemacht".

8.3 Diskussion

Die vorstehend ausführlich beschriebenen 9 Fälle wurden ausgewählt, weil an dem ursächlichen Zusammenhang der Thrombose in den großen Hirnschlagadern mit einem stumpfen Schädelhirntrauma auf Grund der Vorgeschichte, des Leichenöffnungsbefunds und der histologischen Untersuchung nicht zu zweifeln war. Das Durchschnittsalter betrug 22,4 Jahre (0–42), nur 1 Mädchen von $3^1/_2$ Jahren war darunter.

In allen Fällen handelte es sich um stumpfe Traumen, die mit verschiedener Intensität auch oder direkt am Kopf angegriffen hatten: 3mal Stürze aus verschiedener Ursache (8.1–8.3), 2mal Verkehrsunfälle (8.4, 8.6), 2mal Faustschläge (8.8, 8.9), 1mal Kopfball (8.7), 1mal Geburtstrauma (8.5). Nur im Fall 8.4 bestand von Anfang an ein tiefes Koma, in den Fällen 8.5 und 8.6 war ein freies Intervall nicht ausreichend dokumentiert; bei den anderen Fällen bestanden freie (oder relativ freie Intervalle) von durchschnittlich rd. 42,5 h (3–144 h). Die Überlebenszeit lag bei den meisten Fällen unter 5 Tagen, bei den Fällen 8.6 und 8.8 aber bei 16 bzw. 17 Tagen, bei dem Fall 8.7 sogar bei $2^1/_2$ Monaten.

Hinsichtlich des Angriffspunkts der Gewalteinwirkung auf den Kopf war aus den Fallschilderungen meist keine exakte Auskunft zu gewinnen. Bei dem $3^1/_2$jährigen Mädchen (Fall 8.4), das in ein Auto gelaufen und beiseitegeschleudert wurde, sprachen je ein Bruchzentrum an der rechten und linken Schädelseite für die Heftigkeit der Einwirkung. Da die Sprünge sich auch auf den Schädelgrund erstreckten, läßt sich vorstellen, daß bei der Deformierung des Schädels das Großhirn an den beiden Karotiden zerrte. Nur beim Fall 8.6, bei dem es sich ebenfalls um einen Verkehrsunfall handelte, wies noch ein geringfügiger Sprung im Augenhöhlendach auf die Deformierung des Schädels hin.

Bei den übrigen Fällen war der Schädel jedoch nicht verletzt, und auch am Gehirn waren Zeichen für eine Traumatisierung (Rindenprellungsherde) nicht beschrieben. In diesen Fällen ist es somit viel schwieriger, das Zustandekommen der Arterienverletzung mit den Innenschichtrissen zu erklären. Die Thrombose saß 6mal in der Arteria basilaris, 1mal in der Arteria carotis cerebralis und 2mal in der Arteria cerebri media. Dies läßt vermuten, daß bei den Verletzungen der Arteria basilaris andere biomechanische Kräfte wirken, als bei den Verletzungen der vorderen Circulushälfte. Saathoff (1905) hat bei seinem Fall eindringlich die These vertreten, daß die Arteria basilaris zwischen Clivus und Brücke bei Verschiebungen zwischen Gehirn und Schädel komprimiert würde und es dadurch zur Ruptur käme, eine Vorstellung, die auch Essellier (1964) für seinen Fall in Anspruch genommen hat. Für eine solche Erklärung könnte man nach dem ersten Eindruck jene Fälle heranziehen, bei denen die Arteria basilaris oder die Arteria vertebralis in eine Fissur des Clivus eingeklemmt vorgefunden wurde (Lindenberg 1966; Loop u.Mitarb. 1964), doch dürften bei Schädelbrüchen die Verhältnisse wegen der Deformierung anders liegen als bei den Fällen von Saathoff und Essellier, bei denen der Schädel nicht gebrochen war.

Für die Beurteilung des Geburtstraumas im Falle 8.5 (Abb. 8.3) ergaben sich aus einer Arbeit von Yates (1962) wichtige Aspekte. Bei histologischen Untersuchungen der ganzen Halswirbelsäule, einschließlich des Foramen magnum von 250 Totgeburten und Neugeborenentodesfällen, fanden sich in 72 Fällen Zeichen einer Distorsion der Halswirbelsäule. Unabhängig von der Art der Entbindung (auch bei Sectio) waren extra- und subdurale Blutungen, Blutungen in die Gelenkkapseln und Risse der Bänder und der Dura. In 42 Fällen waren Adventitiablutungen in beiden Arteriae vertebrales festzustellen. Schnittserien zeigten Abrisse von Seitenzweigen, aber keine solchen der Hauptstämme, 1mal fand sich eine Thrombose der Arteria vertebralis in der Höhe des 1. Halswirbels bei einem 12 Tage alt gewordenen Neugeborenen. Der Autor diskutiert die Schäden am Hirnstamm, die durch vorübergehende Kompression der Arteriae vertebrales bei der Geburt bedingt sein können. Wenn auch der intrakranielle Teil der Arteriae vertebrales nicht untersucht wurde, so ist es doch verständlich, daß Distorsionen der Halswirbelsäule auch hier Schäden bedingen können.

In Kap. 7 wurde schon ausführlich auf die querverlaufenden Zerrungs- und die längsverlaufenden Berstungsrupturen bei Schlagaderverletzungen und deren Entstehung eingegangen. Es stellt sich weiter die Frage, ob die histologische Untersuchung Schlüsse auf den Verlauf der Innenschichtrisse zuläßt.

Die Beschreibungen fast aller Fälle stimmen darin überein, daß sich die Gefäßwandrisse auf die Intima, Elastika und die inneren Medialagen erstreckten, eine Ausnahme bilden lediglich die Fälle 8.7 und 8.8, bei denen offensichtlich wegen der langen Überlebenszeit und möglicherweise wegen der geringfügigen Verletzungsfolgen, ein klares Bild über die Intensität der Gefäßwandschädigung nicht gewonnen werden konnte. Bei den Fällen 8.4 und 8.5 haben Querrisse vorgelegen und bei den Fällen 8.1–8.3 sind, wenn auch nur ganz kurze Längsrisse der Innenschichten anzunehmen; demnach handelt es sich um unvollständige Berstungsrupturen, die durch intravasale Drucksteigerung bei Dehnung des Gefäßrohrs ähnlich zu erklären sind, wie bei den Fällen in Kap. 7.

Als Maß für die Heftigkeit der Einwirkung könnte auch der Bewußtseinsverlust gewertet werden. In den Fällen 8.1, 8.3, 8.7 und 8.8 wurde ein Bewußtseinsverlust ausdrücklich verneint, die Betreffenden haben sogar ihre zuletzt ausgeübte Beschäftigung (Arbeit, Fußballspiel, Boxen) fortgesetzt. Wie vorsichtig man aber mit Schlußfolgerungen über die Ausfälle bei Verletzungen im Vertebralisgebiet zu sein hat, zeigt der außergewöhnliche Fall, über den Lindenberg (1966) berichtet:

Ein 42jähriger Mann war von einem Lastwagen (truck) gestürzt und mit dem Scheitel aufgeschlagen. Über eine initiale Bewußtlosigkeit war nichts bekannt, jedenfalls konnte er 45 min später bei der Einlieferung gehen und gab seine persönlichen Daten an. Wenige Stunden später verlor er das Bewußtsein, der Zustand besserte sich allmählich, und am 5. Tag verstand der Mann wieder Fragen, seine Sprache war jedoch bulbär, am 13. Tag trat schließlich der Tod an Aspirationspneumonie ein. Erst die Leichenöffnung deckte einen Schädelsprung in der Längsrichtung durch den Clivus und weiter durch die Hinterhauptsschuppe auf, die rechte Arteria vertebralis war vor dem Zusammenfluß auf 7–8 mm in den Sprung eingeklemmt und samt einem Seitenast auf eine kurze Strecke thrombosiert. In der Medulla oblongata fanden sich dementsprechend Erweichungen, hauptsächlich im Bereich der linken Pyramide.

Bemerkenswert sind auch die verhältnismäßig langen freien Intervalle bis zum Auftreten von schweren Erscheinungen, die letztlich zur Krankenhausaufnahme führten. Das längste Intervall von 6 Tagen bei dem Amateurboxer ist deshalb schwer zu beurteilen, weil sich hier nicht exakt feststellen läßt, zu welchem Zeitpunkt die eigentliche Verletzung entstanden ist. Aber auch bei den anderen Fällen mit genauer definiertem Zeitpunkt ist das Intervall von 48 h (Skifahrer), das Intervall von 35 h (Lastenträger) und das Intervall von 24 h (Fußballspieler) erstaunlich. Es ist wahrscheinlich so zu erklären, daß nach der Innenschichtverletzung der Blutstrom nicht unterbrochen wurde. Offensichtlich ist es zunächst lediglich zu einem wandständigen Gerinnsel gekommen, das erst nach einiger Zeit den Verschluß vollständig machte. So ist z.B. beim Fall 8.4 anzunehmen, daß der Verschluß erst in der letzten Zeit vor dem Tod vollständig wurde (Abb. 8.2), zumal Erweichungszeichen im Gehirn noch nicht voll ausgeprägt waren. Dazu ist bemerkenswert, daß in der Regel ischämische Nekrosen im Gehirn erst nach 18–24 h manifest werden und morphologisch erfaßbar sind. Bei der Überlebenszeit von $2^1/_2$ Monaten im Fall 8.7 zeigte der Verschlußthrombus schon Zeichen von Rekanalisation, die Hirnerweichung entsprach der endgültigen Ausdehnung der Thrombose nicht, ein Zeichen dafür, daß der Verschluß lange Zeit auf engeren Raum beschränkt war.

Bekanntlich sind bei der übergroßen Zahl der in den Krankenhäusern behandelten Schädelhirnverletzten, trotz schwerster Schädelbrüche usw., Verletzungen der großen Hirnschlagadern nicht häufig (Dorndorf u. Gänshirt 1972, S. 583). Für die Ausbildung einer Verschlußthrombose sind wahrscheinlich noch besondere Bedingungen erforderlich; denn die tägliche Erfahrung mit den Arterienpunktionen und der Mikrochirurgie an kleinen Schlagadern lehrt, daß Intimaverletzungen an umschriebener Stelle allein nicht eine Verschlußthrombose nach sich zu ziehen pflegen. Bei so ausgedehnten Innenschichtrissen, die auch die Media auf weite Strecken freilegen, wie sie die Abb. 8.4 zeigt, ist die Entstehung einer Verschlußthrombose weiter nicht verwunderlich. Zu einer Thrombose dürfte es aber besonders dann kommen, wenn auch die Media gerissen ist, worauf der Verfasser schon früher hingewiesen hat; Bedingungen, die mit Ausnahme der Fälle 8.7 und 8.8 an den histologischen Schnitten erkennbar waren. Ob auch noch allgemeine Gerinnungsstörungen mitgespielt haben, läßt sich nachträglich nicht beantworten.

Bei den klinischen, durch Arteriographie nachgewiesenen Verschlüssen der großen Hirnschlagadern nach stumpfen Traumen, wurde

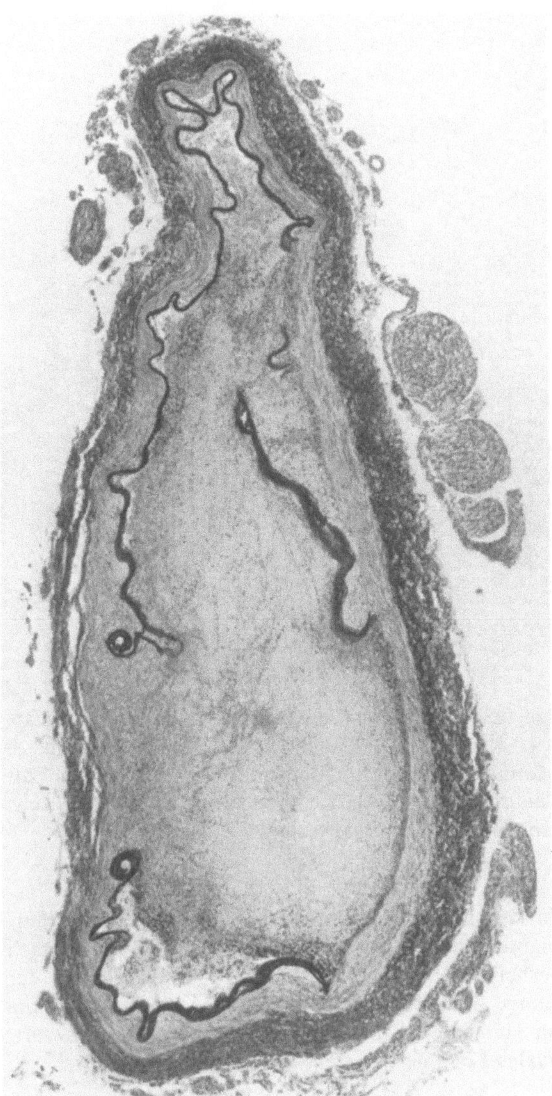

Abb. 8.4. Schrägschnitt durch die A. carotis cerebralis rechts mit dem Übergang in die A. cerebri media oben, multiple Elastikarisse und Teilthrombose der Schlagaderlichtung, Dehnung der Media und Adventitia. Orcein, van Gieson. × 30 (s. Abb. 5.5 u. 6.3). – Fall 5.1: L 682/78: 14 J., ♀; Pkw-Insassin. Auffahrunfall, 36 h überlebt; schweres frontobasales Schädelhirntrauma

wiederholt über Verlaufsbeobachtungen berichtet (Tiwisina 1959; Isfort 1962; Hollin u. Silverstein 1965; Dorndorf u. Gänshirt 1972; Reisner u. Reisner 1976).

In den 4 Fällen von Hollin u. Silverstein war der Verschluß bei einer zweiten Arteriographie nach 13–30 Tagen (einmal auch durch die Obduktion bestätigt) nicht mehr nachweisbar.

Dorndorf u. Gänshirt bilden die Arteriogramme eines 20jährigen Mannes ab, bei dem sich der Verschluß 4 Wochen nach dem Trauma „spontan normalisiert" hatte, und die neurologischen Ausfälle bis auf Reste zurückgegangen waren. Die einfachste Erklärung für solche Vorkommen wäre ein Innenschichtriß, bei dem ein Plättchenthrombus sich wieder „aufgelöst" hatte, möglicherweise verbunden mit einem Spasmus; ohne anatomische und histologische Kontrolle sind es aber nur Vermutungen.

Vom klinischen Standpunkt kommt differentialdiagnostisch, ebenso wie auch anatomisch, eine Embolie von einem herznahen Gefäßabschnitt in Betracht – bei traumatischer, entzündlicher oder regressiver Wandschädigung. Am häufigsten wird wohl die Arteriosklerose für eine Thrombose im Karotisbereich (Hultquist 1942) oder im Vertebralisbereich (Gauthier 1962, zit. nach Peters 1969) in Betracht kommen. Als seltene Ursachen für Obstruktionen der Hirnschlagadern bei jugendlichen Personen wird man schließlich das zuerst bei Japanern beschriebene Moyamoya-Syndrom (Krayenbühl 1975) und die fibromuskuläre Dysplasie der Carotis interna und ihrer Äste (Müller u. Mitarb. 1976) zu berücksichtigen haben.

8.4 Begutachtung

Für die Begutachtung der tödlichen traumatischen Hirnarterienthrombosen dürften bei den akuten und subakuten Verlaufsformen kaum Schwierigkeiten auftreten, wenn eine anatomische und histologische Untersuchung möglich ist. Handelt es sich aber um einen älteren, schon völlig organisierten Verschluß, können sich doch Probleme ergeben, wie die Beobachtung von Schulz u. Mitarb. (1967) zeigt, zumal die Innenschichtrisse schon nach $2^1/_2$ Monaten weitgehend abgeheilt sein können. Wenn der Tod noch später eintritt, ist die Aufklärung in der Begutachtung natürlich schwieriger (Löblich 1955/56; Bushart 1963), doch können sich durch eine histologische Untersuchung an Serienschnitten wertvolle Hinweise für die traumatische Entstehung ergeben. Dies soll noch an einer Beobachtung gezeigt werden:

Fall 8.10, 52/79: 40 J., ♀, Verkehrsunfall.
Stieß als Radfahrerin beim Linkseinbiegen mit einem

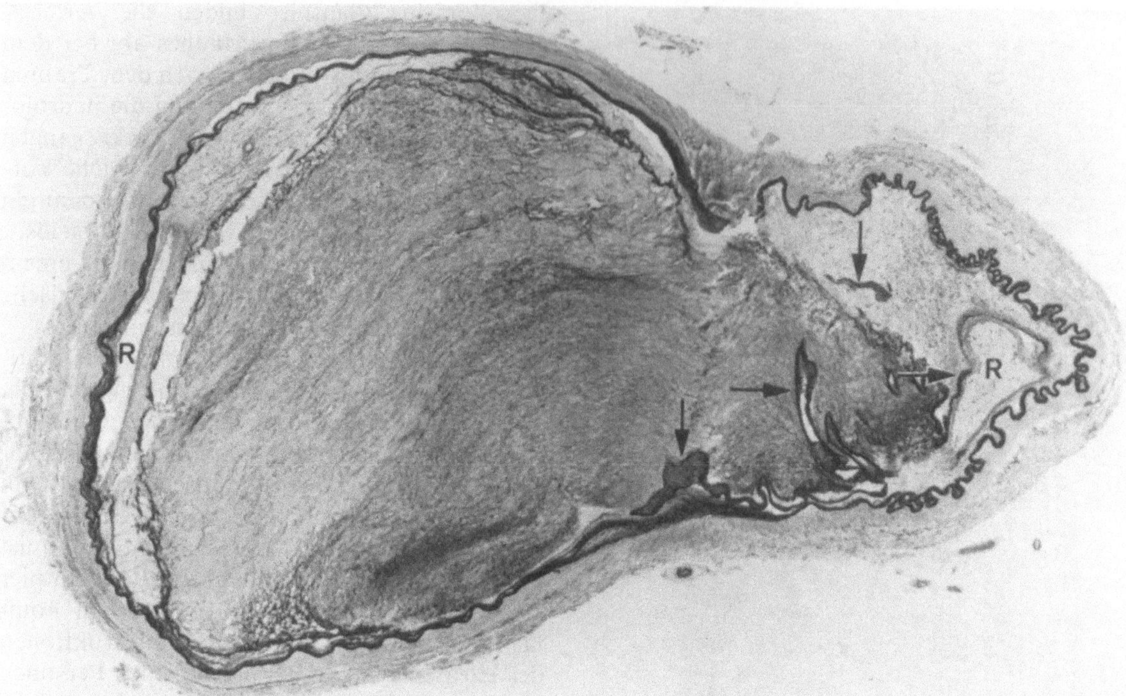

Abb. 8.5. Alter Verschluß der A. cerebri media an der ersten Gabelung nach organisierter Thrombose. In dem kernarmen Verschlußgewebe zahlreiche neugebildete elastische Fasern und losgelöste Elastikaschlingen nach traumatischer Ruptur. (↓↓); *R* Reste der ursprünglichen Gefäßlichtung. Orcein-Kernechtrot. × 43. – L 52/79: 40 J., ♀; VU, Radfahrerin. 8 Monate nach frontoparietalem Schädelhirntrauma an Pneumonie gestorben; langdauernde Bewußtlosigkeit, sensomotorische Dysphasie

entgegenkommenden Lkw zusammen. Tief bewußtlos eingeliefert, Spontanatmung; Überweisung auf Neurochirurgie (1 h und 15 min nach dem Unfall): tief bewußtlos, wird beatmet. Flächenhafte Blutunterlaufung rechts fronto parietal, Brillenhämatom, Hemiplegie rechts, Babinski positiv, Röntgen: Trümmerfraktur rechts frontoparietal; CT: epidurales Hämatom rechts, Hirnkontusion(?) links. Rippenserienfrakturen beiderseits, Schlüsselbeinfraktur links. Hämatome an den Extremitäten. Operation: Osteoklastische Kraniotomie rechts; Ausräumung eines epiduralen Hämatoms.

Verlauf: Bewußtlosigkeit dauert an; Hemiplegie. CT am 9. Tag: Mediainfarkt links, Genese unklar, Unfall durch Verschluß ausgelöst? Langsame Aufhellung des Bewußtseins, nach 10 Tagen ansprechbar, weiterhin beatmet, Tracheotomie (4 Wochen später verschlossen).
Versucht nach 2 Monaten zu sprechen, jedoch sensomotorische Dysphasie, Pneumonien, Magenblutungen, keine Besserung. Tod rund 8 Monate nach dem Unfall.

Obduktion: Kraniotomielücke rechts frontotemporal, 7,5 × 6,5 cm. Reste von verheilten Sprüngen im Stirn- und Scheitelbein. Ausgedehnte Erweichung an der Unterseite des Stirnhirns, besonders rechts mit der harten Hirnhaut verklebt. Erweichung der Hirnrinde parietal links. Allgemeine Atrophie des Gehirns. Blutpigment an der harten Hirnhaut rechts. Zustand nach verheilten Serienrippenfrakturen; Anwachsung der Lunge beiderseits. Kein Anhalt für Gerinnselbildung im Herzen und den großen Gefäßen; Klappen zart, ovales Loch geschlossen. Bronchopneumonie.

Nachuntersuchung des Gehirns: An der Außenseite der linken Großhirnhälfte, beiderseits der Sylvi-Furche, ein eingesunkener Erweichungsherd von 10 × 3 cm. In der linken Arteria cerebri media findet sich 2 cm nach dem Ursprung, anschließend an die 1. Gabelung, über 7 mm ein weißlich-gelber Verschluß, in dessen Bereich das Gefäßrohr etwas eingeengt erscheint, vorher und nachher sind die Gefäßlichtungen frei.

Histologie: Celloidin – Serienschnitte. Der Verschluß besteht aus kernarmem, unterschiedlich dichtem Bindegewebe. Zwei bis drei kleine spaltförmige Reste der ursprünglichen Lichtung sind im Verlauf der Serie zu verfolgen (Rekanalisation eines Gerinnsels). Die Membrana elastica interna ist besonders stark gewellt, an mehreren Stellen erscheint sie unterbrochen, besonders an der ersten Gabelung ist sie knäuelartig zusammengeschnürt eingeheilt (Rupturstelle: Abb. 8.5). Im Verlauf des Verschlusses verschiedentlich unregelmäßige Strukturen von bandartig ausgebildeten elastischen

Fasern. Auch proximal vom Verschluß ist die Elastica interna ungewöhnlich stark gewellt, aufgesplittet und verdickt, dabei sind die Wellen von zarten Bindegewebsfasern überbrückt, denen elastische Fäserchen und einige Makrophagen beigegeben sind; keine Narben in der Media; kein Anhaltspunkt für Arteriosklerose.

Epikrise: Nach der Vorgeschichte und den Befunden handelte es sich bei der 40jährigen Frau um ein besonders schweres Schädelhirntrauma. Ein epidurales Hämatom rechts wurde alsbald nach dem Unfall entfernt. Das CT zeigt neben dem epiduralen Hämatom schon eine Verdichtung, die ursprünglich für eine Hirnkontusion gehalten wurde, sich aber bei der Kontrolle als Mediainfarkt herausstellte. Dementsprechend war die Verletzte hemiplegisch und bot die Zeichen einer sensomotorischen Dysphasie. Eine Marklagerblutung rechts frontal war im Laufe der Zeit weitgehend resorbiert worden. Die allgemeine traumatische Hirnatrophie war bei dem schweren Zustandsbild hinreichend erklärt und wohl für den tödlichen Ausgang verantwortlich. Der klinische Befund sprach für einen traumatischen Mediaverschluß, doch war die Frage, ob primär durch eine traumatische Gefäßwandschädigung oder sekundär durch Embolie von einem herznahen Gefäßabschnitt entstanden, nicht zu klären.

Die histologische Untersuchung sprach somit für eine isolierte traumatische Ruptur der Elastica interna an der ersten Gabelung der Arteria cerebri media. Die in Schlingen in die Gefäßlichtung aufgeworfene Elastika war in den bindegewebigen Verschluß der Gefäßlichtung eingeheilt. Für eine Embolie ergaben sich auf Grund der Leichenöffnung keine Anhaltspunkte.

Was nun die Erklärung der biomechanischen Zusammenhänge bei traumatischen Thrombosen im Bereich der Arteria cerebri media betrifft, so wird man in erster Linie an eine Zerrung des Gefäßrohrs bei Verschiebungen der Schläfen- und Frontallappen zu denken haben (u.a. Peters 1969, S. 52), und zwar sowohl bei Rotationstraumen als auch bei Impressionsfrakturen, wie bei dem beschriebenen Fall. Dabei wird man berücksichtigen müssen, daß bei der Impressionsfraktur rechts das Gehirn nach links verschoben wurde, wobei sich an der linken Arteria cerebri media die Zerrung am stärksten auswirkte.

Für die Aufklärung der Zusammenhänge ist in solchen Fällen ein erheblicher Aufwand erforderlich, zumal ja auch mit Thrombosen und Embolien bei krankhaften Wandveränderungen zu rechnen ist. So wird man gelegentlich in Gutachtenfällen den Einwand nicht völlig entkräf-

ten können, ein Verkehrsunfall sei Folge einer Thrombose und nicht deren Ursache gewesen (Krauland 1949):

Der 35jährige Mann hatte bei dem Unfall einen Oberschenkelbruch links und einen Bruch der linken Speiche davongetragen, von einer Kopfverletzung war nichts bekannt. Eine retrograde Amnesie ließ an eine Hirnerschütterung mit sehr flüchtigen Erscheinungen denken. 2–3 h nach dem Unfall wurde der Mann bewußtlos und blieb es bis zum Tode, 5 Tage später.
Die Leichenöffnung zeigte den Schädel unverletzt. Die schon erwähnte Thrombose saß in der äußeren Hälfte der rechten Arteria cerebri media und hatte zu einer tödlichen Erweichung in der rechten Hemisphäre geführt. Eine Embolie kam nach dem übrigen Leichenbefund nicht in Frage. Das Foramen ovale war geschlossen. Histologisch war ein Innenschichtriß nicht nachzuweisen, ebensowenig arteriosklerotische Veränderungen. Im Thrombosebereich fand sich lediglich eine geringe Infiltration mit Rundzellen in der Media, deren Natur nicht aufzuklären war[2].

Die sorgfältige Analyse erlaubt aber doch gelegentlich hinreichend klare Schlußfolgerungen, wie nachfolgender Gutachtenfall zeigt:

Bei einem 38 Jahre alten Untersuchungshäftling (L 259/58) waren unvermittelt bulbäre Symptome aufgetreten, die rasch zunahmen, zur Bewußtlosigkeit und nach 5 h zum Tode führten. Die Ursache war eine frische Verschlußthrombose im „Kopf" der Arteria basilaris von 1 cm Länge, die in den Ursprung der linken Arteria cerebelli superior anterior hineinreichte, und zu Erweichungen in der linken Kleinhirnhälfte und in der Brücke geführt hatte.
Die histologische Untersuchung an Serienschnitten deckte einen frischen Abscheidungsthrombus auf und an umschriebener Stelle eine eigenartige hyaline Intimaverdickung ohne entzündliche Reaktion und ohne Elastikaunterbrechung, deren Natur zunächst nicht zu ergründen war (Abb. 8.6). Rund 10 Monate zuvor war der Mann wegen vorübergehender neurologischer Ausfälle durchuntersucht worden; man hatte zunächst eine multiple Sklerose angenommen, doch handelte es sich offensichtlich schon damals um eine wandständige Thrombose der Arteria basilaris. Möglicherweise bestand ein Zusammenhang mit kleinen endokarditischen Geschwürchen an den Aortenklappen, von denen primär Mikroemboli ausgegangen waren. Für eine Mißhandlungsfolge oder ein schuldhaftes Verhalten des Gefängnisarztes bestanden jedenfalls keine Anhaltspunkte.

---

2 Über eine ähnliche Beobachtung berichtet Otto (1954)

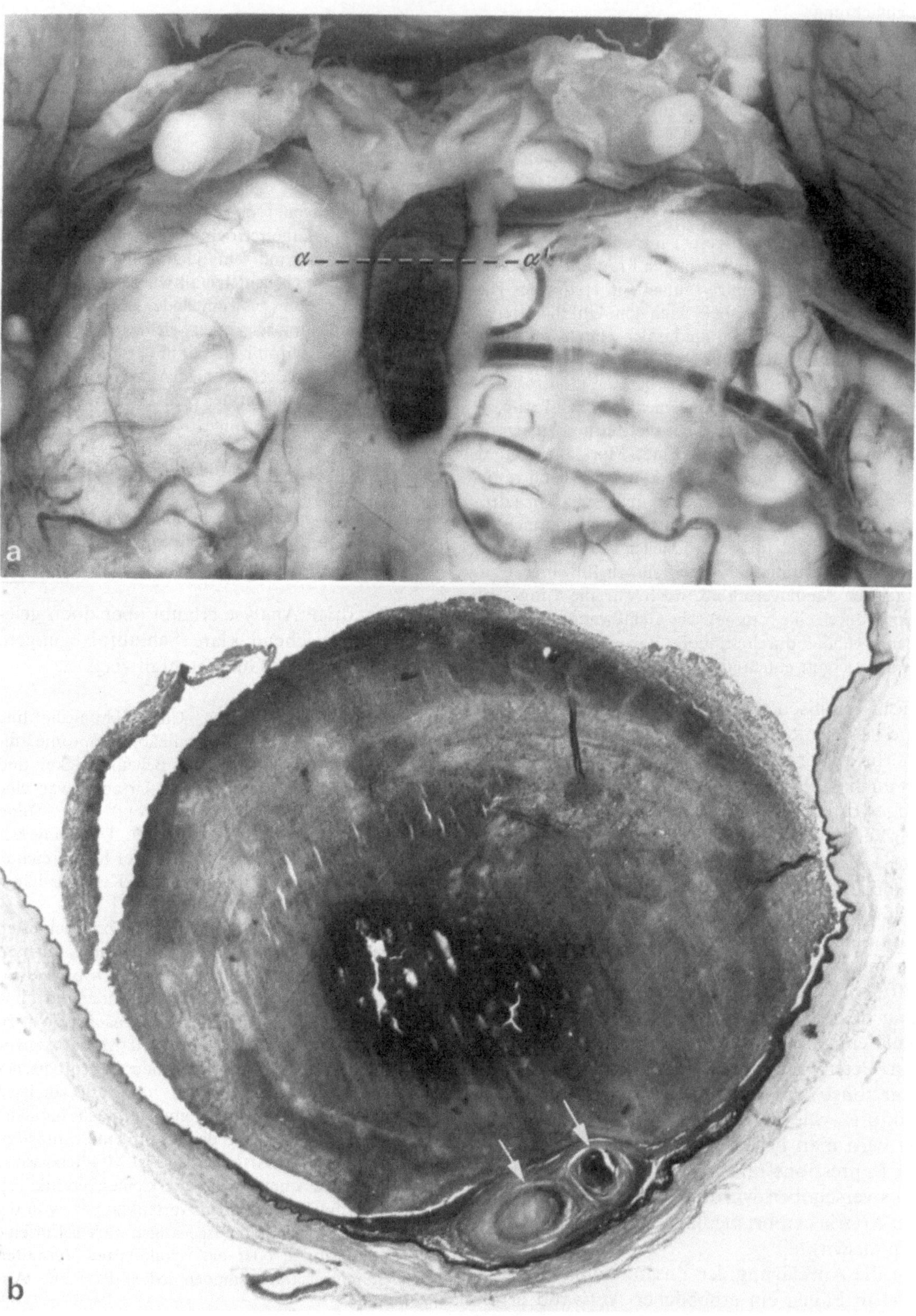

Abb. 8.6 a u. b. Thrombose in der A. basilaris (Wand gespalten) bei Endokarditis. **a** Thrombus im distalen Teil der A. basilaris mit Fortsetzung in die Seitenäste; **b** Querschnitt durch den Thrombus ($\alpha\text{--}\alpha'$), an seiner Haftstelle hyaline Intimaverdickungen ($\downarrow\downarrow$), keine Elastikaruptur. Orcein-Kernechtrot. $\times 40$. – L 259/58: 38 J., ♂ – Untersuchungshäftling (s. Text S. 121)

8.5 Schlußbemerkung

Vergleicht man zum Schluß die Innenschichtrisse bei den Fällen mit Thrombosen mit den durchgreifenden traumatischen Rissen der Gefäßwand, wie sie in den Kap. 6 u. 7 beschrieben wurden, so hat man den Eindruck, daß es sich bloß um quantitative Unterschiede ein und derselben biomechanischen Beanspruchung der Gefäßwand handelt; es sind ferner fließende Übergänge zu den dissezierenden Aneurysmen festzustellen, die im nächsten Kapitel behandelt werden sollen.

8.6 Literatur

Brass K (1957) Über indirekte traumatische Rupturen der Hirnbasisarterien. Frankf Z Pathol 68:254–260

Bushart W (1963) Kasuistischer Beitrag zur Frage des Verschlusses der Arteria cerebri media durch ein stumpfes Schädeltrauma. Nervenarzt 34:500–504

Carpenter S (1961) Injury of neck as cause of vertebral artery thrombosis. J Neurosurg 18:849–853

Dorndorf W, Gänshirt H (1972) Die Klinik der arteriellen cerebralen Gefäßverschlüsse. In: Gänshirt H (Hrsg) Der Hirnkreislauf. Physiologie – Pathologie – Klinik. Thieme, Stuttgart, S 512–650

Essellier AE (1946) Über indirekt-traumatische Hirngefäßläsionen, zugleich ein Beitrag zur Frage der posttraumatischen Arterienthrombose und -Spätschädigungen. Z Unfallmed Berufskr 39:1–13

Födisch HJ (1970) Die Thrombosen der Art. carotis und ihrer Äste nach stumpfen Traumen. Ergeb Chir Orthop 53:75–98

Födisch HJ, Kloss K (1966) Thrombotische Verschlüsse im Stromgebiet der Arteria carotis nach stumpfen Schädel-Hirn-Traumen. Hefte Unfallheilkd 88:1–48

Ford FR, Clark D (1956) Thrombosis of the basilar artery with softenings in the cerebellum and brain stem due to manipulation of the neck. Bull John Hopkins Hosp 98:37–42

Green D, Joynt RJ (1959) Vascular accidents to the brain stem associated with neck manipulation. JAMA 170:522–524

Hollin SA, Silverstein A (1965) Transient occlusion of the middle cerebral artery. JAMA 194:243–247

Hultquist GT (1942) Über Thrombose und Embolie der Arteria carotis. Fischer, Jena, S 126–132, 150

Isfort A (1962) Traumatische Carotisthrombosen. Monatsschr Unfallheilkd 65:257–267

Kahlau G (1938) Über die traumatische Entstehung von Aneurysmen der Hirnarterien. Frankf Z Pathol 51:317–343

Klages U (1969) Thrombose der Arteria basilaris bei einem jugendlichen Amateurboxer. Dtsch Z Gesamte Gerichtl Med 66:75–85

Krauland W (1948/50) Thrombose der A. carotis cerebralis beiderseits nach indirekter Zerrung bei Schädelbruch. Forsch Forscher Tiroler Aerzteschule 2:546–551

Krauland W (1949) Über Verletzungen der Schlagadern im Schädel durch stumpfe Gewalt und ihre Folgen. Beitr Gerichtl Med 18:24–36

Krauland W (1952) Riß der A. basilaris als Geburtsverletzung. Beitr Gerichtl Med 13:82–85

Krayenbühl HA (1975) The moyamoya syndrome and the neurosurgeon. Surg Neurol 4:353–360

Lindenberg R (1966) Incarceration of a vertebral artery in the cleft of a longitudinal fracture of the skull. J Neurosurg 24:908–910

Löblich HJ (1955/56) Die gutachtliche Bedeutung posttraumatischer Thrombosen der Arteria carotis, insbesondere der Spätformen. Zentralbl Allg Pathol 94:373–380

Loop JW, White LE, Shaw CM (1964) Traumatic occlusion of the basilar artery within a clivus fracture. Radiology 83:36–40

Müller WD, Haidvogel M, Mutz I, Schreyer H (1976) Angiographische Rückbildung einer fibromuskulären Dysplasie der A. carotis im Kindesalter? Wien Klin Wochenschr 88:165–168

Otto H (1954) Über traumatische Hirnbasisgefäßveränderungen. Beitr Pathol Anat 114:154–159

Peters G (1969) Pathologische Anatomie der Verletzung des Gehirns und seiner Häute. In: Kessel FK, Sir Guttmann L, Maurer G (Hrsg) Neurotraumatologie mit Einschluß der Grenzgebiete, Bd 1, Urban & Schwarzenberg, München Berlin Wien, S 31–91

Pratt-Thomas HR, Berger KE (1947) Cerebellar and spinal injuries after chiropractic manipulation. JAMA 133:600–603

Reisner H, Reisner T (1976) Über traumatisch bedingte cerebrale Gefäßthrombosen. Wien Klin Wochenschr 88:158–161

Saathoff D (1905) Beitrag zur Pathologie der Arteria basilaris. Dtsch Arch Klin Med 84:384–406

Sandritter W, Beneke G (1968) Thrombose. In: Kaufmann E (Hrsg) Lehrb d spez path Anat, Ergänzungsbd 1. Springer, Berlin Heidelberg New York, S 465–574

Schmitt HP (1978) Die manuelle Therapie der Halswirbelsäule und ihre Gefahren: Rupturen und Verschlüsse der A. vertebralis. Manuelle Med 16:71–77

Schulz E, Forster B, Wenker H (1967) Über einen Fall von Thrombose der Arteria basilaris bei einem Jugendlichen. Monatsschr Unfallheilkd 70:79–82

Schwarz GA, Geiger JK, Spano AV (1956) Posterior inferior cerebellar artery syndrome of Wallenberg after chiropractic manipulation. Arch Intern Med 97:332–354

Tiwisina T (1959) Traumatische cerebrale Gefäßprozesse. Beitr Neurochir 1:114–118

Veer JA de, Browder J (1942) Post-traumatic cerebral thrombosis and infarction. J Neuropathol Exp Neurol 1:24–31

Yates PO (1962) Perinatal injury to the neck and extracranial cerebral arteries. In: Jacob H (ed) IV. Internat. Kongr. Neuropath, Bd III. Thieme, Stuttgart, S 20–23

Ziegan J (1969) Innenschichtriß einer Hirnbasisschlagader mit nachfolgender tödlicher Thrombose als Folge eines Faustschlages. Monatsschr Unfallheilkd 72:282–294

Zilka A (1970) Traumatic occlusion of the internal carotid artery. Radiology 97:543

9 Dissezierende Aneurysmen der zerebralen Arterien

9.1 Vorbemerkungen

Unter einem dissezierenden Aneurysma versteht man im allgemeinen ein intramurales Hämatom in der Schlagaderwand. In der Aorta und den großen Schlagadern ist die Ursache dafür meist eine Medianekrose, die Anschluß an den Hauptblutstrom gefunden hat; die Media kann über weite Strecken aufgespalten werden, wobei es oft zur Reruptur kommt. Die dissezierenden Aneurysmen der peripheren mittelgroßen Schlagadern sind viel seltener (Watson 1956), besonders selten scheinen diese in den Schlagadern am Hirngrund zu sein, ganz im Gegensatz zu den sackförmigen Aneurysmen.

Sato u.Mitarb. (1971) haben von 1915–1971 insgesamt nur 31 Fälle aus dem Schrifttum gesammelt. In 28 Fällen, in denen Alter und Geschlecht angegeben waren, betrug der Altersdurchschnitt 28,3 Jahre (6–60); es waren 15 Männer und 13 Frauen darunter. In den Fällen, in denen histologisch keine der bekannten Wandveränderungen nachzuweisen waren, beurteilen die Autoren die Ätiologie nach der unmittelbaren Vorgeschichte: 9mal war ein Zusammenhang mit einem Trauma angegeben, 5mal war ein kongenitaler Wanddefekt im Bereich des Aneurysmas gefunden worden, 3mal eine zystische Mediadegeneration, 2mal luetische Arteriitis, 2mal Migräne, 11mal blieb die Ursache im dunkeln.

Auch Stehbens (1972) widmet in seinem grundlegenden Werk „Pathology of the cerebral blood vessels" den „Dissecting aneurysms" einen ausführlichen Abschnitt. Nach einem allgemeinen Überblick zum Vorkommen und der Pathogenese dieser besonderen Aneurysmaform der Aorta, der Karotiden und der Vertebrales im Hals geht der Autor speziell auf die „Dissecting aneurysms of the cerebral arteries" ein und betont ihre Seltenheit. In seiner Tabelle sind 24 Fälle enthalten, die auch schon von Sato berücksichtigt wurden. Hinsichtlich der Pathogenese betont der Autor, daß im Gegensatz zu den Aneurysmen an der Aorta eine Blutdrucksteigerung offensichtlich keine Rolle spiele. Traumatische und spontane Genese werden, wie bei den anderen Autoren, diskutiert. Von Interesse ist noch, daß einer Ablösung der Intima bei „Elektrocution" (Hassin 1933, 1937) – mit dem Hinweis auf häufige postmortale Kunstprodukte – keine Bedeutung zugemessen wird.

Für eine traumatische Entstehung sprächen ein enger zeitlicher Zusammenhang und Brückensymptome, ganz ähnlich wie bei den traumatischen Thrombosen. In einer nicht geringen Zahl ließ sich ein Trauma jedoch nicht nachweisen, dann werden verschiedene Möglichkeiten diskutiert.

9.2 Kasuistik

Die Abgrenzung der „traumatischen", gegenüber den „spontanen" dissezierenden Aneurysmen, ist von ganz erheblicher rechtlicher Bedeutung, deshalb seien traumatische und spontane Fälle, bei denen eine sorgfältige anatomische und histologische Untersuchung vorliegt, einander gegenübergestellt (Tabellen 9.1 u. 9.2).

9.3 Ergebnisse

Die 14 Fälle der Tabellen 9.1 (1. Gruppe) und 9.2 (2. Gruppe) haben viel Gemeinsames. Zunächst handelt es sich primär durchweg um klinische Beobachtungen, ein Zeichen dafür, daß die Veränderungen sich allmählich entwickelten. Die zerebralen Lähmungen nahmen rasch an Intensität zu, bei den meisten Fällen war schon klinisch durch Arteriographie ein Gefäß-

Tabelle 9.1. Aneurysmata dissecantia der großen Hirnschlagadern mit Trauma in der Vorgeschichte (Auswahl aus dem Schrifttum)

Nr. Autor Jahr	Alter, Geschl.	Anamnese	Intervall	Verlauf (im Krankenhaus)	Überlebenszeit	Befunde, Gefäßabschnitt
1 Dratz u. Woodhall (1947)	21, ♀	VU, als Radfahrerin von Auto erfaßt, in Windschutzscheibe geraten	„Semikomatös"	Pupillenreaktion lebhaft, schlaffe Lähmung re. Arm und Bein. Trepanation ∅	12 h	Keine äußeren Verletzungen am Kopf. Schürfungen an den Extremitäten. A. carotis int., Aa. cerebri ant. und med. li.
2 Bigelow (1955)	46, ♀	Operation eines beerenförmigen Aneurysma an der rechten A. cerebri med.	Koma postoperativ	Tod am folgenden Tag	~24 h	Erweichung der rechten Hemisphäre. A. cerebri med. re. distal von der Abtragung des Aneurysmas, 1,3 cm lang, anschließend Verschlußthrombus
3 Brenner u. Wasl (1960)	19, ♂	Sturz auf den Kopf beim Faustballspiel, spielt weiter, plötzlich Bewußtseinsstörung	Leichte Besserung	Schädelröntgen ∅. Nach 30 h Hemiparese li. Karotisangiographie: Stop	~4 Tage	Keine Angaben über äußere Verletzungen. A. cerebri med. re. Risse der Elastica int., intramurales Hämatom
4 Linell u. Tom (1959)	58, ♂	Sturz im Rausch, Kopf angeschlagen	Nach 1 h somnolent	Bewußtlos Hemiplegie re., Probebohrung, Schädelröntgen ∅	~2 Tage	Kein Anhalt für äußere Verletzungen. A. carotis int. und A. cerebri med. li. Klaffender Riß der Elastica int., durch frischen Thrombus ausgefüllt
5 Duman u. Stephens (1963)	21, ♂	2 Stürze beim Wasserskifahren innerhalb von 4 Tagen	Nach 1. Sturz Kopfschmerz kurz nach dem 2. bewußtlos	Nicht ansprechbar, Hemiplegie rechts Karotisarteriographie: Stop	16 Tage bzw. 12 Tage	Keine äußeren Spuren für Kopftrauma. A. cerebri med. re. über 1 cm, mit intramuralem Hämatom
6 Födisch u. Kloss (1966)	15, ♂	Mehrmalige Kopfbälle beim Fußballspiel. „Stich" im re. Scheitelbereich, weitergespielt	~1 h	Bewußtseinsstörung. Hemiplegie li. Karotisangiographie re.: Stop	~9 Tage	Erweichung, Hirndruck, kein Schädelbruch. A. carotis int. und A. med. dextra. Intimaverletzung. Thrombose in der Cerebri med. fortgesetzt. Elastica abgelöst
7 Sato u. Mitarb. (1971)	6, ♂	Nicht geklärt. Aus der Schule taumelig nach Hause gekommen	~3 Tage	„Semikomatös". Unfähig zu sprechen. Arteriographie: Stop	~7 Tage	„Blaues Auge", Schwellung li.; Erweichung des li. Schläfenlappens. A. cerebri med. li. über 1 cm

Tabelle 9.2. Aneurysmata dissecantia der großen Hirnschlagadern ohne klares Trauma in der Vorgeschichte (Auswahl aus dem Schrifttum)

Nr. Autor Jahr	Alter, Geschl.	Anamnese	Verlauf (im Krankenhaus)	Tod am	Befunde, Gefäßabschnitt, Ätiologie
1 Stern (1933)	24, ♂	Nach anstrengender Wanderung bei Hitze Ohnmachtsanfall, Bewußtlosigkeit	RR 130/90, zunehmende Verschlechterung	5. Tag	Schädeldach und Dura o.B. Hirngefäße zart; A. basilaris, A. cerebri post. bds., A. cerebelli sup. bds., A. chorioidea li. Insolation, Gefäßerweiterung, Druckanstieg, Gefäßkrampf
2 Sinclair (1953	27, ♀	Migräne seit Jahren. Nach schwerem „Anfall" Parästhesien; 16 h danach Einweisung, kein Trauma	Lethargisch und verwirrt. Zunehmende Tiefe der Bewußtlosigkeit, Hemiplegie li.	4. Tag	A. cerebri med. re. über 2 cm. Keine Medianekrose, keine Hämosiderose. Örtliche Gefäßschädigung bei Migränesyndrom
3 Wolman (1959)	16, ♂	Nach schwerer Arbeit Kopfschmerzen, Erbrechen, „eingeschlafen", nicht erweckbar	Somnolent, Hemiplegie li. Karotisangiographie: Stop	4. Tag	A. carotis cerebralis re., Reruptur in A. cerebri ant. Kongenitaler Defekt, kein Anhalt für Trauma oder Meningitis
4 Wolman (1959)	33, ♀	In der U-Bahn kollabiert	Bewußtlos, reagiert auf Schmerzreize, Verschlechterung	7. Tag	Prellung am Gesäß, kein Anhalt für Kopf- oder Halstrauma. A. basilaris, A. cerebri post. bds. und cerebri sup. re., Thrombose. Kongenitaler Defekt
5 Nedwich u.Mitarb. (1963)	30, ♀	Nach Alkoholgenuß bewußtlos zusammengebrochen, langer „Schlaf", Erbrechen	Somnolent, Hemiparese. Arteriographie re.: Stop. Kraniotomie: ∅	3. Tag	A. cerebri med. re. über 2 cm, Thrombose, Mediadefekt, kein Anhalt für Mediadegeneration, Ätiologie unklar
6 Robert u.Mitarb. (1964)	20, ♀	„Weinanfall" nach psychischem Trauma	Somnolent, Fazialisparese li. und Hemiparese Karotisangiogramm re.: Stop	3. Tag	A. cerebri med. re., $^{1}/_{2}$ des Gefäßumfangs, Ätiologie dunkel
7 Walb u.Mitarb. (1967)	30, ♀	Krank aufgefunden, gestürzt, erbrochen, Verschlechterung. Vor 11 J. Gehirnerschütterung, Kopfschmerz	Dezerebration, tiefe Bewußtlosigkeit, Fazialislähmung re.	7. Tag	A. vertebralis sin., kranial fortgesetzt in A. basilaris. Arteriosklerose

verschluß zu erkennen, der infolge ausgedehnter Erweichungen des Hirngewebes letztlich zum Tod geführt hatte. Die Überlebenszeit schwankte zwischen 12 h und 12 Tagen bei der ersten, und zwischen 3 und 7 Tagen bei der zweiten Gruppe.

In der ersten Gruppe waren nur die Versorgungsgebiete in der einen vorderen Circulus-hälfte betroffen, in der zweiten Gruppe ebenfalls 4mal, 3mal aber Abschnitte des Vertebralis- und Basilarisgebiets. Durch sorgfältige klinische Leichenöffnungen und eingehende histologische Untersuchungen wurden in allen Fällen als Ursache der Gefäßverschlüsse Aneurysmata dissecantia aufgedeckt. Bei der Obduktion spricht der Befund zunächst für eine primäre

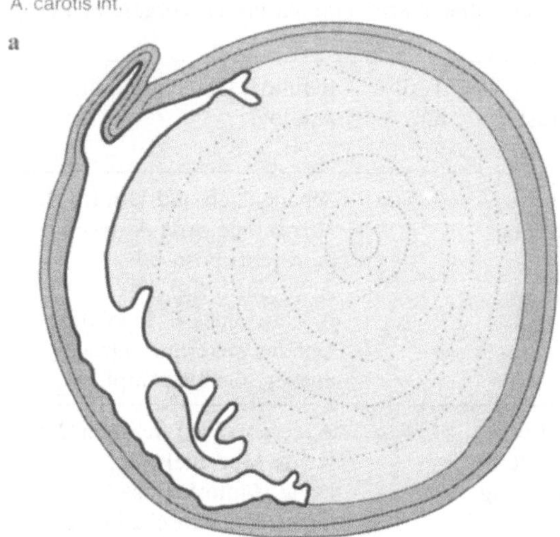

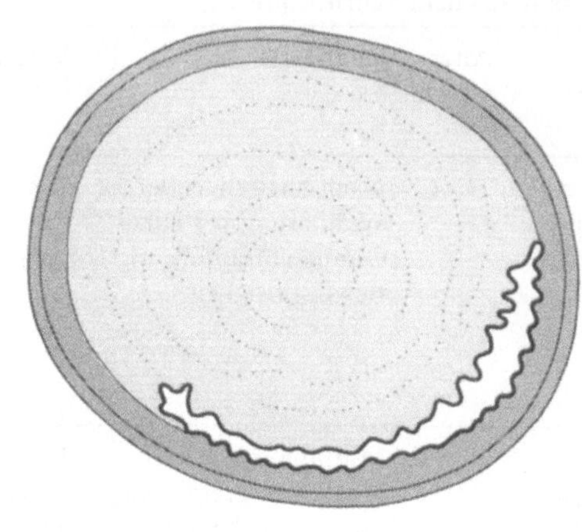

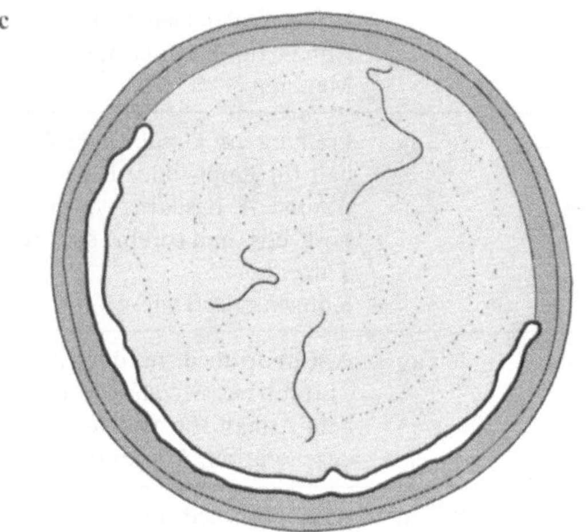

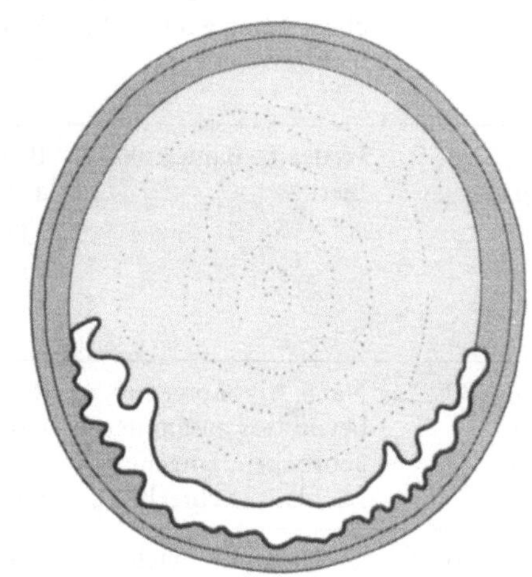

Abb. 9.1 a–d. Beispiele von dissezierenden Aneurysmen der Schlagadern am Hirngrund. Zwischen Media und der abgelösten Elastica interna thrombenartig organisierte Blutergüsse, die Restlichtung jeweils frei; **c** im intramuralen Bluterguß Bruchstücke der von peripher eingeschwemmten Elastika. **a, b** u. **c** mit Trauma, **d** ohne Trauma in der Vorgeschichte (Zeichnungen nach den Abbildungen in den Orginalarbeiten, s. Tabelle 9.1 u. 9.2)

Thrombose oder sekundäre Thrombose nach Embolie. Erst die histologische Untersuchung deckt den morphologischen Sachverhalt auf. Aus den Abbildungen und den Beschreibungen ist zu entnehmen, daß die Intima samt der Elastica interna durch einen geronnenen, einem Thrombus ähnlichen Bluterguß, in einem weiten Umfang abgewühlt und dadurch die ursprüngliche Gefäßlichtung auf einen schmalen Spalt verengt wurde (Abb. 9.1). Durch Serienuntersu-

chungen sind in einzelnen Fällen Intimarisse festzustellen gewesen, so daß der Weg der Blutung von der Gefäßlichtung her und wieder zurück, zu rekonstruieren war. Die Elastika ist dabei manchmal zusammengeschoben und stückweise verlagert. Nur selten war die Blutung auch in die Media eingedrungen.
Auch wenn nicht in allen Fällen ein Riß in der Elastica interna nachgewiesen wurde, so ist doch anzunehmen, daß solche den Ausgangs-

punkt für das intramurale Hämatom abgegeben haben. Krankhafte Veränderungen der Media jedenfalls waren nicht nachzuweisen.

Eine entscheidende Frage ist nun, ob bei den traumatischen und den spontanen Fällen Unterschiede herausgearbeitet werden können.

9.4 Aneurysmata dissecantia mit Trauma in der Vorgeschichte

In den 7 Fällen der Tabelle 9.1 ist das Trauma (Verkehrsunfall, Aneurysmaoperation, Sturz beim Ballspiel, Sturz im Rausch, Sturz beim Wasserskifahren, Kopfball) 6mal durch Zeugen hinreichend belegt. Nur im Fall des 6jährigen Jungen, der mit einem „blauen Auge" aus der Schule nach Hause gekommen war, ließ sich der Vorfall nicht klären.

Das „freie Intervall" ließ sich nur schwer mit Stunden abgrenzen; in dem Fall des 6jährigen Jungen (Tabelle 9.1) war es mit 3 Tagen anzunehmen. Die zerebralen Erscheinungen, die schließlich zur Hemiplegie führten, machten sich entweder alsbald oder nach kurzer Zeit bemerkbar. Anhaltspunkte für eine Verletzung des Schädels lagen nicht vor. Das Alter der histologischen Veränderungen deckte sich mit dem jeweiligen Zeitablauf von 12 h bis 12 Tagen. Soweit aus den Abbildungen und den Beschreibungen entnommen werden konnte, waren bei der histologischen Untersuchung zusätzliche krankhafte Befunde in der Gefäßwand nicht zu finden. Der intramurale Bluterguß zeigte gelegentlich strömungsbedingte Gerinnungsstrukturen, und distal vom Aneurysma dissecans war auch eine Thrombose zu beobachten (Bigelow 1955, Tabelle 9.1, Nr. 2).

9.5 Aneurysmata dissecantia ohne begründetes Trauma in der Vorgeschichte

Bei den nichttraumatischen Fällen der Tabelle 9.2 war der Beginn der zerebralen Erscheinungen zeitlich meist nicht mit der zuletzt aus-

geübten Tätigkeit zu bestimmen. Es handelt sich um körperliche Anstrengungen, einen Migräneanfall, Alkoholisierung, Weinanfall, Kollaps und um einen fraglichen Sturz. Es konnte somit bei den kurzen Angaben der Frage eines etwaigen freien Intervalls nicht weiter nachgegangen werden; es war zudem nicht sicher, ob nicht in dem einen oder anderen Fall doch ein „Bagatelltrauma" in Betracht kam. Aus der Geschlechtsverteilung (in Tabelle 9.1.: 5 ♂, 2 ♀ – in Tabelle 9.2: 2 ♂, 5 ♀) dürften wohl bei den geringen Zahlen keine Schlüsse erlaubt sein. Hinsichtlich des Verlaufs und der anatomischen und histologischen Befunde bestehen praktisch gegenüber den Fällen der Tabelle 9.1 keine Unterschiede. Anhaltspunkte für eine längere Dauer der Veränderungen oder für spezifische krankhafte Wandveränderungen lagen in keinem der Fälle vor.

9.6 Diskussion

Die Biomechanik dieser traumatischen isolierten Verletzungen der Elastica interna ist schwierig zu interpretieren, weil aus den meisten Fällen über die Angriffspunkte der Gewalteinwirkung keine hinreichend klaren Erkenntnisse zu gewinnen waren. Dies liegt offenkundig daran, daß der Sachverhalt erst durch die klinische Obduktion aufgedeckt wurde, eine Erfahrung, die in solchen Fällen häufig zu machen ist; außerdem ist damit zu rechnen, daß geringfügige Blutunterlaufungen in der Kopfschwarte bei der längeren Überlebenszeit nicht mehr aufgefallen sind. Man hat auch den Eindruck, daß die Vorgeschichte nicht genügend aufgehellt werden konnte.

Linell u. Tom (1959), – Tabelle 9.1, Nr. 4, – meinen bei ihrem Fall, daß die Arteria cerebri media infolge der dem Gehirn mitgeteilten Gewalteinwirkung auf den Kopf gegen den Processus clinoideus anterior gedrängt und gequetscht wurde. Dratz u. Woodhall (1947), – Tabelle 9.1, Nr. 1, – sprechen von „some movement of the brain in the cranial cavity" und „whether a shearing or rotation type of force can cause unique vascular injury is a matter of speculation". Födisch u. Kloss (1966) – Tabelle 9.1, Nr. 6 –, fanden in ihrem Fall eine vorzeitige

„Verkalkung" der Elastica interna; sie folgern daraus, diese habe zu ihrer besonderen Brüchigkeit geführt und bei den gehäuften Bagatelltraumen (Kopfbälle) die Entstehung von Intimarissen begünstigt.

Für die Beurteilung solcher Veränderungen wird man zum Vergleich jene Befunde, die bei sicher traumatischen Schäden der Hirnschlagadern erhoben wurden, heranzuziehen haben. Es zeigte sich ja, daß bei traumatischer Zerrung der Gefäßwand vornehmlich die Elastica interna reißt und sich von der Media ablöst. Die Elastica wird dabei offensichtlich vom Blutstrom weiter abgewühlt. Man kann sich sehr gut vorstellen, daß bei geringfügigen Einwirkungen die Membrana elastica interna nur an einer Stelle reißt und, weil sie wegen einer konstitutionellen Besonderheit im Bau der Gefäßwand nicht so fest mit der Media verbunden ist, über weite Strecken abgelöst wird.

Da die Dissektion natürlich auch den Abgang von Seitenästen berührt, wird von einigen Autoren ein kongenitaler Wanddefekt für den Beginn eines dissezierenden Aneurysmas angenommen. Sollte dies tatsächlich zutreffen, dann allerdings hätte man mit spontanen dissezierenden Aneurysmen der großen Schlagadern zu rechnen, die von den traumatisch entstandenen morphologisch nicht abzugrenzen wären.

Klare Anhaltspunkte für die spontane Ablösung der Intima zusammen mit der Membrana elastica interna infolge krankhafter Bedingungen können ebenfalls nicht angegeben werden.

Sinclair (1953) – Tabelle 9.2, Nr. 2 –, betont ausdrücklich, daß er bei seinem Fall keine Zeichen für Medianekrose, Hämosiderose oder Fibrose gefunden habe. Da der morphologische Befund zur Erklärung der dissezierenden Aneurysmen so wenig hergibt, bewegen sich die Ansichten der Autoren im Bereich von Spekulationen, die vor allem von den anamnestischen Daten ausgehen. Bei der Bewertung solcher Angaben ist Vorsicht geboten, da die dem Tode vorausgegangenen Beschäftigungen, wie z.B. große Anstrengung oder Symptome, wie Kopfschmerz, Migräne, zu wenig klare Anhaltspunkte liefern. Dunning (1942) und später Sinclair (1953) halten eine lokale Vasokonstriktion, die von einer langen Periode von Dilatation gefolgt werde, bei Migräne für einen Anlaß zur Entstehung eines dissezierenden Aneurysmas. Nedwich u.Mitarb. (1963) – Tabelle 9.2, Nr. 5

– diskutieren die verschiedenen Ansichten des Schrifttums (syphilitische Arteriitis, zystische Medianekrose, Trauma, Elektrocution usw.). Unter Berufung auf Ritchie (1961) erwägen die Autoren ferner, daß eine Dilatation der Vasa vasorum infolge Alkoholisierung eine Prädisposition abgeben könne. Zur Frage, ob arteriosklerotische Veränderungen an den Hirnschlagadern die Entstehung von dissezierenden Aneurysmen begünstigen, liefert die tägliche Erfahrung am Seziertisch mit den vielen Schädelhirntraumen keine Hinweise.

Aufschlußreich scheint dazu ein Vergleich mit den dissezierenden Aneurysmen der Herzkranzschlagadern, bei denen eine spontane Entstehung häufiger zu sein scheint; jedoch breitet sich bei diesen, wie bei anderen Schlagadern, die Dissektion zwischen der Media und der Adventitia aus. Nach Leithoff (1961) und Uehlinger (1947) wären an den Herzkranzschlagadern solche Vorgänge leichter zu erklären, weil hier die Schlagadern bei jedem Herzschlag „gewalkt" werden. Allerdings dürften arteriosklerotische Wandveränderungen in diesen Gefäßstrecken ebenfalls eine Rolle spielen, zumal in solchen Fällen Kapillarverbindungen von der Gefäßlichtung in die Atherome nachgewiesen werden können (Krauland 1970).

Vielleicht liegen bei den dissezierenden Aneurysmen der Hirnschlagadern die Verhältnisse doch komplizierter, dies soll an einigen Beobachtungen aus dem Schrifttum gezeigt werden.

Pilz u. Hartjes (1976) berichten von einem 16jährigen Jungen, der, nachdem er einen Schneeball geworfen hatte, plötzlich schwere Kopfschmerzen bekam und nach 10 min bewußtlos wurde. Ins Krankenhaus gebracht, kam er wieder zu sich, zeigte jedoch eine linksseitige Hemiparese. Die Arteriographie deckte eine Stenose im supraklinoidalen Abschnitt der re. Carotis interna auf, ihre Hauptäste zeigten eine perlenschnurartige Kontrastfüllung, einige Äste waren verschlossen während die Arteriae lenticulostriatae und die Arteria choroidea anterior stark hervortraten. Der Tod trat plötzlich, 2 Wochen nach dem Einsetzen der Hemiparese ein. Entsprechend dem arteriographischen Befund fand sich histologisch eine Dissektion der Elastica interna, sie war in vielen Falten von der Media abgelöst. In der rechten Arteria cerebri anterior und posterior fanden sich frische Dissektionen, in den mittleren und hinteren Bezirken ältere mit Organisation der falschen Lichtung. Eine Proliferation der mesenchymalen Zellen und ein Überwiegen der metachromatischen Grundsubstanz zeigte sich anschließend an die äußere

Fläche der Elastika. Nur im Hauptast der mittleren Hirnschlagader war ein Riß festzustellen. Die dissezierenden Aneurysmen reichten bis in das Hirngewebe.

Hinsichtlich der Genese diskutieren die Autoren Beziehungen zum Moyamoya-Syndrom und zur fibromuskulären Dyplasie, da auch in den Nieren- und Beinschlagadern ein Verlust von elastischen Fasern, in der Media eine Metachromasie, Fibroblasten und Vakuolen festzustellen waren. Die Überprüfung der histologischen Schnitte zeigte aber, daß es sich in der Media der Hirnschlagadern um ganz diskrete Veränderungen handelte, die sich von den Abblassungen der Muskularis in den Wellen der Elastica, infolge der postmortalen Kontraktion der Muskularis, kaum abgrenzen lassen (Abb. 9.2–9.4).

Bei einem 2. Fall, den Pilz (1977) beschreibt, scheint es sich allerdings um eine generalisierte Schädigung der Elastica interna gehandelt zu haben. Eine 22jährige Frau, die im 8. Monat der zweiten Schwangerschaft unter dem klinischen Bild einer Polyradiculoneuritis (Guillain-Barré) erkrankte, war rund einen Tag nach der Schnittentbindung unter den Zeichen eines Kreislaufkollapses gestorben. Die histologische Untersuchung deckte in der linken Arteria cerebri anterior ein dissezierendes Aneurysma auf, das schon einige Zeit bestanden hatte, daneben fanden sich auch in der Media und der Adventitia Veränderungen, ebenso in weiteren Schlagaderstrecken. In den peripheren Nerven waren lymphozytäre Infiltrate zu finden. Als Ursache der Dissektion wird eine „Entleimung“ der Verbindung zwischen Elastica interna und Media erwogen. Ähnliche Beobachtungen wurden von Chang u.Mitarb. (1975) sowie Hochberg u.Mitarb. (1975) gemacht. Allerdings bleibt die Frage nach der kausalen Verknüpfung offen, wie auch die Beobachtung von Gagne u.Mitarb. (1977) zeigt:

Ein 6jähriges Mädchen klagte nach Rückkehr vom Spielplatz über heftige Kopfschmerzen, wurde darauf hemiplegisch und bewußtlos. Auch hier ergab das Arteriogramm einen Verschluß, dieses Mal in der Arteria cerebri anterior und Teilen der Arteria cerebri media rechts. Der Tod trat am 4. Tag ein. Das histologische Bild gleicht den in den Tabellen 9.1 u. 9.2 beschriebenen Fällen. Es fand sich außerdem eine „Aufsplitterung“ der Elastica interna.

Das Problem in den meisten solchen Fällen ist, daß die Stelle der primären Dissektion nicht gefunden wurde. Aufsplitterungen der Elastica interna sind aber für sich allein nicht als krankhafte Befunde zu werten, wie in Kap. 1 gezeigt wurde. Wenn nun klare Hinweise für krankhafte Gefäßwandschäden fehlen, wird man sich bei spielenden Kindern zu fragen haben, ob die Vorgeschichte wirklich lückenlos zu ermitteln war, und ob z.B. wegen einer retrograden Amnesie nach einem „Bagatelltrauma“ konkrete Angaben nicht gemacht werden konnten. Dabei wird zu berücksichtigen sein, daß der Schädel bei Kindern und Jugendlichen oft sehr elastisch und dünn sein kann, und daß auch alle Gewebe viel leichter verletzlich sind.

So hat Werkgartner (1922) bei einem 19jährigen Mann, der nach einem Faustschlag ins Gesicht gestorben war, als Todesursache eine subdurale Blutung aus einem Riß im Tentorium gefunden, ohne daß der Schädel gebrochen war. Diese Beobachtung zeigt, welche Deformierung jugendliche Schädel bei stumpfen Traumen erleiden können. Man wird auch eine besondere Verletzlichkeit der jugendlichen Schlagadern annehmen können. Allerdings wären dazu viel mehr umfassende histologische Untersuchungen der Hirnschlagadern notwendig, als dies bisher geschehen ist, um die Erkenntnisse zu erweitern.

Auf Grund der chirurgischen Erfahrung sind bei den extra-intrakraniellen Anastomosen jedenfalls Dissektionen bisher nicht beschrieben worden, dies würde dafür sprechen, daß Elastikarisse bei einem örtlichen Trauma nicht die alleinige Ursache für die Dissektion sein können. Gottschaldt u.Mitarb. (1971) berichten allerdings über 3 operierte und 3 nichtoperierte sackförmige Aneurysmen, bei denen die Dissektion von den Rupturen ausgegangen war.

Ob jedoch diese Beobachtungen zu den hier behandelten dissezierenden Aneurysmen gehören, läßt sich nicht sagen. Schließlich wird man bei der Entstehung der dissezierenden Aneurysmen mit konstitutionellen, metabolischen oder toxischen Schäden zu rechnen haben, die in ihren primären Stadien noch nicht ausreichend morphologisch zu erfassen sind. Gerade solche feinere Veränderungen können bei der ständigen dynamischen Beanspruchung der Gefäßwand durch den Blutdruck und die Pulswelle eine gewichtige Rolle spielen. Wie man die Sache auch sieht, man wird einstweilen auf Grund der Morphologie über Vermutungen nicht hinauskommen.

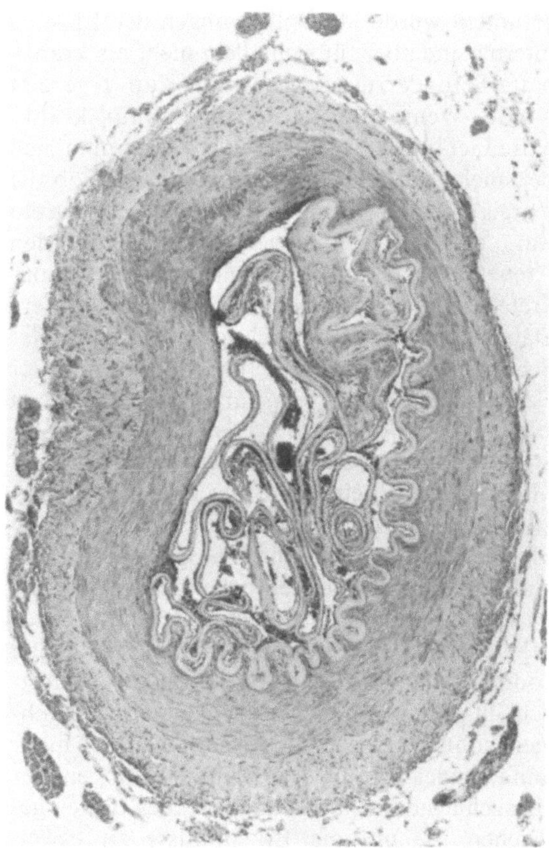

Abb. 9.2. Dissezierendes Aneurysma der A. carotis interna. Die Elastica interna zur Hälfte des Gefäßumfanges abgelöst und z.T. uhrfederartig aufgerollt, einschließlich des Intimapolsters oben (Gefäßabgang in der Nähe?); Media und Adventitia ungleich kontrahiert. Keine auffallende Zellreaktion in der Adventitia (s. Abb. 9.3a u. b). HE ×40 (Pilz u. Hartjes 1976)

9.7 Spätbefunde bei dissezierenden Aneurysmen

Arteriographisch nachgewiesene Verschlüsse der großen Hirnschlagadern können nach klinischer Erfahrung trotz schwerer neurolo-

gischer Ausfälle und ausgedehnter Erweichungen überlebt werden (Wolman 1959). Ob es sich dabei aber um dissezierende Aneurysmen gehandelt hat, läßt sich bei der klinischen Beobachtung natürlich nicht entscheiden. Immerhin konnte in Einzelfällen nachträglich der Beweis dafür erbracht werden. Nach Pilz u. Hartjes (1977) kann das perlschnurartige Aussehen der basalen Arterien im Angiogramm die Diagnose erleichtern.

Shaw u. Foltz (1968) berichten über einen 32jährigen Mann, der 12 Jahre vor seinem Tode bei einem schweren Bergwerksunfall einen Schädelbruch erlitten hatte. Neben Hirnnervenstörungen war es zu einer Carotis-Cavernosusfistel gekommen und im weiteren Verlauf war ein Exophthalmus pulsans aufgetreten. Die Unterbindung der rechten Arteria carotis interna brachte zunächst eine Besserung. Die Beschwerden nahmen jedoch im Verlauf der Jahre wieder zu. Darauf wurde auch die Arteria carotis externa 9 Jahre später unterbunden: keine entscheidende Besserung, da die Fistel im Sinus über die stark erweiterte Arteria communicans posterior gespeist wurde. Man entschloß sich schließlich zur Unterbindung der Arteria carotis cerebralis, doch starb der Mann kurz danach an einer Massenblutung in die rechte Großhirnhälfte mit Ventrikeleinbruch. Die Verfasser nahmen an, daß die Unterbindung der Arteria carotis cerebralis plötzlich zu einer erhöhten Kreislaufbelastung der Arteriae striolenticulares geführt hätte, wodurch die Blutung ausgelöst wurde, zumal 2–3 cm der rechten Arteria cerebri media verschlossen waren.

Die histologische Untersuchung zeigte im verschlossenen mittleren Teil dieser Schlagader die Elastica interna in Falten gelegt und an zwei Stellen gerissen; diese Risse und die Arterienlichtung waren durch Bindegewebe ausgefüllt, die Adventitia erwies sich als verdickt, die Media zugrundegegangen. Im proximalen Abschnitt fand sich zwischen Elastica interna und den äußeren Gefäßwandschichten ein dissezie-

---

Abb. 9.3a u. b. Ausschnittvergrößerungen aus Abb. 9.2. **a** Uhrfederartige Aufrollung eines Elastikaendes; in den Zwischenräumen der Elastikaschlingen noch offene Gefäßlichtung mit endothelialer Auskleidung, auch an der Außenseite der losgelösten Elastika; Reste von Blut in den Spalten. **b** Keine auffälligen Veränderungen in der Media und Adventitia; die Lücken in der Media im Bereich der Elastikawellen wahrscheinlich kontraktionsbedingt (Spasmus). **b** erhebliche Verdickung der Elastika an noch nicht abgelösten Strekken. HE ×190 bzw. 205

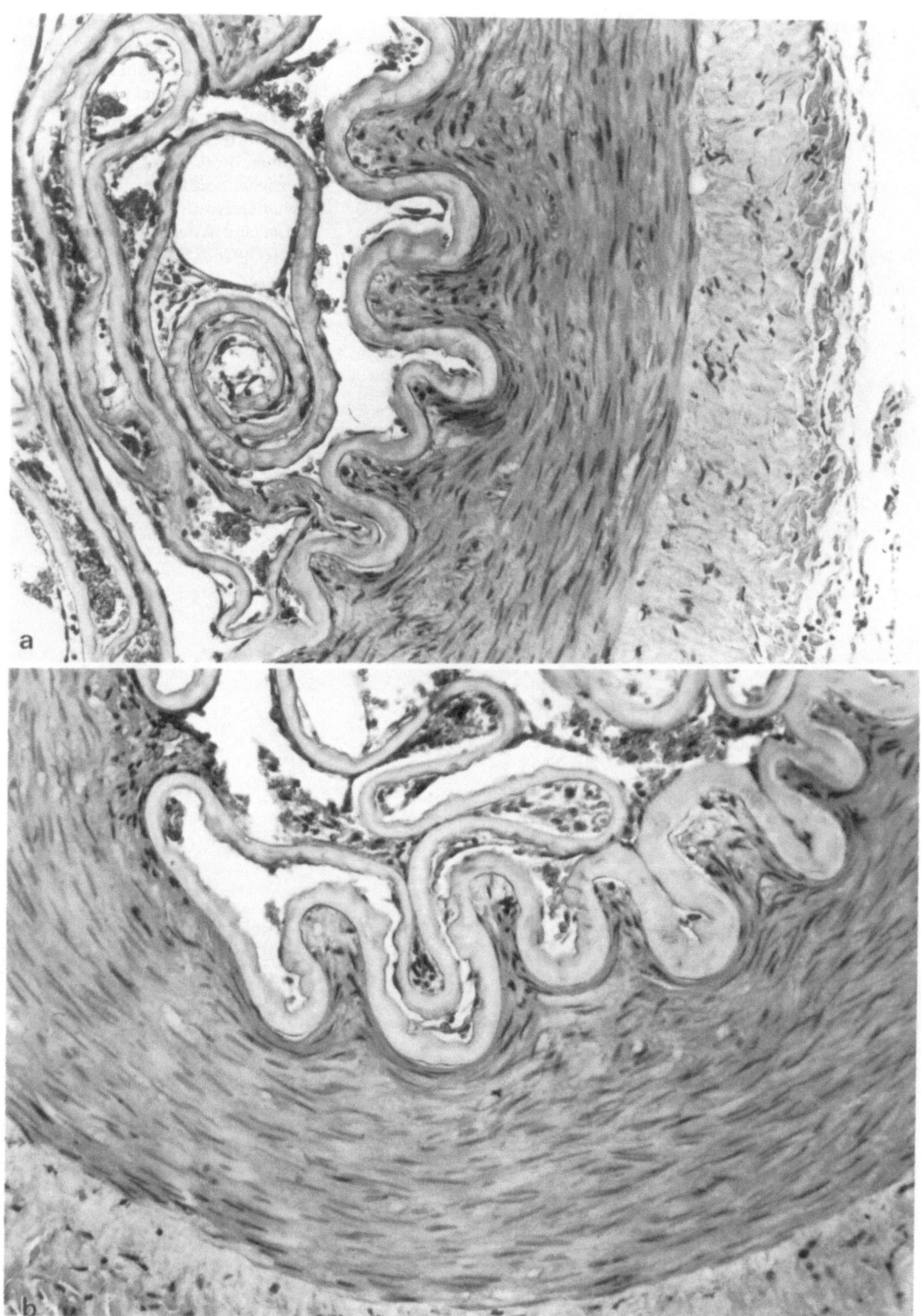

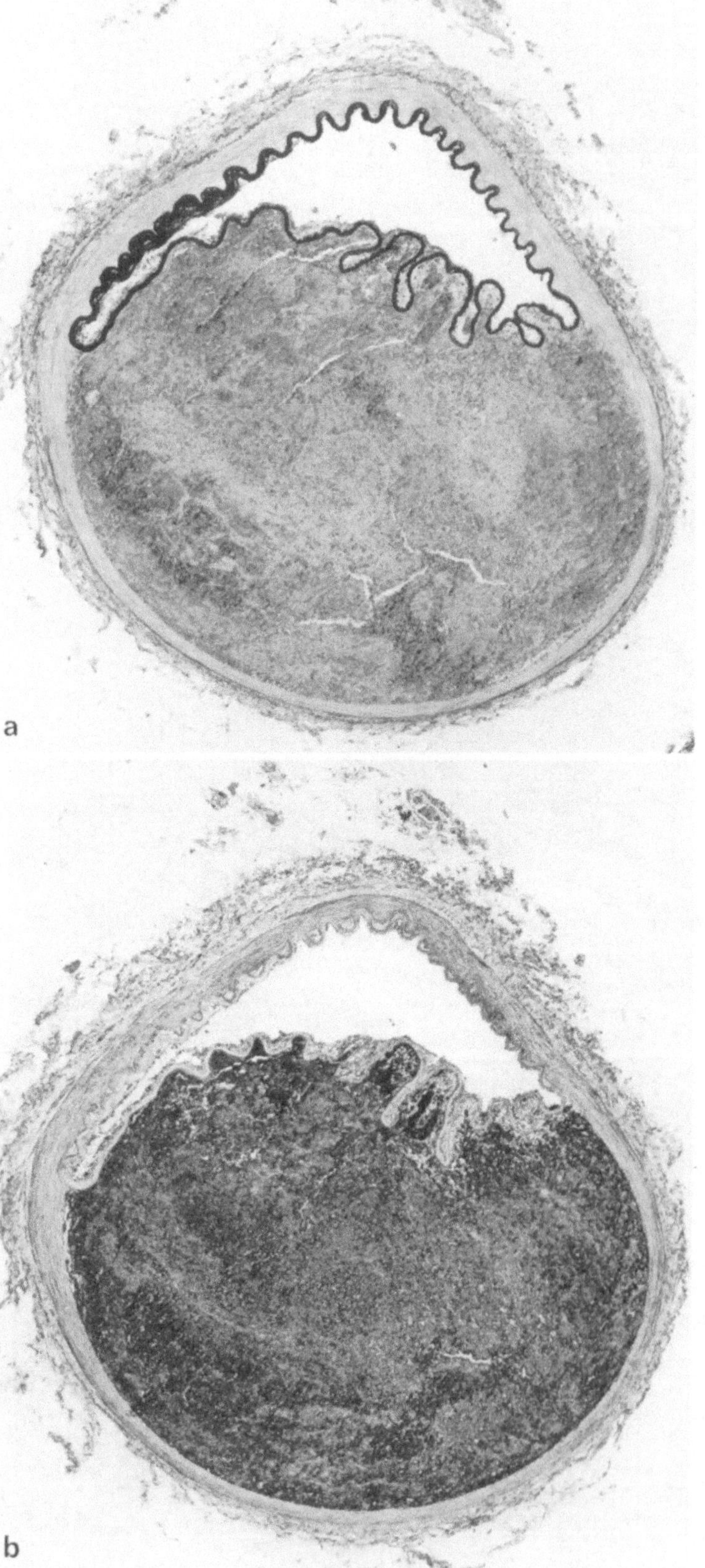

Abb. 9.4a u. b. Dissezierendes Aneurysma der A. pericallosa mit thrombenartiger Organisation des Blutergusses unter der abgelösten Elastica interna. **a** Orcein-Kernechtrot. ×50; **b** Masson-Goldner. ×50. – 16 J., ♂; plötzlicher vorübergehender Bewußtseinsverlust, Hemiplegie, Tod nach 2 Wochen (Pilz u. Hartjes 1976, s.S. 130)

rendes Aneurysma, von dem die meisten Rami perforantes ausgingen. Das distale Stück der Arteria cerebri media war unverändert und anastomosierte offenkundig mit der Arteria cerebri anterior und posterior derselben Seite, so daß nach der traumatischen Verletzung zunächst lediglich ein asymptomatischer Infarkt resultierte.

Ebenso bemerkenswert ist die Beobachtung von Norman u. Urich (1957). Sie beschreiben ein dissezierendes Aneurysma der Arteria cerebri media bei einem schwachsinnigen 15jährigen Knaben, der letztlich an einer Lungen-Tbc starb. Unmittelbar nach der Geburt waren einige zyanotische Anfälle beobachtet worden, bis im 6. Monat ein schwerer epileptischer Anfall auftrat, infolgedessen eine rechtsseitige Lähmung zurückgeblieben war. Bei der Obduktion fand sich eine alte Erweichungsnarbe, entsprechend dem Versorgungsgebiet der Arteria cerebri media. Histologisch war in der Arteria cerebri media ein abgeheiltes Aneurysma dissecans festzustellen, das sich in die Seitenäste fortsetzte. Das alte und das neue Lumen waren jedes für sich durchgängig, die beiden Wege kommunizierten auch weiter distal miteinander.

Während Shaw u. Foltz (1968) auf Grund der Vorgeschichte und des Verlaufs an der traumatischen Genese nicht zweifelten, meinen Norman u. Urich (1957), daß in ihrem Fall, beim Fehlen eines Traumas in der Vorgeschichte, einer Infektion, Degeneration oder Mißbildung, die Entstehungsbedingungen des dissezierenden Aneurysmas unbestimmt blieben. Die Möglichkeit eines Geburtstraumas wird von den Autoren allerdings nicht diskutiert, wohl deshalb, weil die Hemiplegie erst im Alter von 6 Monaten aufgetreten war, doch wäre dies nicht von der Hand zu weisen.

Meyer (1951) hat sich speziell für die frühkindlichen zerebralen Gefäßschäden interessiert. Restzustände nach Thrombosen und Embolien der großen Hirnschlagadern und der pialen Gefäße erklärt er primär durch ein Geburtstrauma. Die Fälle von Shaw u. Foltz, Norman u. Urich und Meyer zeigen, welche erstaunlichen Befunde Jahre nach Verschlüssen in den Hirnschlagadern angetroffen werden können.

9.8 Medianekrose der großen Hirnschlagadern

In der Zusammenstellung von Sato u.Mitarb. (1971) werden unter 31 dissezierenden Aneurysmen der Hirnschlagadern nur 3 Fälle von Mediadegeneration angeführt (Hyland 1933; Watson 1956; Wisoff u. Rothballer 1961), ohne daß man sich ein exaktes Bild über das Aussehen der morphologischen Befunde machen kann. Nicht erwähnt wurde ein Bericht von Kernohan u. Woltman (1943) über je 2 Fälle von lokalen, nichtseptischen Nekrosen in der Wand der Arteriae vertebrales bzw. der Arteriae cerebellares inferiores posteriores nach simplen, unkomplizierten Bauchoperationen, die zur Ruptur und zu massiven tödlichen subarachnoidalen Blutungen geführt hatten. Die Autoren nehmen ohne jede Begründung örtliche Infarkte der Gefäßwand an und erwarten weitere Aufklärung von ähnlichen Beobachtungen in der Zukunft.

Im anderen Zusammenhang hat der Verfasser schon 1944 und 1949 über Medianekrosen in den großen Hirnschlagadern berichtet. Wie sich jetzt zeigt, fügen sich die seinerzeitigen Beschreibungen gut zum Bild der dissezierenden Aneurysmen. Wegen der Seltenheit solcher Beobachtungen sei ein Fall aus dem Jahre 1943, bei dem die ausgedehntesten Veränderungen gefunden wurden, nochmals ausführlich geschildert.

Eine 53jährige Frau wurde morgens tot im Bett aufgefunden; 4 Tage zuvor war sie wegen eines Anfalls von Bewußtlosigkeit in eine neurologische Klinik gebracht worden. In der Vorgeschichte häufig quälende Kopfschmerzen, Gedächtnisschwäche, Tablettenabusus; überstandene Lues- und Gonorrhoeinfektionen. – Pupillen lichtstarr, RR 170/100. Die Kranke war geordnet, machte den Eindruck einer Hysterika und hatte auf eigenen Wunsch die Klinik verlassen.

Obduktion: Tödliche basale subarachnoidale Blutung. Arteria basilaris besonders dünnwandig, knittrig, Hirnschlagadern sonst zart, kein Aneurysma. Herz nicht vergrößert; Körperschlagader verhältnismäßig zart. Keine weiteren auffälligen krankhaften Veränderungen.

Histologisch: Im Bereich des ganzen Circulus arteriosus Veränderungen im Sinne einer Medianekrose; am schwersten waren die Veränderungen in der Arteria basilaris, hier bestand die Gefäßwand z.T. nur mehr aus Adventitia, an einer Stelle war eine Lücke durch

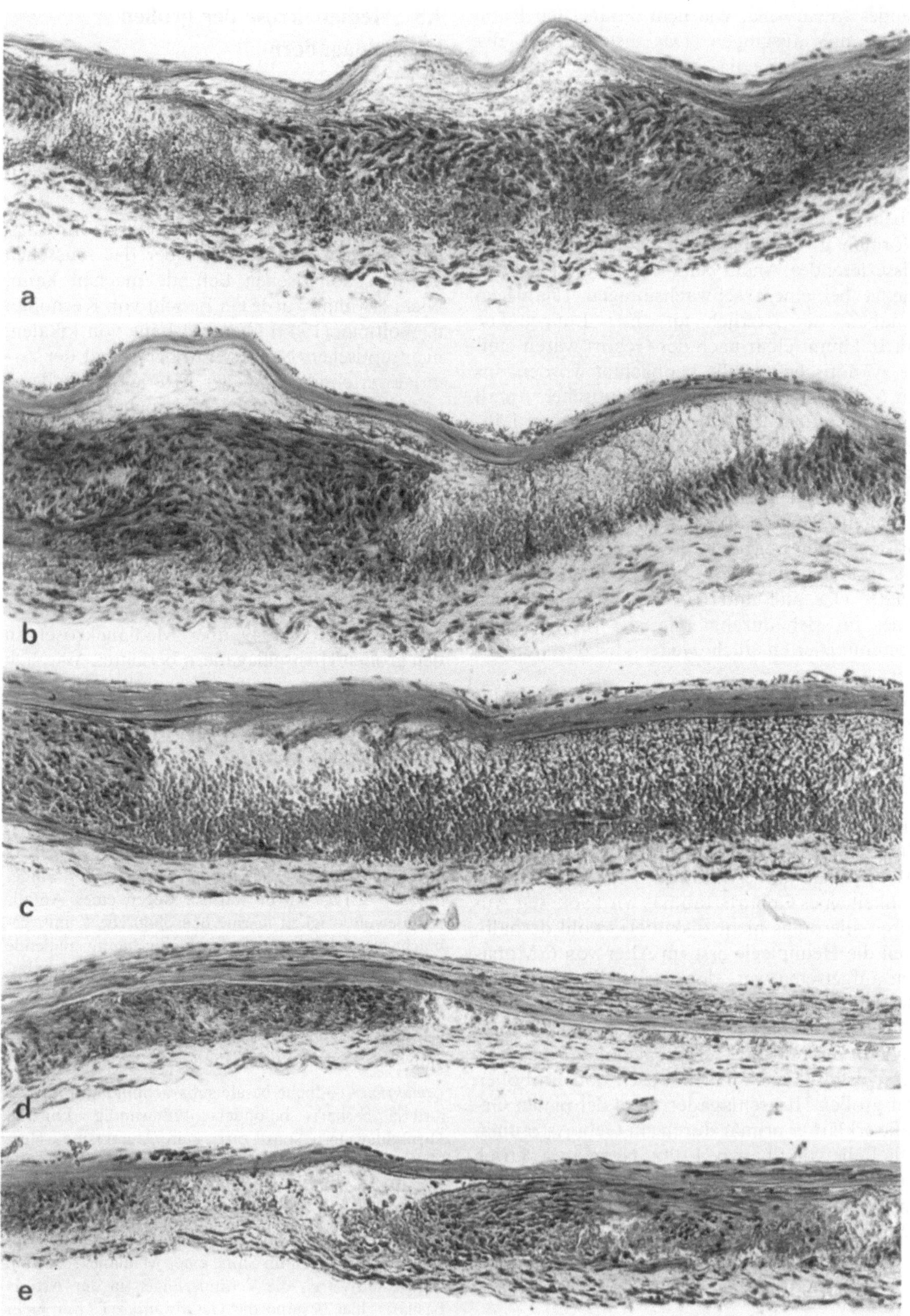

ein schildförmiges, frisches Blutgerinnsel abgedichtet; offenkundig die Blutungsquelle; eine Thrombose in der Lichtung war aber nicht festzustellen.

Aufschlußreich waren die Zerfallsherde in den weiteren Schlagaderstrecken, weil sie noch nicht so fortgeschritten waren (Abb. 9.5a–e), die besten Bilder waren von den Arteriae cerebri anteriores zu erhalten. Mitten unter scheinbar unveränderten Muskelzellen waren Zerfallsherde unterschiedlicher Intensität zu sehen, die mehr oder weniger mit Zelltrümmern ausgefüllt waren. Die Elastica interna deckte die kleineren Defekte, sie war aber auch stellenweise abgehoben und überdies streckenweise verlorengegangen. Offenkundig war von solchen Stellen Blut in die Zerfallsherde eingedrungen. Eine leukozytäre Infiltration fehlte. An einzelnen Stellen war die Elastika samt der leicht verdickten Intima mit der Adventitia fest verklebt, da die Media dazwischen weitgehend zugrundegegangen war. In der Adventitia fielen langgestreckte, spindelige Zellen, offensichtlich Fibroblasten, auf, um so dichter je fortgeschrittener die Veränderungen in der Gefäßwand waren. Leider war damals die Untersuchung nicht auf weitere Körperschlagadern ausgedehnt worden; es läßt sich deshalb nicht sagen, ob die Befunde an den Hirnschlagadern nur lokale Bedeutung hatten oder im Rahmen einer allgemeinen Stoffwechselschädigung zu sehen waren.

Für die Genese dieser auffallenden Befunde waren aus der Vorgeschichte keine Anhaltspunkte zu gewinnen. Die Frage, ob diese Veränderungen zu den Mediadegenerationen zu rechnen sind, die Wiesel (1906, 1907) bei Infektionskrankheiten gefunden hat, muß offen bleiben. Die Auflösung der Media erinnert aber sehr stark an die Medianekrosis Aortae idiopathica cystica (Erdheim 1930). Im übrigen weisen ja die bekannten Tierexperimente von Meessen (1939); Altmann (1949) und Grundmann (1950), die bei Kollaps und O_2-Mangelzuständen Medianekrosen erzeugen konnten, auf die besondere Empfindlichkeit der Media hin. Dieselben Erfolge sind im Tierversuch auch durch

Fütterung mit Lathyrus odoratus (süße Erbsen) erreicht worden (Walker u. Wirtschafter 1956).

Bei weiteren eigenen Untersuchungen fanden sich herdförmige Untergänge der Media in den Hirnschlagadern einer 31jährigen Frau als Nebenbefund (Krauland 1942, 1949), die nicht ohne weiteres interpretiert werden konnten (Abb. 9.6a u. b).

Nach dem Aussehen handelte es sich um eine mildere Verlaufsform einer herdförmigen Medianekrose. Die Todesursache in diesem Fall war eine basale subarachnoidale Blutung aus einem geplatzten Aneurysma an der Arteria cerebri anterior. Da es sich um einen Einzelfall handelt, bereitet die Erklärung Schwierigkeiten, wie ja auch bei dem auf S. 130 erwähnten Fall von Pilz (1977). Bei einer durch Medianekrose geschwächten Wandstrecke einer Hirnschlagader könnte, wie dies für die Medianekrose der Aorta anzunehmen ist (Bratzke u. Wojahn 1977), ein zufälliges Trauma zur Ruptur führen; daß aber durch ein Schädelhirntrauma eine Medianekrose der großen Hirnschlagadern ausgelöst wird, dafür fehlen bisher Anhaltspunkte. Ebensowenig läßt sich sagen, ob Vasospasmen, die nach Subarachnoidalblutungen beobachtet werden können (Cervós-Navarro 1980), und bei denen Intimaverdickungen und Mediadegenerationen gefunden wurden, in Beziehung zu den hier beschriebenen Medianekrosen gebracht werden können. Jedenfalls wird man auch Reizungen der Gefäßnerven in künftige Überlegungen einzubeziehen haben, zumal Matakas u.Mitarb. (1977) nach Elektroschock im Tierexperiment elektronenoptisch einen Kollaps der Arteriolenlumina nachweisen konnten.

9.9 Schlußbemerkung

Bei den dissezierenden Aneurysmen der großen Hirnschlagadern breitet sich die Dissektion im Gegensatz zu anderen Schlagadergebieten zwi-

---

Abb. 9.5a–e. Medianekrose der Schlagadern am Hirngrund, 5 verschiedene Grade der Mediaauflösung, z.T. mit leichter Blutbeimengung, offensichtlich von gerissenen Stellen der Elastica interna eingedrungen. **d** u. **e** Muskelfasern weitgehend geschwunden, offensichtlich resorbiert, deutliche Fibroblastenreaktion in der Adventitia, leichte Intimaverdickung besonders in **d**. Längsschnitte. HE × 115. – 53 J., ♀; subarachnoidale Blutung, tot aufgefunden (Krauland 1944)

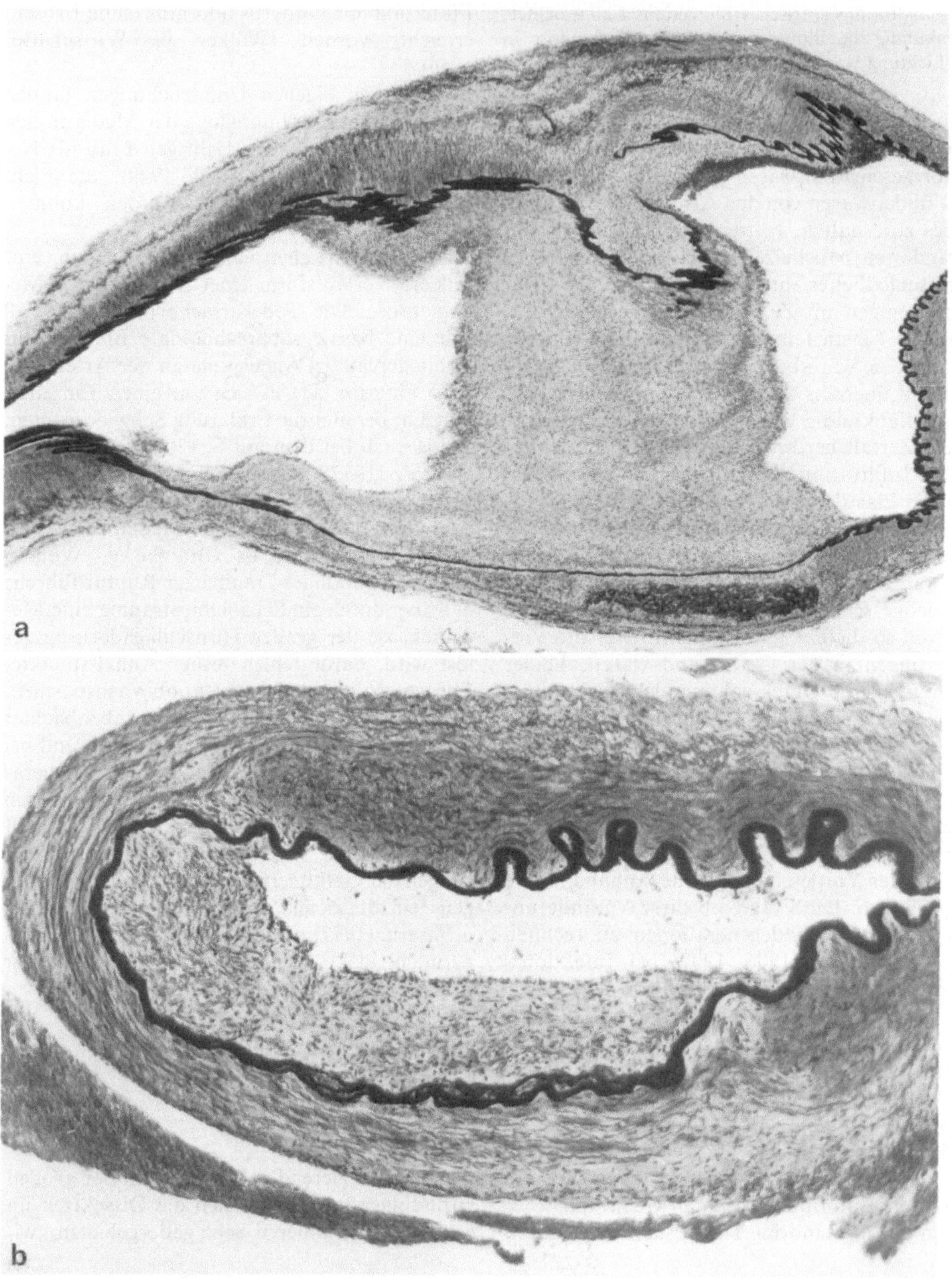

Abb. 9.6. a Herdförmiger Schwund der Media einer A. vertebralis mit intramuraler Blutung, Intimaverdickung und vernarbte Elastikaruptur an der oberen Bildhälfte. **b** Herdförmiger Schwund der Media mit Intimaverdickung und Zellreaktion in der A. cerebri media (unklare Genese). Orcein-Kernechtrot. × 35 bzw. 106. – 31 J., ♀; Subarachnoidalblutung nach Aneurysmaruptur an der A. cerebri anterior (Krauland 1942, 1949)

schen Elastica interna und Media aus. Ausgangspunkt ist offenkundig ein Innenschichtriß; das strömende Blut löst die Elastica interna über weite Strecken ab, wobei die ursprüngliche Gefäßlichtung bis auf einen Spalt zusammengedrückt werden kann. In der Regel führt die Dissektion der Elastica interna zu einem weitgehenden Verschluß der betroffenen Gefäßlichtung mit entsprechenden Folgen für das Hirngewebe. Bei Reruptur kann die Blutströmung in der Restlichtung und in dem falschen Weg erhalten bleiben, so daß Abheilungsvorgänge möglich sind und die Betroffenen länger überleben. Dissezierende Aneurysmen der Hirnschlagadern kommen mit und ohne Trauma in der Vorgeschichte vor, die beiden Formen sind, wenn in der Membrana elastica interna oder in der Media greifbare Veränderungen fehlen, morphologisch nicht voneinander zu trennen. Es ergibt sich deshalb die Frage, ob „traumatische" und „spontane" dissezierende Aneurysmen nicht doch eine gemeinsame Wurzel haben. Es könnte sein, daß das Trauma in einzelnen Fällen nur nicht eindeutig zu ermitteln, oder rein zufällig war. Beide Male wird man mit einer besonderen Minderwertigkeit der Gefäßwandstrukturen zu rechnen haben, wodurch die Ablösung der Elastica interna begünstigt wird; ob aber dazu allein die Pulswelle ausreicht, läßt sich nicht beantworten.

Einzelne Beobachtungen sprechen allerdings dafür, daß bei den spontanen Formen von dissezierenden Aneurysmen generalisierte metabolische oder toxische Schädigungen in Betracht kommen. Beziehungen zu seltenen und ungewöhnlichen Gefäßkrankheiten wie z.B.: Ehlers-Danlos-Syndrom, Pseudoxanthoma elasticum, Thrombangiitis obliterans, fibromuskuläre Hyperplasie, „Moyamoya"-Krankheit, wird man zu erwägen haben.[1] Schließlich kommt an den großen Hirnschlagadern auch eine Form der Medianekrosis idiopathica cystica vor.

9.10 Literatur

Altmann HW (1949) Über Leberveränderungen bei allgemeinem Sauerstoffmangel nach Unterdruckexperimenten an Katzen. Frankf Z Pathol 60:376

Bigelow NH (1955) Intracranial dissecting aneurysms. Arch Pathol 60:271–275

Bratzke H, Wojahn H (1977) Spontane Aortenrupturen aus gerichtsmedizinischer Sicht. Z Rechtsmed 79:159–182

Brenner H, Wasl H (1960) Ein Fall von tödlich verlaufendem Hirnarterienverschluß als alleinige Folge einer Schädelprellung. Zentralbl Chir 85:2010–2016

Cervós-Navarro J (1980) Gefäßerkrankungen und Durchblutungsstörungen des Gehirns. In: Cervós-Navarro J, Schneider H (eds) Pathologie des Nervensystems I. Springer, Berlin Heidelberg New York (Spezielle pathologische Anatomie, Bd 13/1, S 253)

Chang V, Rewcastle NB, Harwood-Nash DCF, Norman MG (1975) Bilateral dissecting aneurysms of the intracranial internal carotid arteries in an 8-year-old boy. Neurology (Minneap.) 25:573–579

Dratz HM, Woodhall B (1947) Traumatic dissecting aneurysm of left internal carotid, anterior cerebral and middle cerebral arteries. J Neuropathol Exp Neurol 6:286–291

Duman S, Stephens JW (1963) Post-traumatic middle cerebral artery occlusion. Neurology 13:613–616

Dunning HS (1942) Intracranial and extracranial vascular accidents in migraine. Arch Neurol Psychiatry 48:397–406

Erdheim J (1930) Medianecrosis aortae idiopathica cystica. Virchows Arch Pathol Anat 276:187–299

Födisch HJ, Kloss K (1966) Thrombotische Verschlüsse im Stromgebiet der Arteria carotis nach stumpfen Schädel-Hals-Traumen. Hefte Unfallheilkd 88:1–48

Gagne F, Lemay M, Verret S (1977) Hémodissection pariétale oblitérante des vaisseaux intracrâniens, une forme particuliére d' anévrysme dissequant. Can J Neurol Sci 4:63–65

Gottschaldt M, Schmidt H, Walter W, Schiefer W (1971) Histopathologische Befunde bei angiographisch nachweisbaren, reversiblen, cerebralen Gefäßeinengungen. Radiologie 11:444–446

Grundmann E (1950) Histologische Untersuchungen über die Wirkungen experimentellen Sauerstoffmangels auf das Katzenherz. Beitr Pathol Anat 111:36

Hassin GB (1933) Changes in the brain in legal electrocution. Arch Neurol Psychiatry 30:1046–1060

Hassin GB (1937) Changes in the brain in accidental elektrocution. J Nerv Ment Dis 86:668–673

Hochberg F-H, Bean C, Miller Fisher C, Robertson GH (1975) Stroke in a 15 year old girl secondary to terminal carotid dissection. Neurology 25:725–729

Hyland HH (1933) Thrombosis of intracranial arteries. Arch Neurol Psychiatry 30:342–356

Kernohan JW, Woltman HW (1943) Postoperative focal nonseptic necrosis of vertebral and cerebellar arteries. JAMA 122:1173–1177

---

1 Zusammenfassende Darstellung und Schrifttum bei Toole u. Patel (1980)

Krauland W (1942) Über die Aneurysmen der Schlagadern am Hirngrund und ihre Entstehung. Dtsch Z Gesamte Gerichtl Med 35:243–281

Krauland W (1944) Über subarachnoidale Blutungen aus dunkler Quelle und über Medianekrosen der Schlagadern am Hirngrund. Dtsch Z Gesamte Gerichtl Med 38:129–144

Krauland W (1949) Herdförmiger Schwund der Media in den Schlagadern am Hirngrund. Dtsch Z Nervenheilkd 161:202–207

Krauland W (1970) Intravascular fibrinous depositions in forensic autopic material. In: Schettler G (ed) Platelets and the Vessel Wall-Fibrin Deposition. Sympos. of the European Atherosclerosis Group 1969. Thieme, Stuttgart, pp 175–180

Leithoff H (1961) Das Aneurysma dissecans der Herzkranzgefäße als Ursache des plötzlichen Todes. Beitr Gerichtl Med 21:208–220

Linell EA, Tom MI (1959) Traumatic arterial lesions and cerebral thrombosis. Can Med Assoc J 81:808–813

Matakas F, Cervós-Navarro J, Roggendorf W, Christmann U, Sasaki S (1977) Spastic constriction of cerebral vessels after electric convulsive treatment. Arch Psychiatr Nervenkr 224:1–9

Meessen H (1939) Experimentelle Untersuchungen zum Collapsproblem. Beitr Pathol Anat 102:191–267

Meyer JE (1951) Über Gefäßveränderungen beim fetalen und frühkindlichen Cerebralschaden. Arch Psychiatr Nervenkr 186:437–455

Nedwich A, Haft H, Tellem M, Kauffmann L (1963) Dissecting aneurysm of cerebral arteries. Arch Neurol 9:477–484

Norman RM, Urich H (1957) Dissecting aneurysm of the middle cerebral artery as a cause of acute infantile hemiplegia. J Pathol Bacteriol 73:580–582

Pilz P (1977) Dissezierendes Aneurysma der Arteria cerebri anterior und Guillain-Barré-Syndrom in der Schwangerschaft. J Neurol 214:295–299

Pilz P, Hartjes HJ (1976) Fibromuscular dysplasia and multiple dissecting aneurysms of intracranial arteries. Stroke 7:393–398

Pilz P, Hartjes HJ (1977) Juvenil stroke and intracranial dissecting Aneurysms. In Meyer JS, Lechner H, Rewich M (eds) Cerebral vascular disease. Excerpta Medica, Amsterdam-Oxford

Ritchie G (1961) Dissecting aneurysm of the left internal carotid and left middle cerebral arteries: Report of a case. Wis Med J 60:556–558

Robert F, Maltais R, Giroux JC (1964) Dissecting aneurysm of middle cerebral artery. J Neurosurg 21:413–415

Sato O, Bascom JF, Logothetis J (1971) Intracranial dissecting aneurysm. J Neurosurg 35:483–487

Shaw CM, Foltz EL (1968) Traumatic dissecting aneurysm of middle cerebral artery and carotid-cavernous fistula with massive intracerebral hemorrhage. J Neurosurg 28:475–479

Sinclair W (1953) Dissecting aneurysm of the middle cerebral artery associated with migraine syndrome. Am J Pathol 29:1083–1091

Stehbens WE (1972) Pathology of the cerebral blood vessels. Mosby, Saint Louis

Stern K (1933) Über Kreislaufstörungen im Gehirn bei Wandeinrissen in extracerebralen Arterien. Z Neurol Psychiatr 148:55–82

Toole JF, Patel AN (1980) Zerebro-vasculäre Störungen. Springer, Berlin Heidelberg New York, pp 369–382

Uehlinger E (1947) Das spontane intramurale Hämatom und Aneurysma dissecans der normalen Coronararterie. Schweiz Med Wochenschr 77:608–611

Walb D, Redondo-Marco JA, Beneke G (1967) Aneurysma dissecans intrakranieller Arterien. Med Welt 18/16:1043–1044

Walker DG, Wirtschafter ZT (1956) Histopathogenesis of aortic aneurysms in the lathyrus-Jed Rat. Arch Pathol 61:125

Watson AJ (1956) Dissecting aneurysm of arteries other than the aorta. J Pathol Bacteriol 72:439–449

Werkgartner A (1922) Subdurale Blutungen aus verborgener Quelle. Beitr Gerichtl Med 5:191–211

Wiesel J (1906) Die Erkrankungen arterieller Gefäße im Verlauf akuter Infektionen. Z Heilkd 27:262–294

Wiesel J (1907) Die akute herdförmige Mesarteriitis der Koronarien und ihre Folgezustände. Z Heilkd 28:69–100

Wisoff HS, Rothballer AB (1961) Cerebral arterial thrombosis in children. Ard Neurol 4:258–267

Wolman L (1959) Cerebral dissecting aneurysms. Brain 82:270–291

10 Die traumatischen Aneurysmen der Schlagadern am Hirngrund

10.1 Vorbemerkungen

Die Frage, ob Aneurysmen an den großen Schlagadern am Hirngrund durch stumpfe Schädelhirntraumen (indirekt) verursacht werden können, beschäftigte seit mehr als 100 Jahren die Autoren immer wieder von neuem (Lebert 1866; Ponfick 1873; Eppinger 1887; Hofmann 1894; Benda 1902; Wichern 1912; Orth 1921; Pawlowski 1929; Harbitz 1932; Jungmichel 1932; Walcher 1933; Lazorthes 1952 u.v.a.).

Subarachnoidale Blutungen und Aneurysmen waren seinerzeit auch ein beliebtes Thema für Doktorarbeiten (Killian 1879; Hey 1898; Frese 1904; Froin 1904; Grunwald 1906; Quast 1910; Hahn 1925 u.a.).

10.2 Allgemeine Ätiologie der Aneurysmen

Unter den älteren Mitteilungen sind die ausführlichen monographischen Studien von Eppinger (1887) und Benda (1902) hervorzuheben. Die Autoren waren bemüht. Erfahrungssätze zur Entstehung der Aneurysmen im allgemeinen herauszuarbeiten; eine Trennung nach Gefäßregionen wurde nicht streng eingehalten.

Benda hat unter kritischer Würdigung von 221 Literaturstellen seine Erkenntnisse in 12 Punkte zusammengefaßt. Eine Trennung zwischen Aneurysma verum und spurium sei nicht durchführbar; ein reines Dehnungsaneurysma auf Grund einer pathologischen Nachgiebigkeit der unversehrten gesamten Arterienwand sei in Abrede zu stellen; die pathologische Nachgiebigkeit der Arterienwand beruhe stets auf Ruptur oder Einschmelzung der Wandelemente oder auf einer Vergesellschaftung beider Vorgänge; eine zum Aneurysma führende Ruptur der Gefäßwand erfolge durch direktes oder indirektes äußeres Trauma oder durch abnorme Steigerung des Blutdrucks bei normaler oder bereits pathologisch veränderter Wand: bei Arteriosklerose, syphilitischer Sklerose; bei peptischen Magengeschwüren; bei verschiedenen akuten entzündlichen Veränderungen (z.B. ulzeröse Endarteriitis) und bei chronischen Entzündungen (z.B. Tbc).

Zur traumatischen Entstehung der Aneurysmen der Schlagadern am Hirngrund schreibt Hofmann (1894): „Die forensisch wichtige Frage, ob derartige Aneurysmen auch durch Traumen veranlaßt werden können, muß bei der Zartheit der Basalarterien und dem Umstand, daß durch Erschütterungen partielle Zerreißungen der Gefäßwand entstehen können, bejaht werden". In seinem Lehrbuch der speziellen pathologischen Anatomie (1911) äußert sich Kaufmann zur traumatischen Genese: „Traumen (Kopfverletzungen, die mitunter Jahre zurückliegen) können gleichfalls zu Aneurysmabildung (sc. im Gehirn) führen; auch der Verfasser sah das in Fällen, wo keine Spur von allgemeiner Arteriosklerose bestand. Die Aneurysmen sind meist sackartig, klein, erbsen- bis kirschgroß, aber auch hühnereigroße kommen vor."

Wenn man sich mit der Möglichkeit einer traumatischen Genese der intrakraniellen Aneurysmen befaßt, ist es erforderlich, auf die verschiedenen pathogenetischen Faktoren einzugehen, die im Schrifttum diskutiert werden. Hassler (1961) hat auf den Wandel der Meinungen verwiesen. Während man anfänglich eine syphilitische Arteriitis und embolische Prozesse bei Endokarditis (Ponfick 1873, 1876) als häufigste Ursache annahm, wurde später atherosklerotischen Prozessen, die bei älteren Individuen neben den Aneurysmen gefunden wurden, ein großes Gewicht zugeschrieben. Unter 224 Fällen aus dem Schrifttum fand Wallesch (1924) diese drei Faktoren am häufigsten angegeben, und nach Berger (1923) entfallen 65% auf Arteriosklerose, 15% auf Embolien, 10% auf Lues,

10% auf Hypoplasie. Dieses Urteil fußt aber vielfach nicht auf einer genaueren anatomischen oder histologischen Untersuchung der Aneurysmen selbst, sondern es wird als ausreichend angesehen, arteriosklerotische oder luische Veränderungen, eine frische oder alte Endokarditis bei der Leichenöffnung nachgewiesen zu haben.

Hinsichtlich der Morphologie ist nun zwischen den sackförmigen (berry-aneurysms) und den spindelförmigen Aneurysmen (fusiform aneurysms) zu unterscheiden. Die spindelförmigen Aneurysmen umfassen größere Gefäßstrecken, vornehmlich im Bereich der Arteria basilaris, der Arteriae vertebrales und der Arteriae carotides cerebrales. Nach den histologischen Befunden sind sie beim Formenkreis der Atherosklerose und bei der luetischen Arteriitis einzuordnen (Jakob 1927). Auch die „mykotischen Aneurysmen" bei entzündlichen und embolischen Läsionen dürften gegenüber traumatischen Wandschäden differentialdiagnostisch keine Schwierigkeiten bereiten[1].

In den meisten klinischen Berichten über die Aneurysmen an den großen Hirnschlagadern spielt die mykotische Genese bei Endokarditis kaum eine Rolle. Neuerdings haben Bohmfalk u.Mitarb. (1978) seit 1954 mit 3 eigenen Beobachtungen 85 Fälle aus der Literatur gesammelt.

Nach Jellinger (1979) werden in den neuen Statistiken die mykotischen Aneurysmen mit einer Häufigkeit von 1–3,9% angegeben. Die Aneurysmen auf Grund von septischen Emboli sind gewöhnlich klein und betreffen die peripheren Äste der Arteria cerebri media, sie verursachen Blutungen ins Hirngewebe oder Infarkte. Jellinger beobachtete solche Aneurysmen nach Herzchirurgie bei Endokarditis. Wahre mykotische Aneurysmen sind gewöhnlich größer (Candida-albicans-Infektion nach Nierentransplantation, Horten u.Mitarb. 1974; McCormick u. Schochet 1976).

Die eigentliche diagnostische Problematik ergibt sich bei der Frage, ob tatsächlich die bekannten sackförmigen (Forbus-) Aneurysmen durch stumpfe Schädelhirntraumen ausgelöst werden können. Dazu ist ein genaueres Eingehen auf die derzeitigen Ansichten über ihre Genese erforderlich.

10.3 Anomalien und Medialücken[2]

Die sackförmigen Aneurysmen findet man nicht selten bei jugendlichen Personen mit zarten Hirngrundschlagadern, ja sogar bei Säuglingen (Jones u. Shearburn 1961: 4 Wochen ♀; Vapalathi u.Mitarb. 1969: 3 Monate ♀; Engelhardt 1976: 2 Jahre ♀[3]. Da außerdem häufig Anomalien des Circulus arteriosus angetroffen wurden, dachte man schon frühzeitig an angeborene Fehlbildungen. Angesichts des komplizierten Netzwerks, das die Hirnschlagadern im Embryonalstadium bilden (Padget 1947), ließe sich leicht vorstellen, daß bei einer unvollständigen Rückbildung einmal eine kleine Aussackung zurückbleibt. So fand Busse (1921) an 400 Gehirnen 39mal Aussackungen im Bereich der Arteria communicans anterior, ob diese Aussackungen anlagemäßig vorgebildet sind, ist fraglich. Dem Verfasser sind aus dem Schrifttum keine Fälle bekannt, auch ist ihm trotz jahrelanger Erfahrung keine solche sichere Beobachtung untergekommen.

Seit Forbus (1930) auf die Medialücken an den Verzweigungen des Circulus Willisii als Ausgangspunkt für die Entstehung der sackförmigen Aneurysmen hingewiesen hat, wurden seine Befunde und Schlußfolgerungen in kurzer Zeitfolge von zahlreichen Autoren bestätigt (Voncken 1931; Chase 1932; Schmidt 1938; Richardson u. Hyland 1941; Krauland 1942; Bremer 1943; Forster u. Alpers 1945).

Nach fast einhelliger Ansicht sind demnach diese Aneurysmen nicht als „kongenital" anzusehen, vielmehr sind sie auf eine anlagemäßige Wandschwäche zurückzuführen. Ihre Entstehung wird offensichtlich durch eine Schädigung der Elastica interna im Bereich der Medialücken eingeleitet, deren Natur nicht ohne weiteres zu erklären ist. Im Bereich von Medialücken ließen sich eine ganze Reihe von Schäden nachweisen, angefangen von bloßen Knickungen bis zu Unterbrechungen über größere Strecken. Irgendwelche Hinweise für degenerative oder krankhafte Veränderungen oder reparative Vorgänge waren in frühen Stadien nicht festzustellen.

Forbus nahm an, daß es sich dabei um eine langsame Überdehnung unter dem gegebenen

---

1 Die dissezierenden Aneurysmen sind in Kap. 9 behandelt.

2 S. Kapitel 1

3 2 dieser 3 Fälle wurden erfolgreich operiert.

hämodynamischen Druck handele, was von den meisten Autoren übernommen wurde. Richardson u. Hyland (1941) sprachen von „Fragmentatio" der Elastica interna; dennoch blieben Fragen offen, obwohl eine Schwächung der Gefäßwand im Bereich von Medialücken und die Elastikaschäden formalgenetisch als Hauptursache der Aneurysmen schwer zu bestreiten waren.

Da große Muskularislücken sehr häufig, Aneurysmen aber viel seltener sind, erwägen Richardson u. Hyland (1941) und Krauland (1942), daß im Einzelfall die Widerstandskraft der Elastica interna durch „toxische" Prozesse herabgesetzt werden könnte. ohne allerdings konkrete Beweise dafür zu haben.

Bemerkenswerterweise ist es kürzlich bei Fütterungsversuchen bei Ratten mit β-Aminopropionitrile-fumarate (BAPN), zugleich mit blutdrucksteigernden Maßnahmen, gelungen, intrakranielle Aneurysmen zu erzielen (Hashimoto u.Mitarb. 1978; Suzuki u.Mitarb. 1980). Bei den Versuchen von Suzuki wurden die Aneurysmen nach einer Versuchsdauer von 31–111 Tagen angetroffen. Im Aussehen und dem histologischen Bild waren Ähnlichkeiten mit den „berry aneurysms" beim Menschen festzustellen. Allerdings waren auch an anderen Gefäßbezirken (z.B. an den Mesenterialarterien) solche zu finden, so daß eine allgemeine toxische Angiopathie ähnlich einer „Periarteriitis nodosa" naheliegt.

Die morphologischen Befunde wurden im Rahmen einer weitangelegten Studie von Hassler (1961) bestätigt. Ebenso wie früher schon Richardson u. Hyland (1941), fand auch Hassler im Bereich von Medialücken mikroskopisch kleine Aneurysmen und bildet sie ab; von diesen lassen sich alle Übergänge bis zu großen, mehrfach ausgebuchteten Aneurysmen nachweisen, so daß ihr Werdegang sich praktisch kontinuierlich verfolgen läßt.

Den Ursachen der Elastikaschäden an den Medialücken (medial gaps) ist schon Forbus (1930) in Experimenten nachgegangen. Hassler (1961) kleidete Plexiglasröhren, die einfachen Gabelungen und dem „H" der Arteria communicans anterior nachempfunden waren, mit Silikongummi aus und schloß diese an die Wasserleitung an. Es kam zu einem Umbau des plastischen Silikongummis an den Verzweigungen in der Art, daß in den Winkeln der Verzweigungen Grübchen in der Gummischicht, gegenüber aber Polster auftraten. Hassler schließt daraus, daß Mediadefekte und Polster in den Schlag-

adern Folge einer passiven Umbildung sein könnten. Der Erklärung von Hassler steht allerdings entgegen, daß die Polster einen hohen Grad von Differenzierung in elastische Lamellen und Muskelzellen aufweisen und gelegentlich völlig symmetrisch gebaut sein können (Abb. 1.4); tatsächlich finden sich aber anschließend an Polster gelegentlich auch Intimaproliferationen (Krauland 1942; Stehbens 1961).

Auch Ferguson (1972) berichtet über Durchströmungsversuche und Druckmessungen an 7 Aneurysmen und an 16 Arteriensegmenten von Leichen. Er konnte nur bei Aneurysmen Turbulenzen nachweisen. Diese führten, so schließt er, zur Vibration der Arterienwand und zur Degeneration der empfindlichen Elastica interna in den Spitzen der Gabelungen der großen Hirnschlagadern: „This degeneration is the end result of hemodynamically-generated forces that act at the apex and weaken the wall". Ferguson stimmt allerdings den Experimenten von Hassler (1961) und Stehbens (1961) nicht völlig zu.

Stehbens widmete später (1972) in seiner „Pathologie der zerebralen Blutgefäße" den „intracranial arterial aneurysms" mit makro- und mikroskopischen Studien ein ausführliches Kapitel (549 Literaturangaben). Zur Ätiologie der „saccular aneurysms" meint Stehbens, es käme den „Medialücken" keine primäre Bedeutung zu („is not of prime importance"). Es wird aber nicht ganz klar, warum dies so sein soll. Seinem Einwand, daß sich die von ihm abgebildeten jüngeren aneurysmatischen Bildungen an den Gefäßgabelungen nicht mit dem mutmaßlichen Sitz der Medialücken decken, ist zunächst entgegenzuhalten, daß ebenso wie bei den Verzweigungen der Hirnschlagadern, auch bei den Medialücken, hinsichtlich Sitz und Ausdehnung, große Varietäten vorkommen; schließlich ist es unbestritten, daß den zerebralen Aneurysmen im allgemeinen eine einheitliche Genese nicht zukommt. Trotz der Diskussion einer großen Zahl von Bedingungen wie: Alter, Multiplizität, Variation, kongenitale Abnormitäten, Intimaveränderungen usw. sind wirklich neue Gesichtspunkte zur Entstehung der sackförmigen Aneurysmen nicht vorgebracht worden. In den letzten Jahren ist die Diskussion nach den Ergebnissen der Elektronenmikroskopie wieder in Bewegung geraten (Nyström 1963; Lang u. Kidd 1965; Hassler 1972; Stehbens

1975; Ebhardt u.Mitarb. 1976; Meyermann u. Yasargil 1978; Cervós-Navarro 1980). Zum Teil stützen sich diese Untersuchungen auf Proben von Leichenöffnungen, z.T. auf Proben, die bei der chirurgischen Behandlung der Aneurysmen gewonnen wurden. Vergleiche mit der Wandung arteriovenöser Aneurysmen wurden besonders von Stehbens (1975) angestellt. Meyermann u. Yasargil (1978) haben allein Operationspräparate von 76 Aneurysmen untersucht. Das wichtigste Ergebnis dabei ist, daß in der Aneurysmawand, ähnlich wie in Intimaverdickungen, glatte Muskelzellen zu finden sind; nur in 10% der Fälle war auch ein Endothel nachzuweisen; die Basalmembran war verbreitert und verdickt. Zwischen den oft gedehnten Muskelzellen waren elastische Fasern zu finden. Die Autoren halten es für möglich, daß diese elastischen Fasern nicht Residuen, sondern Neubildungen von Zellen des Typus B bei der Wiederherstellung der Intima seien. Nach Cervós-Navarro (1980) finden sich elektronenoptisch in der Wand der Aneurysmen Aufsplitterungen der Elastica interna, die glatten Muskelzellen sind z.T. hypoplastisch, z.T. atrophisch und zeichnen sich durch ein rauhes endoplasmatisches Retikulum aus. Die Differenzierung gegenüber Fibroblasten ist schwierig; gelegentlich sind Züge von Fibrin zu erkennen, die Bündel der kollagenen Fasern sind z.T. geschwollen, mehrfach finden sich Reste untergegangener Zellen, eine scharfe Grenze zwischen Media und Adventitia ist nicht auszumachen. Die Veränderungen ähneln den Befunden beim menschlichen und experimentell erzeugten Hypertonus.

Elektronenoptische Analysen können natürlich nur Aussagen über die Wandbeschaffenheit an einer eng umschriebenen Stelle geben, über die topographischen Verhältnisse und die Bedingungen, die zur Entwicklung eines Aneurysmasacks geführt haben, erhält man kaum Auskunft.

So wichtig die elektronenmikroskopischen Untersuchungen auch sein mögen, man wird nicht darüber hinweggehen können, daß die Wand eines sackförmigen Aneurysmas auch bei ganz jungen Bildungen bereits ein Produkt von reparativen Vorgängen ist, die man zwar als degenerativ (Stehbens 1975: degenerative lesions) bezeichnen, aber nicht mit den primären Schäden gleichsetzen kann.

Schon im einfachen histologischen Schnitt läßt sich an einer kurzen Elastikaunterbrechung meist nicht erkennen, ob es sich etwa um einen traumatischen Riß oder um eine Fragmentatio handelt. Erst recht dürfte die elektronenmikroskopische Untersuchung nicht geeignet sein, einen primär traumatischen Gefäßschaden aufzuspüren. Außerdem besteht nach Meyerman u. Yasargil (1978) kein Unterschied zwischen Narben nach mikrochirurgischen Maßnahmen und den Veränderungen an einem Aneurysmahals.

Die Bedeutung der Medialücken für die Entstehung der sackförmigen Aneurysmen an den basalen Hirnschlagadern ist demnach trotz aller dieser verschiedenen Ergebnisse nicht erschüttert.

Diesen Schlußfolgerungen stehen nun die eingangs angeführten Ansichten vieler Autoren gegenüber, daß Aneurysmen der Hirngrundschlagadern auch durch stumpfe Einwirkungen auf den Kopf ausgelöst werden können. Stehbens (1972) und Jellinger (1979) sind der Meinung, sie seien extrem selten, ohne dies aber zu begründen. Dieser Frage ist somit genauer nachzugehen.

10.4 Traumatische Elastikarisse

In Kap. 6 wurde gezeigt, daß bei den indirekten Schlagaderverletzungen vor allem die Membrana elastica interna betroffen ist. Wenn somit die Rolle eines stumpfen Traumas für die Entstehung der intrakraniellen Aneurysmen geprüft werden soll, wird man sich vor allem mit den traumatischen Schäden der Elastika auseinanderzusetzen haben. Auch dazu muß weiter zurückgegriffen werden.

Nach Eppinger (1887) gehört zur Entstehung jedes Aneurysmas ein Riß der Elastika. Je nach der Art seien kongenitale, parasitäre und traumatische Aneurysmen (Aneurysma simplex) zu unterscheiden. Auch die traumatischen und embolischen Aneurysmen der Schlagadern am Hirngrund würden sich mit Vorliebe an den Gefäßabgängen und -gabelungen entwickeln. Die Trennung der einzelnen Formen sei durch histologische Untersuchung möglich (was wohl in erster Linie für die entzündlichen Formen zutrifft). Diese Gedanken wurden in der Folgezeit weiterentwickelt und abgewandelt (Meyer 1878; Recklinghausen 1883; Manchot 1890;

Thoma 1898; Benda 1902, 1923; Jores 1902; Schmidt 1919 u.a.). Dabei war vor allem von Jores (1902) die Unterscheidung der primären, rein mechanischen, von den sekundären, degenerativen Elastikarissen, in die Diskussion geworfen worden.

In Übereinstimmung mit Fischer (1900) und Jores (1902) hält Reuterwall (1923) die Retraktion von gerissenen elastischen Lamellen, ebenso die „peitschenschnurartige" Einrollung der Enden, nicht als sicheren Beleg für die primäre Zerreißung; die frei im Blutstrom flottierenden Lamellen könnten ja auch passiv im Blutstrom eingerollt werden. Zur Feststellung der Rißnatur hält Reuterwall das Aneinanderpassen der Rißränder für erforderlich, was aber nur durch Beobachtung von der Fläche her und nicht am histologischen Schnitt zu bewerkstelligen sei. Bei seinen Untersuchungen beschränkte sich Reuterwall auf die Arteria basilaris; er härtete sie unter Druck, färbte mit Weigert-Lösung und betrachtete danach das geöffnete Gefäßrohr von der Fläche her. Unter 87 Fällen fand er 7mal (rd. 8%) z.T. mehrfache quere, zackig begrenzte Risse in der Membrana elastica interna, die sich histologisch als abgeheilte Risse darstellten, z.T. waren narbige Verdickungen der Gefäßwand, z.T. Ausbuchtungen und Verdünnungen des Gefäßrohrs nachzuweisen. Die Verwertbarkeit seiner Methode sieht Reuterwall durch die Tatsache gewährleistet, daß elastisches Gewebe lange Zeit im wesentlichen unverändert erhalten bleibe. Da an den Hirnschlagadern postmortale Zerreißungen (Artefakte) nichts Ungewöhnliches seien, sei zum Beweis der intravitalen Entstehung der Nachweis eines Abscheidungsthrombus, von Abheilungsvorgängen oder eines Narbenstadiums erforderlich. Hinsichtlich der Deutung der bindegewebig abgeheilten Elastikarisse ist Reuterwall unsicher. Obwohl in seinen 7 positiven Fällen keine Angaben über ein Trauma in der Vorgeschichte vorlagen, meint er, daß diese Elastikarisse der Arteria basilaris auf äußere Traumen zurückzuführen seien. Das Maßgebende beim Zustandekommen der intravitalen zur bindegewebigen Heilung gelangenden Elastikarisse, sieht Reuterwall in einem Zusammentreffen von Blutdrucksteigerung, hyperplastischen Intimaverdickungen und leichter Arteriosklerose. „Als weitere Momente kämen äußere Traumen, toxische Einflüsse und Gefäßwandhypoplasie in Betracht".

Die Ergebnisse von Reuterwall wurden in einer eingehenden Studie von Hassler (1961) bestätigt. Er fand solche Risse über den ganzen Circulus arteriosus verteilt, im hinteren Bereich zahlreicher als im vorderen (Abb. 7.2). Sowohl Reuterwall als auch Hassler halten Beziehungen zur Aneurysmabildung für möglich. Allerdings ist zu bedenken, daß bei Druckhärtung und Betrachtung der Elastikarisse von der Fläche her, ohne histologische Untersuchung, Kunstprodukte als wahre Risse gedeutet werden könnten.

Unter den eigenen histologischen Vergleichsuntersuchungen (1942, 1949), die sich auf den gesamten Circulus arteriosus erstreckten und 24 Fälle betrafen, waren 11, bei denen eine Gewalteinwirkung dem Tode vorangegangen war (darunter 4 Schädelbrüche, 2mal andere schwere innere Verletzungen bei Sturz aus der Höhe, 3mal war eine geringfügige alte Hirnquetschung ein Nebenbefund); dabei wurden mehrfach kurze verheilte Unterbrechungen der Membrana elastica interna nachgewiesen, die von zarten, neugebildeten elastischen Fäserchen überbrückt waren. Ob diese Risse den Reuterwall-Rissen zuzuordnen waren, läßt sich nicht sagen. 2mal (36- und 15jähriger junger Mann) fand sich in den Arteriae carotides cerebrales die Elastica interna über weite Strecken abgelöst und in Schlingen am Rand des Defekts angeheilt (Abb. 6.14a). Hinsichtlich der Lokalisation und des Aussehens sind die Ähnlichkeiten mit frischen Rissen unverkennbar (Abb. 6.3), so daß eine traumatische Entstehung anzunehmen ist.

Die Bedeutung von abgeheilten Elastikarissen im frühen Kindesalter (Krauland 1942; Hassler 1961), ist schwer zu erklären. Man wird vor allem mit einer Geburtsschädigung zu rechnen haben. Auch in der Umgebung von ausgebildeten rupturierten Aneurysmen kann man abgeheilte Elastikarisse entdecken (Abb. 10.11). Es ist praktisch unmöglich zu entscheiden, ob sie schon vor der Entstehung des Aneurysmas entstanden waren und Ausdruck einer Zerrung der Gefäße an der betreffenden Stelle darstellen, somit ein Hinweis für die traumatische Entstehung eines Aneurysmas wären, oder ob sie mit einer nachträglichen Dehnung der Gefäßwand, die sich natürlich auch den benachbarten Gefäßstrecken mitteilen muß, zusammenhängen. Wie immer man die Unterbrechungen der Membrana elastica interna an den Gabelungen und Astabgängen in den Fällen ohne greifbare Traumen in der Vorgeschichte erklären mag, es ist nach den dargelegten Erfahrungen des Schrifttums und den eigenen Ergebnissen nicht mehr daran zu zweifeln, daß bei stumpfen Schädelhirntraumen an eben denselben Stellen Innenschichtrisse vorkommen, die zunächst abheilen, aber im späteren Verlauf die Entstehung eines sackförmigen Aneurysmas einleiten können.

10.5 Sackförmige Aneurysmen und Trauma

Geht man von der allgemeinen Erfahrung über den Zeitablauf in der Entwicklung eines sackförmigen Aneurysmas aus, so wird man jedenfalls auch bei traumatischen Bildungen mit langen Zeiträumen zu rechnen haben. Es ist deshalb angezeigt, vor weiteren Erörterungen jene Beobachtungen genauer zu besprechen, bei denen an der Entstehung eines Aneurysmas der Schlagadern am Hirngrund nach stumpfen Einwirkungen weder nach der Vorgeschichte noch nach dem morphologischen Befund zu zweifeln war oder auf Grund der Vorgeschichte, den klinischen Beobachtungen und Operationsbefunden angenommen wurde. Es sind nur wenige Fälle, die diesen Kriterien genügen, zumal die Dokumentation bei einer Reihe von Beobachtungen, für die ebenfalls eine traumatische Entstehung in Betracht kam, zu wenig ausführlich war.

Wenn man nach sicheren Beobachtungen sucht, so wird man zunächst von solchen Fällen auszugehen haben, bei denen das Trauma noch nicht lange zurücklag und ausreichende anatomische und histologische Untersuchungen durchgeführt und zweifelsfrei dokumentiert wurden. Diese Bedingungen sind, soweit das Schrifttum überblickt werden kann, nur für einige wenige Fälle erfüllt. Sie sollen zunächst nach dem Erscheinungsdatum etwas ausführlicher dargestellt werden.

10.5.1 Akute und subakute Aneurysmen

10.5.1.1 Kasuistik

Fall 10.1. Subakutes traumatisches Aneurysma an der rechten Arteria vertebralis, 17 Tage alt (Menschel 1922).

2 Jahre, ♀, von Wagen mitgeschleift, besinnungslos in Kinderheilanstalt gebracht, nach 8 Tagen munter entlassen; 2 Tage später abermals besinnungslos eingeliefert.

Aufnahmebefund: Abgeheilte Schürfung an der linken Kopfseite über dem Ohr. Zeichen einer schweren Rachitis. Nackensteife. Lumbalpunktion fördert blutigen Liquor, leichte Besserung. Bronchopneumonie. Tod 17 Tage nach dem Unfall.

Obduktion: Subarachnoidale Blutung an der Hirnbasis mit Einbruch in die Ventrikel. Im rechten Kleinhirnbrückenwinkel ein dunkelbrauner Knoten ($17 \times 15 \times 8$ mm) der Arteria vertebralis angelagert, 15 mm vor der Arteria basilaris; hier ein Schlitz in der Gefäßwand, der in eine Höhle des Knotens führt. Schädeldach und -basis unverletzt; Hirnsubstanz überall regelrecht.

Histologie (Celloidin, Serie): An der Rißstelle sind sämtliche Schichten der Arteria vertebralis unterbrochen und aufgefasert, „besonders die Elastica interna ist nach außen gerollt"; das Arterienlumen frei. Über der Rißstelle ein weißer Thrombus, an dem rote Thrombusmassen lagern, anschließend lamelläre Bindegewebsfasern (gedehnte Adventitia?), darin Rupturstelle.

Epikrise: Nach der Morphologie und dem Mangel einer Gefäßerkrankung handelte es sich um ein frisches (akutes) traumatisches Aneurysma, das auf eine Distorsion der Halswirbelsäule (nicht untersucht) mit Zerrung der Arteria vertebralis zurückgeführt wird. Der Riß in der Gefäßwand war zunächst offensichtlich durch Reste der gedehnten Adventitia überspannt, nur so ist es verständlich, daß die Ruptur so rasch abgedichtet wurde. Eine entscheidende Behinderung der Blutströmung war nicht gegeben, sonst wäre die weitgehende Erholung bis zur endgültigen Ruptur nicht verständlich.

Fall 10.2. Akute traumatische Aneurysmen an den Arteriae cerebri anteriores, 5 Tage alt. Traumatischer Elastikariß im Bereich einer Medialücke (Abb. 10.2), Krauland (1949).

Prot. L 44/39: 35 J., ♂. Als Fußgänger von Auto niedergestoßen, bewußtlos liegengeblieben; Krankenhauseinweisung. Bewußtsein nicht wiedererlangt. Tod nach 5 Tagen.

Obduktion: Wunde an der linken Gesichtsseite, von der Augenbraue bis zum Unterkieferwinkel. Impressionsbruch im linken Stirnbein, 4×4 cm. Splitterung des linken Augenhöhlendachs, mit Zerreißung der Dura und tiefer Quetschung des linken Stirnlappens. Im Bereich der gequetschten Hirnrinde an der linken Arteria cerebri anterior, knapp distal von der Arteria communicans anterior, ein höckeriges, kugeliges Gerinnsel, z.T. weiß, z.T. rot, von 5 mm Durchmesser. Blutaustritte in der Hirnrinde und Blutung bis in die Keilbeinhöhle; Fortsetzung des Schädelbruchs in die rechte mittlere Schädelgrube und über das Felsenbein bis ins rechte Foramen jugulare. Türkensattel unverletzt. Herdweise Lungenentzündung. Gegenstoßprellung am rechten Hinterhauptspol.

Histologie: Die Untersuchung an Serienschnitten zeigt, daß das kugelige Gerinnsel an der Arteria cerebri anterior am Abgang des ersten großen Seitenastes im Sulcus longitudinalis sitzt. Dieser Ast ist zur Hälfte ausgerissen und wird von dem Gerinnsel bedeckt. Die Wand des Gerinnsels besteht aus zwiebelschalenartig angeordneten Faserstoffschichten, die mit roten und weißen Blutkörperchen abwechseln. Das Knötchen hat eine kleine Höhle, das durch einen kurzen, scharf abgesetzten Halsteil in der Wand der vorderen Hirnschlagader ansetzt. Der zur Hälfte ausgerissene Seitenzweig ragt aus dem Gerinnsel vor, ist selbst quer gerissen, der Stumpf durch Thrombose verschlossen (Abb. 10.2a). Die einzelnen Wandschichten sind am Aneurysmahals nicht in einer Ebene durchtrennt. Die Elastica interna ist z.T. etwas nach außen gewendet (am Schnitt häckchenförmig umgebogen). Zwischen den Lagen der Media Leukozyten eingewandert. Die Aneurysmahöhle ist mit einer einschichtigen Zellage ausgekleidet, entsprechend dem Endothel des Stammgefäßes.

Eine zweite, ähnliche, aber kleinere Aneurysmabildung findet sich bei der systematischen Untersuchung an der rechten Balkenarterie am Abgang eines schwachen Seitenzweigs, der ganz an seinem Ursprung ausgerissen war (Abb. 10.2b); in einiger Entfernung davon ein Elastikariß im Bereich einer Muskularislücke am Abgang eines kleinen Seitenzweigs, der mit einer dünnen Fibrinlage gegenüber der Adventitia abgedichtet ist. In der Adventitia Leukozyteninfiltration (Abb. 6.13).

Epikrise: Die Gefäßverletzungen sprechen für eine indirekte Zerrung der Gefäßstämme im Bereich der Impressionsfraktur und der Splitterung der Augenhöhlendächer. Nach dem histologischen Befund handelt es sich um akute traumatische „falsche" Aneurysmen, die sich am Abgang von Seitenzweigen an Rupturstellen ausgebildet hatten und durch eine besonders dicke, aus Faserstofflagen bestehende Wand, ausgezeichnet sind. Auch hier handelte es sich um kugelige Gebilde mit dicker Wand und kleiner Höhlung. Man kann sich nicht vorstellen, daß daraus bei längerer Überlebenszeit so zarte Gebilde werden, wie man dies von beerenförmigen Gerinnseln her kennt. Bei einem isolierten Elastikariß im Bereich einer Medialücke, wie dieser in der Abb. 6.13 dargestellt ist, wäre es aber ohne weiteres denkbar, daß dieser zunächst heilt, später aber zu einem beerenförmigen Aneurysma Anlaß gibt.

Fall 10.3. Subakutes traumatisches Aneurysma der Arteria basilaris, 29 Tage alt (Cheng-Mai Shaw u.Mitarb. 1972).

30jährige Frau, nach Motorradunfall bewußtseinsgestört, mit Alkohol in der Atemluft aufgefunden. Blutung aus Mund und Nase, spricht unzusammenhängend.

Aufnahmeuntersuchung: Am nächsten Morgen benommen und desorientiert. Blutdruck 130/70, Puls 76. Brillenhämatom, rechts mehr als links, keine weiteren äußeren Verletzungen. Rechte Pupille leicht erweitert. Keine pathologischen Reflexe.

Am 2. Tag links Fazialisparese, verwaschene Sprache.

Verlegung an Neurochirurgie: Nackensteifigkeit; im Karotisangiogramm keine Auffälligkeiten; xanthochromer Liquor.

Röntgen: Schädelfraktur rechts frontal.
Am 17. Tag vorübergehende Besserung, orientiert, jedoch nach 2 Tagen zunehmende Verschlechterung. Am 28. Tag Ansteigen des Liquordrucks; tiefe Bewußtlosigkeit; Blut im Liquor mit Gerinnseln. Am 29. Tag nach dem Unfall gestorben.

Obduktion: Sternförmige Fraktur rechtes Stirnbein, linke vordere Schädelhöhle, nach rückwärts durch das Keilbein in die mittlere Schädelgrube, über die Spitze des linken Felsenbeins in die hintere Schädelgrube, bis vor das Foramen magnum.

Hirnbefund: Diffuse frische und alte subarachnoidale Blutung, vornehmlich an der Hirnbasis, mit Zentrum über der Basilararterie. Allgemeine Hirnschwellung. Keine Atherosklerose. Unmittelbar vor der Bifurkation der Arteria basilaris ein rundliches Aneurysma von 1 cm Durchmesser zwischen dem Abgang der Arteria cerebri posterior und cerebelli superior. Punktförmige Blutungen rechts im Bereich des Gyrus rectus und Blutgerinnsel im rechten Seitenventrikel. Im Hirnstamm zahlreiche kleine Nekrosen in der medianen Raphe und im rostralen Teil der Brücke sowie im Höhlengrau, im Bindearm und am Boden des 4. Ventrikels. Blut im 4. Ventrikel.

Histologie: Die Untersuchung der Arteria basilaris und der anstoßenden Gefäßabschnitte zeigte ein zweites Aneurysma, ausgehend von der linken Arteria cerebri posterior. Beide Aneurysmen gingen von der Seitenwand aus. Die Elastica interna war mehrfach unterbrochen und in einer Intimafibrose eingeschlossen, von der Media setzte sich eine fibröse Narbe in den Aneurysmasack fort. Dieser bestand innen aus einem halbmondförmigen, z.T. organisierten Blutgerinnsel, während außen die Adventitia eine kurze Strecke noch nachweisbar war.

Epikrise: Die Autoren kamen zu folgenden Schlüssen: Im Moment der Fraktur klafften die Bruchränder, wobei die Arterien an der Hirnbasis gezerrt oder gedehnt wurden. Infolge dieser Beanspruchung wurde die Elastica interna verschiedentlich eingerissen; in diesem Bereich fanden sich aneurysmatische Bildungen und eine verspätete Ruptur der Basilararterie, fibröse Narbenformationen, schließlich Risse und Verschlüsse kleiner Seitenzweige, die multiple Infarkte im Hirnstamm verursachten.

Fall 10.4. Akutes traumatisches Aneurysma falsum der rechten Arteria carotis cerebralis, 20 h alt (Abb. 10.1) (Krauland u. Maxeiner 1980).
L 366/78: Ein 7jähriges Mädchen wurde vom Eisengestänge einer umstürzenden schweren Kinderrutsche am Hinterhaupt getroffen und zu Boden gedrückt. Es war leblos und zeigte 15 min danach bei Einlieferung in das Krankenhaus die Zeichen des klinischen Todes. Nach Reanimation erholte sich zwar der Kreislauf, doch entwickelten sich die Zeichen des Hirntodes, der durch Angiographie rd. 20 h nach dem Unfall endgültig festgestellt wurde.

Obduktion: An der rechten Seite des Hinterhaupts bestand eine ausgedehnte Quetschung der Weichteile, darunter war ein 8×4 cm großer Bezirk in der rechten Hälfte der Hinterhauptsschuppe bis 2 cm tief eingebrochen. Die harte Hirnhaut war mehrfach durch Knochenränder durchspießt, die rechte Kleinhirnhälfte gequetscht; ein dünner, kleinfingernagelgroßer Knochensplitter war links neben der Arteria basilaris 1 cm tief in die Brücke gedrungen, ohne direkt ein größeres Gefäß getroffen zu haben; dementsprechend war die Blutung im Bereich der Arteria basilaris verhältnismäßig gering. Die Cisterna interpeduncularis und chiasmatis dagegen waren rund um den Stamm der rechten Arteria carotis cerebralis besonders dicht mit Blut ausgefüllt. An weiteren Verletzungsspuren waren nur noch geringfügige Schürfungen im Stirnbereich festzustellen. Die Halswirbelsäule war unverletzt. Der rechte Sinus sigmoideus war im Verletzungsbereich auf eine kurze Strecke thrombosiert.

Histologie: Der Hauptstamm der Arteria basilaris und die beiden Arteriae carotides wurden in situ in Serien untersucht. In der Arteria basilaris waren trotz der direkten Anspießung der Brücke nur geringfügige Risse der Membrana elastica interna mit schwacher vitaler Reaktion nachzuweisen. Zwischen dem Stamm der rechten Arteria carotis cerebralis und dem Hypophysenstiel lag unter der Arachnoidea ein bohnenförmiges Gerinnsel von 2 cm großer Ausdehnung, dessen dicke Wand aus zwiebelschalenartig angeordneten Faserstofflamellen bestand, die eine kleine Höhle umschlossen. Dieses Gerinnsel erwies sich mit der Adventitia der Arteria carotis cerebralis am Abgang des Ramus communicans posterior fest verbunden, während der Stamm der Arteria carotis cerebralis proximal davon losgelöst war. Knapp oberhalb ihrer Abtrennungsebene war ein kurzer, durchgreifender, von Gerinnseln umgebener querer Wandriß zu erkennen, der offenkundig ursprünglich mit dem ovalen Gerinnsel verbunden, bei der Entnahme des Gehirns unbeabsichtigt losgelöst worden war. An der linken Arteria carotis cerebralis und im Ramus communicans anterior waren ebenfalls Elastikarisse mit vitaler Reaktion nachzuweisen.

Epikrise: Der Fall bietet mehrfache Besonderheiten. Der primäre Atemstillstand ist wohl durch die direkte traumatische Schädigung des Hirnstamms bedingt gewesen. Nach den Reaktionen an den verletzten Gefäßstellen war die Hirnzirkulation sicher über mehrere Stunden wieder in Gang gekommen, sie scheint im Karotisbereich dabei besser funktioniert zu haben. Das bohnenförmige Gebilde ist wegen seiner geschlossenen Form und seinem Aufbau als ganz frisches traumatisches Aneurysma anzusehen, das von einem queren durchgreifenden Wandriß der rechten Arteria carotis cerebralis ausgegangen war (Abb. 10.1a–d). Es ist anzunehmen, daß sich durch den Eintreibungsbruch am Hinterhaupt die Verschiebung des Gehirns besonders an den Stämmen der Arteriae carotides cerebrales ausgewirkt hat. Der Wandriß in der rechten scheint zunächst noch durch die Adventitia abgedeckt gewesen zu sein, so daß die Bildung eines falschen Aneurysmas möglich war, sonst wäre alsbald eine massive Blutung zu erwarten gewesen. Freilich läßt sich nicht sagen, wie sich das Aneurysma bei längerer Überlebenszeit weitergebildet hätte. Man könnte sich vorstellen, daß es nach Organisation der Wand zur Bildung eines kugeligen Gebildes gekommen wäre, das morphologisch gegenüber einem sackförmigen Aneurysma schwierig abzugrenzen gewesen wäre.

Fall 10.5. Subakutes traumatisches Aneurysma falsum der Arteria vertebralis, 21 Tage alt (Abb. 10.6; Paul u. Mitarb. 1980).
8 J., ♂, Sturz 25 Fuß von einem Baum auf rechten Arm und rechte Kopfseite: bewußtlos.

Befund bei Einlieferung: Komatös, keine Herdzeichen; offene Fraktur des rechten Humerus; Hämaturie.

Verlauf: Nach 2 Tagen geistig wiederhergestellt, nach 9 Tagen ohne neurologische Ausfälle entlassen; klagte jedoch über Kopfschmerzen. In der folgenden Woche kurze Episoden von Doppelsehen (10–15 s); am 17. Tag plötzlich heftiger Kopfschmerz und Erbrechen.

Neuaufnahme: Meningismus, blutiger Liquor, Bettruhe. Noch vor Arteriographie Verwirrtheit, Koma, Atemstörungen, Pupillenstarre und Augenmuskellähmungen; im CT zeigte sich eine Ventrikelblutung. Tod 21 Tage nach dem Trauma.

Obduktion: Kein Schädelbruch; basale subarachnoidale Blutung; sackförmiges Aneurysma (5 mm) an der lateralen Seite der rechten Arteria vertebralis neben dem Abgang der Arteria cerebelli posterior inferior.

Histologie: Das Aneurysma fand sich 90–120° seitlich vom Abgang der Arteria cerebelli posterior inferior; leichte Fibrose der Intima in der Umgebung. Entsprechend dem Ursprung des Aneurysmas bestand ein Riß der Elastica interna und der Media, während die gedehnte Adventitia einen Teil der Aneurysmawand bildete; unmittelbar distal vom Aneurysma ein zweiter Riß der Elastica interna. Von den Rupturstellen aus war es zu intramuralen Blutungen zwischen der gerissenen Media und Adventitia gekommen. Proximal vom Aneurysma fand sich ein geschichteter Verschlußthrombus in der Arteria vertebralis.

Epikrise: Es handelt sich um ein falsches Aneurysma. Trotz des Fehlens einer Schädelverletzung sprechen die mehrfachen Wandrisse der Arteria vertebralis, die mit dem Zeitablauf von 21 Tagen übereinstimmen, für die traumatische Entstehung. Traumatische und kongenitale Aneurysmen der Schlagadern am Hirngrund scheinen nach ihrem makroskopischen Befund („gross apperance") oft identisch zu sein. Da der Beweis für das Vorhandensein oder das Fehlen eines Aneurysmas vor dem Trauma oder gar die spätere Entwicklung unabhängig von einem Trauma gewöhnlich nicht zu führen ist, sind nach Ansicht der Autoren folgende Kriterien zu prüfen: Trauma in der Vorgeschichte; Sitz; Alter des Patienten und der histopathologische Befund. (Sehr sorgfältige Dokumentation und instruktive Abbildungen.)

Fall 10.6. Traumatisches Aneurysma an der Arteria basilaris, rd. 13 Tage überlebt (Weiler u.Mitarb. 1980).
Ein 55jähriger Mann war nach einem Verkehrsunfall bewußtseinsklar in eine Neurologische Klinik aufgenommen worden. Eine offene frontobasale Schädelhirnverletzung wurde versorgt, ebenso eine gleichzeitig bestehende Oberschenkel- und Radiusfraktur. Im weiteren Verlauf war der Verletzte bereits in der Lage, im Bett aufzusitzen. RR 140/80. Am 12. Tag kam es jedoch zu einer akuten Bewußtseinsstörung, die sich nach dem CT als subarachnoidale Blutung darstellte. Tod nach weiteren 36 h.

Obduktion: Geronnener Bluterguß in den basalen Zisternen, im Bereich der Fossa interpeduncularis ein fraglicher Aneurysmasack.

Histologie: In der Arteria basilaris zwischen den Abgängen der Arteriae cerebellares superiores und Arteriae cerebri posteriores ein Längsriß, der z.T. durch Fibrin abgedeckt war und mit dem aus Blutgerinnsel geschichteten Aneurysmasack zusammenhing. Es bestanden ferner Frakturen in beiden vorderen und der linken hinteren Schädelgrube und ein frontales Kopfschwartenhämatom.

Epikrise: Ob primär eine Bewußtlosigkeit bestanden hat, ist nicht verzeichnet. Die Autoren erklären die Verletzung als Zerrungsruptur der Arteria basilaris, wobei die Zugwirkung sich vorzugsweise zwischen den Gefäßabgängen ausgewirkt habe (instruktive histologische Abbildungen).

Fall 10.7. Traumatisches Aneurysma falsum an der Arteria carotis interna cerebralis links, 10 Tage und 11 h unter Intensivpflege überlebt (Abb. 10.3–10.5; Krauland u.Mitarb., im Druck).
L 477/80: Ein 27jähriger Eisenbieger erhielt während einer Schlägerei unter Alkoholeinfluß der Beteiligten einen oder zwei Fausttreffer ins Gesicht, fiel mit dem Kopf gegen eine Konsole und blieb laut schnarchend bewegungslos liegen.

Krankenhausaufnahme (Chirurgie): Bewußtlos; gleich anschließend unter der Annahme einer schwerwiegenden Alkoholintoxikation in die internistische Station, wegen Anisokorie, schwacher Schmerzreaktion, Blickdeviation nach links und Meningismus nach Intubation zur Neurochirurgie verlegt; Verdacht auf subdurales Hämatom.

Äußere Verletzungsspuren: Monokelhämatom links, Platzwunde links frontal. Hemiparese rechts, positiver Babinski rechts.

CT: Verlagerung der Mittellinienstrukturen nach rechts; Seitenventrikel links komprimiert; reichlich Blut in den basalen Zisternen und Inselzisternen, links ausgeprägter. Verdachtsdiagnose: Aneurysmatische Subarachnoidalblutung.

Verlauf: RR 140/80, Temperatur um 38°; Blutzucker 281, Sondenernährung; richtet sich phasenweise im Bett auf; Sedierung, Ventrikelpunktion rechts. Zunehmende Verschlechterung, Zeichen des Hirntods. Exitus letalis 10 Tage und 11 h nach der Schlägerei.

Obduktion: Subarachnoidale Blutung in den Zisternen am Hirngrund mit Aussparung der Kleinhirnzisternen. Erweichung des linken geschweiften Kerns und des Linsenkerns mit anstoßenden Gebieten (Abb. 10.3). Zeichen des Hirntods; erweichter Druckkonus an der Kleinhirnunterseite. Thrombose in den Sinus recti und sigmoideae beiderseits. Keine Rindenprellungsherde, Brückenvenen unverletzt, kein Schädelbruch. Schürfung an der linken Augenbraue mit geringfügiger Blutunterlaufung. Keine weiteren Blutunterlaufungen in der Kopfschwarte, mit Ausnahme am Scheitel rechts vorne. Zeichen von Intensivpflege, Probebohrung.

Nachuntersuchung des gehärteten Gehirns: Die Zisterne rund um die Sehnervenkreuzung besonders dicht mit Blut ausgefüllt, diese ist etwas nach rechts verdrängt. Die Arteriae communicantes posteriores darstellbar, die linke führt in einen kirschgroßen Aneurysmasack, der sich an die etwas nach vorne gedrängte linke innere Kopfschlagader anschließt (Abb. 10.3). Die rechte Arteria carotis und ihre Äste nur von Blut umhüllt. In der 4. Kammer ein geringes Blutgerinnsel. Am Querschnitt durch die Brücke zeigt sich eine leichte Verziehung nach rechts; größere Blutaustritte sind nicht zu sehen.

Histologie: Die T-Gabelung der Arteria carotis cerebralis wird von einem dickwandigen Aneurysma falsum traumaticum umhüllt, aus dem die Arteriae cerebri media, cerebri anterior, communicans posterior und chorioidea hervorragen. Die Wand des Aneurysmas besteht aus dichtgepreßten, ziemlich homogen aussehenden, zwiebelschalenartig aufgebauten Fibrinhüllen mit Streifen von roten und weißen Blutkörperchen und wolkigen Gerinnselstrukturen, in denen an Fibrinbändern Blutplättchen und segmentkernige Leukozyten zu erkennen sind. In der kleinen Höhlung Leichengerinnsel. Der Wandaufbau dieses Aneurysmas zeigt mehrere kleinere sekundäre Hohlräume von ähnlichem Aufbau (Abb. 10.4).

Die Arteria carotis cerebralis an der T-Gabelung breit aufgerissen, wobei die Ränder des Risses in die Wand des Aneurysmasacks aufgenommen sind, so daß eine Kommunikation mit der großen Aneurysmahöhle und der Carotis interna bestanden hat. Die Lichtung der Carotis interna cerebralis ist frei und enthält nur Leichengerinnsel.

Die Membrana elastica interna der Carotis cerebralis ist mehrfach gerissen, auch entfernt von der eigentlichen Rupturstelle. Solche Risse finden sich auch in den benachbarten großen Schlagaderstrecken, so in der Arteria communicans posterior und an kleineren Seitenästen; insbesondere ist der Stamm einer Arteria recurrens knapp nach dem Ursprung bis auf eine dünne Adventitialage durchgerissen. In der Arteria carotis interna cerebralis klaffen die Elastikarisse auf breite Strecken, ihre Enden sind z.T. uhrfederartig aufgerollt (Abb. 10.4b). Die Media hier z.T. aufgerissen und gedehnt, außerdem dicht mit Lymphozyten und segmentkernigen Leukozyten durchsetzt. An solchen Stellen ist die Kernfärbbarkeit der Muskelzellen fleckförmig verlorengegangen, man hat den Eindruck, daß die Muskelzellen selbst desintegriert und wie schollig zerfallen sind. Die Elastica interna der Arteria cerebri anterior und media sehr stark gefaltet, die Falten berühren sich oft, ihre Kuppen z.T. von mehrschichtigen neugebildeten Spindelzellen (Endothel?) überbrückt, dabei erscheint der intimale Raum verbreitert und mit segmentkernigen Leukozyten ausgestopft. In den Tälern der Falten sind gewöhnlich nur wenige Zellen zu finden, zumal sie nur ganz schmale Spalträume darstellen (Abb. 10.5a–d). Auch die Adventitia ist verdickt und besonders im Bereich der Elastikarisse mit Makrophagen durchsetzt, die zahlreiche eisenpositive Granula enthalten. Am reichlichsten sind die eisenpositiven Makrophagen in den Meningen, weniger reichlich im anschließenden Hirngewebe, das erweicht ist und mit Blutaustritten durchsetzt erscheint. In allen kleinen Schlagaderästen, die von den Hauptstämmen in das Hirngewebe einstrahlen, finden sich meist konzentrische, aber auch halbmondförmige subintimale Zellansammlungen, durch die die Gefäßlichtung verhältnismäßig stark eingeengt wird. Einzelne Gefäße sind förmlich durch solche Zellpfröpfe verschlossen. Die Blutadern in der Nachbarschaft der Schlagadern sind mehrfach maximal erweitert, vorwiegend mit roten Blutgerinnseln ausgefüllt. Im erweichten Rindengebiet überall lebhafte Zellreaktion und deutliche Kapillarisierung. Das Gewebe ist hier mit stark aufgeblähten Fettkörnchenzellen durchsetzt. Nirgendwo ist ein Anhaltspunkt für einen älteren Aneurysmasack festzustellen.

Epikrise: Die Vorgeschichte des Falls stimmt zunächst mit Fällen von tödlichen traumatischen subarachnoidalen Blutungen überein. Der alkoholisierte Mann stürzte auf Schläge, die ihn ins Gesicht getroffen hatten, zu Boden und blieb tief bewußtlos liegen. Die Überlebenszeit von $10^1/_2$ Tagen ist wohl nur der Intensivpflege zu verdanken.

Das Computertomogramm sprach für eine basale subarachnoidale Blutung aus einem geplatzten Aneurysma. Die feingewebliche Untersuchung zeigte aber ein falsches traumatisches Aneurysma, das sich aus einem breit klaffenden Riß der T-Gabelung entwickelt hatte. Da die Ruptur dem Gehirn zugewandt war, ist es verständlich, daß sie verhältnismäßig rasch abgedichtet wurde. Auffallend war die hochgradige Kontraktion der Schlagaderstämme in der Nachbarschaft des Aneurysmas, die akute Intimaproliferation, die fleckförmige Desintegration der Media und die Leukozyteninfiltration im Bereich der Intimarisse (Abb. 10.5). Die Intimaveränderungen stimmen mit jenen überein, die bei Vasospasmen im Anschluß an Subarachnoidalblutungen bei geplatzten sackförmigen Aneurysmen beschrieben wurden (s. Kap. 6, Spasmen). Ohne Zweifel ist hier ein ganz ähnlicher Zusammenhang anzunehmen. Die Hirnerweichung, die Eisenzellreaktion in den Makrophagen und in den Spindelzellen sind sekundäre Vorgänge, sie stimmen mit einem Alter von rund 10 Tagen gut überein; vor allem die Hirnerweichung ist bei den primären Gefäßveränderungen nicht weiter verwunderlich.

Zur biomechanischen Erklärung ist offenkundig ein Rotationstrauma anzunehmen, das durch einen heftigen Schlag gegen die linke Kopfseite ausgelöst wurde, wo eine Schürfung an der Augenbraue und Blutunterlaufung festzustellen waren. Obwohl der Schädel unverletzt blieb, war es, wie die multiplen Risse im Bereich des linken Stamms der Carotis cerebralis zeigten, zu einer heftigen Zerrung der Gefäße gekommen. Dieser Fall zeigt beispielhaft, welche schwerwiegenden Folgen scheinbare Bagatelltraumen haben können. Im Bereich der Halswirbelsäule waren Blutunterlaufungen nicht festzustellen.

10.5.1.2 Ergebnisse

Bei den 7 Fällen handelte es sich 3mal um Kinder von 2, 7 und 8 Jahren, 4mal um Erwachsene von 27, 30, 35 und 55 Jahren (3 ♀, 4 ♂). Das Schädelhirntrauma war durchweg als schwer zu bezeichnen (4mal Verkehrsunfälle, 1mal Sturz vom Baum, 1mal Unfall beim Spielen, 1mal Schlägerei; nur in den Fällen 10.1, 10.5 und 10.7 war der Schädel unverletzt geblieben). Gröbere Prellungen oder Quetschungen des Hirngewebes scheinen, mit Ausnahme des Falles 10.4 nicht bestanden zu haben. In den anderen Fällen war allein die primäre Verletzung der

Schlagadern für den Verlauf entscheidend. Je 2mal saßen die Aneurysmen an den Arteriae carotis cerebralis, vertebralis und basilaris, 1mal an der Arteria cerebri anterior.

Nach dem morphologischen Befund waren es „falsche" Aneurysmen, die von mehr oder weniger vollständigen Wandrupturen ausgegangen waren. Diese Rupturen waren nur im Fall 10.2 an den Abgängen von Seitenzweigen gelegen, in den anderen Fällen handelte es sich um Längs- oder Querrisse seitlich von Gefäßabgängen (10.1, 10.3, 10.5, 10.6 und 10.7). Die Aneurysmen selbst stellten sich als rundliche bis ovale, höckerige, dickwandige „Knoten" von 5–20 mm Durchmesser dar, nach der äußeren Form konnte man sie als sackförmig bezeichnen.

Jeweils zwei Aneurysmen und weitere unvollständige Innenschichtrisse fanden sich an den betroffenen Gefäßstrecken in den Fällen 10.2, 10.4 und 10.5. In allen Fällen bestanden ausgedehnte basale subarachnoidale Blutungen, die letzten Endes für den tödlichen Ausgang verantwortlich waren. Vor allem bei den längeren Überlebenszeiten ergaben sich Anzeichen dafür, daß die primäre Blutung unmittelbar nach der Verletzung zunächst geringfügig gewesen ist, und erst nach einiger Zeit eine tödliche Nachblutung erfolgte. Neben den subarachnoidalen Blutungen fanden sich als Folge von Zirkulationsstörungen durch Thrombose und Mikroembolie von kleineren Seitenzweigen im Bereich der Rupturstellen Erweichungen im Hirnstamm, die ebenfalls erst im Verlauf das Krankheitsbild modifizierten (10.3, 10.5). Im Fall 10.7 bestimmte vor allem eine ausgedehnte Erweichung im Gebiet der linken Arteria cerebri media und anterior den Verlauf. Diese Befunde stimmen mit den Berichten in den Krankheitsgeschichten überein. In den Fällen 10.1 und 10.5 waren nach dem Abklingen der primären traumatischen Hirnschädigung die Betroffenen soweit wieder hergestellt, daß die Entlassung aus dem Krankenhaus ärztlicherseits vertretbar erschien. In 2 bzw. 6 Tagen traten jedoch abermals schwere Symptome auf, die bis zum Tode anhielten. Auch bei den meisten anderen Fällen nahmen die neurologischen Ausfälle, von zeitweisen Aufhellungen unterbrochen, allmählich zu. Offensichtlich betrafen die primären Rupturen nur die inneren Wandschichten, wobei das Netz der gedehnten Adventitia durch Fibrin so abgedichtet war, daß die Blutströmung zu-

nächst nicht entscheidend gestört wurde. Diese reparativen Vorgänge konnten jedoch dem Blutdruck nicht standhalten, so daß es letztlich zur tödlichen SAB kam. Durch die histologische Untersuchung ließ sich gut die Entwicklung der traumatischen Aneurysmen ablesen, zumal sich die Überlebenszeiten der Fälle ziemlich gleichmäßig verteilten (20 h, 5, 10, 13, 17, 21 u. 29 Tage). Als Kriterium für die Differenzierung zwischen einem akuten und einem subakuten traumatischen Aneurysma der Schlagadern am Hirngrund kann man die beginnende bindegewebige Organisation der aus zwiebelschalenförmig geschichteten Faserstofflamellen bestehenden dicken Aneurysmawand ansehen.

Bei der jüngsten Bildung (10.4) war das rd. 20 h alte, 2,5 cm große Aneurysma von einem queren Wandriß der rechten Arteria carotis cerebralis ausgegangen (Abb. 10.1). Beim Herausnehmen des Gehirns aus der Schädelhöhle war der Zusammenhang zwischen Aneurysmasack und Wandriß zwar verlorengegangen, jedoch waren nach den Serienschnitten die ursprünglichen Verhältnisse sehr gut zu rekonstruieren. Der Aneurysmasack war dickwandig und bestand eigentlich nur aus zwiebelschalenartig angeordneten Fibrinlamellen, die rote und weiße Blutkörperchen einschlossen. In der Lichtung selbst fanden sich Reste von ursprünglich flüssigem Blut. Die Gerinnselbildung ist als ein „Aneurysma falsum" ohne Wandelemente der Gefäßwand anzusehen. Der Riß in der Arterienwand sprach für eine indirekte Zerrung; offensichtlich war es bei dem Impressionsbruch im Bereich der rechten hinteren Schädelgrube bei dem jugendlichen Knochen und den Osteochondrosen auch zur Stauchung und Verkürzung des Schädelgrunds gekommen, durch die das Gehirn verschoben und gleichzeitig etwas angehoben wurde. Elastikarisse waren auch in der linken Arteria carotis cerebralis zu finden. Die bemerkenswerte Aneurysmabildung konnte sich im übrigen nur unter den Bedingungen der Reanimation entwickeln. An diesen Befund schließen sich die beiden 5 Tage alten Aneurysmata falsa an; ihre dicke Wand war ebenfalls nur aus zwiebelschalenartig aufgebauten Fibrinmembranen gebildet, mit Streifen von roten und weißen Blutkörperchen sowie Blutplättchen dazwischen (Abb. 10.2a u. b); ihre kleinen Höhlungen waren aber schon durch „Endothel" ausgekleidet, das sich aus dem Stammgefäß hineingeschoben hatte. Bei der Überlebenszeit von

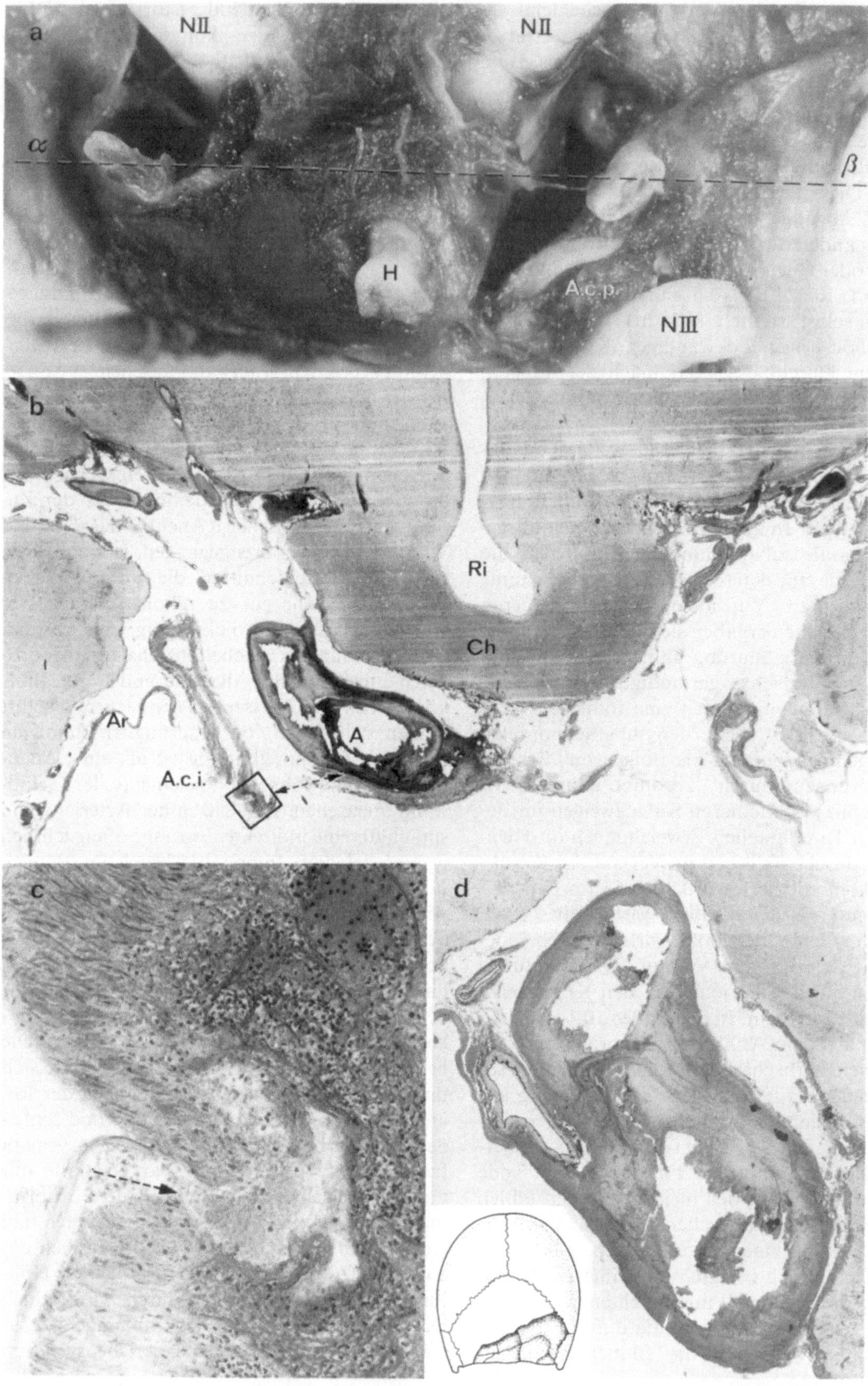
a
NII
NII
α
β
H
A.c.p.
NIII
b
Ri
Ch
Ar
A
A.c.i.
c
d

5 Tagen hatte sich die Aneurysmawand schon zu konsolidieren begonnen. Die Art der Entstehung ist hier durch direkte Zerrung der Gefäße einfach zu erklären, zumal das linke Augenhöhlendach zersplittert, die harte Hirnhaut gerissen und die Hirnrinde in der Nachbarschaft gequetscht war. Hervorzuheben ist schließlich, daß die traumatischen Aneurysmen sich an kleinen Gefäßabgängen entwickelt hatten, und daß sie „multipel" waren; sonst ein Kriterium für spontane Aneurysmen auf Grund von angeborener Wandschwäche.

Der Fall 10.7 mit einer Überlebenszeit von $10^1/_2$ Tagen (allerdings ebenfalls unter den Bedingungen der Intensivpflege) fügt sich vom Befund her dem Fall 10.4 an. Auch hier wurde der klaffende Riß in der Wand der Arteria carotis cerebralis in kurzer Zeit unter Bildung eines Aneurysma falsum traumaticum abgedichtet, weil dieser an der dem Gehirn zugekehrten Seite lag (Abb. 10.3). Weitere Innenschichtrisse in den benachbarten Gefäßstrecken sprachen für eine heftige Zerrung (Abb. 10.4a, b, 10.5a–d); auffallenderweise ohne Schädelbruch, ohne Rindenprellungen und nur bei geringen äußeren Verletzungsspuren. Man wird somit an ein Rotationstrauma zu denken haben; freilich bleibt die Frage, warum bei vielen schwereren Traumen die Carotides cerebrales anscheinend nicht betroffen sind.

Zur nächsten Entwicklungsstufe gehören die Fälle 10.1 und 10.6, bei denen das Trauma um 13 bzw. 17 Tage überlebt worden war. Nach den Berichten scheint die Adventitia den Riß in den übrigen Wandschichten wenigstens z.T. noch gedeckt zu haben und erst allmählich unter der hämodynamischen Wirkung immer mehr gedehnt worden zu sein, bis es schließlich zur Ruptur der Aneurysmawand kam. Diese war nach der Beschreibung ganz ähnlich gebaut wie in den Fällen 10.2 und 10.6, nur daß die Organisation der Gerinnselwand schon weiter fortgeschritten war. Auf eine genauere Bezie-

hung zu Gefäßverzweigungen wurde nicht eingegangen; im Fall 10.6 war die Wand seitlich zwischen den Arteriae cerebri posteriores und cerebelli superiores gerissen. Hinsichtlich der Entstehung ist den Verfassern zuzustimmen, wenn sie von einer Zerrung der Arteria vertebralis bei Distorsion der Halswirbelsäule ausgehen.

Den Berichten zu den Fällen 10.3 und 10.5 (21 und 29 Tage überlebt) sind eindrucksvolle histologische Bilder beigegeben, die einen guten Einblick in die Biomechanik der Gefäßwandruptur erlauben. Im Fall 10.3 waren je ein Aneurysma und zusätzliche Dehnungsrisse an der Seitenwand der Arteria basilaris und Arteria cerebri posterior zu finden, die von Längsrupturen ausgegangen waren. Beim Fall 10.5 war es von einem Innenschichtriß genau gegenüber dem Abgang der Arteria cerebelli posterior von der Arteria vertebralis zunächst zu einem traumatischen Aneurysma dissecans zwischen Media und Adventitia, und offenkundig dann erst an der dünnsten Stelle der Adventitia zu einem kugeligen Aneurysma und letzten Endes zur Thrombose gekommen (Abb. 10.6). Damit erklärt sich die lange Überlebenszeit. Die Ruptur saß fast genau an der Stelle, wo auch in den Fällen in Kap. 7 die Längsrupturen gefunden wurden (Abb. 7.6).

Überblickt man diese Fälle (10.1–10.7), so finden sich in allen Punkten hinsichtlich der Biomechanik weitgehende Parallelen zu den Gefäßrupturen bei basalen subarachnoidalen Blutungen der Kap. 7 und 8, so daß darauf verwiesen werden kann.

10.5.2 Chronische Aneurysmen

10.5.2.1 Kasuistik

Fall 10.8. Aneurysma an der Einmündung der linken Arteria vertebralis in die Arteria basilaris; Ruptur und subarachnoidale Blutung (Hedinger 1917).

Abb. 10.1a–d. Aneurysma falsum traumaticum. **a** Hirnbasis mit den Stümpfen der Aa. carotides int., im Schnitt $\alpha\ldots\beta$; Zisternen mit Blut ausgefüllt. *H* Hypophysenstiel; *N II* Nervus opticus; *N III* Nervus occulomotorius sin.; *A.c.p.* A. communicans post. sin. **b** *A* Aneurysma falsum neben der rechten A. carotis int. präparatorisch abgelöst; ↔ = ursprünglicher Zusammenhang; (Frontalschnitt $\alpha\ldots\beta$ aus Abb. **a**); □ = Ruptur der A.c.i. (s. Abb. **c**); *Ch* Chiasma; *Ri* Recessus infundibularis; *Ar* Arachnoidea. HE. × 14 **c** □ = Ruptur der A.c.i. mit Eingang → zum Aneurysma aus Abb. **b.** durch Faserstoffwall und Granulozyten abgedeckt. HE. × 180. **d** Schnitt durch das Aneurysma, dorsal von Abb. **b** mit A. communicans post. dextra; Skizze daneben: Impressionsfraktur im Hinterhauptsbein rechts. Orcein-Kernechtrot. × 10. – Fall 10.4: 7 J., ♀; Impressionsfraktur am Hinterhaupt rechts, 20 h überlebt

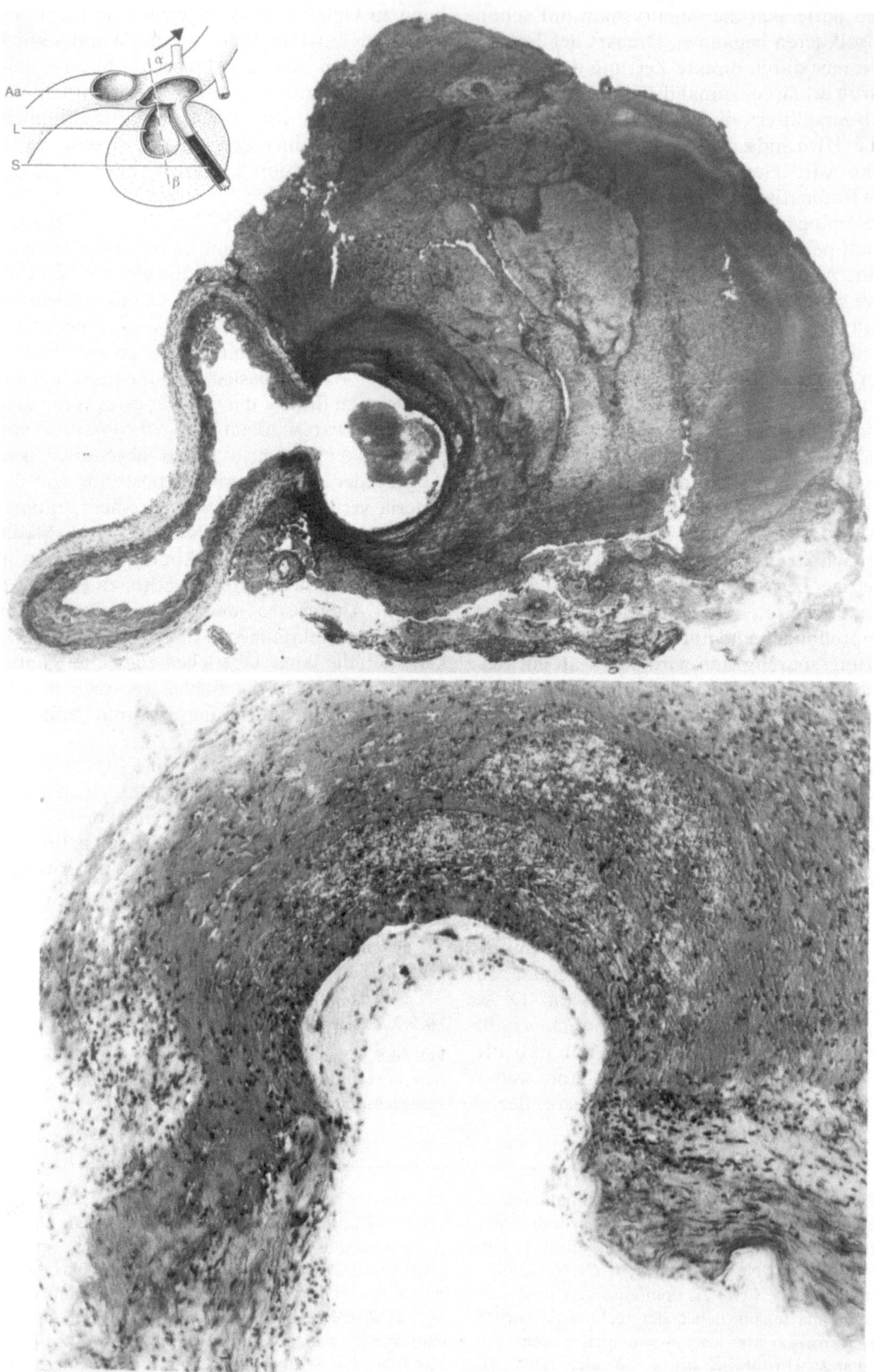

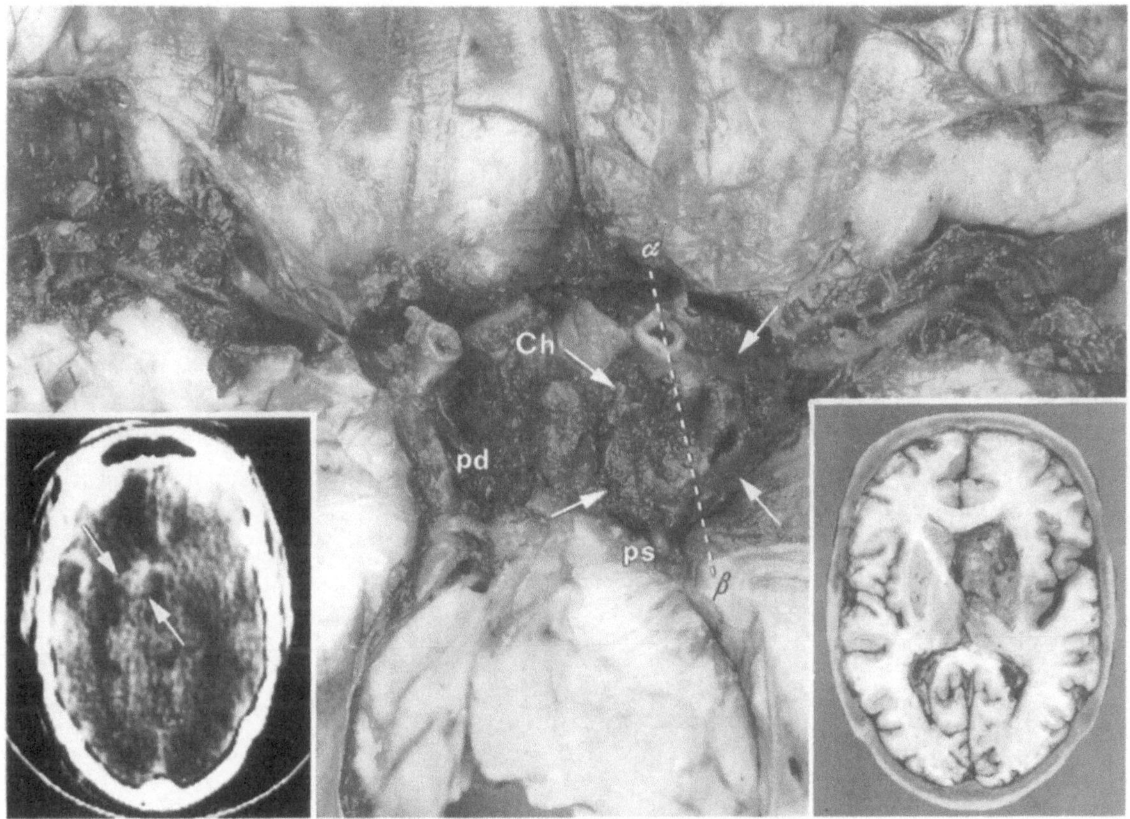

Abb. 10.3. Aneurysma falsum traumaticum der linken A. carotis int. (↓↓); in der Umgebung subarachnoidale Blutung (Schläfenpole und Hirnstamm abgetrennt). *Ch* Chiasma; *ps* A. communicans post. sin.; *pd* A. communicans post. dextra als A. cerebri post. verlaufend; $\alpha\ldots\beta$=Schnitt in Abb. 10.4 (links CT, rechts obere Hirnhälfte im Schädeldach mit Erweichung des Kerngebiets (daher seitenverkehrt). – Fall 10.7: 27 J., ♂; Schlägerei, nach Fausttreffer ins Gesicht Sturz, mit Kopf aufgeschlagen, bewußtlos; zunächst Verdacht auf subdurales Hämatom, nach rd. 10 Tagen gestorben. Hirntod

47jährige Frau, nach heftigem Migräneanfall morgens tot vor dem Waschtisch aufgefunden.

4 Jahre vor dem Tod schwerer Treppensturz, hinterrücks 20 Stufen hinuntergefallen, mehrfach mit Nakken und Schultern aufgestoßen, keine Bewußtlosigkeit. Nacken- und Schulterschmerzen. Verhältnismäßig rasche Erholung, jedoch häufig migräneartige Anfälle, so auch am Tage vor dem Tod.

Obduktion: Ausgedehnte subarachnoidale basale Blutung, Blut auch im Subduralspalt. Im Bereich der linken Arteria vertebralis, kurz vor dem Übergang in die Arteria basilaris, eine 1 cm lange, 4–5 mm breite, sackförmige Erweiterung, entsprechend einem Aneurysma, das eine Perforationsstelle zeigt. Kein Anhaltspunkt für ältere Fraktur oder Pigmentierung an der harten Hirnhaut. Frische Fissur im linken Parietale.

Histologie: Im Bereich der sackförmigen Erweiterung die Elastica interna scharf unterbrochen, geringfügige Verdickung der Intima, die Media ist mit Bindegewebe durchsetzt. An der Adventitia keine Zeichen von ent-

---

Abb. 10.2. a Aneurysma falsum traumaticum an der linken A. cerebri ant. am Ursprung eines zur Hälfte ausgerissenen Seitenzweigs. Aneurysmawand aus Gerinnungsstrukturen, in der Höhle kleines Leichengerinnsel. Oben links Situationsskizze von rechts gesehen. *S* Seitenzweig mit Thrombose; *L* Lichtung des Aneurysmas; *Aa* Arteria communicans ant.; $\alpha\ldots\beta$ Schnittrichtung. HE. ×21. – **b** Aneurysma falsum traumaticum an der rechten A. cerebri am Ursprung eines ausgerissenen Seitenzweigs. Distal von dem Aneurysma in Abb. 10.2a. Aneurysmawand hauptsächlich aus Faserstofflamellen aufgebaut; die kleine Höhlung bereits von Endothel ausgekleidet (abgelöst). HE. ×110. – Fall 10.2: 35 J., ♂; VU 5, Tage überlebt. Frontobasales Schädelhirntrauma (Krauland 1949)

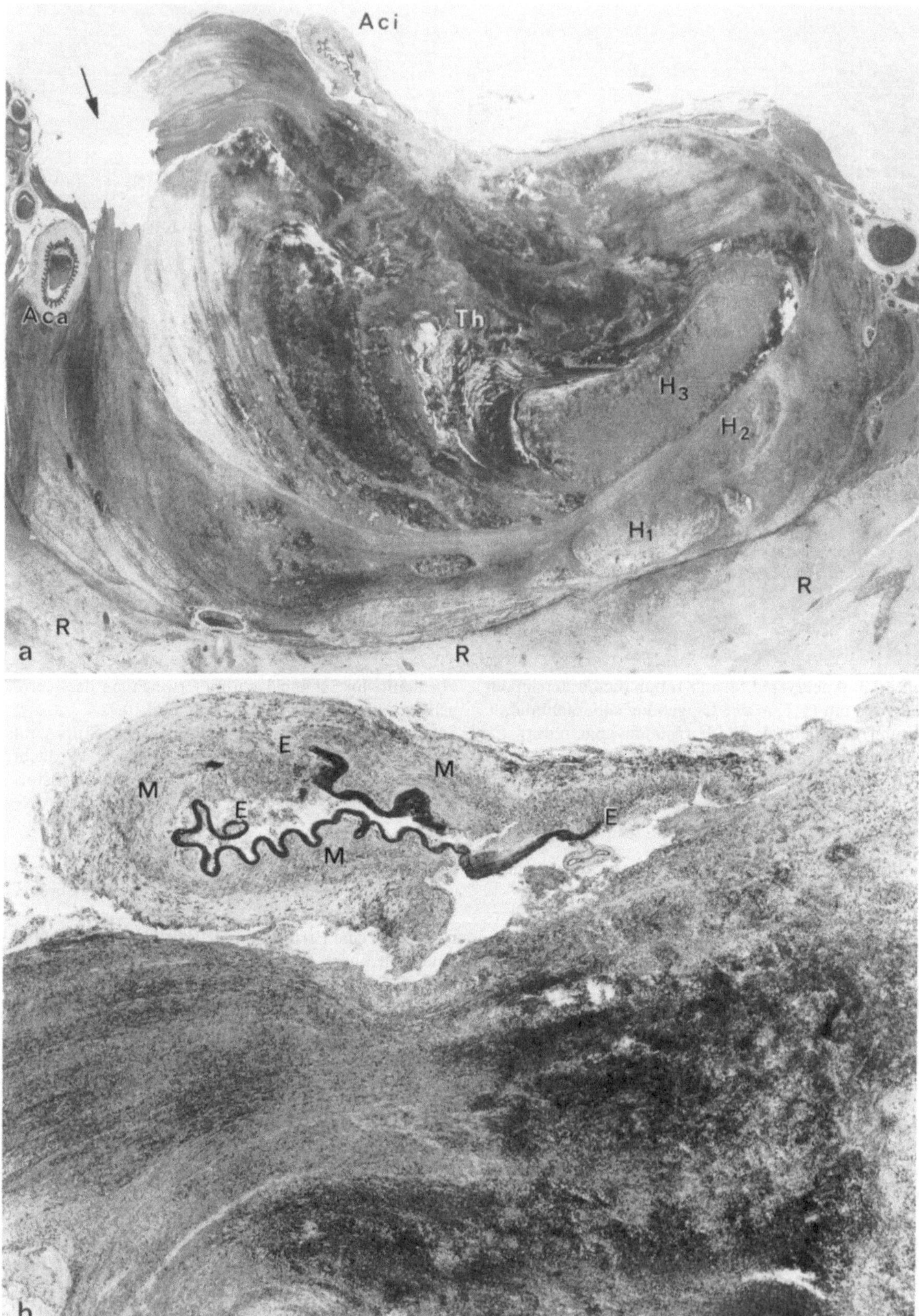
Aci
Aca
Th
H_3
H_2
H_1
R
R
R
a
E
M
M
E
E
M
E
b

zündlichen Infiltrationen. An der Perforationsstelle Wand hochgradig verdünnt.

Epikrise: Der Verfasser vergleicht seinen Fall mit dem von Saathoff (1905) und ist der Auffassung, daß das Aneurysma traumatischer Genese sei, das letztlich bei einer momentanen stärkeren Blutdrucksteigerung geborsten war. Im linken Os parietale fand sich eine Fissur, die Hedinger als agonale Verletzung beim Zusammenstürzen interpretiert und die keinen Zusammenhang mit dem 4 Jahre zuvor erlittenen Trauma haben soll.

Fall 10.9. Mandarinengroßes Aneurysma zwischen Ramus communicans posterior und Arteria cerebri media. Trauma vor $4^3/_4$ Jahren (Harbitz 1932). 35 J., ♂, Eisenbahningenieur. Sturz von einer fahrenden Lore. Stundenlang bewußtlos, danach Erbrechen, starke Kopfschmerzen, nach 4 Wochen aus dem Krankenhaus entlassen. In den folgenden Jahren ständig anfallsweise heftige Kopfschmerzen: psychisch wesensverändert, reizbar, Alkoholüberempfindlichkeit. Nach $4^3/_4$ Jahren plötzlich schweres zerebrales Erscheinungsbild mit Bewußtlosigkeit, Paresen rechts. Atemstillstand.

Obduktion: Erweichung der linken Hirnhälfte. An der Hirnbasis zwischen linkem Stirn- und Schläfenlappen ein blauschwarzer ovaler Tumor, entsprechend einem mandarinengroßen Aneurysma zwischen Ramus communicans posterior und Arteria fossae Sylvii.

Histologie: Die Arterienwandung hörte am Übergang zum Aneurysma und an der Rupturstelle plötzlich auf. Die Wände des Aneurysmas bestanden aus Bindegewebsmembranen, „die, wie in einer Arterienwand geordnet, aber geschwollen und degeneriert waren." Die elastischen Fasern äußerst spärlich, keine Entzündung. In einzelnen Arterien Sklerose, „d.h. degenerierte, mit Bindegewebe gefüllte Streifen" (geheilte Rupturen?).

Epikrise: Bei der Unfallvorgeschichte und dem Umstand, daß die geschilderten Hirnsymptome erst nach dem Unfall einsetzten, wird im Verein mit dem Sektionsbefund mit überwiegender Wahrscheinlichkeit ein traumatisches Aneurysma angenommen. Auch wenn das Aneurysma schon latent bestanden haben sollte, wäre dem Kopftrauma eine wesentliche Ursache für die weitere Entwicklung zuzuschreiben.

Fall 10.10. Jungmichel (1932): Aneurysma an der Arteria communicans anterior, 75 Tage nach Trauma. 17 J., ♂, Elektromonteur. Bei Demonstration von einem 928 g schweren Stein am Kopf getroffen (der Stein traf in 2–3 m Höhe eine Fahnenstange und fiel dann auf den Kopf). Angeblich kurze Zeit bewußtlos, nach 2 h Arzt vorgestellt; sternförmige Wunde in der Kopfschwarte; 5 Tage danach Arbeit wieder aufgenommen, jedoch Kopfschmerzen, fühlte sich matt und schlapp. Nach 43 Tagen Ohnmachtsanfall, Arzt: Somnolenz, zunächst neurologisch nicht auffällig, dann Anfall mit „Blickkrämpfen", noch vor Krankenhauseinweisung gestorben, 75 Tage nach dem Vorfall.

Obduktion: Narbe am Kopf im Bereich des Haarwirbels, kein Schädelbruch. Frisch geronnenes Blut im Subduralspalt und basale Subarachnoidalblutung. Kirschgroßes Aneurysma an der Arteria communicans anterior mit Ruptur. Keine weiteren krankhaften Organbefunde. Keine Anhaltspunkte für ältere intrakranielle Blutungen.

Histologie: Im Aneurysmasack fehlen Intima und Elastika „mitunter" vollkommen, Media hochgradig verdünnt. „Nirgends ältere Blutungsherde, Pigmentreste, bindegewebige Verwachsungen oder entzündliche Prozesse(!)".

Epikrise: Der Verfasser stellt auf Grund der histologischen Untersuchung die Diagnose: Aneurysma verum traumaticum. Es sei aber in jedem solcher Fälle zu prüfen, ob das Aneurysma nicht schon vorher bestanden habe. Bei Durchsicht des einschlägigen Schrifttums fand der Verfasser 18 Fälle, in denen ein Zusammenhang zwischen Trauma und Aneurysma an einer großen Hirnschlagader anzunehmen war (8mal „sicher", 10mal „wahrscheinlich"). Für einen Zusammenhang sprächen: 1. Intensität des Traumas, Schädelbruch nicht Bedingung, 2. Hirnerscheinungen, Bewußtlosigkeit, Benommenheit usw., 3. Brückensymptome, 4. Ausschluß krankhafter Befunde, 5. mehrere Aneurysmen sprächen gegen Trauma. Verfasser sieht diese Bedingungen für den eigenen Fall für erfüllt an.

Fall 10.11. Chronisches obliteriertes Aneurysma der Arteria basilaris, Trauma unbekannt (Abb. 10.7, 10.8) (Krauland 1949). Ein 15jähriger Bauernsohn in Tirol war nach einem

---

Abb. 10.4. a Aneurysma falsum traumaticum. Schnitt α–β aus Abb. 10.3. *Aci* A. carotis int. weit aufgerissen und in die Wand des Aneurysmas aufgenommen, dieses zwiebelschalenartig aus Fibrinlamellen aufgebaut. H_1, H_2, H_3 Reste der primären, sekundären und tertiären Aneurysmahöhlen mit Leichengerinnseln; *R* Hirnrinde erweicht, *Aca* A. cerebri anterior; Präparationsdefekt ($\downarrow$); *Th* Thrombose. Orcein-Kernechtrot. × 9. – **b** Ausschnitt von **a**. Wand der A. carotis weit aufgerissen, Ränder in die Aneurysmawand aufgenommen. *E* Elastikarisse, *M* Media mit Desintegration der Muskelfasern als Dehnungsfolge und lebhafter Zellreaktion. Orcein-Kernechtrot. × 41

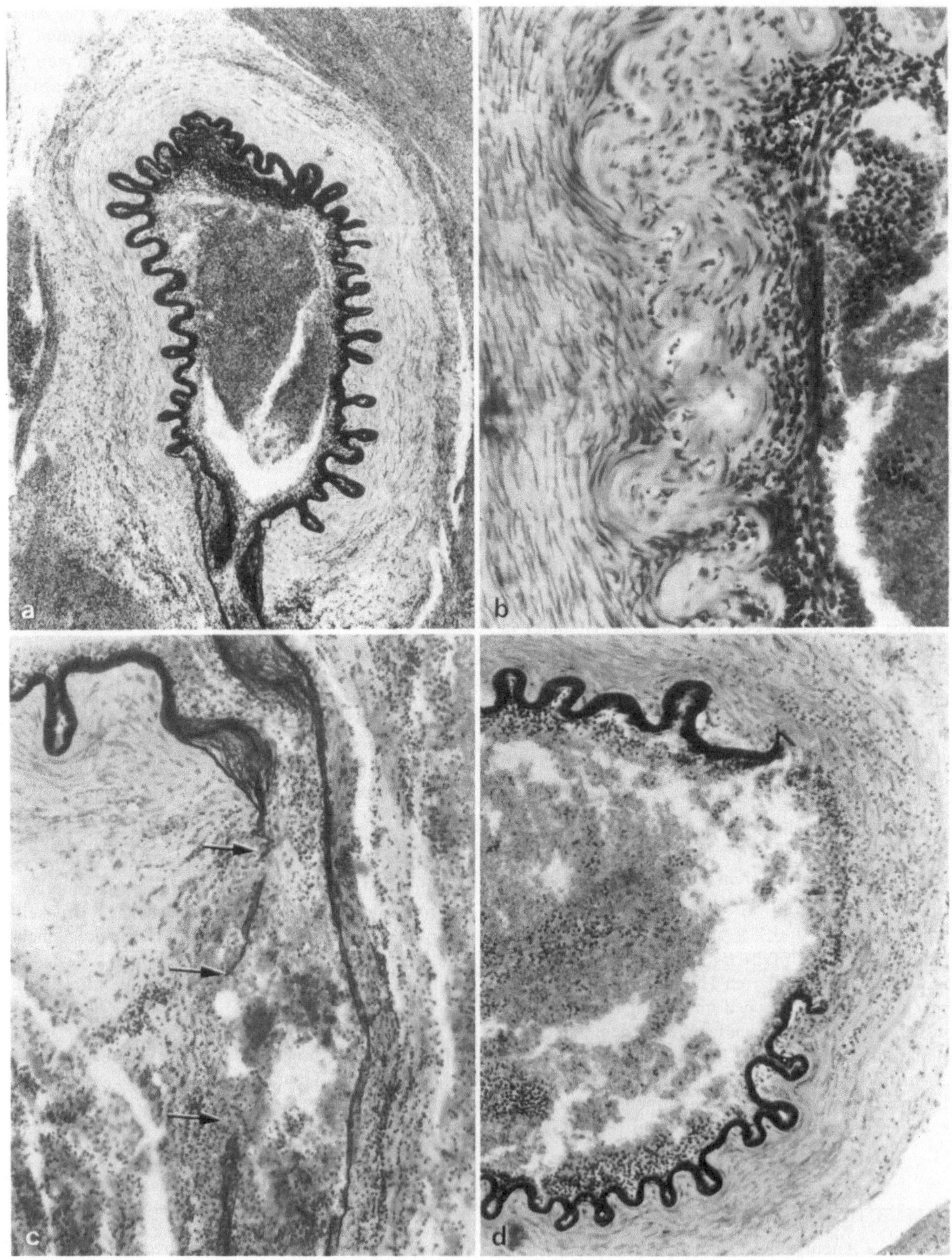

Abb. 10.5. a Schräger Schnitt durch die rechte A. cerebri ant. im Zustand eines „Spasmus"; die Membrana elastica int. in enge Falten gelegt, Intima verbreitert, Granulozyten und Lymphozyten. Oben Intimapolster mit Aufsplitterung der Elastika; unten A. recurrens mit Intimapolstern am Abgang, Orcein-Kernechtrot. ×55. **b–c** Verschiedene Wandabschnitte der A. cerebri anterior. **b** Intimaverbreiterung mit mehrschichtiger Endothelproliferation (HE. ×165); **c** Abgang der A. recurrens (längsgetroffen) mit Dehnungsrissen (↓↓) in der Elastika und lebhafter Zellreaktion in allen Wandschichten (×120); **d** Elastikariß mit Zellinfiltration der Media (×105; **c** u. **d** Orcein-Kernechtrot)

Abb. 10.6. Subakutes traumatisches Aneurysma der rechten A. vertebralis neben dem Abgang der A. cerebelli post. inf. (Schema rekonstruiert nach einem Fall von Paul u.a. 1980). Dunkler Raster=intramurale Blutung an der Rißstelle und Thrombose; heller Raster=Fibrose. – Fall 10.5: 8 J., ♂; Sturz vom Baum, zunächst 2 Tage komatös, 9 Tage psychisch und neurologisch ohne Ausfälle, nur Kopfschmerz, nach 21 Tagen an SAB gestorben, kein Schädelbruch

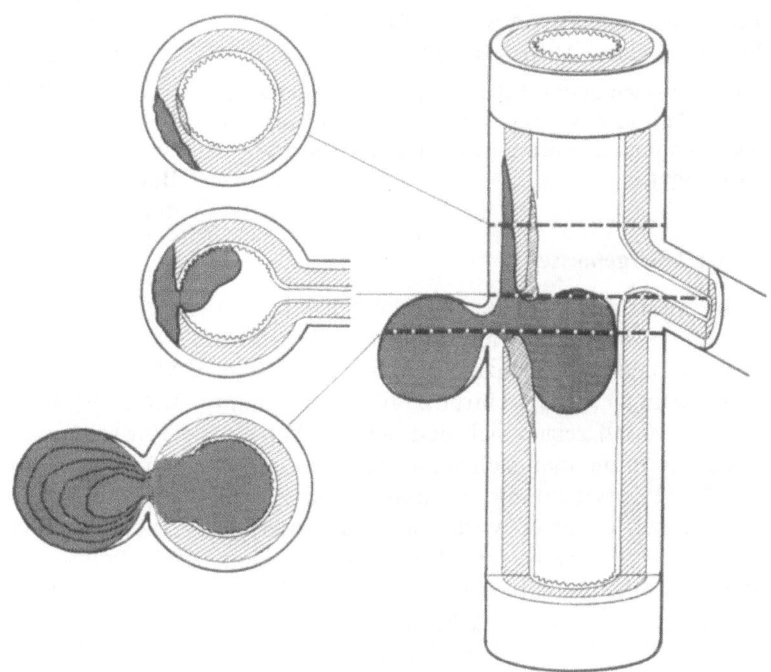

anstrengenden Almaufstieg (Alkoholgenuß) unter den Erscheinungen zunehmender Atemnot und Paresen gestorben. Der Verdacht auf Kinderlähmung bestätigte sich auf Grund der histologischen Untersuchung nicht.

Nachuntersuchung des Gehirns: An der Arteria basilaris fand sich ein rundliches, solides Knötchen mit einem Durchmesser von rd. 12 mm und ziemlich glatter Oberfläche, das knapp oberhalb des Zusammenflusses der beiden hypoplastischen Arteriae vertebrales fest mit ihrer Wand verbacken war (Abb. 10.7). Distalwärts war die Arteria basilaris bis zum Abgang der beiden Arteriae cerebelli posteriores inferiores verödet. Trotz der Serienschnitte blieben die Verhältnisse am Aneurysmahals unübersichtlich. Jedenfalls war die Wand der Arteria basilaris an der einen Seite breit aufgerissen und in die Wand des Aneurysmasacks aufgenommen, von der Media fehlten Reste.

Epikrise: Diese Befunde konnten den eigenartigen Krankheitsverlauf und den Tod erklären. Nach der histologischen Untersuchung handelte es sich um ein obliteriertes, z.T. verknöchertes Aneurysma (Abb. 10.8). Irgendwelche Hinweise für eine chronische Entzündung (z.B. Tbc) waren weder hier noch anderswo nachweisbar. In den beiden Arteriae carotides cerebrales fanden sich aber bei der systematischen Untersuchung der großen Hirnschlagadern an Serienschnitten abgeheilte Elastikarisse, die an traumatische Zerrung dieser Gefäßstrecken denken ließen und ebenso alt sein konnten wie das Aneurysma selbst (Abb. 6.14). Demnach war eine traumatische Entstehung des Aneurysmas in Betracht zu ziehen. Allerdings

fehlten am Gehirn Hinweise für Rindennarben, ebenso wie eine alte Schädelverletzung. Nach der Hypoplasie der hinteren Circulushälfte war mit einer frühkindlichen Schädigung zu rechnen, möglicherweise sogar mit einer Geburtsschädigung; Nachforschungen blieben allerdings erfolglos.

Fall 10.12. Chronisches traumatisches Aneurysma an der Arteria cerebri anterior, Ruptur, subarachnoidale Blutung. Absturz, 78 Tage überlebt (Sorgo u. Pilz 1977).
35 J., ♂, Spenglergehilfe; Absturz aus 3 m Höhe; tief bewußtlos in Unfallchirurgie aufgenommen.

Aufnahmebefund: Rasche Aufhellung des Bewußtseins, keine groben neurologischen Ausfälle. Brüche der linken Handwurzel und der linken Beckenschaufel. Riß-Quetschwunde in der linken Jochbeinregion. Nach 3 Wochen zerebral beschwerdefrei entlassen, jedoch nach einigen weiteren Wochen Kopfschmerzen und Schwindel, 78 Tage nach Trauma tot am Boden liegend aufgefunden.

Obduktion: Massive Subarachnoidalblutung am Hirngrund. Schädelbasisbruch links durch Keilbein in die mittlere Schädelgrube. Marklagerblutung im linken Stirnlappen, von der Basis her. Ältere Kontusionsherde im linken Temporallappen. „Die Wand der linken Arteria cerebri anterior in Erbsengröße ausgesackt". (Lokalisation nicht genau angegeben)

Histologie: Aneurysma der Arteria cerebri anterior links im Bereich des Abgangs eines kleinen Seitenastes. „Die Lamina elastica und Muscularis media zerrissen, schichtweise Blutungen, teilweise bindegewebig organisiert, in der verdickten Adventitia Blutungen und mit Pigment beladene Makrophagen".

Epikrise: Nach ausführlicher Diskussion des einschlägigen Schrifttums wird ein Kausalzusammenhang zwischen Trauma und der Entwicklung des Aneurysmas angenommen.

10.5.2.2 Ergebnisse

Geht man von den Beschreibungen aus, so scheint es sich überwiegend um sackförmige Aneurysmen gehandelt zu haben. Bei den Fällen von Hedinger (10.8); Harbitz (10.9) und Jungmichel (10.10) zeigen sich deutlich die Schwierigkeiten, in die man sich verstrickt sieht, wenn eine klare Entscheidung: traumatisch oder nicht traumatisch erwartet wird, wie das immer im Zivil- und Strafrecht erforderlich ist. Es kann aber nicht die Aufgabe sein, die damaligen Ansichten der Autoren zu korrigieren, dazu fehlt es an ausreichenden Informationen.

Das kürzeste Zeitintervall zwischen Trauma und Tod kommt dem Fall von Jungmichel (10.10: 75 Tage) zu, etwa vergleichbar dem Fall von Sorgo u. Pilz (10.12: 78 Tage), doch sind histologische Befunde nicht vergleichbar dokumentiert. Im Fall 10.10 war die Intensität des Kopftraumas schwierig abzuschätzen, doch war durchaus mit einer tiefgreifenderen biomechanischen Wirkung auf das Gefäßsystem des Gehirns zu rechnen, obwohl der Schädel nicht gebrochen war, zumal der 17jährige junge Mann aus 2–3 m Höhe von einem knapp 1 kg schweren Stein am Hinterhaupt getroffen worden war. Im Verlauf des 43 Tage währenden, relativ freien Intervalls, wurde über Kopfschmerzen geklagt. Das kirschgroße Aneurysma saß an der Arteria communicans anterior und war geborsten. Pigmentreste in der Umgebung waren nicht vorhanden. Die Beschreibung wäre auch mit einem Aneurysma vom Forbus-Typus vereinbar.

Anders lagen die Verhältnisse im Fall 10.12; an dem schweren Schädelhirntrauma war kein Zweifel, zumal der Schädel gebrochen und Rindenprellungsherde vorgefunden wurden. Hervorzuheben ist besonders das relativ freie Intervall von mehreren Wochen nach der Krankenhausentlassung. Der genaue Sitz des Aneurysmas an der linken Arteria cerebri anterior war zwar nicht angegeben, doch scheint es der periphere Abschnitt gewesen zu sein; der histologische Befund sprach für eine traumatische

Wandruptur am Abgang eines Seitenzweigs; die schichtweisen Blutungen zeigten bindegewebige Organisation und Makrophagen mit Pigment, Befunde, die mit einer traumatischen Wandruptur, 78 Tage zuvor, vereinbar waren.

Bei den Fällen 10.8 und 10.9 waren die Bedingungen für traumatische Aneurysmen nach der Schwere der primären Traumen durchaus gegeben, doch handelte es sich um Intervalle von $4^1/_2$–$4^3/_4$ Jahren.

Die Autoren sind sich dieser Problematik einer klaren Entscheidung: „spontan" oder „traumatisch" durchaus bewußt gewesen, denn Harbitz (10.8) argumentiert schließlich bei dem Intervall von $4^3/_4$ Jahren, offensichtlich unter versicherungsmedizinischem Aspekt: „Auch wenn das Aneurysma schon latent bestanden haben sollte, wäre dem Kopftrauma eine wesentliche Ursache für die weitere Entwicklung zuzuschreiben".

Zu den chronischen traumatischen Aneurysmen wären auch noch je eine Beobachtung von Brandeß (1923) und Schmid (1961) zu rechnen. Es handelte sich aber um Aneurysmen von peripheren Ästen der Arteria cerebri anterior, im Bereich von Rindenprellungen, die $1^1/_2$ Jahre bzw. 10 Jahre nach schweren Schädelhirntraumen zu intrazerebralen Blutungen geführt hatten und deshalb von den Autoren als „traumatische Spätapoplexie" klassifiziert wurden (s. 12.1 u. 12.3).

Ein Unikum ist schließlich der eigene Fall (10.11: 15 J., ♂), bei dem ein obliteriertes, verknöchertes, sackförmiges Aneurysma an der Arteria basilaris gefunden wurde, das von der Seitenwand ausgegangen war. Nach verheilten Elastikarissen auch an anderen Gefäßregionen war es als traumatisch anzusehen (Abb. 10.7 u. 10.8). Allerdings blieben Nachforschungen für ein Trauma in der Vorgeschichte erfolglos; ein Geburtstrauma war in den Kreis der Betrachtungen einzuschließen.

10.6 Diskussion

Bei den Fällen 10.1–10.7 handelte es sich um falsche traumatische Aneurysmen, die bei längeren Überlebenszeiten schon fortgeschrittene Organisation ihrer zunächst aus Gerinnsellagen

Abb. 10.7. Situationsskizze von der Lage des Aneurysmas im unteren Drittel der A. basilaris. Atrophie der Schlagaderstrecken zwischen den Aa. cerebelli inf. post. und den Aa. cerebelli inf. ant. Basilaris dazwischen obliteriert (Schnitt α–α' in Abb. 10.8). Fall 10.11: – 15 J., ♂; nach Bergaufstieg und Alkoholisierung unter zunehmender Atemnot verstorben. Zunächst Verdacht auf Kinderlähmung (Krauland 1949)

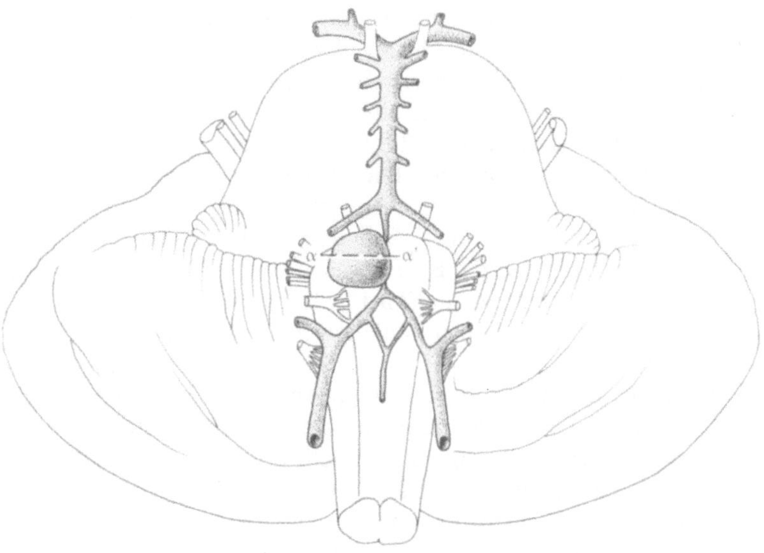

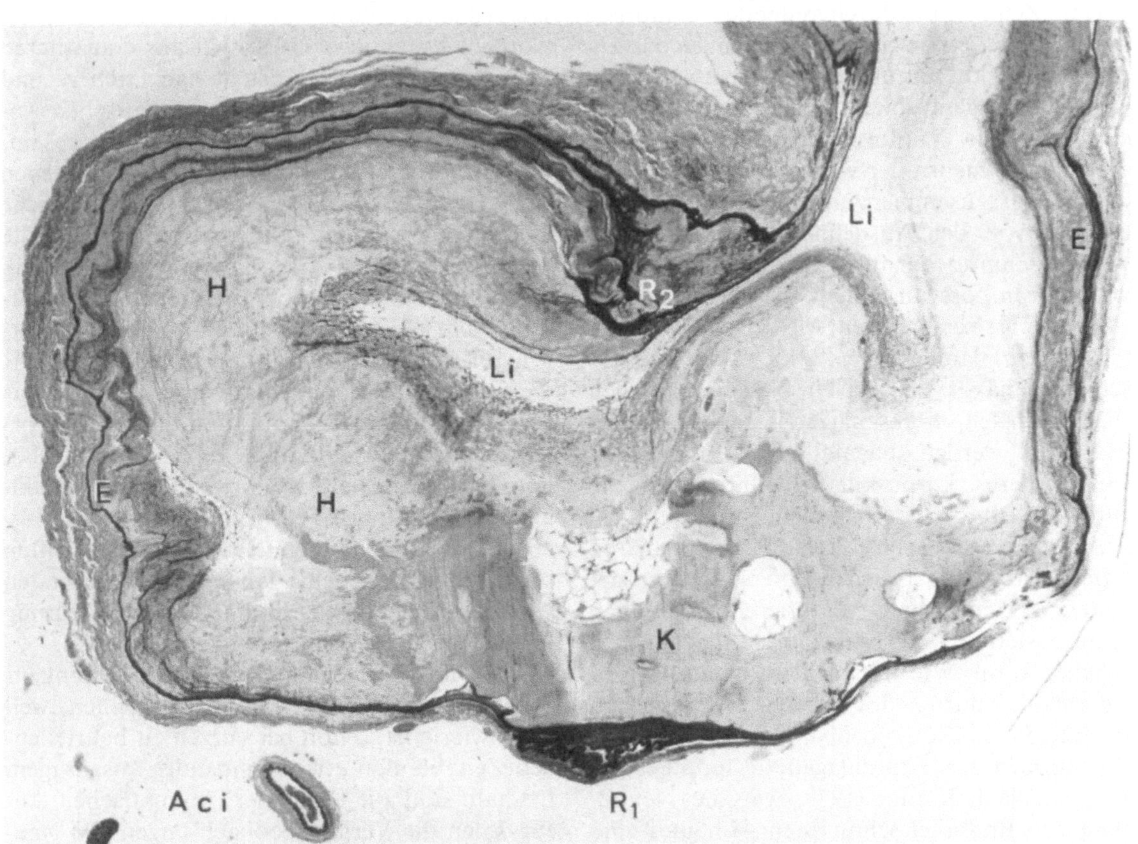

Abb. 10.8. Querschnitt durch das Aneurysma von Abb. 10.7. R_1, R_2 Reste der obliterierten A. basilaris an der weitgehend abgeheilten Rupturstelle. Davon ausgehend neugebildete elastische Lamellen in der Aneurysmawand (schwarz); *H* kernarmes hyalines Gewebe; *K* Knochenbälkchen in dem obliterierten Aneurysmasack; *Li* ursprüngliche Restlichung des Aneurysmas, ebenfalls schon mit lockerem Gewebe ausgefüllt; *E* elastische Fäserchen in der Wand; *Aci* A. cerebelli inf. ant. sin. (rechts oben Aneurysmakuppel abgetrennt, Orcein-Kernechtrot. ×24

gebildeten Wand aufwiesen. Bei den akuten Verlaufsformen sind auf Grund der histologischen Verhältnisse diagnostische Schwierigkeiten nicht zu erwarten, auch bei einem subakuten Verlauf sind genug Hinweise für eine klare Diagnose zu erhalten. Die eigentlichen Schwierigkeiten tauchen erst bei chronischen Aneurysmen auf, wie dies bei den Fällen 10.8–10.12 erörtert wurde. Bei fortgeschrittenen Abheilungsprozessen, wie in Fall 10.11, können die primären traumatischen Schädigungen verdeckt sein.

Wenn auch die Erfahrungen mit genau untersuchten traumatischen Aneurysmen der großen Hirnschlagadern bei stumpfen Schädelhirntraumen nicht sehr zahlreich sind, so lassen sich doch die Entstehungsbedingungen, vor allem zusammen mit den beschriebenen Befunden bei den Schlagaderverletzungen, im allgemeinen ganz gut rekonstruieren. Erstaunlich ist, in wie kurzer Zeit selbst durchgreifende Wandrisse durch Gerinnsel verschlossen werden, so daß zunächst eine akut lebensbedrohliche subarachnoidale Blutung ausbleibt. Allerdings vermag die Adventitia Rupturen der inneren Wandschichten in mehr oder weniger gedehntem Zustand noch zusammenzuhalten. Es ist offensichtlich von der Ausdehnung der verletzten Wandabschnitte abhängig, ob sich eine Verschlußthrombose anschließt. Ist der Wanddefekt zunächst verschlossen, wird er durch dünne Fibrinlagen laufend verstärkt. Das weitere Schicksal hängt von vielen Nebenumständen ab, die sich schwer abschätzen lassen. Nach den Beispielen werden jedenfalls die Fibrinlagen und andere korpuskuläre Blutbestandteile durch den Blutdruck zusammengepreßt, und bei einem entsprechenden Umfang des primären Defekts zu einem falschen Aneurysma ausgeweitet, das neuerdings rupturieren, aber auch thrombosieren, und schließlich bindegewebig abheilen kann. Wie ein solcher Abheilungsprozeß ablaufen dürfte, läßt sich aus Tierversuchen ablesen, die im Zusammenhang mit den Bypass-Operationen der Hirnschlagadern durchgeführt wurden. Nach Kletter (1979) war die Neubildung von Endothel schon nach 48 h und eine beginnende Organisation nach 6–7 Tagen festzustellen. Nach 14 Tagen war an der Nahtstelle eine feste Bindegewebsbrücke zu finden; doch war die Voraussetzung eine sorgfältige Aneinanderpassung der Gefäßenden. Die Bindegewebsbrücke verfestigt und verschmälert sich in-

nerhalb von 2–3 Monaten, ist aber noch nach 4–6 Monaten nachweisbar.

Die falschen traumatischen Aneurysmen haben, wie zu zeigen ist, eine dicke Wand; selbst wenn ein solches Aneurysma bei längerer Überlebenszeit bindegewebig verfestigt werden sollte, so wäre es auf den ersten Blick schwer vorstellbar, daß es morphologisch mit einem dünnwandigen Forbus-Aneurysma verwechselt werden könnte. Aber auch Forbus-Aneurysmen rupturieren oft mehrmals und die resultierenden Abdichtungsvorgänge dürften denselben Bedingungen unterliegen, wie primär-traumatische Wandrupturen. Eine Differentialdiagnose erscheint somit in den Spätstadien kaum noch möglich. Hat es sich primär aber nur um einen Innenschichtriß bei erhaltener Adventitia gehandelt, dann könnte, wie schon auf S. 146 erörtert, auch ein Aneurysma entstehen, das von einem Forbus-Aneurysma überhaupt nicht zu unterscheiden ist. Dies ist ja im Schrifttum immer wieder vermutet worden. Jungmichel (1932) hat aus dem älteren Schrifttum 8, seiner Ansicht nach sichere und 10 weniger sichere Fälle von traumatischen Aneurysmen der Hirngrundschlagadern gesammelt, während Walcher (1933) bei 11 eigenen Fällen 4mal ein Trauma als auslösende Ursache ansieht. Es ist aber sehr schwierig, die Fälle auszuwerten, weil die Untersuchungstechnik und die Dokumentation meist eine Überprüfung nicht zulassen. Nach den zusammengetragenen Erfahrungen wird man somit in Zukunft die traumatische Entstehung eines Aneurysmas der Schlagadern am Hirngrund auch vom Forbus-Typus nicht völlig ablehnen können. Man könnte sogar verleitet sein, wenn man bedenkt, auf wie vielfältige Weise die Hirngrundschlagadern auch bei „Bagatelltraumen“ betroffen sein können, einem lange zurückliegenden stumpfen Schädelhirntrauma eine Bedeutung für die Aneurysmaentstehung zuzubilligen.

Es liegt auf der Hand, daß solche Gedankengänge nicht ausdiskutiert werden können, weil es schwierig ist, schon bei kurzen zu beurteilenden Zeitabläufen etwas Bindendes auszusagen. Deshalb sind zur Frage der traumatischen Aneurysmen die Verlaufsbeobachtungen der Neurochirurgen und Chirurgen auf Grund der Arteriographie sehr wichtig. Diese schließen z.T. auch histologische Untersuchungen ein und berücksichtigen die Häufigkeit und Geschlechtsverteilung.

Neben Einzelberichten (Handa u. Mitarb. 1970:

59, ♂., Sturz vom Fahrrad; Umebayashi u.Mitarb. 1970: 15, ♂., Sturz auf den Kopf; Menezes u. Graf 1974: 13, ♂, Autounfall), zeigen in den letzten Jahren auch eine Reihe von Übersichten: Fleischer u.Mitarb. (1975): „Cerebral aneurysms of traumatic origin"; Jackson (1976): „The traumatic cranial und intracranial aneurysms"; Rhoton u.Mitarb. (1977): „Congenital and traumatic intracranial aneurysms"; Laun (1978): „Traumatische zerebrale Aneurysmen", welche Bedeutung die traumatischen Aneurysmen in der chirurgischen Behandlung erlangt haben. In den Übersichten werden die Aneurysmen der Kopfschwarte, im Sinus cavernosus, der Arteria meningea media, der großen Schlagadern am Hirngrund und der kortikalen Schlagadern gleichzeitig besprochen. Hier interessieren aber nur die Aneurysmen der Schlagadern am Hirngrund, zumal die anderen intrakraniellen Aneurysmen in den entsprechenden Kap. 9 und 11 abgehandelt werden.

In den chirurgischen Arbeiten werden die traumatischen Aneurysmen bei penetrierenden und bei stumpfen Schädelhirntraumen nebeneinander besprochen. Wenn auch für die Begutachtung diejenigen bei stumpfen gedeckten Einwirkungen besonders interessieren, so sind die Erfahrungen bei den „sekundären" Aneurysmen nach penetrierenden Gehirnwunden wichtig, weil in diesen Fällen gewöhnlich an der traumatischen Entstehung nicht zu zweifeln ist. Vielfach hatten sich die Aneurysmen in der Nachbarschaft von Wundkanälen entwickelt und stehen somit jenen bei stumpfen gedeckten Hirntraumen sehr nahe (Courville 1960; Cressman u. Hayes 1966: Pfählung durch Radioantenne; Schmidt-Vanderheyden u. Backmund 1971: Steckschuß; Acosta u.Mitarb. 1972: 3mal Schuß, 1mal Billardqueue; Ferry u. Kempe 1972: Granatsplitter; Sadar u.Mitarb. 1973: Schrotschuß, Schuß, Kal. 22; Bank u.Mitarb. 1978: Schrotschuß). Die Ergebnisse sind mehrfach durch histologische Abbildungen von den exzidierten, oder bei der Leichenöffnung gewonnenen Aneurysmen belegt (Acosta u.Mitarb.; Ferry u. Kempe; Sadar u.Mitarb.).

Auf einige ausgewählte Verlaufsbeobachtungen soll näher eingegangen werden:

Interessant ist der klinische Bericht von Schmidt-Vanderheyden u. Backmund, zumal die Entstehung und der Wandel von 3 Aneurysmen arteriographisch durch 8 Wochen verfolgt werden konnte.

Ein 34jähriger Mann hatte sich in Selbsttötungsabsicht einen transfrontalen Schädeldurchschuß von rechts temporal nach links frontal beigebracht (Geschoß subkutan links wurde entfernt). An einer Karotisangiographie $2^1/_2$ h danach war nur eine leichte Verschiebung der Arteriae cerebri anteriores nach rechts durch einen geringen Erguß über der linken Hemisphäre festzustellen. 4 Wochen später zeigten sich 3 Aneurysmen, das größte, mit 5 mm Durchmesser peripher der Mediateilung „in der Nachbarschaft der Sylvischen Gefäßgruppe"; 8 Wochen später war das kleinste, offenkundig rindennah gelegene, verschwunden und die beiden anderen waren kleiner geworden. Die Aneurysmen werden als traumatisch angesehen und durch Zerrung der Gefäße durch die Seitenwirkung des Geschosses erklärt. Ein operativer Eingriff war bis zum Zeitpunkt der Publikation anscheinend nicht durchgeführt worden.

Ferry u. Kempe berichten über zwei Fälle. In dem ersten war bei einem 21jährigen Soldaten das 1 cm große Aneurysma schon 4 h nach einer Fremdkörperverletzung, die durch das rechte Auge eingetreten war, an der Teilung der Arteria cerebri anterior arteriographisch zu erkennen. Bei der Freilegung nach 18 Tagen rupturierte es und mußte entfernt werden. Ein histologischer Schnitt zeigte eine breit aufgerissene Schlagader und eine Aneurysmahöhle, etwa entsprechend dem Vierfachen des Gefäßkalibers, die Aneurysmawand bestand, wie bei den oben beschriebenen, aus frischen Gerinnsellagen, was mit der gegebenen Erklärung gut übereinstimmt.

Besonders gut dokumentiert ist schließlich auch die erste Beobachtung von Sadar u.Mitarb.: Ein 13jähriger Junge war durch einen Schrotschuß an der linken Seite des Kopfes und des Halses verletzt worden. Drei Schrotkörner waren durch die linke Augenhöhle in das Gehirn eingedrungen. Das Gefäßangiogramm war zunächst „normal", erst am 6. Tag zeigte sich ein sackförmiges Aneurysma an der linken Arteria cerebri anterior. Der Patient erholte sich danach, bis auf eine Lähmung des rechten Beins. Am 33. Tag plötzlich Zusammenbruch und Tod. Das $2,1 \times 5,1$ cm große Aneurysma war von der linken Arteria cerebri anterior, 0,3 cm distal von der Arteria communicans anterior ausgegangen; es war geborsten und hatte zu einer subarachnoidalen Blutung mit Einbruch in die Kammern geführt. Nach dem histologischen Schnitt war die Gefäßwand an einer Seite breit aufgerissen und z.T. in die Aneurysmawand aufgenommen (durch Abbildungen belegt). Die Elastica interna war scharf unterbrochen, die Kuppel des Sacks bestand aus Granulationsgewebe verschiedener Dicke, so daß das Gebilde von außen ein blumenkohlartiges Aussehen aufwies.

Yamaura u.Mitarb. (1978) berichten über 3 eigene Fälle von sekundären Aneurysmen der Hirnschlagadern nach chirurgischen Eingriffen und 10 Fälle aus dem Schrifttum. In 6 Fällen handelte es sich um Kraniotomien und intradurale Maßnahmen, in 5 Fällen um Bohrlöcher und in 2 Fällen um Eingriffe vom Nasen-Rachen-Raum her. In 4 Fällen kam es zur Ruptur dieser Aneurysmen am 10.–23. Tag nach der 1. Operation (2 Todesfälle). Auch Reinhardt u.Mitarb. (1980) berichten über 3 iatrogene traumatische Aneurysmen mit tödlichem Ausgang. Die Problematik ist, daß Aneurysmen auch zugleich mit Hirntumoren vorkommen. Taylor (1961) konnte 9 veröffentlichte Fälle finden, bei denen es z.T. nach der Kraniotomie zur Blutung kam (5 Fälle unter 1500 Neoplasmen = 0,33%). Der Autor betont: „... a definite diagnosis of aneurysm secondary to surgery cannot be reasonably made without clear evidence that no such aneurysm existed until after operation".

Die Häufigkeit von traumatischen zerebralen Aneurysmen geben Benoit u. Wortzmann (1973) mit weniger als 1% der intrakraniellen Aneurysmen an. Bei Kindern sollen sie etwas häufiger sein; nach Fleischer u.Mitarb. (1975) ist das Verhältnis zwischen Männern und Frauen 3:1, was der größeren Unfallgefährdung bei Männern entspricht, während bei den sackförmigen Aneurysmen im allgemeinen die Zahlen annähernd ausgeglichen sind (Suzuki u. Yoshimoto 1979).

Nach Laun (1978) rupturieren die traumatischen intrakraniellen Aneurysmen bevorzugt in der 2.–3. Woche nach dem Trauma. Er stützt sich auf eine Zusammenstellung von 73 Fällen aus dem Schrifttum; allerdings handelt es sich 20mal um Aneurysmen der Arteria meningea media, 35mal um periphere Äste der Hirnschlagadern. Diese werden erst in Kap. 11 behandelt.

Wegen der Latenzzeit werden Vergleiche mit der Bollinger-Spätapoplexie gezogen (Fleischer u.Mitarb. 1975); darauf wird in Kap. 12 noch einzugehen sein.

10.7 Trauma und Aneurysmaruptur – Begutachtung

Die Frage, ob die Ruptur eines sackförmigen Aneurysmas der Schlagadern am Hirngrund durch ein stumpfes Schädelhirntrauma ausgelöst wurde, oder ob eine Blutdrucksteigerung bei körperlicher Anstrengung oder seelischer Erregung eine ähnliche Wirkung gehabt haben könnte, beschäftigt den Gutachter immer wieder von neuem; schließlich wird zu prüfen sein, ob die Spontanruptur eines Aneurysmas vielleicht die Ursache eines Traumas war. All diese Fragen haben im einschlägigen Schrifttum stets gebührend Beachtung gefunden.

Die mikrochirurgische Technik hat für die Klinik und die Morphologie der Aneurysmen der großen Hirnschlagadern außerordentliche Fortschritte gebracht. Es ist deshalb angezeigt, aus dem Bericht über den „workshop cerebral aneurysms" (1979)[4] und anderen Quellen kurz auf einige Gesichtspunkte einzugehen, die für die Begutachtung von Aneurysmarupturen wichtig sein können.

Subarachnoidale Blutungen aus Aneurysmen haben oft nur einen geringen Umfang, die klinischen Symptome schwinden demnach schon nach wenigen Stunden, werden nicht ernst genommen oder als Migräne gedeutet (Beck 1979).

Weitere Blutungsschübe sind nach der Statistik innerhalb von 5–12 Tagen wahrscheinlich (Locksley 1969). Eine sorgfältige Anamnese ist somit bei der Begutachtung ebenso wichtig wie klinische Befunde; ausschlaggebend wird natürlich, sofern durchführbar, die morphologische Untersuchung sein. Zunächst geht es um die Beschaffenheit des Aneurysmasacks, um Anhaltspunkte für seine Entwicklung, für das mutmaßliche Alter und für die Rupturgefährdung zu gewinnen.

Pia u.Mitarb. (1979) haben die außerordentliche Variationsbreite der zerebralen Aneurysmen in bezug auf Sitz, Größe und Form anschaulich an schematischen Zeichnungen dargestellt; dies ist vor allem für die neurochirurgische Behandlung wichtig, aber auch der Gutachter wird daraus Nutzen ziehen.

Suzuki u. Ohara (1979) unterteilen die nichtrupturierten Aneurysmen in 4 Klassen: I Kuppe und Hals dünn; II Kuppe dick, Hals dünn; III Kuppe unregelmäßig, Hals dünn; IV Kuppe unregelmäßig, Hals dick. Darin sind offenkundig verschiedene Entwicklungsstufen zu sehen, zumal die Verdickungen der Aneurysmawand offensichtlich auf reparative Vorgänge zurückgehen. An Abbildungen machen diese Autoren deutlich, wie kompliziert die Verhältnisse werden, wenn ältere Aneurysmen in Zeitabständen

---

4 Herausgegeben von Pia u.Mitarb.

a

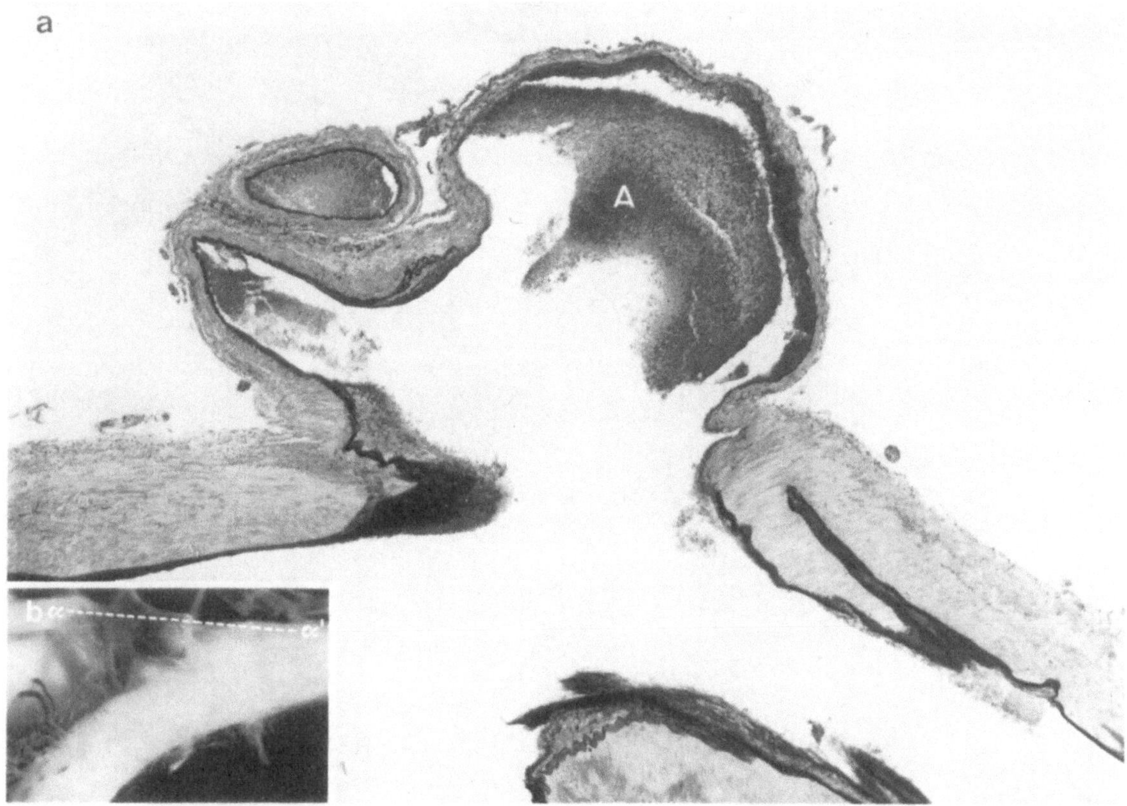

Abb. 10.9. a Längsschnitt durch die A. carotis cerebralis mit dünnwandigem Forbus-Aneurysma am Abgang eines kleinen Seitenzweigs an ihrer Teilungsstelle. Das Aneurysma (*A*) sitzt im stumpfen Winkel einer Medialücke, Seitenast abgehebelt; Elastica interna scharf unterbrochen; kein Anhaltspunkt für Fragmentatio (Verbreiterung der Elastika durch Flachschnitt); der Aneurysmasack selbst besteht aus der gedehnten Adventitia, er enthält lediglich Leichengerinnsel Orcein-Kernechtrot. ×95 **b** Schnitt α–α'. – 25 J., ♂; Verblutung nach Herzstich (Krauland 1957)

mehrfach rupturierten und neben dem primären Aneurysmasack sekundäre Abkapselungen erfolgten. Die Problematik soll an eigenen Beispielen aufgezeigt werden.

Die Abb. 10.9 zeigt ein dünnwandiges, nichtrupturiertes Aneurysma am stumpfen Abgangswinkel eines kleinen Seitenzweigs der Arteria carotis cerebralis. Man könnte sich nun vorstellen, daß ein solches Aneurysma bei seiner dünnen, nur von der gedehnten Adventitia gebildeten Wand, bei einem entsprechenden Trauma leicht einreißt. Ein Anhaltspunkt für eine unmittelbare Rupturgefährdung war beim Mangel jeglicher zelliger Reaktion und beim Mangel von wandständigen Gerinnseln bei dem Zufallsbefund nicht zu erkennen.

Ein Aneurysma mit „fraktionierten" Rupturen zeigt die Abb. 10.10. Dieser Fall war auch noch dadurch kompliziert, daß sich neben dem Aneurysmasack in der einen Arteria cerebri anterior ein abgeheilter Elastikariß fand, der traumatischen Ursprungs gewesen sein könnte (Abb. 10.11). Je älter aber ein Aneurysma ist, desto schwieriger wird die zeitliche Einordnung der aufeinanderfolgenden Rupturen für die Begutachtung; dies zeigt ein eigener Fall mit einer 7jährigen Vorgeschichte (Abb. 10.12). Erstaunlich ist dabei, daß sich bei der „sekundären" Ausbuchtung ein so deutlich abgegrenzter Aneurysmasack gebildet hat. Das Wachstum der Aneurysmen scheint somit nicht nur durch Dehnung, sondern auch durch Einbeziehung sekundärer und weiterer Rupturen bedingt zu sein. Für genauere Angaben reicht das Erfahrungsgut noch nicht aus, es ist aber anzunehmen, daß z.B. „Riesenaneurysmen" vor allem auf se-

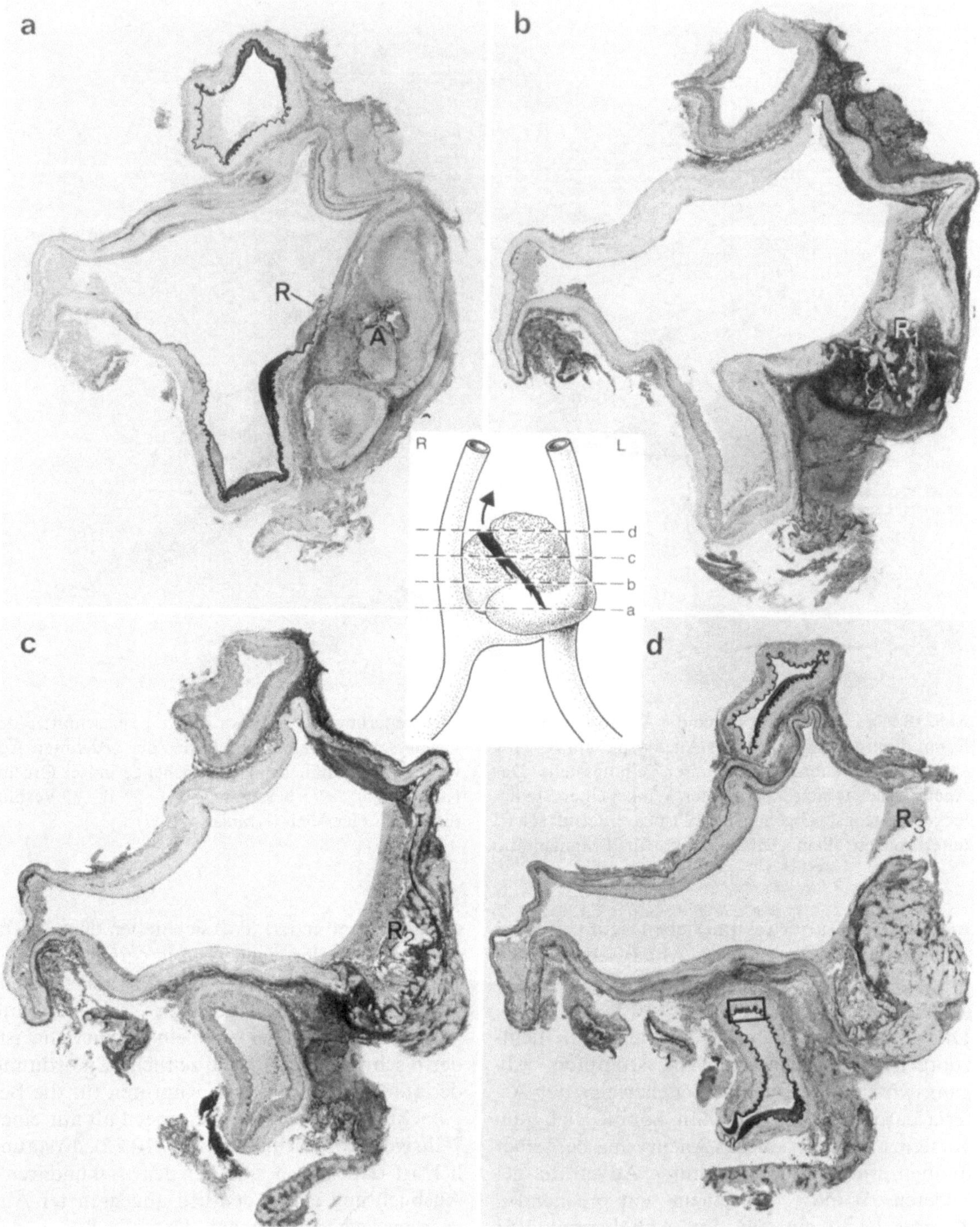

Abb. 10.10a–d. Sackförmiges Aneurysma ausgehend von Medialücke am *linken* oberen Winkel der A. communicans ant. (Situationsskizze in der Mitte). Die linke A. cerebri ant. in **a** u. **b** weit in den Aneurysmasack geöffnet, der Reste von „fragmentierten" elastischen Fasern enthält. *A* sekundäres „falsches" Aneurysma mit Leichengerinnseln und enger Ruptur (*R*); R_1, R_2 weitere Rupturen vorwiegend durch Faserstoff und Thrombozyten verschlossen; R_3 endgültige Ruptur, die zur tödlichen SAB führte; □=abgeheilter Elastikariß (s. Abb. 10.11). Orcein-Kernechtrot u. HE. ×15. – L 324/79: 43 J., ♂; kurz nach Koitus bewußtlos, nach 30 min gestorben

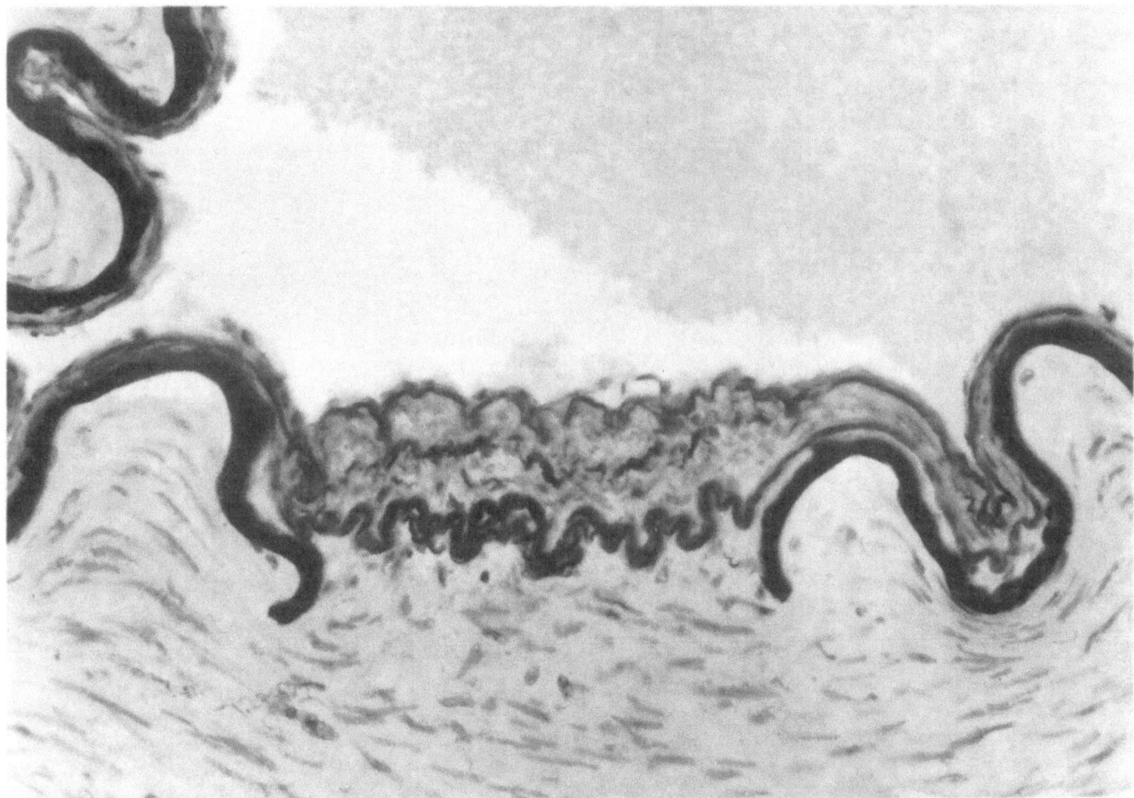

Abb. 10.11. Abgeheilter Elastikariß von neugebildeten elastischen Lamellen überbrückt (nach länger zurückliegendem Trauma?). Vergrößerter Ausschnitt aus

Abb. 10.10 distal vom Abgang des Aneurysmas. Orcein-Kernechtrot. × 320

kundäre Rupturen und auf Organisation extravasaler Fibrinhüllen zurückgehen.

Bei den klinischen Beobachtungen stehen primär die Behandlung, das operative Vorgehen und die Prognose der Aneurysmen im Vordergrund. Die Bedeutung eines Traumas für die Aneurysmaruptur ist dabei von untergeordneter Bedeutung, so daß die klinischen Beobachtungen für die gutachtliche Beweisführung oft nicht viel hergeben. Immerhin befaßt sich der „Report on the Cooperative Study of Intracranial Aneurysms and Subarachnoid Hemorrhage" auch mit den Tätigkeiten oder Vorfällen beim Einsetzen einer subarachnoidalen Blutung. Der Bericht stützt sich auf 6368, vor allem klinische, Beobachtungen. In einer Tabelle hat Locksley (1966) die einzelnen Blutungsquellen (Aneurysmen, arteriovenöse Mißbildungen und andere Veränderungen) aufgeschlüsselt. Im vorliegenden Zusammenhang interessiert, daß nur in 4,4% bzw. 2,8% ein Trauma als auslösende Ursache in Betracht kam. Aus den globalen Zahlen ist natürlich nicht zu entnehmen, worauf sich

die Diagnose im Einzelfall stützt; doch dürften es in erster Linie anamnestische Angaben gewesen sein.

Mehr Aufschlüsse über die Bedeutung eines stumpfen Schädelhirntraumas für die Ruptur eines vorgebildeten zerebralen Aneurysmas, sind aus Arbeiten der forensischen Neurotraumatologie zu erwarten.

Unter 250 gerichtsmedizinisch untersuchten Fällen von tödlicher Ruptur eines intrakraniellen Aneurysmas, nahm Freytag (1966) 16mal (6,4%) ein Trauma als auslösende Ursache an; eine Kontusion des Gehirns war aber in keinem Fall vorhanden. Unter 108 Fällen, bei denen Richardson u. Hyland (1941) ausreichende Angaben über die Vorgeschichte erhalten konnten, war nur in 2 Fällen dem Einsetzen der Blutung ein Trauma unmittelbar vorausgegangen. Mit der Möglichkeit einer Aneurysmaruptur durch Trauma haben sich speziell Newbarr u. Courville (1958) eingehend auseinandergesetzt. Die Autoren erörtern unter Berufung auf 16 eigene Fälle 3 Möglichkeiten:

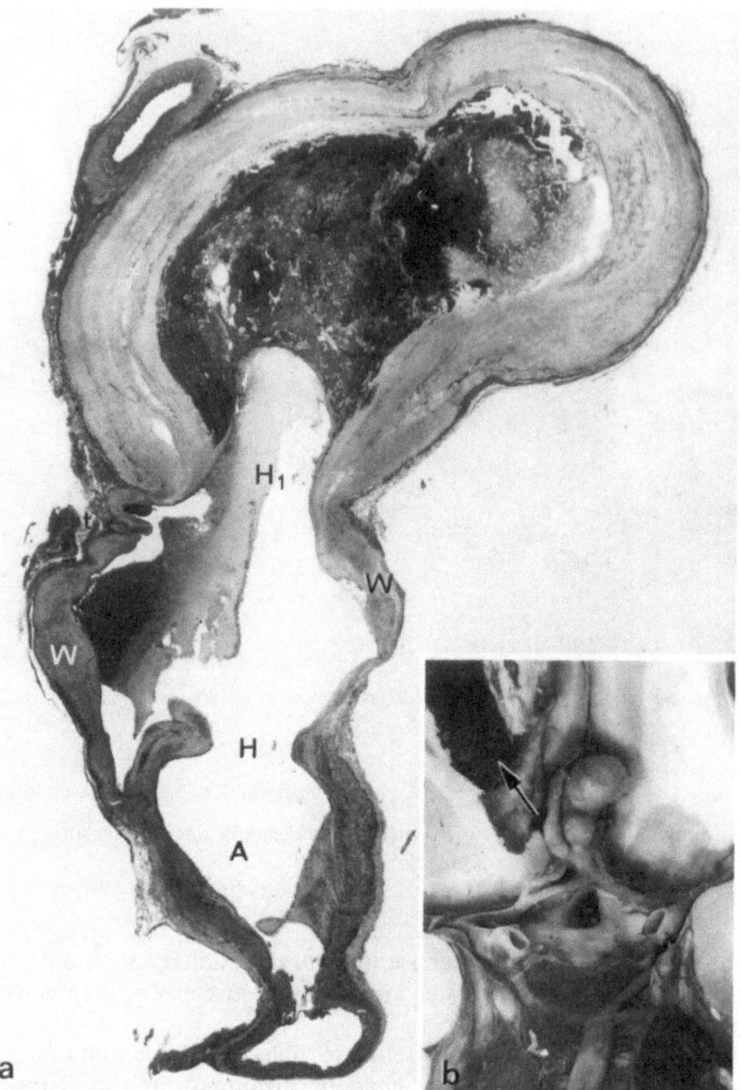

Abb. 10.12. a Horizontalschnitt durch ein sackförmiges Aneurysma in der Gabelung der linken A. cerebri ant. (Anomalie im Bereich des Ramus communicans ant.). *A* Stamm der A. cerebri anterior mit weit offenem Aneurysmahals (*H*); *W* ungleich dicke Wand des primären Aneurysmas; H_1 Hals des sekundären Aneurysmas mit dicker Wand aus hyalinem Bindegewebe; Höhle zum größten Teil schon thrombosiert; Oberfläche ziemlich glatt, mit einem gefäßreichen Häutchen überzogen; *t* mehrere kleine tertiäre Ausbuchtungen, von denen eine rupturiert ist (im Schnitt nicht getroffen). HE. × 9.5. **b** Lage des Aneurysmas, ↓ = Durchbruch der Blutung in den Stirnlappen (Chiasma, Schläfenpole und Rinde der Stirnlappen abgetragen). – 57 J., ♂; in neurologischer Ambulanz innerhalb von 10 min gestorben; 7jährige Anmnese mit mehreren Insulten (Krauland 1957)

1. Ein bestehendes Aneurysma, das trotz Schädeltrauma und Schädelbruch zu keiner Ruptur geführt hat,
2. Aneurysmarupturen in unmittelbarem Zusammenhang mit der traumatischen Einwirkung,
3. Aneurysmarupturen einige Zeit nach dem Trauma.

Überprüft man aber die Beschreibungen ihrer Fälle, so rechnen sie zur 1. Gruppe nur einen Fall (47jährige Frau), bei dem ein sackförmiges Aneurysma am Abgang der linken oberen Kleinhirnschlagader trotz Schädelbruchs und multipler Kontusionen der linken fronto-temporalen Region nicht rupturiert war. Der Tod war allerdings erst 16 Monate nach dem

Trauma an einem Koronarverschluß eingetreten.[5]

Bei der 2. Gruppe mit 6 Fällen, war 3mal die Blutungsquelle nicht entdeckt worden, 2mal handelte es sich um geringfügige Kopftraumen. In einem Fall wird erwogen, ob nicht die Ruptur auf die begleitende Blutdrucksteigerung zurückzuführen gewesen sei (die Vorgeschichte stimmte allerdings mit der von traumatischen subarachnoidalen Blutungen überein). Ähnlich schwierig sind die Fälle der 3. Gruppe zu beurteilen, bei denen das Trauma längere Zeit zurücklag.

Zuzustimmen ist dem Hinweis der Autoren, daß zartwandige, freiliegende Aneurysmen an der Arteria carotis cerebralis bei stumpfen Traumen eher gefährdet seien als solche, die geschützt in der Sylvi-Furche liegen; zuzustimmen ist schließlich ihrem Hinweis, daß es bei vielen Fällen aus dem Schrifttum zweifelhaft sei, ob das Trauma bei der Aneurysmaruptur eine Rolle gespielt habe.

Ähnliche Gedankengänge findet man auch bei Löblich (1951/1952) und bei Ueno u.Mitarb. (1973), ohne daß sich neue Gesichtspunkte ergeben. Die Gefährdung von Aneurysmen durch intrakranielle Blutdrucksteigerungen geht auch aus Fallschilderungen hervor, bei denen es im Verlauf einer diagnostischen Arteriographie zur Ruptur kam (Karadayi u.Mitarb. 1973; Gerlock 1975; Liliquist u.Mitarb. 1976; Deecke u.Mitarb. 1978).

Die Bedeutung einer Blutdrucksteigerung für die Ruptur eines Aneurysmas ist vor allem ein quantitatives Problem, das im Zusammenhang mit einer schweren unüblichen Arbeit oder im Gefolge einer Blutdruckkrise im Streit oder bei tätlichen Auseinandersetzungen sehr schwierig abzuschätzen ist.

In ihrer Arbeit: „Die Bedeutung von Traumen für die Genese von Angiom und Aneurysmablutungen und ihre Beurteilung im deutschen Recht" haben Kautzky u. Schewe (1965) 13 klinische Beobachtungen, unter straf-, zivil- und versicherungsrechtlichen Gesichtspunkten ausführlich analysiert.[6] Den Autoren ist zuzustimmen, daß bei einer zeitlichen Aufeinanderfolge von Trauma und Aneurysmaruptur und bei Brückensymptomen die Annahme der Kausalität im allgemeinen zu bejahen sei. Nach den hier niedergelegten Erfahrungen wird man aber nicht von vornherein sagen können, daß ein freies Intervall bereits Zweifel an der Kausalität begründet. Es wird auch hier auf die Umstände und die Dauer eines freien Intervalls ankommen. Vom versicherungsrechtlichen Standpunkt spielt die Frage nach der Prognose und der Lebenserwartung der Aneurysmaträger eine große Rolle.

Die Begutachtung in solchen Fällen kann außerordentlich kompliziert sein, besonders dann, wenn in Ermangelung einer morphologischen Analyse nicht genügend klare Befunde vorliegen. Man wird immer zu bedenken haben, daß die SAB nicht selten allein bei konservativer Therapie überlebt werden. So berichtet Nishioka (1966) in der „Cooperativ Study" aus den Jahren Januar 1958 bis Juni 1965 über 1235 Fälle, die nur mit Bettruhe behandelt wurden. Davon wurden 887 Fälle mit ausreichenden Angaben ausgewählt und nach verschiedenen Gesichtspunkten statistisch ausgewertet. Wie nicht anders zu erwarten, hängt die Prognose primär von der Schwere des Krankheitsbilds, vom Sitz des Aneurysmas und vom Alter ab. Die schlechteste Prognose haben die Aneurysmen der Arteria pericallosa. Erstaunlicherweise waren von den 338 Fällen mit Aneurysma im vorderen Abschnitt des Circulus, die für eine prognostische Analyse geeignet schienen, nach einem Jahr noch zwischen 58–63% am Leben. Demgegenüber betrug die Letalität bei 979 operierten Fällen im selben Zeitraum zwischen 30 und 33% (Skultety u. Nishioka 1966). Bei der Verwertung solcher Zahlen wird allerdings zu berücksichti-

---

5 Bei einer eigenen Beobachtung (66 J., ♂, Sturz auf den Kopf, kein Schädelbruch, Tod nach 4 Tagen durch Hirndruck bei ausgedehnter Hirnprellung und subduraler Blutung) fand sich am Abgang einer Arteria chorioidea ein nichtrupturiertes Aneurysma (Krauland 1942). Später schreibt Courville (1962): „The author has observed this situation in more than one case where a severe craniocerebral injury has left unruptured such an aneurysm".

6 Die Auslösung einer Blutung aus einem arteriovenösen Aneurysma durch ein Trauma hat schon deshalb geringere praktische Bedeutung, weil diese Gefäßmißbildungen viel seltener sind als die sackförmigen Aneurysmen. In der „Cooperativ Study" wurden unter den Ursachen von SAB in 51% Aneurysmen und nur in 6% arteriovenöse Mißbildungen gezählt (Locksley 1966). Schmitt u. Sander (1981) berichten über einen sorgfältig untersuchten Fall eines 12jährigen Schülers, bei dem nach einem Handgemenge eine tödliche SAB aus einem Angiom der Vena magna Galeni aufgetreten war.

gen sein, daß es sich nur um Fälle handelte, die eines der operativen Zentren erreichten, bzw. bei denen die Operation indiziert war.

Studiert man die Kasuistik mit der nötigen Kritik, so scheint bei der Begutachtung die Meinung vorzuherrschen, die zerebralen Aneurysmen seien angeboren oder durch anlagemäßige Wandschwächen ausgelöste Bildungen, die unter den verschiedensten Bedingungen des täglichen Lebens spontan zur Ruptur kämen. Wenn dies auch in der Überzahl zutrifft, so sollte man sich doch vor einer solchen vorgefaßten Meinung hüten. Da, wie in den vorstehenden Kapiteln gezeigt werden konnte, auch „gesunde" Hirnschlagadern bei Bagatelltraumen reißen, ist dies erst recht für krankhaft geschwächte Wandstellen, wie Aneurysmen oder Angiome, anzunehmen, besonders, wenn diese in für Traumen gefährdeten Positionen sitzen.

Die unterschiedliche Auffassung der Experten soll an zwei Fällen kurz skizziert werden, der eine stammt aus dem Schrifttum, der andere betrifft ein eigenes Aktengutachten.

Albertini (1957) berichtet über einen 57jährigen Mann, der 34 Tage nach einem Faustschlag gegen den linken Unterkiefer an einer basalen subarachnoidalen Blutung aus einem rupturierten sackförmigen Aneurysma der linken Arteria communicans posterior gestorben war. Der Mann war eine Stunde bewußtlos, erholte sich vorübergehend; nach 10 Tagen Verwirrtheit, Augenmuskellähmungen, Lumbalpunktion: blutiger Liquor, Besserung und Versorgung der durch den Faustschlag verursachten ausgedehnten Kieferfraktur. Nach weiteren 20 Tagen plötzlich Rückfall, tiefe Bewußtlosigkeit, Tod 4 Tage später. Von den vier zugezogenen Experten waren zwei, auf Grund der histologischen Untersuchung, der Ansicht, es handele sich um ein traumatisches Aneurysma dissecans, während die beiden anderen, trotz der eindeutigen Traumafolgen und der Brückensymptome der Ansicht zuneigten, es handele sich um ein „Aneurysma verum spontaneum".[7]

Ein Fall, der dem Verfasser zur Begutachtung vorgelegt wurde, betraf einen 48jährigen Geschäftsmann, der mangels Hilfskräften selbst nacheinander vier 18–46 kg schwere Teppichrollen mit einem Gesamtgewicht von rd. 120 kg, quer über den Nacken gelegt, vier Treppen hochgetragen hatte. Schon am Abend darauf klagte der Mann über Nackenschmerzen, suchte wegen „klopfenden" Schmerzen hinter dem linken Auge und der Schwäche in einem Arm zwei Ärzte

auf. Das Krankheitsbild wurde zunächst wegen der heftigen Kopfschmerzen als Trigeminusneuralgie gedeutet; in der Folge weitere Beschwerden; nach 8 Tagen plötzlich Bewußtlosigkeit und Tod.

Bei der Leichenöffnung wurde eine basale Subarachnoidalblutung festgestellt, die Blutungsquelle aber nicht aufgedeckt, deshalb wurde ein rupturiertes Mikroaneurysma angenommen. Der Zusammenhang mit der unüblichen Arbeit wurde von dem Obduzenten bejaht, von zwei weiteren Gutachtern jedoch abgelehnt. Das Sozialgericht folgte letztlich der eigenen Argumentation. Aneurysmen an den Schlagadern am Hirngrund würden jahrelang ohne Erscheinungen bleiben. Wenn ein Aneurysma im vorliegenden Fall rupturgefährdet gewesen wäre, hätte man unmittelbar bei der anstrengenden Arbeit mit der Ruptur zu rechnen gehabt. Die Brückensymptome sprächen vielmehr dafür, daß es infolge der starken Blutdrucksteigerung bei der unüblichen anstrengenden Arbeit zunächst lediglich zu einer Dehnung eines vorgebildeten Aneurysmas gekommen sei, die letztlich zur Ruptur geführt habe; demnach sei eine richtunggebende Verschlimmerung und mit überwiegender Wahrscheinlichkeit ein Zusammenhang mit der unüblichen Arbeit an dem betreffenden Tag anzunehmen.[8]

Bei zwei weiteren Begutachtungsfällen nach gerichtlichen Leichenöffnungen, die Gegenstand einer gesonderten, ausführlichen Darstellung sind (Krauland u. Mitarb., im Druck), war einmal (67 J., ♂) eine tödliche SAB, das andere Mal (53 J., ♂) eine intrazerebrale Massenblutung im Anschluß an eine Schlägerei aufgetreten. In dem einen Fall fand sich ein junges, kleines, trichterförmiges Aneurysma am Abgang der linken Arteria communicans anterior von der Arteria carotis interna (Abb. 10.13 u. 10.14); im anderen Fall ein altes, mehrkämmeriges Aneurysma an der rechten Arteria cerebri media (Abb. 12.15b). Die Rupturstellen waren frisch. In beiden Fällen war nach den Umständen der Leichenbefunde eine traumatische Ruptur der Aneurysmen anzunehmen. Die Fälle sind auch in den Kap. 7 und 12 in anderem Zusammenhang etwas ausführlicher dargestellt (s. S. 105).

Die Beispiele zeigen, wie wichtig für die Begutachtung der Nachweis der Blutungsquelle mit sorgfältiger, technisch einwandfreier histologischer Untersuchung ist. Danach läßt sich beurteilen, ob eine Ruptur schon vorprogrammiert war oder durch ein äußeres Ereignis erst verursacht wurde. Ist die Blutungsquelle nicht nachzuweisen und hält die Deutung von histolo-

---

7 Nach dem ersten Eindruck scheinen Parallelen zum Fall 10.7 zu bestehen; jedoch dürfte ein solcher Schluß ohne direkten Vergleich der Befunde nicht erlaubt sein.

8 (Sozialgericht Frankfurt 4 U – 257/78, Urteil vom 19.3.1980)

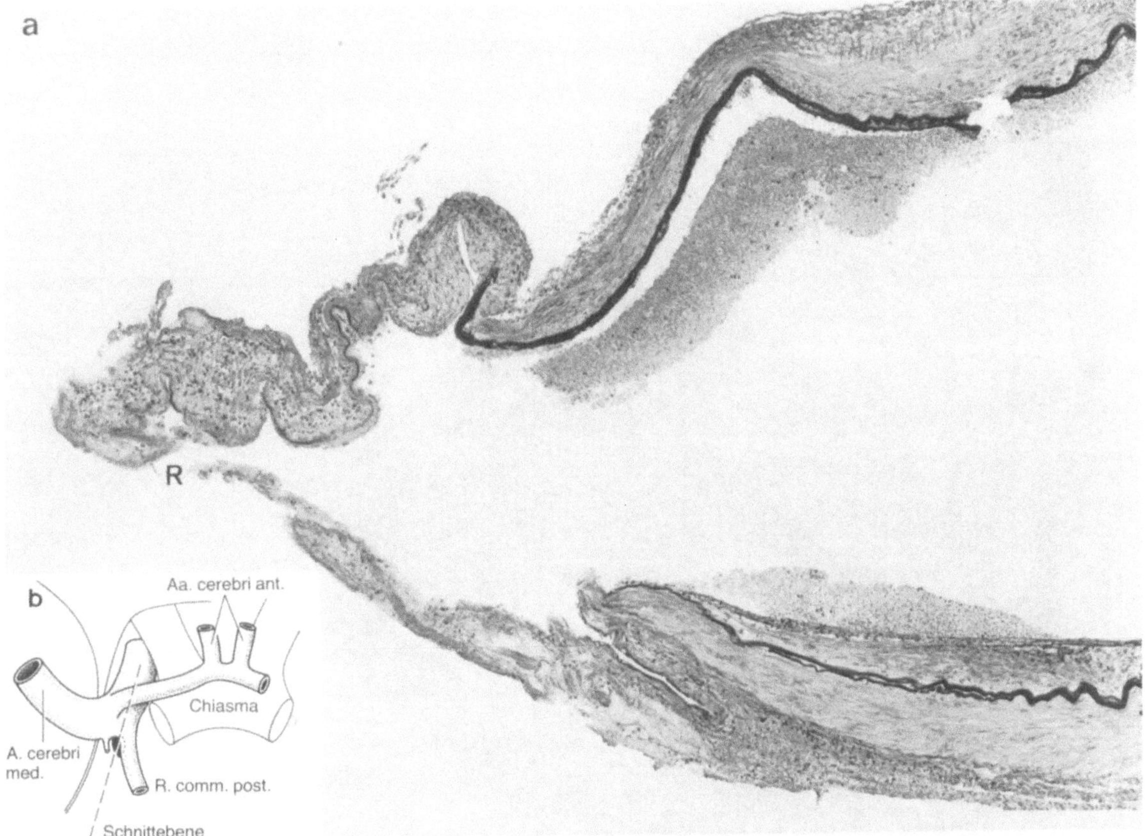

Abb. 10.13. a Traumatische Ruptur eines trichterförmigen Aneurysmas der A. carotis int. an der Verzweigung des linken Ramus communicans post. mit schon stark gedehnter Wand, entsprechend einer großen Medialücke. Fragmentatio der Elastika am weiten Aneurysmahals; an der verdünnten Wand geringe frische Fibrinabscheidungen mit leichter Zellreaktion. *R* Rupturstelle mit Resten von Gerinnseln. **b** Lageskizze. Orcein-Kernechtrot. ×66. – 67 J., ♂, tödliche SAB nach Streit (alkoholisiert: 2,14⁰/₀₀) und Sturz auf den Kopf. Sofort tief bewußtlos, nach einer Stunde im Krankenhaus gestorben. Blutunterlaufene Schürfungen im Gesicht und am Hinterhaupt (Krauland u.Mitarb., im Druck)

gischen Befunden einer Überprüfung nicht stand, ist der Rückgriff auf allgemeine medizinische Erfahrungen nötig, daraus ergeben sich aber gewöhnlich nur Wahrscheinlichkeitsschlüsse, die allerdings im Sozialrecht dennoch für eine Entscheidung ausreichen können.

10.8 Schlußbemerkung

Die Zahl der anatomisch genau untersuchten traumatischen Aneurysmen an den Schlagadern am Hirngrund nach stumpfen Schädelhirntraumen ist nicht groß. Bei den akuten und subakuten Verläufen ist die Diagnose einer traumatischen Entstehung nicht schwierig. Der Riß in der Gefäßwand sowie die aus Fibrinlamellen und anderen Gerinnungsstrukturen aufgebaute Wand des falschen Aneurysmas sind eindeutige Zeichen dafür. Mit sekundären Rupturen nach einer Latenzzeit, mit Thrombosen und Abheilungsvorgängen ist zu rechnen.

Die traumatische Entstehung chronischer Aneurysmen ist schwerer zu beweisen. Unvollständige Wandrisse sind oft auf die Membrana elastica interna beschränkt. Frische und durch Fibrin abgedeckte Elastikarisse haben sich auch an Gefäßabgängen nachweisen lassen. Liegt ein Trauma länger zurück, kann es sehr fraglich sein, ob rein morphologisch ein abgeheilter Ela-

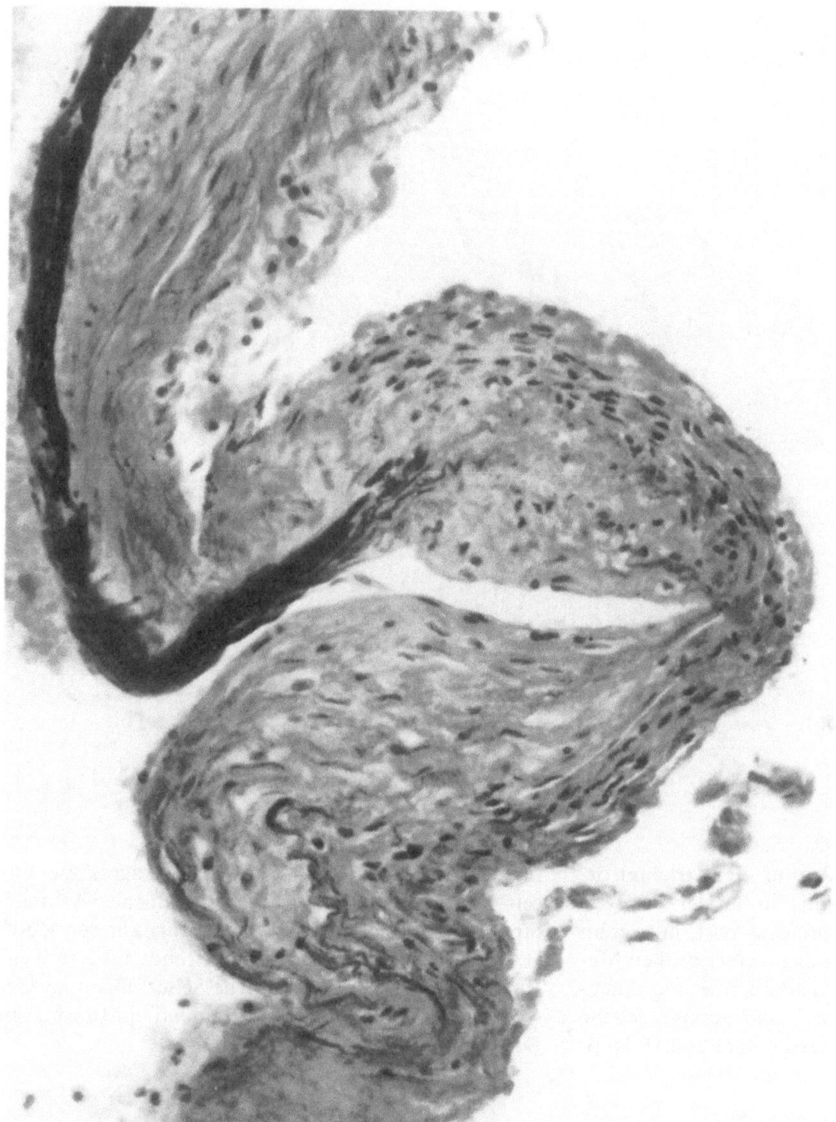

Abb. 10.14. Ausschnitt (s. Abb. 10.13) vom oberen Aneurysmahals, Fragmentation und Aufsplitterung der Elastica interna, Fibroblastenreaktion und einzelne elastische Fasern in der Aneurysmawand. Orcein-Kernechtrot. × 320

stikariß an einer Teilungsstelle von einer „degenerativen Fragmentatio" der Elastika im Bereich einer Medialücke zu unterscheiden ist.

Bei Rotationstraumen kann der ganze „Gefäßbaum" gezerrt werden. Wenn also an einer Schwachstelle ein partieller Wandriß zu sekundären Folgen (hier zu einem Aneurysma) geführt hat, sind auch an anderen Prädilektionsstellen (Abb. 6.1) Elastikarisse zu vermuten. Gelingt bei der histologischen Untersuchung ein solcher Nachweis und sind weitere Zeichen für ein abgeheiltes Schädelhirntrauma festzustellen, so sind darin wichtige Hinweise für einen Zusammenhang zwischen Trauma und Aneurysma zu sehen. Der zeitlichen Zuordnung eines Elastikarisses zu einen bestimmten Trauma sind jedoch Grenzen gesetzt, denn es kann sich schon um Geburtsschäden der Schlagadern am Hirngrund handeln.

Die Ruptur eines vorgebildeten Aneurysmas kann durch ein stumpfes Trauma ausgelöst werden; eine besonders sorgfältige Analyse des anatomischen und histologischen Befundes, sowie der Umstände ist jedoch erforderlich.

10.9 Literatur

Acosta C, Williams PE, Clark K (1972) Traumatic aneurysms of the cerebral vessels. J Neurosurg 36:531–536

Albertini AC (1957) Zur Kenntnis der basalen Hirnaneurysmen. Vierteljahresschr Schweiz Sanitätsoff 34:330–339

Bank WW, Nelson PB, Drayer BP, Wilkins RH, Rosenbaum AE (1978) Traumatic aneurysm of the basilar artery. AJR 130:975–977

Beck OJ (1979) Preoperative treatment of intracranial aneurysms. In: Pia HW, Langmaid C, Zierski J (eds) Cerebral aneurysms. Springer, Berlin Heidelberg New York, pp 197–202

Benda C (1902) Das Arterienaneurysma. Ergeb Allg Pathol 8:196–266

Benda C (1923) Die Gefäße. In: Aschoff L (Hrsg) Pathologische Anatomie Bd 2. Fischer, Jena, S 53–101

Benoit BC, Wortzman G (1973) Traumatic cerebral aneurysms. Clinical features and natural history. J Neurol Neurosurg Psychiatry 36:127–138

Berger W (1923) Über Aneurysmen der Hirnarterien unter besonderer Berücksichtigung der Ätiologie, mit kasuistischen Beiträgen. Virchows Arch Pathol Anat 245:132–164

Bohmfalk GL, Story JL, Wissinger JP, Brown WE (1978) Bacterial intracranial aneurysm. J Neurosurg 48:369–382

Bollinger O (1891) Über traumatische Spätapoplexie. Int Beitr Wiss Med (Festschrift Rudolf Virchow) 2:459–470

Brandeß T (1923) Über posttraumatische Spätapoplexie. Dtsch Z Gesamte Gerichtl Med 2:609–631

Bremer JL (1943) Congenital aneurysms of the cerebrum: An embryologic study. Arch Pathol 35:819–831

Busse O (1921) Aneurysmen und Bildungsfehler der Arteria communicans anterior. Virchows Arch 229:178–206

Cervós-Navarro J (1980) Gefäßerkrankungen und Durchblutungsstörungen des Gehirns. In: Cervós-Navarro J, Schneider H (Hrsg) Pathologie des Nervensystems I. Springer, Berlin Heidelberg New York (Spezielle pathologische Anatomie, Bd 13/1, S 24)

Chase WH (1932) Sacculated intracerebral aneurysm of the middle cerebral artery. J Pathol 35:19–28

Courville CB (1960) Traumatic aneurysm of an intracranial artery; description of lesion incident to a shotgun wound of the skull and brain. Bull Los Angeles Neurol Soc 25:48–54

Courville CB (1962) Forensic neuropathology. III. Intracranial hemorrhage-spontaneous versus traumatic. J Forens Sci 7:158–188

Cressmann MR, Hayes GJ (1966) Traumatic aneurysm of the anterior choroidal artery. J Neurosurg 24:102–104

Deecke L, Goldscheider H-G, Rittmeyer K (1978) Aneurysmal rupture during angiography. Arch Psychiatr Nervenkr 226:37–42

Ebhardt G, Cervós-Navarro J, Betz E, Matakas F, Wüllenweber R (1976) The ultrastructure of the aneurysmatic vessel wall. In: Cervós-Navarro J (eds) The cerebral vessel wall. Raven, New York, pp 67–74

Engelhardt F (1976) Aneurysma bei Zweijähriger versorgt. Prax Kurier 42:29

Eppinger H Sen (1887) Pathogenesis (Histogenesis und Aetiologie) der Aneurysmen einschließlich des Aneurysma equi verminosum. In: Langenbeck von B (Hrsg) Archiv für Klinische Chirurgie, Bd 35. Hirschwald, Berlin, S 116–153

Ferguson GG (1972) Physical factors in the initiation, growth, and rupture of human intracranial saccular aneurysms. J Neurosurg 37:666–677

Ferry DJ, Kempe LG (1972) False aneurysm secondary to penetration of the brain through orbitofacial wounds. J Neurosurg 36:503–506

Fischer B (1900) Über Entzündung, Sklerose und Erweiterung der Venen mit besonderer Berücksichtigung des elastischen Gewebes der Gefäßwand. Beitr Pathol Anat 27:494–554

Fleischer AS, Patton JM Tindall GT (1975) Cerebral aneurysms of traumatic origin. Surg Neurol 4:233–239

Forbus WD (1930) On the origin of miliary aneurysms of the superficial cerebral arteries. Bull John Hopkins Hosp 47:239–284

Forster FM, Alpers BJ (1945) Anatomical defects and pathological changes in congenital cerebral aneurysms. J Neuropathol Exp Neurol 4:146–154

Frese R (1904) Ein Fall von Aneurysma der Arteria fossae Sylvii dextra. Med Dissertation, Universität München

Freytag E (1966) Fatal rupture of intracranial aneurysms. Arch Pathol 81:418–424

Froin MC (1904) Les hémorragies sous-arachnoidiennes et le mécanisme de l'hematolyse en général. Thèse, Universite Paris

Gerlock AJ (1975) Rupture of posterior inferior cerebellar artery aneurysm into the subarachnoid space during angiography. J Neurosurg 42:469–472

Grunwald A (1906) Über Aneurysmen der Gehirnarterien. Med Dissertation, Universität Greifswald

Hahn A (1925) Zur Lehre von der traumatischen Entstehung der Hirnarterien-Aneurysmen unter Mitteilung eines bemerkenswerten Falles mit 34jährigem Zeitintervall zwischen Trauma und Tod. Med Dissertation, Universität München

Handa J, Shimizu Y, Matsuda M, Handa H (1970) Traumatic aneurysm of the middle cerebral artery. AJR 109:127–129

Harbitz F (1932) Können Aneurysmen der Schädelgrundfläche (eventuell mit tödlicher Verblutung) durch Trauma entstehen? Dtsch Z Gesamte Gerichtl Med 19:462–474

Hashimoto N, Handa H, Hazama F (1978) Experimentally induced cerebral aneurysms in rats. Surg Neurol 10:3–8

Hassler O (1961) Morphological studies on the large cerebral arteries with reference to the aetiology of subarachnoid haemorrhage. Acty Neurol Scand [Suppl] 154:1–145

Hassler O (1972) Scanning electron microscopy of saccular intracranial aneurysms. Am J Pathol 68:511–516

Hedinger E (1917) Die Bedeutung des indirekten Traumas für die Entstehung der Aneurysmen der basalen Hirnarterien. Corresp Bl Schweiz Aerzte 42:1393–1398

Hey J (1898) Über Aneurysmata an der Basis cerebri mit besonderer Berücksichtigung eines Falles von Aneurysma Art. communicantis post. dextrae. Med Dissertation, Universität Berlin

Hofmann E von (1894) Über Aneurysmen der Basilararterien und deren Ruptur als Ursache des plötzlichen Todes. Wien Klin Wochenschr 7:823, 848, 867, 886

Horten BC, Abbott GF, Porro RS (1974) True mycotic aneurysms of intracranial vessels. J Neuropathol Exp Neurol 33:564

Jackson FE (1976) The traumatic cranial and intracranial aneurysms. In: Vinken PJ, Bruyn GW (eds) Handbook of clinical neurology, vol 24. North Holland Publ, Amsterdam Oxford, pp 381–398

Jakob A (1927) Normale und pathologische Anatomie und Histologie des Großhirns (Mit besonderer Berücksichtigung der Histopathologie der Psychosen und extrapyramidalen Erkrankungen). In: Aschaffenburg G: Handbuch der Psychiatrie, Allgem Teil, 1. Abtlg, Bd I/1. Deuticke, Leipzig Wien, S 337–355

Jellinger K (1979) Pathology and aetiology of intracranial aneurysms. In: Pia HW, Langmaid C, Zierski J (eds) Cerebral aneurysms. Springer, Berlin Heidelberg New York, pp 5–19

Jones RK, Shearburn EW (1961) Intracranial aneurysm in a four-week-old infant. Diagnosis by angiography and successful operation. J Neurosurg 18:122–124

Jores L (1902) Die regressiven Veränderungen des elastischen Gewebes. Ergeb Allg Pathol 8:590–624

Jungmichel G (1932) Aneurysma einer basalen Gehirnarterie nach Trauma. Dtsch Z Gesamte Gerichtl Med 19:197–223

Karadayi A, Lindqvist M, Tovi D (1973) Rupture of an intracranial aneurysm with ventricular opacification during angiography: Case report. Neurochirurgia (Stuttg) 16:59–62

Kaufmann E (1911) Lehrbuch der speziellen pathologischen Anatomie für Studierende und Ärzte. 6. Aufl, Bd II. Reimer, Berlin

Kautzky R, Schewe G (1965) Die Bedeutung von Traumen für die Genese von Angiom- und Aneurysmablutungen und ihre Beurteilung im deutschen Recht. Med Sachverständ 61:29–45

Killian J (1879) Beiträge zur Lehre von den makroskopischen intrakraniellen Aneurysmen. Med Dissertation, Universität Würzburg

Kletter G (1979) The extra-intracranial bypass operation for prevention and treatment of stroke. Springer, Wien New York

Krauland W (1942) Über die Aneurysmen der Schlagadern am Hirngrund und ihre Entstehung. Dtsch Z Gesamte Gerichtl Med 35:243–281

Krauland W (1949) Zur Entstehung traumatischer Aneurysmen der Schlagadern am Hirngrund. Schweiz Z Pathol Bakteriol 12:113–127

Krauland W (1957) Die Aneurysmen der Schlagadern am Hirn- und Schädelgrund und der großen Rükkenmarksschlagadern. In: Scholz W (Hrsg) Erkrankungen des zentralen Nervensystems I. Springer, Berlin Göttingen Heidelberg (Handbuch der speziellen pathologischen Anatomie und Histologie, Bd XIII/1 A, S 1511–1535)

Krauland W (1981) Die traumatische subarachnoidale Blutung. Z Rechtsmed 87:1–18

Krauland W, Maxeiner H (1980) Zur Kenntnis von Verletzungen der großen Schlagadern bei stumpfen Schädel-Hirn-Traumen. Beitr Gerichtl Med 38:89–96

Krauland W, Mallach HJ, Missoni L, Spitz WU (1962) Subdurale Blutungen aus isolierten Verletzungen von Schlagadern an der Hirnoberfläche durch stumpfe Gewalt. Virchows Arch Pathol Anat 336:87–98

Krauland W, Kugler B, Maxeiner H (1982) Traumatisch bedingte Ruptur eines Hirnbasisaneurysma. Beitr Gerichtl Med 40: im Druck

Lang ER, Kidd M (1965) Electron microscopy of human cerebral aneurysms. J Neurosurg 22:554–562

Laun A (1978) Traumatische zerebrale Aneurysmen. Unfallheilkunde 81:482–491

Lazorthes G (1952) Hemorrhagies intracraniennes. Masson, Paris

Lebert H (1866) Über die Aneurysmen der Hirnarterien. Berl Klin Wochenschr 3:209–212

Liliquist B, Lindqvist M, Probst F (1976) Rupture of intracranial aneurysm during carotid angiography. Neurocardiology 11:185–190

Locksley HB (1966) Report on the cooperative study of intracranial aneurysms and subarachnoid hemorrhage. Sect V, Part I: Natural history of subarachnoid hemorrhage, intracranial aneurysms and arteriovenous malformations based on 6368 cases in the cooperative study. J Neurosurg 25:219–239

Locksley HB (1969) Intracranial aneurysms and subarachnoid hemorrhage. Lippincott, Philadelphia Toronto

Löblich HJ (1951/52) Die Ruptur des Hirnbasisaneurysma in forensischer und diagnostischer Hinsicht. Zentralbl Allg Pathol Anat 87/88:396–407

Manchot C (1890) Über die Entstehung der wahren Aneurysmen. Virchows Arch Pathol Anat 121:104–154

McCormick WE, Schochet SS (1976) Atlas of cerebrovascular diseases. Saunders, Philadelphia London Toronto

Menezes AH, Graf CJ (1974) True traumatic aneurysm of anterior cerebral artery. J Neurosurg 40:544–548

Menschel H (1922) Über einen Fall von Aneurysma der Arteria vertebralis dextra nach einem Trauma. Aerztl Sachverst Z 28:13–17

Meyer P (1878) Über Periarteriitis nodosa oder multiple Aneurysmen der mittleren und kleineren Arterien. Virchows Arch Pathol Anat 74:277–319

Meyermann R, Yasargil MG (1978) Ultrastructural studies of cerebral aneurysms and angiomas gained operatively. Adv Neurol 20:557–567

Newbarr FD, Courville CB (1958) Trauma as the possible significant factor in the rupture of congenital intracranial aneurysms. J Forens Sci 3:174–200

Nishioka H (1966) Evaluation of the conservative management of ruptured intracranial aneurysms. J Neurosurg 25:574–592

Nyström SHM (1963) Development of intracranial aneurysm as revealed by electron microscopy. J Neurosurg 20:329–337

Orth J (1921) Unfälle und Aneurysmen. Sitzungsber Preuss Akad Wiss 2:791–818

Padget DH (1947) The circle of willis. Its embryology and anatomy. In: Dandy WE (ed) Intracranial arterial aneurysms. Comstock, Ithaca New York, pp 67–80

Paul GA, Shaw C-M, Wray LM (1980) The traumatic aneurysm of the vertebral artery. J Neurosurg 53:101–105

Pawlowski E (1929) Über Blutungen und Aneurysmen der basalen Hirnarterien (mit besonderer Berücksichtigung der Frage der Ätiologie). Ärztl Sachverst Z 35:65–70

Pia HW, Langmaid C, Zierski J (eds) (1979) Cerebral aneurysms. Springer, Berlin Heidelberg New York

Ponfick E (1873) Über embolische Aneurysmen, nebst Bemerkungen über das akute Herzaneurysma. Virchows Arch Pathol Anat 58:528–571

Ponfick E (1876) Tod durch Ruptur eines Aneurysmas der Arteria gastroepiploica dextra. Virchows Arch 67:384–397

Quast H (1910) Ruptur eines Aneurysma der Art. fossae Sylvii infolge Unfalltrauma. Med Dissertation, Universität München

Recklinghausen F von (1883) Gefäßveränderungen und Verstopfungen. In: Handb d allg Path d Kreislaufs u d Ernährung. Enke, Stuttgart, S 84

Reinhardt V, Flossdorf R, Nau HE, Gerhard L, Weiler G (1980) Traumatische Gefäßwandschäden und „das traumatische Aneurysma". Zur Morphologie, Klinik und Differentialdiagnose. Neurotraumatologie. Georg Thieme, Stuttgart, 209–213

Reuterwall OP (1923) Über bindegewebig geheilte Risse der Elastica interna der Arteria basilaris. Zur Kenntnis der Zerreißungen der Gewebselemente in der Gefäßwand. Kommissionverlag, Stockholm

Rhoton AL, Jackson FE, Gleve J, Rumbaugh CT (1977) Congenital and traumatic intracranial aneurysms. Ciba Clin Symp 29:1–40

Richardson JC, Hyland HH (1941) Intracranial aneurysms. Medicine (Baltimore) 20:1–83

Saathoff D (1905) Beitrag zur Pathologie der Arteria basilaris. Dtsch Arch Klin Med 84:384–406

Sadar ES, Jane JA, Lewis LW, Adelman LS (1973) Traumatic aneurysms of the intracranial circulation. Surg Gynecol Obstet 137:59–67

Schmidt KO (1961) Zur Morphologie der posttraumatischen Anosmie und des intrazerebralen posttraumatischen Aneurysmas. Fallbericht einer traumatischen Spätapoplexie. Virchows Arch Pathol Anat 334:67–78

Schmidt LEC (1938) Beitrag zur Genese der Hirnbasisaneurysmen. Frankf Z Pathol 51:539–558

Schmidt MB (1919) Über die Schlängelung der Arteria temporalis. Zentralbl Allg Pathol 30:49–56

Schmidt-Vanderheyden W, Backmund H (1971) Angiographische Verlaufsbeobachtung eines traumatischen, intracerebralen Aneurysmas. Arch Psychiatr Nervenkr 214:10–16

Schmitt HP, Sander E (1981) Tödliche basale Subarachnoidalblutung nach „Schlägerei". Ruptur der Vena magna-parva galeni bei Vorschädigung. Z Rechtsmed 86:149–159

Shaw C-M, Alvord EC (1972) Injury of the basilar artery associated with closed head trauma. J Neurol Neurosurg Psychiatry 35:247–257

Skultety FM, Nishioka H (1966) The results of intracranial surgery in the treatment of aneurysms. J Neurosurg 25:683–704

Sorgo G, Pilz P (1977) Beitrag zur Frage der Kausalität zwischen Schädelhirntrauma und Aneurysmablutung. Beitr Gerichtl Med 35:89–96

Stehbens WE (1961) Discussion on vascular flow and turbulence. Neurology 11/4, 2:66–67

Stehbens WE (1972) Pathology of the cerebral blood vessels. Mosby, Saint Louis

Stehbens WE (1975) Ultrastructure of aneurysms. Arch Neurol 32:798–807

Suzuki J, Ohara H (1979) Origin, rupture and growth of cerebral aneurysms: A clinicopathological study. In: Pia HW, Langmaid C, Zierski J (eds) Cerebral aneurysms. Springer, Berlin Heidelberg New York, pp 28–41

Suzuki J, Yoshimoto T (1979) Distribution of cerebral aneurysms. In: Pia HW, Langmaid C, Zierski J (eds) Cerebral aneurysms. Springer, Berlin Heidelberg New York, pp 127–133

Suzuki S, Robertson JT, White RP, Stadlan EM, Po-

poff N (1980) Experimental intracranial aneurysms in rats. A gross and microscopic study. J Neurosurg 52:494–500

Taylor PE (1961) Delayed postoperative hemorrhage from intracranial aneurysm after craniotomy for tumor. Neurology 11:225–231

Thoma R (1898) Das elastische Gewebe der Arterienwand und seine Veränderungen bei Sklerose und Aneurysmabildung. In: Festschr. z. 50. Bestehen d. Med Ges z Magdeburg. Faber, Magdeburg, S 19–36

Ueno S, Ito M, Shoji M, Sugai M (1973) Subarachnoid hemorrhage as a cause of death in Japan. Z Rechtsmed 72:151–160

Umebayashi Y, Kuwayama M, Handa J, Mori K, Handa H (1970) Traumatic aneurysm of a peripheral cerebral artery: Case report Clin Radiol 21:36–38

Vapalahti PM, Schuck P, Tarkkanen L, AF Björkesten G (1969) Intracranial arterial aneurysm in a three-month-old infant. J Neurosurg 30:169–171

Voncken J (1931) Über histologische Eigenarten der basalen Hirnarterien. Frankf Z Pathol 42:481–493

Walcher K (1933) Über die extracerebralen Aneurysmen der Hirnarterien und deren traumatische Entstehung. Monatsschr Unfallheilkd 40:433–445

Wallesch E (1924) Die Verlaufstypen der Rupturaneurysmen am Hirngrunde. Virchows Arch Pathol Anat 251:107–136

Weiler G, Reinhardt V, Nau E, Gerhard L (1980) Beitrag zum intracraniellen „traumatischen Aneurysma". Z Rechtsmed 85:225–233

Wichern H (1912) Klinische Beiträge zur Kenntnis der Hirnaneurysmen. Dtsch Z Nervenheilkd 44:220–263

Yamaura A, Makino H, Hachisu H, Takemiya (1978) Secondary aneurysm due to arterial injury during surgical procedures. Surg Neurol 10:327–333

11 Verletzungen der kortikalen Schlagadern, subdurale Blutung

11.1 Vorbemerkungen

Die Verletzungen von kortikalen Schlagadern bei stumpfen Schädelhirntraumen beschäftigen seit langem Chirurgen, Pathologen und Rechtsmediziner.

In seiner grundlegenden Untersuchung über „Das Hämatom der Dura mater" schreibt Virchow (1857): „Sieht man nun ab von den Fällen, wo ein primär im Gehirn oder der Pia mater gelegener Erguß nach außen durchbricht, so lassen sich fast alle Formen der einfachen suprameningealen Extravasate auf Verletzungen oder Rupturen größerer venöser oder arterieller Gefäße zurückführen, wie sie namentlich bei Kopfverletzungen, während der Geburt, zuweilen nach Aneurysmen vorkommen ... Ob aber jemals aus einer solchen Extravasation ein Hämatom hervorgehen könne, das wäre erst durch genaue Beobachtung nachzuweisen."

Während über die Quellen der akuten und subakuten subduralen Blutung (SDB) seither keine grundsätzlich verschiedenen Auffassungen bestehen, gehen die Ansichten über die Quellen der chronischen subduralen Hämatome (SDH), zu denen auch das Hämatom der Dura mater zu rechnen ist, weit auseinander (Kremiansky 1868; Mittenzweig 1889; Jores 1898; Bowen 1905; Henschen 1912; Trotter 1914; Putnam u. Cushing 1925; Putnam u. Putnam 1927; Gardner 1932; Munro 1934; Munro u. Merritt 1936; Hannah 1936; Ingalls 1936; Baker 1938; Kaump u. Love 1938; Hanke 1939; Kunkel u. Dandy 1939; Christensen 1941, 1956; v. Albertini 1941, 1942; Kalbfleisch 1943; Link 1945; Inglis 1946; Suter 1947; Illchmann-Christ 1948/49; Bannwarth 1949; Krayenbühl u. Noto 1949; Peters 1951; Weppler 1954, 1959; Weber 1955, 1964; Dotzauer u. Guzinski 1975; Fogelholm u. Mitarb. 1975 u.v.a.). Eine einheitliche Auffassung konnte sich offensichtlich nicht durchsetzen, weil beim chronischen subduralen Hämatom in der Regel eine extradurale Blutungsquelle nicht gefunden werden konnte, und in rund $^1/_4$ der klinischen Fälle ein Trauma in der Vorgeschichte nicht zu ermitteln ist.

In eigenen Studien über die Quellen des akuten und chronischen subduralen Hämatoms (Krauland 1956, 1961) waren einzelne Fälle gefunden worden, bei denen die Blutung von isolierten Schlagaderverletzungen an der Mantelfläche des Großhirns ausgegangen war. Es waren auch Aneurysmabildungen festzustellen, die für rezidivierende Blutungen sprachen.

Der erste Fall von isolierter Verletzung einer kortikalen Schlagader bei einer subduralen Blutung wurde, soweit das Schrifttum überblickt werden kann, von Werkgartner (1922) beschrieben:

Bei einem 71jährigen Mann, der aus einer Straßenbahn gestürzt und sich offensichtlich den Kopf angeschlagen hatte, entwickelte sich nach 2 h eine tiefe Bewußtlosigkeit, die nach 3 Tagen zum Tode führte. Die Todesursache war eine akute subdurale Blutung, als deren Quelle die Gabelung einer kortikalen Schlagader durch die Reihenschnitte festgestellt werden konnte. Die Gabelung war im Winkel fast ganz auseinandergerissen, krankhafte Wandveränderungen fanden sich nicht.

Über weitere einzelne Beobachtungen berichten Hey (1925); Schneider (1970); Dirnhofer u. Sigrist (1977); während Vance (1950) im „Office of the Chief Medical Examiner" in New York innerhalb von 9 Jahren 6 solche Fälle unter 102 raumbeengenden subduralen Blutungen fand.

Die bisherigen Erfahrungen vermitteln noch kein zuverlässiges Bild über diese wichtige Verletzungsform intrakranieller Schlagadern, und zwar weder hinsichtlich der morphologischen Befunde, noch hinsichtlich der Biomechanik. Dies war der Grund, weitere eigene Erfahrungen zusammenzufassen und mit inzwischen veröffentlichten klinischen Beobachtungen zu vergleichen; bevor aber auf Befunde und Ergebnisse eingegangen werden soll, sind einige Bemerkungen zur speziellen Methodik angezeigt.

11.2 Methodik und Untersuchungsgut

Das eigene Untersuchungsgut von subduralen Blutungen mit isolierter arterieller Blutungsquelle umfaßt 30 Fälle, die im Laufe von rd. 40 Jahren aus einem gerichtlich-medizinischen Sektionsgut ausgelesen wurden.[1]

Bei der Aufdeckung von isolierten Quellen subduraler Blutungen kommt es in erster Linie auf die Sektionstechnik an (s.S. 31, Allgemeine Methodik).

Liegt eine akute, raumbeengende subdurale Blutung vor, ist es die wichtigste Aufgabe, die Mantelfläche des Großhirns nach möglichen Blutungsquellen abzusuchen. Findet man weder Rindenprellungen oder Rindenquetschungen, noch Verletzungen von Brückenvenen, eines Sinus oder einen Durariß, ist nach einer arteriellen Blutungsquelle an der Hirnoberfläche zu suchen.

Einige spezielle Bemerkungen seien hinzugefügt. Kappt man die obere Gehirnhälfte in der Sägeschnittebene ab (Flechsig-Technik), so kann man bei akuten Verläufen schon auf den ersten Blick einen Hinweis erhalten, ob es sich um eine arterielle oder um eine venöse isolierte Quelle handelt. Die raumbeengende arterielle Blutung nimmt im Querschnitt nicht einen exakt sichelförmigen Raum ein, sondern ist immer im Bereich der Insel stärker ausgebuchtet; sie greift ferner mit dünnen Ausläufern bis zum Stirn- und Hinterhauptslappen und reicht in vertikaler Ausdehnung meist von der Mantelkante bis zur Schädelbasis. Dies ist verständlich, weil die Blutung im Bereich der queren Hirnspalte und der Insel größte Ausbreitungsmöglichkeit durch Verdrängung des Gehirngewebes hat (Abb. 11.1). Im Gegensatz dazu scheint es bei venösen Blutungen nicht zu einer sehr starken Ausbuchtung im Bereich der Insel zu kommen (Abb. 11.2). Die Zahl der Beobachtungen ist jedoch zu klein, um daraus einen höheren Beweiswert abzuleiten. Es ist ferner damit zu rechnen, daß arterielle und venöse Quellen gleichzeitig vorkommen. Welche Sektionstechnik auch angewandt wird, das Wichtigste ist

bei subduralen Blutungen jeder Art, daß die harte Hirnhaut vorsichtig von der Mantelfläche des Gehirns abgehoben wird, damit man Verklebungen oder Verwachsungen nicht übersieht. Letztere, sowie Brückenvenen, sollten nur unter Leitung des Auges scharf durchtrennt werden.

Ist schon bei akuten Blutungen eine arterielle Blutungsquelle an der Mantelfläche des Großhirns nicht einfach aufzufinden, so hat man bei chronischen subduralen Hämatomen meist erst nach der histologischen Untersuchung mehrerer verdächtiger Stellen Erfolg, weil geringfügige subarachnoidale Blutungen um die Blutungsquelle längst aufgesaugt sind. Immer wird man auch die Innenseite der harten Hirnhaut beachten; denn gegenüber der Blutungsquelle sind die Gerinnsel am ältesten und zeigen schon bei subakuten Verläufen eine deutliche Organisation; darauf wird in der Kasuistik von Fall zu Fall eingegangen.

Erst nach genauen Lageskizzen und Fotos von der betroffenen Hirnoberfläche wird man die entsprechenden Rindenteile für die histologische Untersuchung entnehmen, damit bei der mikroskopischen Untersuchung der Schnitte eine Vorstellung über die räumlichen Verhältnisse erleichtert wird. Obwohl das hier geschilderte Vorgehen im Laufe der Zeit zum festen Bestandteil der eigenen Laboratoriumstechnik geworden ist, hat sich dies nicht bei allen Fällen in idealer Weise durchsetzen lassen. Die Befunde der einzelnen Fälle ergänzen sich aber zu einem hinreichend klaren Bild.

Für die Rekonstruktion des Zeitablaufs ist schließlich die Vorgeschichte wichtig, dazu dienten die Ermittlungen der Polizei, die Akten der Staatsanwaltschaft und oft die ausführlichen Gerichtsverfahren. Dennoch blieb vieles unklar, besonders in jenen Fällen, in denen es sich um Schlägereien in trunkenem Zustand handelte, oder wenn Frauen oder Kinder wiederholt geschlagen und mißhandelt wurden; ferner, wenn Angaben vom Verletzten wegen seiner Bewußtlosigkeit oder wegen einer retrograden Amnesie nicht, oder nicht klar genug, zu erhalten waren. Aus den Krankheitsgeschichten sind nur Daten entnommen worden, die für den Zeitablauf und die eingeleiteten Maßnahmen wichtig waren[2]. Auf eine genauere

---

1 Für die Hilfe während der Berliner Zeit sei den ärztlichen Mitarbeitern, den Frauen Carnier und Smerling, den Herren Bratzke, Bschor, Mallach, Missoni, Volkmar Schneider, Spitz und Wojahn ganz besonders, gedankt.

2 Den Chefärzten der Berliner Krankenanstalten sei auch an dieser Stelle ganz besonders gedankt.

Abb. 11.1. Akute arterielle SDB 200 ml, bei Rotationstrauma um vertikale Achse. Seitenzweig der A. temporalis med. sin. abgeschert; stärkere Ausbuchtung des Blutergusses gegen die Insel. – Fall 11.18: 37 J., ♀; Mißhandlung durch Schläge ins Gesicht, ungewöhnlich dicker Schädel nicht verletzt. Überlebenszeit 32 h

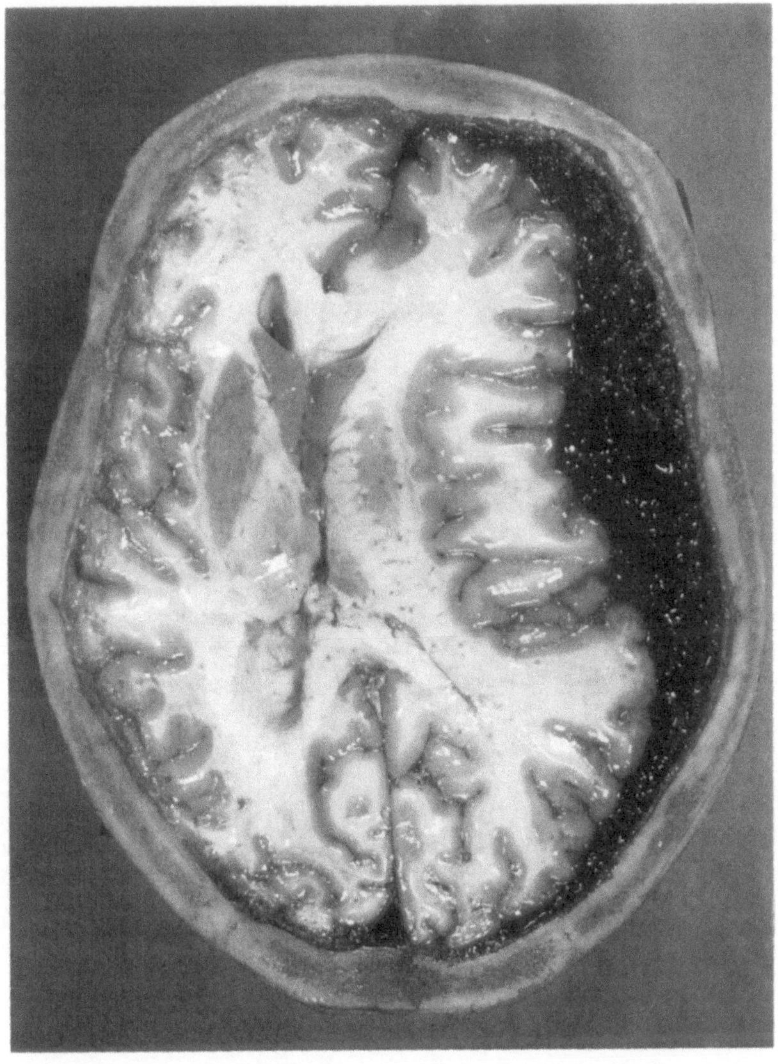

Schilderung therapeutischer und differentialdiagnostischer Maßnahmen mußte verzichtet werden; dies konnte ohne großen Verlust geschehen, zumal es sich ja in erster Linie um eine morphologische Studie handelt. Auch aus den Obduktionsbefunden wurden nur stichwortartig die wichtigsten Ergebnisse angeführt. Ausführlicher wurde, je nach Besonderheit des Falles, auf die Nachuntersuchung des gehärteten Gehirns und vor allem auf das Ergebnis der histologischen Untersuchungen eingegangen. In einer Epikrise wurden schließlich die Daten zur Rekonstruktion des Ablaufs und zur Biomechanik zusammengefaßt.

In der nun folgenden Kasuistik sind die Fälle chronologisch geordnet, dabei wird deutlich, daß bei den Fällen aus jüngerer Zeit ein größerer Aufwand möglich war.

11.3 Kasuistik

Fall 11.1, L 76/44. Akute SDB nach Lochbruch (Granatsplitter), aus Riß in der Gabelung einer kortikalen Schlagader, $1^1/_2$ h überlebt (Krauland 1949).

Vorgeschichte: Ein 26jähriger Leutnant wurde bei einer Gefechtsübung im Hochgebirge von einem Granatsplitter getroffen; befahl Einstellung des Feuers, rief den Sanitäter, brach aber dann zusammen. Der Granatsplitter, 2 cm lang und 10 g schwer, fand sich noch in der Mütze.

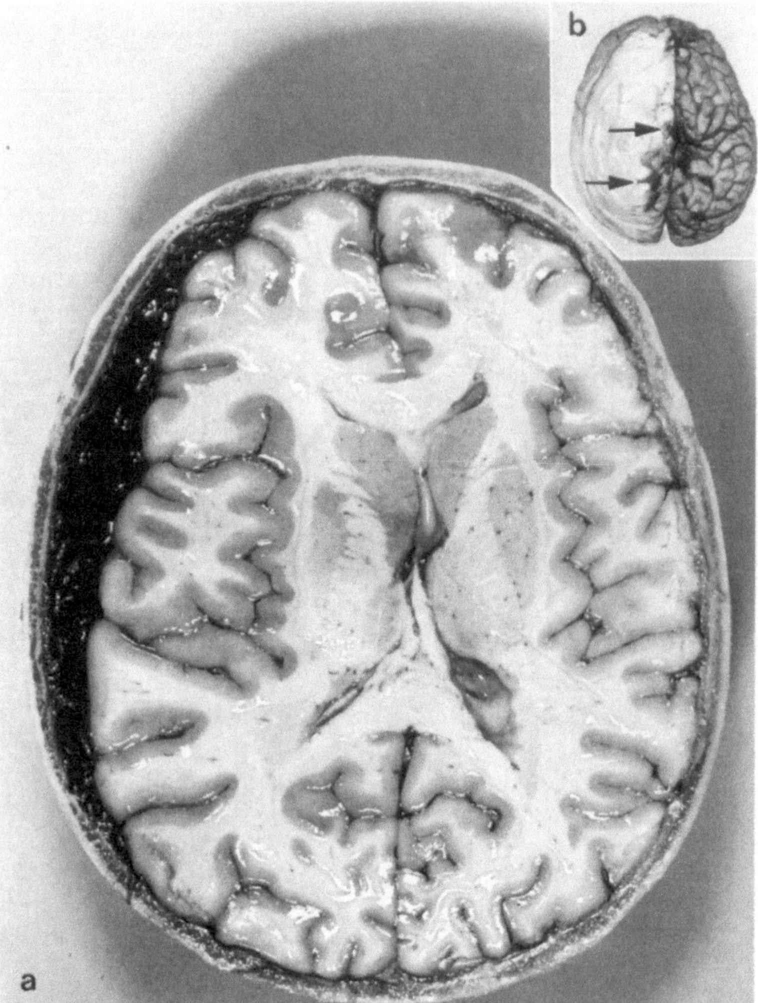

Abb. 11.2. a Obere Hirnhälfte im Schädeldach, mit akuter venöser SDB 100 ml rechts, bei Rotationstrauma um frontale Achse (keine Ausbuchtung). **b** Ansicht von oben, harte Hirnhaut nach links geschlagen zur Darstellung der gerissenen Venae cerebri superiores (↓↓). – L 37/71: 23 J., ♂; Schlägerei, mehrere Kinntreffer, Schädel unverletzt, Überlebenszeit 24 h

Verlauf: Brechreiz, nach 10 min nicht mehr ansprechbar. Atemstörungen. Tod nach $1^{1}/_{2}$ h.

Obduktion: Wunde in der Kopfschwarte, lochförmiger Impressionsbruch im linken Scheitelbein, außen 7 × 12 mm, innen 25 mm im Durchmesser. Harte Hirnhaut nur abgehoben, aber nicht verletzt. Akute subdurale Blutung, 100 ml locker geronnen. Darunter in der Mitte der linken Parietalgegend ein Riß in der Spinnwebenhaut, auf dem ein rotes Gerinnsel haftet, geringfügige subarachnoidale Blutung in der Umgebung. Das Gerinnsel deckt, inmitten einer münzengroßen Quetschung der Hirnrinde, einen Riß in der Gabelung einer Rindenschlagader. – Keine histologische Untersuchung.

Epikrise: Es handelt sich um eine direkte Verletzung in der Gabelung einer Rindenschlagader durch das imprimierte Knochenstück, unter gleichzeitiger Zerreißung der Arachnoidea. Der Eintritt der Bewußtlosigkeit schon 10 min nach der Verletzung zeigt, wie rasch eine arterielle subdurale Blutung zum Hirndruck führen kann.

Fall 11.2, L 104/53. Akute SDB aus A. parietalis post. an abgeschertem Seitenzweig. VU. 24 h überlebt (Krauland 1956).

Vorgeschichte: Der 63jährige Rentner wurde als Fußgänger von einem Moped angefahren; auf das Gesicht gestürzt, kurz bewußtlos.

Aufnahmebefund: Retrograde Amnesie, Erbrechen, zunächst keine weiteren neurologischen Ausfälle, dann rasche Verschlimmerung. Puls 140/min, Tod nach 24 h, ehe die Diagnose gestellt und ein operativer Eingriff möglich war.

Obduktion: Mächtiges akutes subdurales Hämatom rechts; tödlicher Hirndruck. Hautabschürfungen an der linken Gesichtsseite; kein Schädelbruch; keine Rindenprellungen an der Gehirnbasis. Linsengroßes Blutgerinnsel über der Mitte der rechten hinteren Zentralwindung im Bereich eines Schlitzes in der Arachnoidea über einem kleinen Schlagaderast an der Gehirnoberfläche, okzipital davon subarachnoidale Blutung 4 cm im Durchmeser.

Histologie: Das Gerinnsel haftet über dem Abgang eines Seitenastes der rechten A. parietalis post. auf der Kuppe einer Hirnwindung. Die Lücke in dem Stammgefäß ist durch Fibrin und Leukozyten verschlossen. Der Stumpf des ausgerissenen Seitenzweigs ist ebenfalls mit Leukozyten verschlossen. In der Hirnrinde entsprechend seinem Versorgungsgebiet ein keilförmig begrenzter Ödembezirk mit abgeblaßten Ganglienzellen; noch keine Zellreaktion. Eisenreaktion negativ.

Epikrise: Die Abscherung eines Seitenzweigs der kortikalen Schlagader sprach für einen Rotationseffekt bei einem anscheinend „leichten" Verkehrsunfall, ausgelöst durch einen Sturz auf die linke Gesichtsseite. Der etwas protrahierte Verlauf ist durch die verhältnismäßig kleine Lücke in dem Stammgefäß erklärlich.

Fall 11.3, L 228/54. Subakute SDB aus Riß in einer Gabelung der A. parietalis. VU. 15 Tage überlebt (Krauland 1956).

Vorgeschichte: Der 60jährige Sekretär (Trinker) fuhr alkoholisiert mit Moped gegen Straßenbahn; nicht bewußtlos. Blutunterlaufung an der linken Kinnseite; geht wieder seinem Beruf nach, jedoch zunehmende Kopfschmerzen, nach 11 Tagen Krankenhausaufnahme.

Aufnahmebefund: Tief bewußtlos; diagnostisch nicht geklärt; Tod 15 Tage nach dem Unfall.

Obduktion: Mächtiges subakutes subdurales Hämatom rechts, z.T. bräunlich, verflüssigt. Tödlicher Hirndruck. Kein Schädelbruch; keine Rindenprellungen an der Hirnbasis. An der Mantelfläche der rechten Großhirnhalbkugel in einer Gabelung der A. parietalis ein kleines Gerinnsel, das eine Lücke in der Arachnoidea und eine punktförmige Verletzung in der Schlagaderwand deckt. Ein Rindenast an der rechten Zentralwindung von geringer subarachnoidaler Blutung umgeben. Dünne leicht bräunliche Membranen an der harten Hirnhaut.

Histologie: An der beschriebenen Stelle ist ein kleiner Seitenzweig ausgerissen. Fibroblasten und segmentkernige Leukozyten an den Rändern der Gefäßlücke; keine Verschlußthrombose; keine krankhaften Veränderungen. Im Bereich der vorderen Zentralwindung, bei unverletzter Arachnoidea ein falsches Aneurysma einer A. insularis im Anschluß an eine Gabelung. Die inneren Wandschichten sind gerissen, die erhaltengebliebene Adventitia ist spindelig ausgeweitet und durch zwiebelschalenartige Fibrinschichten verstärkt. Die äußere Schicht der subduralen Blutung bereits mit Fibroblasten und Makrophagen durchsetzt, überall eisenhal-

tiges Pigment in den Zellen, die inneren, jüngeren Schichten der Blutung noch ohne Zellreaktion.

Epikrise: Hinsichtlich der Lokalisation der Blutungsquelle und der Biomechanik gleicht dieser Fall weitgehend dem Fall 11.2. Bei dem Intervall von 11 Tagen ist anzunehmen, daß die Blutungsquelle vorübergehend verschlossen war, und daß es nachgeblutet hatte. Das traumatische Aneurysma etwas weiter vorne hatte sich an einem unvollständigen Wandriß entwickelt. Es war auf dieselbe Einwirkung zurückzuführen. Das Fehlen von Blutunterlaufungen in der Kopfschwarte kann durch die längere Überlebenszeit erklärt werden.

Fall 11.4, L 19/56. Akute SDB aus traumatischem falschen Aneurysma einer A. insularis. VU. 62 Tg. überlebt (Krauland 1961).

Vorgeschichte: Der 73jährige Rentner wurde als Fußgänger von Pkw niedergestoßen. Kurz bewußtlos, dann wieder ansprechbar; alkoholisiert.

Aufnahmebefund: Wunde in der rechten Augenbraue, Schulterblattfraktur rechts. Blutdruck 180/100 mm Hg. Nach 43 Tagen „geheilt" entlassen. – 17 Tage später bewußtlos aufgefunden. Kleine frische Blutunterlaufung an der Stirn. 2. Krankenhausaufnahme. Diagnostisch nicht abgeklärt; nach 2 weiteren Tagen gestorben. Verkehrsunfall 62 Tage überlebt.

Obduktion: Frische, raumbeengende subdurale Blutung rechts bei alten Resten einer Subduralblutung rechts. Kein Schädelbruch; keine Rindenprellungsherde.

Histologie: Oberhalb der seitlichen Hirnspalte rechts an einem mittleren Ast einer A. insularis ein stecknadelkopfgroßes Knötchen, das aus einem Schlitz in der Arachnoidea vorragt. Dieses Knötchen sitzt auf einem breit klaffenden Riß einer Gabelung der Rindenarterie. Es stellt ein halbkugeliges Aneurysma dar, dessen Wand aus Resten der Adventitia und geschichteten Fibrinlagen besteht, gelapptkernige Leukozyten durchsetzen seine Wand. Keine Gefäßerkrankung, keine Intimaverdickung nachweisbar. An der Rupturstelle wird die Adventitia von einem frischen Blutgerinnsel umhüllt, zum größten Teil aus Plättchen und Fibrin. Die Gefäßlichtung und die Lichtung des Aneurysmas nicht thrombosiert. In der Hirnrinde eine gefäßreiche kleine Narbe mit Eisenpigmentschollen im Gewebe. Seitlich von dem Aneurysma in der Arachnoidea Eisenpigment frei im Gewebe und in Histiozyten. Dünne Neomembran auf der harten Hirnhaut, stellenweise fast ebenso dick, kernreicher als das Gewebe der harten Hirnhaut, auffallend gefäßarm, wenig Pigmentzellen enthaltend. Die Kapsel etwa von derselben Dicke wie die Membran auf der harten Hirnhaut, aber etwas kernärmer und fast gefäßfrei.

Epikrise: Nach dem morphologischen Befund handelte es sich um eine Verletzung einer Rindenarterie bei einem Rotationstrauma, die zunächst durch Gerinnsel abgedichtet wurde, im weiteren Verlauf entwickelte sich jedoch ein traumatisches Aneurysma, dessen Ruptur zu einer akuten, raumbeengenden subduralen Blutung geführt hatte. Nach der Vorgeschichte war anzunehmen, daß die primäre Verletzung auf den Verkehrsunfall – 62 Tage vor dem Tode – zurückging.

Fall 11.5, L 279/56. Akute SDB aus A. corporis callosi. VU. 7 h überlebt.

Vorgeschichte: Der 32jährige Angestellte stieß auf seinem Kleinkraftrad (Moped) mit Volkswagen zusammen.

Aufnahmebefund: Bewußtlos eingeliefert, blutet aus rechtem Gehörgang und beiden Nasenlöchern. Wunden und Schürfungen an der Stirn. Atmung regelmäßig. Puls anfänglich kräftig, 80 Schläge, dann zwischen 60 und 84 schwankend, nach 6 h auf 92–120 ansteigend; rd. 7 h nach dem Unfall gestorben.

Sektionsbefund: Subdurale Blutung von 70 ccm über beiden Mantelflächen und vor allem im Längsspalt. Verletzung der linken A. corporis callosi, die in dicke Blutgerinnsel eingehüllt ist. Zerrung der oberen Brückenvenen links mit starker Blutunterlaufung der Arachnoidea. Klaffender Schädelsprung rechts hinten, in die Felsenbeinpyramide absteigend. Prellungsherde an beiden Stirnlappen, besonders links und am linken Schläfenlappen. Hirn- und Lungenödem. – Keine Nachuntersuchung des Gehirns.

Epikrise: Bei dem Verkehrsunfall war der Mann im Gesicht erfaßt worden und offenkundig mit dem Hinterkopf aufgeschlagen. Es handelte sich um ein schweres Schädelhirntrauma mit Zerrungen der oberen Brückenvenen (VV. cerebri sup.) und der A. corporis callosi, anscheinend durch seitliche Verschiebung der Hemisphären gegen den Rand der großen Sichel bei der Deformation des Schädels. Zum tödlichen Ausgang hatte neben der subduralen Blutung offensichtlich auch noch die traumatisch ausgelöste Hirnschwellung beigetragen.

Fall 11.6, L 188/58. Subakute SDB aus A. parietalis bei abgeschertem Seitenzweig nach Sturz. 19 Tg. überlebt (Abb. 11.6).

Vorgeschichte: Die 76jährige Rentnerin stürzte beim Versuch in einen Bus einzusteigen. Zunächst scheinbar keine schweren Folgen. Bald danach jedoch Erbrechen. Noch am selben Tag Krankenhauseinlieferung.

Aufnahmebefund: Bewußtseinsklar. Augenhintergrund o.B. Klinisch über 10 Tage nicht auffällig, dann zunehmende Eintrübung des Bewußtseins, ab dem 12. Tag bewußtlos, Temperaturanstieg und Tod ohne Abklärung des Krankheitsbilds 19 Tage nach dem Unfall.

Klinische Diagnose: Gehirnerschütterung, Schlaganfall.

Obduktion: Ausgedehntes, größtenteils organisiertes subdurales Hämatom rechts mit frischem inneren Anteil (Nachblutung). Kein Schädelbruch; keine Rindenprellungsherde. Bronchopneumonie.

Nachuntersuchung des Gehirns: Es findet sich an der rechten parieto-okzipitalen Region über dem Hauptstamm der A. parietalis eine kleine Lücke in der Arachnoidea im Bereich der Windungskuppe, daselbst ist eine nadelstichgroße Lücke in der Schlagader, entsprechend einem ausgerissenen Seitenzweig zu sehen (Abb. 11.6).

Histologie: An der Lücke Reste von Fibrinsäumen, daneben in der Adventitia lebhafte umschriebene Zellreaktion (Verschlußgerinnsel offenkundig bei der Nachblutung verlorengegangen). In der Arachnoidea Makrophagen mit Eisenpigment, in der Hirnrinde darunter keilförmige Narbe mit Kapillarsprossung und Gliareaktion, entsprechend dem Versorgungsgebiet des ausgerissenen Seitenzweigs. Die subduralen Blutungsreste an der harten Hirnhaut außen in fortgeschrittener Organisation: anschließend nach innen z.T. noch gut erhaltene rote Blutkörperchen, keine Kapselbildung.

Epikrise: Die Analyse spricht auch in diesem Fall für ein Rotationstrauma mit Abscherung eines kleinen Seitenzweigs der kortikalen Schlagader. Offenkundig war die kleine Lücke zunächst durch ein Gerinnsel verschlossen worden, das 10 Tage später dem Blutdruck nicht standgehalten hatte, so daß es schließlich zu einer tödlichen Nachblutung kam. Der klinische Verlauf ist mit dieser Interpretation in Einklang zu bringen. Für eine primäre Erkrankung der Dura bestand kein Anhaltspunkt. Äußere Verletzungsspuren waren bei der Leichenöffnung nicht mehr erkennbar.

Fall 11.7, L 126/60. Chronische SDB. „Abgeheilte" Verletzung an Seitenzweig der A. temporalis post. Sturz (?) > 36 Tage überlebt (Krauland 1961).

Vorgeschichte: Der 48jährige Kraftfahrer wurde scheinbar angetrunken auf Straße sitzend aufgefunden, Krankenhauseinweisung.

Aufnahmebefund: Genaue Vorgeschichte nicht zu erheben. Keine neurologischen Ausfälle. Blutdruck 150/70 mm Hg. Riß-Quetschwunde am Hinterhaupt. Zur Ausnüchterung der Polizei übergeben. Am Morgen danach tief bewußtlos. Blutdruck 240/120 mm Hg; Stauungspapille.

Karotisangiographie: Füllung nur bis zur Schädelbasis. Operation wegen des schlechten Zustands nicht mehr durchgeführt. Tod bald danach. – Nachforschungen ergaben, daß der Mann schon vorher innerhalb von 36 Tagen in drei verschiedene Krankenhäuser wegen Stürzen in schwerer Trunkenheit eingeliefert worden war, meist Kopfprellungen nachgewiesen. Nach kurzen Aufenthalten hatte er sich aber immer wieder jeder weiteren Behandlung entzogen.

Obduktion: Chronisches, raumbeengendes subdurales Hämatom, 100 ml, links. Ausgedehnte Membranen an der Innenseite der harten Hirnhaut; Blutungen in der Brückenhaube; Riß-Quetschwunde an der linken Kopfseite über dem Scheitelhöcker; kein Schädelbruch; Lungenödem, Leberzirrhose.

Nachuntersuchung des Gehirns: Über der linken A. temporalis posterior ein kleiner Riß in der Arachnoidea, aus dem ein gut stecknadelkopfgroßes, leicht gelblich gefärbtes elastisches Knötchen vorragt.

Histologie: Das Knötchen sitzt an der Abgangsstelle eines Seitenzweigs und ist mit der Adventitia fest verwachsen (Hämatoidinkristalle im Gewebe), hier Fibroblasten und Bindegewebsfibrillen, Rundzellen in der Adventitia, Makrophagen mit Eisenpigment. Verheilter Elastikariß in der Gefäßgabelung an der Abgangsstelle des Seitenzweigs. An der Innenseite der harten Hirnhaut zell- und gefäßreiche Neomembranen, Makrophagen, Spindelzellen und kollagene Fasern enthaltend; spärliche Kapillarsprossung. In den inneren Schichten die subdurale Blutung jüngeren Ursprungs, z.T. ganz frisch. Im Bereich der Brückenvenen an der Mantelkante links keine Verletzungen festzustellen.

Epikrise: Der anatomische Befund sprach in Übereinstimmung mit der Vorgeschichte für das Anfangsstadium eines chronischen subduralen Hämatoms mit rezidivierenden Blutungsschüben. Als Quelle kam die abgeheilte Verletzung einer Rindenarterienverzweigung in Betracht, außerdem war mit Zerrungen der Brückenvenen zu rechnen. Bei der zeitlichen Einordnung dieser Verletzungen ergaben sich große Schwierigkeiten, zumal aus der Vorgeschichte im Verlauf von 36 Tagen allein 3 schwere Stürze bekannt geworden waren und die subdurale Blutung verschiedene Stadien der Organisation erkennen ließ. – Der Fall zeigt beispielhaft die Problematik, mit der man bei der Begutachtung des subduralen Hämatoms zu rechnen hat.

Fall 11.8, L 41/61. Chronischer „Blutsack" der Dura mit eingeheilter Schlinge der A. parietalis post. Sturz 64 Tage zuvor (Abb. 11.8. Krauland u. Mitarb. 1962).

Vorgeschichte: Der 80jährige Rentner (Trinker) war auf der Straße in alkoholisiertem Zustand gestürzt.

Aufnahmebefund: Riß-Quetschwunde am Hinterhaupt.
Röntgen: kein Schädelbruch. Zur Ausnüchterung der Polizei übergeben. Trinkt in der Folgezeit weiter. Zeigt bei ärztlicher Kontrolle starke Wesensveränderung. Nach kurzem Krankenlager, 64 Tage nach dem 1. Sturz, tot im Bett gefunden.

Obduktion: Abgekapseltes chronisches subdurales Hämatom (Hämatom der Dura mater) links 13 × 12 bis × 2,7 cm. Im Sack bräunliche Flüssigkeit neben graugrünlichen flockigen Blutresten und frischerem Blut. An der linken unteren Scheitelgegend ragt aus einem Schlitz in der Arachnoidea eine große Schlinge der A. parietalis posterior vor, die von der Hirnrinde abgelöst und in die innere Kapselwand des Hämatomsacks eingewachsen ist. Keine frischen Blutungen in der Umgebung, keine Narben. Rindennarben an der Basis beider Stirnlappen, kein Schädelbruch, mittlere Verkalkung der Schlagadern, eitrige Bronchitis mit bronchopneumonischen Herden, großtropfige Verfettung der Leber.

Histologie: Die Lichtung und die losgelöste Arterienschlinge samt zwei kleinen Seitenästen unauffällig. Die Gefäßwandungen ohne krankhafte Veränderungen. Arachnoidea verdickt mit einzelnen pigmenthaltigen Makrophagen, die ursprüngliche Blutungsquelle nicht mehr nachzuweisen. Der Hämatomsack von der harten Hirnhaut abgrenzbar; äußeres und inneres Blatt kern- und gefäßarm, mit reichlichem Eisenpigment in Zellen, auch entlang der Duragefäße Eisenpigmentschollen.

Epikrise: Das Herausreißen einer Schlagaderschlinge von der Hirnoberfläche ist nur durch eine traumatische Einwirkung zu erklären. Es ist ein Rotationstrauma anzunehmen. Für eine traumatische Entstehung sprechen außerdem die verheilten Rindenprellungsherde in beiden Schläfenlappen. Als Zeitpunkt der Gewalteinwirkung kommt der 64 Tage vor dem Tode erlittene Unfall in Betracht. Diesem zeitlichen Zusammenhang widerspricht der anatomische Befund nicht. Ein noch länger zurückliegendes Trauma wäre zwar denkbar, doch sind alle diesbezüglichen Nachforschungen ergebnislos geblieben.

Fall 11.9, L 66/61. Akute SDB aus traumatischem (subakuten) Aneurysma der Arteria angularis; ca. 3 h nach dem Auffinden gestorben. Art des primären Traumas? (Farbtafel 11.1a, Abb. 11.7, 11.18. Krauland u. Mitarb. 1962).

Vorgeschichte: Der 48jährige Friseur (Trinker), wurde im trunkenen Zustand hilflos auf der Straße aufgefunden. Zur Ausnüchterung von der Polizei in Gewahrsam genommen. Wegen akuter Verschlechterung ins Krankenhaus gebracht. Tod $2^3/_4$ h nach dem Auffinden. War 2 Tage vorher beim Arzt wegen Kopfschmerzen und Bluthochdruck.

Obduktion: Akute subdurale Blutung links, 170 ml locker geronnenes Blut. An der harten Hirnhaut haften links über der unteren Scheitelgegend, gegenüber der vermutlichen primären Blutungsquelle, bräunlich gefärbte ältere Blutungsreste. Schädel unverletzt. Gehirn ohne Prellungsherde. Fettleber, keine äußeren Verletzungsspuren.

Alkohol: Blut 3,10°/₀₀; Harn 3,77°/₀₀.

Nachuntersuchung des Gehirns: An einer 4 cm langen Rindenstrecke der linken A. angularis finden sich fünf

Lücken in der Arachnoidea im Bereich von fast rechtwinkeligen Abgängen kleiner Seitenzweige, diese sind vollständig an der Ursprungsstelle aus ihrem Stammgefäß ausgerissen. Die Rupturstellen durch Gerinnsel verschlossen. Keine subarachnoidale Blutung in der Umgebung.

Histologie: Die Rupturstellen am Abgang der fünf Seitenzweige mit Gerinnselpfröpfchen aus Fibrin, Thrombozyten und Leukozyten abgedichtet. Eisenhaltige Makrophagen und Fibroblasten an den Rißrändern der Arachnoidea und etwas weiter seitlich davon. An drei Rißstellen auch im Stammgefäß Thrombi. An der Abgangsstelle des größten Seitenastes finden sich Reste eines falschen Aneurysmas, das bei der Entnahme des Gehirns bei der Leichenöffnung zerstört wurde. An der harten Hirnhaut gegenüber ein dichteres Gerinnsel mit zwiebelschalenartig, konzentrisch ineinandergeschachtelten Fibrinmembranen (Abb. 11.18). Keine krankhaften Veränderungen in der Gefäßwandung. In der Hirnrinde unter der verletzten Gefäßstrecke keine Blutaustritte, keine Anhaltspunkte für Prellungen. In der Arachnoidea Makrophagen mit Eisenpigment auf die Rißstellen beschränkt. An der harten Hirnhaut in den Blutungsresten frisches Granulationsgewebe aus Fibroblasten und Makrophagen mit Eisenpigment, noch keine Kapillarsprossung.

Epikrise: Die fünf in gleichartiger Weise am Ursprung abgescherten Schlagaderzweige sprechen für ein Rotationstrauma. Krankhafte Wandveränderungen waren weder hier noch an den übrigen Schlagadern der Hirnoberfläche nachzuweisen. Die eisenpigmenthaltigen Makrophagen an den Rißstellen der Adventitia und den schon organisierten Gerinnseln an der Dura sprechen für ein Alter von 7–14 Tagen, die Fibrinstrukturen für eine Blutung in mindestens 10 Schüben. Nimmt man dafür je einen Tagesrhythmus an, so käme man auf ein Alter der primären Blutung von 10 Tagen, was mit der Eisenreaktion gut übereinstimmt. Die kleinen Lücken in der Gefäßwand waren offenkundig immer rasch abgedichtet worden, so daß eine raumbeengende Blutung zunächst verhindert wurde. Der Arztbesuch 2 Tage vor dem Tod wegen Kopfschmerzen läßt sich rückblickend als Zeichen einer zunehmenden subduralen Blutung deuten. An einer Stelle hatte sich ein falsches Aneurysma gebildet, das dem Blutdruck nicht standhielt und schließlich Quelle der tödlichen akuten Blutung wurde (Abb. 11.5). Irgendwelche Spuren am Kopf fehlten. Blutunterlaufungen konnten allerdings in der Zwischenzeit resorbiert worden sein. Der Fall zeigt beispielhaft, wie vorsichtig man sein muß, wenn eine subdurale Blutung auf ein bestimmtes Trauma zurückgeführt werden soll.

Fall 11.10, L 278/61. Akute SDB aus Arteria parietalis posterior an abgeschertem Seitenast. Sturz? (Krauland u.Mitarb. 1962).

Vorgeschichte: Der 52jährige Schuhmacher (Trinker) wurde nach Wirtshausgang morgens tot im Bett gefunden, soll nachts aus dem Bett gestürzt sein. Art des primären Traumas und Überlebenszeit?

Obduktion: Akute subdurale Blutung rechts, 100 ml locker geronnenes Blut. Zerrung einer Brückenvene im Bereich der rechten Stirnregion. Abschürfung und Blutunterlaufung am Hinterkopf. Kein Schädelbruch. Beginnende Leberzirrhose.

Alkohol: Blut 2,87⁰/₀₀; Harn 3,39⁰/₀₀.

Nachuntersuchung des Gehirns: An der rechten Parietalregion ein kleiner Riß in der Arachnoidea, die A. parietalis posterior liegt auf eine kurze Strecke frei und wird von einem weißlichen Gerinnsel bedeckt.

Histologie: Das Gerinnsel deckt den Ursprung eines aus dem Stammgefäß ausgerissenen Seitenastes, es besteht aus Faserstoff, Thrombozyten und segmentkernigen Leukozyten. Über der Rißstelle an der harten Hirnhaut ein hauchdünnes Gerinnsel mit Zeichen von Organisation und eisenpigmenthaltigen Spindelzellen. Keine krankhaften Veränderungen an dem Stammgefäß.

Epikrise: Es ist ein Rotationstrauma für die Schlagaderverletzung anzunehmen. Über die Art der primären Gewalteinwirkung aus der Vorgeschichte nichts zu erfahren. Der Sturz in der Todesnacht beim Aufstehen aus dem Bett war wahrscheinlich Folge, nicht Ursache der subduralen Blutung. Die Spindelzellen an der Innenseite der harten Hirnhaut und das Eisenpigment stammten offenkundig von einer länger zurückliegenden geringfügigen subduralen Blutung. Man wird somit auch hier mit einem länger zurückliegenden Trauma und einer rezidivierenden Blutung zu rechnen haben.

Fall 11.11, L 128/62. Akutes falsches Aneurysma im Bereich von abgeschertem Seitenzweig an der Arteria temporalis posterior, Nebenbefund. VU 3 Tage überlebt (Farbtafel 11.Ic. Schneider 1970).

Vorgeschichte: Der 75jährige Mann wurde als Fußgänger in alkoholisiertem Zustand von Pkw angefahren und niedergestoßen.

Alkohol: Blut 1,2⁰/₀₀.

Aufnahmebefund: Bewußtlos eingeliefert, Kreislaufschock. Nach 3 Tagen gestorben.

Obduktion: Blutunterlaufene Hautabschürfungen an der rechten Kopfseite. Fissur im rechten Schläfenbein, in die mittlere Schädelgrube absteigend. Kein Durariß. Allgemeine Hirnatrophie. Geringfügige subarachnoidale Blutung und Schmierblutung subdural an der rechten Parietalseite. – Mehrfache Beckenbrüche, Unterschenkelbrüche, Bronchopneumonie, Leberzirrhose. Der Tod war auf den Blutverlust ins Zellgewebe des Beckens und auf eine Fettembolie zurückzuführen.

Nachuntersuchung des Gehirns: Im Bereich des rechten temporo-parieto-okzipitalen Übergangsgebiets in einem etwas über fünfmarkstückgroßen Bezirk über Rindenästen der Arteria temporalis posterior zwei kleine Lücken in der Arachnoidea, aus denen kugelige Gerinnsel vorragen; diese sitzen an den Abgängen von kleinen Seitenzweigen.

Histologie: An der einen Stelle Seitenzweig ganz ausgerissen, Rißstelle durch halbkugeliges falsches Aneurysma abgedeckt, Fibrinlamellen und Thrombozyten und eine mäßige Anzahl von segmentkernigen Leukozyten, beginnende Endothelisierung des Aneurysmasacks (Farbtafel 11.Ic). Keine Anzeichen von fortgeschrittener Organisation. An der zweiten Stelle lediglich Seitenzweigchen zur Hälfte angerissen, Rißstelle durch frische Gerinnsel verschlossen.

Epikrise: Schürfungen und die Schädelfissur an der rechten Kopfseite sprechen für eine heftige Einwirkung. Der Mangel von Rindenprellungen spricht für ein Rotationstrauma, das durch eine erhebliche Hirnatrophie begünstigt wurde. Trotz der großen Lücke in der Schlagaderwand war die subdurale Blutung nur geringfügig. Wahrscheinlich wurden der Verschluß und anschließend die Bildung eines Aneurysmas zunächst durch Kontraktion der betroffenen Gefäßabschnitte erleichtert. Mit einer Ruptur des Aneurysmasacks und rezidivierenden Blutungen wäre aber bei längerer Überlebenszeit zu rechnen gewesen.

Fall 11.12, L 531/63. Akute SDB aus Arteria temporalis posterior im Bereich eines abgescherten Seitenzweigs. Schlägerei. 20 h überlebt.

Vorgeschichte: Der 63jährige Kaufmann, ein chronischer Trinker, soll täglich betrunken gewesen und oft gestürzt sein. Nach Schlägerei im Männerwohnheim (angeblich mit der flachen Hand mindestens 17 Schläge ins Gesicht) mit dem Kopf gegen Bettkante oder Wand gestoßen, bewußtlos auf dem Bett liegen geblieben. Am nächsten Tag tot gefunden. Überlebenszeit etwa 20 h.

Obduktion: Akutes, teils flüssiges, teils locker geronnenes subdurales Hämatom, 120 ml, rechts. Starke Verdrängung der rechten Großhirnhalbkugel nach links. Fingernagelgroße frische Blutunterlaufung am äußeren linken Lidwinkel, ältere Riß-Quetsch-Wunde mit glatten Rändern am Hinterkopf, hinter dem linken Ohr 1 cm lange, spaltförmige Wunde mit geraden Rändern, etwas mit Blut verklebt. Multiple Hämatome am linken Unter- und Oberarm, teils rotviolett, teils gelblich verfärbt. Kein Schädelbruch.

Nachuntersuchung des Gehirns: An der Unterseite des linken Stirn- und Schläfenhirns ältere, bräunlich erweichte Rindennarben mit geringfügigen subduralen Membranbildungen, die an der harten Hirnhaut fest haften. An der rechten Schläfenseite 15 mm lange bis 6 mm breite subarachnoidale Blutung rund um eine kleine Lücke in der Spinnwebenhaut, hier haftet ein frisches rotes Blutgerinnsel an der Arteria temporalis

posterior, wo ein kleiner Seitenzweig ausgerissen ist. Auch gegenüber, an der harten Hirnhaut, ein fest haftendes Gerinnsel.

Histologie: Im Bereich der erwähnten Stellen finden sich an den Rändern der Lücke zwiebelschalenartige Fibrinschichten mit segmentkernigen Leukozyten, keine Freßzellen, keine Eisenreaktion. Im Bereich der Rindennarben der Stirn- und Schläfenlappen dagegen Eisenpigment in Zellen und frei im Gewebe.

Epikrise: An der Mißhandlung durch Schläge auf den Kopf war nach den Wunden und Blutunterlaufungen nicht zu zweifeln. Trotz ausführlicher Gerichtsverhandlung war das Geschehen nicht völlig aufzuklären. Es bestanden aber weiter nach dem anatomischen Befund keine Zweifel, daß zwischen Mißhandlung und tödlicher subduraler Blutung ein Kausalzusammenhang bestand. Wie bei den meisten bisherigen Fällen, war ein Rotationstrauma anzunehmen. Nach dem histologischen Befund handelt es sich um eine akute subdurale Blutung, die offensichtlich rasch zum Tode geführt hatte. Die Täter wurden wegen Körperverletzung mit Todesfolge verurteilt.

Fall 11.13, L 517/65. Akute SDB aus dem Einriß einer Gabelung der A. temporalis post. Sturz. 10 h überlebt.

Vorgeschichte: Die 55jährige Hausfrau (Trinkerin) wurde im Treppeneingang sitzend, aus dem Mund blutend, aufgefunden. Sie erklärte, ihr sei schwindelig geworden und gestürzt, dabei habe sie sich den Kopf an der Hauswand angeschlagen. Wurde nach Hause geführt; war angetrunken und erbrach. Ins Bett gelegt; angeblich rasch eingeschlafen, schnarchte laut; nicht mehr erweckbar. Toteinlieferung 10 h nach dem Sturz.

Obduktion: Akutes subdurales Hämatom über der Mantelfäche des rechten Großhirns, 150 ml; Zeichen des hochgradigen Hirndrucks. Frische Blutunterlaufung an der rechten Scheitelgegend in der Kopfschwarte. Kleine Blutunterlaufungen an der Außenseite des rechten Arms. Kein Schädelbruch. Keine Prellungsherde an der Unterseite des Großhirns. Leichte Hirnatrophie, Leberzirrhose (2420 g).

Alkohol: Blut rd. 1,5⁰/₀₀.

Nachuntersuchung des Gehirns: Es findet sich über einer Windungskuppe an der Außenseite des rechten Schläfenlappens an der Arteria temporalis posterior ein Knötchen, das durch einen kleinen Riß in der Spinnwebenhaut vorragt.

Histologie: Das Knötchen erweist sich als frisches Gerinnsel aus Fibrinfasern, weißen Blutkörperchen und Blutplättchen, das auf einem Riß in der äußeren Wandung der Schlagader im Bereich einer Gabelung sitzt. Keine krankhaften Wandveränderungen, kein Anhalt für ältere Veränderungen.

Epikrise: An der traumatischen Entstehung der tödlichen subduralen Blutung war nicht zu zweifeln. Die akute Blutungsquelle war erst bei der Nachuntersuchung des gehärteten Gehirns gefunden worden. Die Blutunterlaufung an der rechten Scheitelgegend könnte Aufschlagstelle sein. Anatomischer und histologischer Befund sprachen für ein Rotationstrauma.

Fall 11.14, L 168/67. Akute SDB aus A. temporalis post. an abgeschertem Seitenzweig. Schlägerei. 48 h überlebt (Abb. 11.3).

Vorgeschichte: Der 55jährige Rentner provozierte betrunken im Tbc-Krankenhaus eine Schlägerei. Angeblich gegen Bettpfosten gefallen, nur eine Minute liegengeblieben. Längeres freies Intervall (34 h); dann rasche Verschlechterung und Tod während der ärztlichen Untersuchung, 48 h nach dem Vorfall.

Obduktion: Akutes subdurales Hämatom links, 140 ml z.T. geronnenes, z.T. flüssiges Blut. Zerrung sämtlicher Brückenvenen an der Mantelkante links. Münzengroße subarachnoidale Blutung an der linken temporo-parieto-okzipitalen Übergangsregion. 2,5 × 1,5 cm. In der Mitte der Blutung kleine Lücke in der Arachnoidea, durch die der Stumpf eines an seinem Ursprung abgescherten Seitenzweigs der linken Arteria parietalis posterior vorragt (fälschlich zunächst für eine Brückenvenenverletzung gehalten). Zeichen des schweren Hirndrucks; Blutungen in der Brückenhaube mit Durchbruch in die vierte Kammer. Kein Schädelbruch, keine Prellungsherde an der Hirnbasis. Pfennigstückgroße Schürfung im linken Stirnwinkel und kleine Quetschwunde an der linken Augenbraue mit ausgedehnter Blutunterlaufung. Fettleber. Mäßige allgemeine Arteriosklerose. – Der Oberlappen der linken Lunge infolge von Tbc-Narben geschrumpft und mit käsigen Herden durchsetzt. – Keine histologische Untersuchung der arteriellen Blutungsquelle.

Epikrise: Auch wenn in dem vorliegenden Fall die histologische Untersuchung unterblieb, so läßt sich doch erkennen, daß es sich um eine isolierte Verletzung einer Rindenarterie gehandelt hatte, die auf ein Rotationstrauma zurückgeht. Alles sprach für ein akutes Geschehen. Wie so häufig in ähnlichen Fällen, ließ sich nicht mehr klären, ob die Schläge gegen die linke Stirnseite oder ein Sturz auf den Kopf die tödliche Blutung ausgelöst hatten. Der Vorfall wurde als Notwehr angesehen. Kein Strafverfahren.

Fall 11.15, L 537/68. Subakute rezidivierende SDB aus zwei abgescherten Seitenzweigen der Arteria angularis mit Aneurysmen (Abb. 11.15b u. c). Sturz? Mißhandlung? Zeitpunkt ungewiß.

Vorgeschichte: Die 63jährige Rentnerin starb 3 Tage nach Krankenhauseinweisung, ohne das Bewußtsein wiedererlangt zu haben. Soll nach Angaben des Lebensgefährten schon mehrere Tage vorher bewußtlos in der Wohnung gelegen haben. Trinkerin. Keine diagnostische Abklärung. Über ein bestimmtes Trauma in der Vorgeschichte nichts bekannt.

Obduktion: Raumbeengende subdurale Blutung, rd. 100 ml, z.T. in Organisation begriffen. Kein Schädelbruch, mäßige Hirnatrophie. Blutunterlaufungen in der Kopfschwarte nicht zu erkennen. Bronchopneumonie.

Nachuntersuchung des gehärteten Gehirns: An der Mantelfläche des rechten Großhirns im parieto-okzipitalen Übergangsgebiet, unmittelbar nebeneinander, zwei kleine Knötchen, die aus Schlitzen der Arachnoidea vorragen.

Histologie: Es zeigt sich, daß die Knötchen genau an Abgangsstellen von kleinen Seitenzweigen der A. angularis sitzen. Die Seitenzweige erweisen sich am Ursprung abgeschert. An den Lücken im Stammgefäß ist es zur Ausbildung von falschen Aneurysmen gekommen, deren Wandungen vorwiegend aus Faserstoffgerinnseln bestehen. Der ausgerissene Seitenzweig ragt mit seinem Ende etwas über den Schlitz in der Arachnoidea vor. Krankhafte Wandveränderungen in den Stammgefäßen nicht nachweisbar. Geringfügige Blutung im Subarachnoidalraum, einzelne Makrophagen mit eisenhaltigem Pigment.

Epikrise: Anatomischer und histologischer Befund sprechen für eine traumatische Entstehung der Aneurysmen und damit auch der tödlichen subduralen Blutung. Die Zusammenhänge waren, wie so häufig bei Trinkern, nicht aufzuklären. Nach dem Eisenpigment in den Makrophagen war mit einem Alter von mehreren Tagen (10?) oder länger und daher mit rezidivierenden Blutungen zu rechnen. – Eine Mißhandlung mit nachfolgendem Sturz war nicht auszuschließen.

Fall 11.16, L 306/69. Abgeheilte Lücke in A. parietalis post. frisch aufgerissen. Dünne SDB und alte Duramembranen. Nebenbefund bei natürlichem Tod wegen Koronarsklerose (Farbtafel 11.Id, Abb. 11.8).

Vorgeschichte: Der 65jährige Rentner (Trinker) wurde mit blutverschmierter Wunde am Hinterhaupt auf der Treppe zu seiner Wohnung tot aufgefunden.

Obduktion: Hochgradige Herzkranzschlagaderverkalkung. Ausgedehnte Bronchiektasien. Kleinknotige Leberzirrhose (2 300 g).
Nebenbefund: Dünne, frische und weitgehend organisierte subdurale Blutung über der linken Mantelfläche des Großhirns. Mäßige Hirnatrophie. Schädel unversehrt. Keine Zerrung von Brückenvenen. 5 cm lange Riß-Quetsch-Wunde in der Kopfschwarte am Hinterhaupt.

Alkohol: Blut 3,0 ⁰/₀₀, Harn 2,7 ⁰/₀₀.

Nachuntersuchung des Gehirns: Im Bereich des linken Scheitellappens ein stecknadelkopfgroßes weißliches Knötchen, das aus einem Schlitz in der Arachnoidea vorragt und an der Abgangsstelle eines kleinen Seitenastes von der A. parietalis posterior haftet.

Histologie: Das Knötchen besteht aus Fibringerinnseln, es deckt im Stammgefäß eine Lücke am Ursprung eines abgescherten Seitenzweigs; im Subarachnoidalraum geringfügige Blutung mit mäßiger Zellreaktion. In den obersten Schichten der Hirnrinde reichliches Eisenpigment diffus verteilt (Siderose); keilförmiger Erweichungsherd in der Hirnrinde, entsprechend dem Versorgungsgebiet des ausgerissenen Seitenzweigs mit starker Zellreaktion und Eisenpigment. In den Resten der Subduralblutung gegenüber dieser Stelle ausgedehnte Zeichen der Organisation mit Spindelzellen und weitlumigen neugebildeten Gefäßen sowie Makrophagen mit Eisenpigment, dünne Membranbildung, entsprechend einem weitgehend resorbierten „Haematoma durae matris".

Epikrise: Die Umstände sprachen für einen Schwächeanfall unter beträchtlicher Alkoholisierung (3,00 °/oo) und Sturz beim Treppensteigen. Zur Erklärung des Todes reichte die hochgradige Verkalkung der Herzkranzschlagadern aus. Die subduralen Membranen links waren nur ein Nebenbefund. Sie waren überdies nach dem histologischen Befund mehrere Wochen alt, ebenso die schon vernarbte Verletzung eines Rindenastes der Arteria parietalis posterior und die keilförmige Narbe in der Hirnrinde darunter, entsprechend dem Versorgungsgebiet des Seitenzweigs, aus dem es geblutet hatte. Die „Narbe" im Stammgefäß war aber nicht ganz dicht, so daß es zu einer geringen Nachblutung kurze Zeit vor dem Tod gekommen war; dies war aus einem frischen Gerinnsel abzulesen. Der genaue Sachverhalt war nicht mehr zu klären.

Fall 11.17, L 431/69. Subakute bis chronische SDB bei Ablösung einer Schlinge der Arteria parietalis anterior. Angeblich Sturz. Primäres Trauma nicht geklärt (Abb. 11.12).

Vorgeschichte: Die 42jährige Hausfrau (Trinkerin) soll angeblich in betrunkenem Zustand von der Couch gefallen sein. Mißhandlung? Nach einigen Tagen mit der Diagnose „Epilepsie" in eine Psychiatrische Klinik eingeliefert worden. Von hier wegen des Verdachts einer „Hirnblutung" in die Neurochirurgische Klinik verlegt. Probebohrung, Ausräumung eines subduralen Hämatoms. Tod 12 Tage nach angeblichem Sturz.

Obduktion: Reste eines ausgedehnten, im Querschnitt sichelförmigen, rostbraun verfärbten Blutergusses unter der harten Hirnhaut links (19 × 12 cm), stellenweise bis 1,5 cm dick. Keine Brückenvenenverletzungen, keine Rindenprellungsherde, kleine Blutungen am Boden der 4. Kammer (Schädel unverletzt). Kleine, nicht mehr ganz frische Blutunterlaufung am rechten Augenwinkel, eine weitere am rechten Zungenrand. Bronchopneumonie. Zahlreiche ältere Blutunterlaufungen am Stamm und den Extremitäten.

Nachuntersuchung des Gehirns: An der linken Parietalgegend haftet an der Hirnoberfläche ein münzengroßes Gerinnsel an einer Schlinge der A. parietalis ant., die aus der Arachnoidea vorragt und mit den Duramembranen verwachsen war. In der Mitte der Gefäßschlinge geht ein kleiner Seitenzweig ab, der frei endet; er war zweifellos aus der Hirnrinde ausgerissen worden.

Histologie: In der Hirnrinde darunter ein kleiner Blutaustritt, keine Gliareaktion. In der Gefäßschlinge keine wandständige Thrombose, keine Intimaverdikkung. Im Subarachnoidalraum reichliches Eisenpigment im Bereich von Freßzellen und Zeichen von beginnender Organisation, ebenso in den Blutungsresten der harten Hirnhaut.

Epikrise: Ob dem angeblichen Sturz von der Couch eine Mißhandlung vorausgegangen war, ließ sich nicht klären. Die Loslösung der Arterienschlinge aus der Arachnoidea weist auf eine erhebliche Relativbewegung zwischen Hirnrinde und Innenseite der harten Hirnhaut hin (Abb. 11.12), die offensichtlich durch ein Rotationstrauma ausgelöst und durch eine beträchtliche Hirnatrophie begünstigt wurde. Diese Befunde waren sicherlich älter als der angebliche Sturz 12 Tage vor dem Tod.

Fall 11.18, L 257/74. Akute SDB aus A. temporalis med. an abgeschertem Seitenzweig mit rezidivierender Blutung. Fortgesetzte Mißhandlungen, 32 h überlebt.

Vorgeschichte: Die 37jährige Küchenhilfe (Trinkerin) wurde vom Verlobten angeblich nur mit der flachen Hand 5–6mal ins Gesicht geschlagen, danach sei sie eingeschlafen. Am folgenden Tag keine Erscheinungen, weitergetrunken, schlafen gelegt. Am nächsten Morgen, gegen 2.30 Uhr, tot im Bett gefunden. Freies Intervall rd. 20 h, Überlebenszeit ca. 32 h nach der Mißhandlung.

Obduktion: Akute subdurale Blutung links, 200 ml, geronnen. Kein Schädelbruch, keine Prellungsherde an der Hirnbasis. Schürfungen und Blutunterlaufungen im Gesicht, an der rechten Hinterhauptsseite und Bruch des rechten Kehlkopfhorns. Hydrocephalus internus, Lungenödem, Oberlappenpneumonie links, Fettleber: 2 730 g.

Alkohol: Blut rd. 2,4 °/oo Harn rd. 3,50 °/oo.

Nachuntersuchung des Gehirns: Münzengroße subarachnoidale Blutung im hinteren mittleren Teil des linken Schläfenlappens mit einem kleinen Riß in der Arachnoidea über einem Rindenast der A. temporalis media; hier haftet ein kleines weißliches Gerinnsel. Blutunterlaufung in der Spinnwebenhaut rund um den Riß, 4 × 3 mm groß. Weiterer kleiner Riß in der Spinnwebenhaut an der linken Schläfen-Hinterhauptsregion, ohne nachweisbare Gefäßverletzung. Kleine Brückenblutungen. An der harten Hirnhaut keine Eisenreaktionen.

Histologie: Das Gerinnsel deckt eine Lücke in der Gefäßwand ab, wo ein kleiner Seitenzweig ausgerissen ist. Der Verschlußpfropf besteht aus Thrombozyten und segmentkernigen Leukozyten. Keine Eisenreaktion in der Umgebung, keine Makrophagen. Granulozytenreaktion in den Blutunterlaufungen des Gesichts.

Epikrise: An der traumatischen Entstehung der tödlichen akuten subduralen Blutung besteht kein Zweifel. Als Quelle war die A. parietalis med. festzustellen, aus der ein Seitenzweig am Ursprung abgeschert war (Rotationstrauma). Nach der histologischen Untersuchung war die Rupturstelle zuerst durch Faserstoff abgedeckt worden, doch hatte der Verschluß dem Blutdruck nicht standgehalten. – Die Mißhandlung 32 h vor dem Tode, das freie Intervall von etwa 20 h und der weitere Alkoholgenuß stimmen mit den histologischen Befunden und dem Alkoholgehalt des Leichenbluts überein. – Urteil: Körperverletzung mit Todesfolge.

Fall 11.19, L 278/74. Akute SDB aus eingerissener Gabelung der Arteria angularis. Schlägerei und Sturz. 6 h überlebt (Abb. 11.4, 11.11).

Vorgeschichte: Der 46jährige Rentner (Trinker) hatte in einem Lokal gezecht und war angeblich mehrmals vom Stuhl gefallen; später vermutlich Schlägerei auf der Straße, danach hilflos auf dem Gehweg gefunden und in die Wohnung gebracht. Von der Ehefrau 6 h später leblos im Bett gefunden.

Obduktion: Akute subdurale Blutung links, 240 ml frisch geronnen. Kein Schädelbruch. Herniation mit kleinen Rindenblutungen im Gyrus cinguli und im Gyrus hippocampi links. Schürfung und Blutunterlaufung links im Bereich der Hinterhauptsgegend, Schürfungen an der linken Wange. Fettleber 1950 g. Tbc-Narben mit verkästen Herden in beiden Lungenoberlappen. Geringe allgemeine Atherosklerose.

Alkohol: Blut 2,9 %, Harn 4,4 %.

Nachuntersuchung des Gehirns: An der linken parietookzipitalen Übergangsregion eine frische, 18 × 8 mm große subarachnoidale Blutung rund um eine kraterförmige Lücke in der Arachnoidea, hier liegt eine Gabelung der Arteria angularis frei. Zerrung der vorderen Venae cerebri superiores und inferiores links mit geringfügiger subarachnoidaler Blutung.

Histologie: Die Gabelung der Arteria angularis fast ganz auseinandergerissen. An den Rißrändern kleine Gerinnsel, die sich aus Faserstoffnetzwerk, roten Blutkörperchen und Blutplättchen zusammensetzen, in der Gefäßlichtung aber keine Gerinnsel. Im Subarachnoidalraum rundum eine dichte Blutung; überall starke Leukozytenreaktion, keine Eisenreaktion.

Epikrise: Wie bei den anderen Fällen sprach auch hier die Lokalisation und die Verletzung der kortikalen

Schlagadern für ein Rotationstrauma, zumal es auch zu Zerrungen von Brückenvenen gekommen war. Die Schürfungen an der linken Wange konnten von Schlägen ins Gesicht herstammen; außerdem war ein Sturz auf das Hinterhaupt anzunehmen. Nach den Befunden handelte es sich um eine akute subdurale Blutung, deren Alter nach der noch vorhandenen Alkoholisierung auf 6 h zu schätzen war. Der Sachverhalt ließ sich nicht klären.

Fall 11.20, L 331/74. Akute SDB aus A. parietalis post. an abgeschertem Seitenzweig. Schlag ins Gesicht und Sturz. 3$^1/_2$ Tage überlebt.

Vorgeschichte: Der 73jährige Rentner geriet als Fußgänger in eine Auseinandersetzung mit einem Pkw-Fahrer wegen Nichtbeachtung des Vorrechts auf einem Fußgängerüberweg. Erhielt einen Faustschlag ins Gesicht, wahrscheinlich noch einen zweiten, nachdem er nach einem Sturz auf den Gehweg wieder aufgestanden war. Begab sich dann schimpfend auf eine 50 m entfernt gelegene Bank und war dabei, sich die Nummer des Pkw's zu notieren; nach rd. 10 min schwere Bewußtseinsstörung, Einlieferung ins Krankenhaus. RR 220/120 mm Hg. Massenblutung angenommen. Nach 3$^1/_2$ Tagen gestorben.

Obduktion: Akute subdurale Blutung rechts, 170 ml locker geronnenes Blut, bis 2,5 cm dick. Die harte Hirnhaut spiegelnd, Zerrung der mittleren Brückenvenen rechts, keine Hirnstammblutungen, kein Schädelbruch. Blutunterlaufene Schürfung an der linken Wange, am Nasenrücken und am Hinterhaupt. Frischer Herzinfarkt. Wandständige Thrombose im Ramus diagonalis. Fettleber 4080 g, Herz 560 g. Fettembolie der Lungen.

Nachuntersuchung des Gehirns: Fünfmarkstückgroße subarachnoidale Blutung rund um einen Riß der Arachnoidea über einem Rindenast der Arteria parietalis posterior rechts. Am unteren Rand der Blutung sieht der gerissene Stumpf eines größeren Seitenastes aus einem Schlitz in der Arachnoidea vor; der Hauptstamm verläuft hier schräg über eine Windungskuppe.

Histologie: Der Seitenzweig am Ursprung abgeschert, so daß aus der Lücke des Hauptstamms das Blut direkt in den Subduralspalt gelangen konnte. Rund um die Rißstelle bereits einige Freßzellen mit deutlicher Eisenreaktion. Ganz ähnliche Befunde auch in den Blutunterlaufungen an der linken Wange und an den Oberarmen. Am Herzen zeigen sich im Bereich des Infarkts Schwielen und Veränderungen, die zweifellos schon vor der Auseinandersetzung vorhanden waren und Zeichen von Progredienz boten.

Epikrise: An der traumatischen Genese der akuten subduralen Blutung war nach dem klaren morphologischen Befund nicht zu zweifeln. Alles sprach für ein Rotationstrauma durch Faustschlag gegen die linke

Wange. Die Relativbewegung zwischen Gehirn und Innenseite der Dura war offenkundig durch eine Hirnatrophie begünstigt worden. – Erstaunlich ist, daß der alte Mann schon nach wenigen Minuten bewußtlos wurde, dies spricht für eine rasche Entstehung der Blutung. Dies war wohl auch der Grund, weshalb man ursprünglich bei den hohen Blutdruckwerten die Diagnose „Apoplexie" gestellt hatte. Ob der Mann wegen eines alten Herzinfarkts mit Markumar behandelt wurde, ließ sich nicht ermitteln. Die keineswegs aussichtslose Diagnostik und Operation war wegen eines Einspruchs der Angehörigen aufgeschoben worden. Hervorzuheben war weiter, daß histologisch schon nach $3^{1}/_{2}$ Tagen eine Eisenreaktion an den Meningen nachweisbar war. – Verurteilung des Schlägers wegen Körperverletzung mit Todesfolge.

Fall 11.21, L 338/74. Akute SDB aus Arteria frontobasalis an abgeschertem Seitenzweig mit rezidivierenden Blutungen. Mißhandlungen über 3 Wochen.

Vorgeschichte: Die 30jährige Sekretärin (Trinkerin) vom Verlobten wegen Trunkenheit geschlagen. Nach Angaben des Verlobten: Mißhandlungen über einen Zeitraum von gut 3 Wochen:
30. 6.: Faustschläge gegen den Oberarm, zu Boden gestoßen.
18. 7.: Zu Boden gestoßen; mit dem Kopf auf den Fußboden aufgeschlagen (?)
19. 7.: Angeblich gestürzt. Linke Gesichtsseite angeschwollen. Verletzte verlangte nach Alkohol und trank.
20. 7.: Aufgewacht, blieb im Bett, atmete schwer. Erbrechen, ließ unter sich. Bei Bemühungen sie aufzurichten, gegen Couchlehne gefallen, Alkohol eingeflößt. Epileptischer Anfall, danach leblos (20.7., 13.00 Uhr).
Soll einen Tag vor dem Tod noch von Zeugen gesehen worden sein.

Obduktion: Akute subdurale Blutung links, 225 ml frisch geronnen; kein Schädelbruch. Ausgedehnte frische Blutungen an der linken Kopfseite vom Scheitel bis zum Kinn mit besonders starker Schwellung der linken Wange und Monokelhämatom; kantig begrenzte Schürfung anschließend an den linken äußeren Augenwinkel (4,5 × 1,8 cm). Quetschwunden an den Schleimhautlippen links gegenüber den Zahnreihen. An der rechten Scheitelseite münzengroße frische Blutunterlaufung. Große, frische Blutunterlaufung an der Außenseite des linken Oberarms, kleinere am linken Unterarm. Fettleber.

Alkohol: Blut 0,35 ⁰/₀₀, Harn 0,67 ⁰/₀₀.

Nachuntersuchung des Gehirns: An der Außenseite der unteren Stirnwindung links 4 × 6 cm große dünne subarachnoidale Blutung rund um einen schlitzförmigen Riß in der Arachnoidea, knapp oberhalb der Fissura Sylvii. Inmitten dieses Risses liegt eine kurze Strecke eines Seitenastes der Arteria cerebri media (Arteria frontobasalis) frei, auf dem ein hirsekorngroßes Gerinnsel haftet.

Histologie: Das Gerinnsel besteht aus gelapptkernigen weißen Blutzellen und Faserstoffmembranen zwischen roten Blutkörperchen. Es deckt die Abgangsstelle eines kleines Seitenzweigs, der abgeschert ist. In der dichten subarachnoidalen Blutung Fibroblasten, Leukozyten und zahlreiche Makrophagen mit diffuser Eisenreaktion darunter; in der Hirnrinde ein keilförmiger, gut abgegrenzter Bezirk mit hypoxischen Ganglienzelldegenerationen und ödematöser Auflockerung; in den kleinen Rindengefäßen Randstellung von Leukozyten und Blutungshülsen in den Virchow-Robin-Räumen. In der Blutunterlaufung an der linken Wange keine Eisenreaktion; jedoch in der gequetschten Lippenschleimhaut (Altersschätzung: mehr als 5 bis 7 Tage). Lungenödem und herdweise Lungenentzündung.

Epikrise: An der traumatischen Entstehung der subduralen Blutung war nicht zu zweifeln. Die Blutunterlaufungen im Gesicht waren alle links, wohin Faustschläge gewöhnlich treffen. Der angegebene Zeitablauf war nach der Gerichtsverhandlung gut mit den anatomischen und histologischen Befunden in Einklang zu bringen. Nach der Eisenreaktion war die primäre Gefäßverletzung wohl schon um den 12.7. herum entstanden. Die subdurale Blutung hatte wahrscheinlich aber erst am Tag vor dem Tod ihre volle Ausprägung erhalten. Vermutlich hatten neue Einwirkungen ein Verschlußgerinnsel abgelöst. Der im Leichenblut festgestellte Alkoholgehalt entsprach wahrscheinlich einem Restalkohol. Bei mehrfachen, nur Stunden oder auch einen Tag auseinanderliegenden Einwirkungen, war es schwierig, die Befunde bestimmten Zeitabschnitten zuzuordnen. – Verurteilung wegen Körperverletzung mit Todesfolge.

Fall 11.22, L 352/74. Subakute SDB aus Arteria temporalis media im Bereich von Gegenstoßprellungen. Operation 15 Tage nach Treppensturz, Nachblutung und Tod 1 Tag später.

Vorgeschichte: Der 35jährige Betonbauer (Trinker) war nach Angaben der Ehefrau auf der Haustreppe in betrunkenem Zustand gestürzt, wurde ins Bett gelegt; am nächsten Morgen nicht mehr ansprechbar, Einweisung ins Krankenhaus.

Aufnahmebefund: Pat. soporös, auf Schmerzreize ungezielte Abwehrbewegungen; psychomotorische Unruhe, rechte Gesichtshälfte blau angeschwollen und ödematös, Monokelhämatom rechts, Blutung aus Mund und Nase. Spontanatmung.

Karotisangiographie: Zunächst kein Anhalt für intrakranielle Blutung. Verschlechterung. Kontrollierte Beatmung, am 6. Tag nach der Einweisung immer noch soporös. Die rechte Körperhälfte reagiert auf Schmerzreize weniger.

Wiederholung der Karotisangiographie am 15. Tag: Subdurales Hämatom links.

Osteoklastische Trepanation: Dura gespannt, subdurales Hämatom bereits teilweise organisiert, mit Faßzange entfernt und abgesaugt. Knochendecke entfernt, Deckung des Defekts durch Weichteile. Im Operationsbericht keine Angaben über Beschaffenheit der Hirnoberfläche oder die Blutungsquellen. – Am Tage nach der Operation allgemeines Kreislaufversagen, nicht mehr zu beheben.

Obduktion: Trepanationslücke an der linken Schädelseite, 11 × 9 cm. Locker geronnenes Blut auf der harten Hirnhaut. Sichelförmiger subduraler Bluterguß links, 65 ml. Die linke Großhirnhälfte um 1 cm nach rechts verschoben. An der Außenseite des linken Schläfenlappens reichliche Blutgerinnsel. Nach ihrer Entfernung auf einem Schlagaderzweig (A. temporalis media) kleine Gerinnsel. Prellungsherd 7 × 2 cm groß in der Umgebung. Kein Schädelbruch erkennbar, blutunterlaufene Schwellung an der linken Gesichtsseite. Schädel bis 10 mm dick. Mächtige Fettleber, 2120 g. – Histologische Untersuchung nicht durchgeführt.

Epikrise: Ob es sich nur um einen Treppensturz gehandelt hatte, oder ob noch andere Einwirkungen in Frage kamen, war nicht mehr festzustellen, zumal die Ermittlungen erst nach dem Tode, 16 Tage nach dem Vorfall aufgenommen wurden. – Wenn auch die Möglichkeiten der Untersuchung nicht voll ausgeschöpft wurden, so läßt sich dieser Fall doch zu den anderen einordnen. – Nach dem Obduktionsbefund scheint es sich um eine Gegenstoßprellung gehandelt zu haben, in der es an der Außenseite des linken Schläfenlappens zu einer Schlagaderverletzung gekommen war. Ein Bruch des Hirnschädels war bei der Obduktion nicht nachzuweisen.

Fall 11.23, Tgb.Nr. 706/75 (Nachbegutachtung). Subakute SDB aus A. pericallosa an abgeschertem Seitenzweig und aus Brückenvenen. Treppensturz. 13 Tage überlebt. Gerinnungsstörung.

Vorgeschichte: Der 46jährige Rentner war bei Widerstand gegen Polizeibeamte mit diesen über 5–6 Stufen einer Treppe gestürzt, vorübergehend bewußtseinsgetrübt. Nach Einlieferung ins Polizeirevier als haftfähig bezeichnet und – nach Feststellung der Personalien – 3 h und 40 min später nach Hause entlassen. Dort ohne fremde Hilfe eingetroffen. Wegen Unruhe, Lichtempfindlichkeit, Kopfschmerzen, Erbrechen, Schlafbedürfnis, Schwindel, Gleichgewichtsstörungen mehrfach Ärzte konsultiert. Schließlich 8 Tage nach dem Vorfall Krankenhausaufnahme.

Aufnahmebefund: Benommen, zunehmende Bewußtseinsstörungen, Nackensteifigkeit, Sprachstörungen, Hemiparese rechts, Pyramidenzeichen.

Arteriographie: Links Zeichen für eine Subduralblutung. Operation wegen Gerinnungsstörung unterlassen: Quick-Wert 20%! Nach klinischem Befund Hemmkörper gegen Gerinnungsfaktoren infolge Autoaggressionskrankheit. Tod 13 Tage nach dem Vorfall.

Obduktion[3]: Subdurale Blutung links, fest geronnen, über der Mantelfläche 90 ml und im hinteren Drittel des Längsspalts zwischen den Großhirnhalbkugeln 70 ml. Dünner subduraler Blutfilm auch rechts. Kein Schädelbruch. Keine Prellungsherde in der Hirnrinde an der Basis. Bei der Obduktion und bei der nachfolgenden histologischen Untersuchung wurde die Quelle der subduralen Blutung zunächst nicht aufgedeckt. Wegen Gerinnungsstörungen Annahme einer krankheitsbedingten subduralen Blutung.

Zweitgutachten: Nachuntersuchung des zerlegten, in Formalin gehärteten Gehirns und der histologischen Schnittreihen.

Histologie: An der Innenseite der linken Hemisphäre findet sich im hinteren Drittel gegenüber dem unteren Rand der großen Sichel an einem oberflächlichen Rindenast der A. pericallosa ein Seitenzweig aus dem Stammgefäß ausgerissen; die Arachnoidea ist ebenfalls gerissen und zusammen mit dem Riß in der Schlagaderwand durch Fibrin abgedeckt. Der kleine Seitenzweig ist unter die Arachnoidea gerutscht. Im hinteren Drittel der linken Mantelkante eine ziemlich starke subarachnoidale Blutung im Bereich von Pacchioni-Granulationen; ein gerissener Venenast mit Leukozyten durchsetzt. In der Arachnoidea reichlich Makrophagen mit Eisenpigment.

Epikrise: Die subdurale Blutung war sowohl aus der gerissenen Brückenvene als auch aus der gerissenen Schlagader erfolgt. Sowohl die venöse wie die arterielle Blutung lassen keinen Zweifel daran, daß es sich um eine Traumafolge handelte; wobei eine Rotationswirkung anzunehmen ist. Zweifellos hat die Blutgerinnungsstörung für die Entstehung der Blutung begünstigend gewirkt. Erstaunlich ist aber, daß trotz der Gerinnungsstörung die Verletzungsstelle wenigstens vorübergehend mit Gerinnsel abgedichtet worden war. – Nach der Vorgeschichte war der Treppensturz kausal für die tödliche subdurale Blutung. Die Einwirkungsstelle in der Kopfschwarte war bei der Leichenöffnung nicht sicher auszumachen, zumal im Krankenhaus das EEG mit Nadelelektroden abgeleitet worden war und sich somit zahlreiche Blutunterlaufungen in der Kopfschwarte fanden. Anhaltspunkte für Stock- oder Faustschläge in das Gesicht fanden sich nicht. – Einstellung des Verfahrens gegen die Polizeibeamten.

Fall 11.24, L 9/76. Akute SDB, ausgehend von angerissener, mit der Dura verwachsener Schlinge der Arteria parietalis anterior nach alter Verletzung; Sturz (?) einige Stunden vorher (Abb. 11.14a u. b).

Vorgeschichte: Die 48jährige Hausfrau wurde von den Angehörigen tot im Bett aufgefunden (Trinkerin); soll

---

3 (an anderer Stelle)

am Vormittag des Todestags reichlich Alkohol getrunken haben. Sturz im alkoholisierten Zustand oder geschlagen worden (?).

Obduktion: Akutes SDH links, 160 ml locker geronnenes Blut. Kein Schädelbruch. Keine Prellungsherde an der Gehirnbasis. Starke Mittelhirnverdrängung nach rechts. Erweichungen im Gyrus hippocampi und Blutaustritte im Hirnstamm. Ältere, in Resorption begriffene subdurale Blutung rechts mit dünnen Neomembranen. Multiple geringfügige Blutunterlaufungen: Stirn rechts, Scheitel links, Augenlider rechts, Schleimhautoberlippe und Kinn links, Außenseite des linken Oberarms und rechter Handrücken. – Lebergewicht 1850 g.

Alkohol: Blut 1,9 $^0/_{00}$, Harn 3,2 $^0/_{00}$, subdurale Blutung 2,4 $^0/_{00}$.

Nachuntersuchung des Gehirns: Am unteren Ende der hinteren linken Zentralwindung ein großer Seitenast der Arteria parietalis anterior durch einen Riß in der Arachnoidea schlingenförmig vorgelagert (war offenkundig mit der harten Hirnhaut verwachsen und wurde bei der Entnahme des Gehirns beschädigt). Alle Brückenvenen sind intakt, ohne Blutunterlaufungen an ihren Austrittsstellen. An der Außenseite des rechten Schläfenlappens, knapp unterhalb der Fissura Sylvii, haftet ein weißliches Knötchen am Abgang eines Seitenastes der Arteria temporalis media, das durch einen kleinen Schlitz in der Arachnoidea über die Hirnoberfläche vorragt.

Histologie (linker Parietallappen): Die vorgelagerte Gefäßschlinge zeigt an ihrer Außenwand nebeneinander drei knötchenförmige Verdickungen, in deren Bereich je ein mittlerer Seitenzweig aus dem Stammgefäß abgeschert ist (Abb. 11.14a). Die Lücken im Stammgefäß und der Stumpf des Seitenastes jeweils bindegewebig vernarbt; die Unterbrechungen der Elastica interna scharfrandig; Eisenpigmentschollen in Zellen und frei im Gewebe. In der Umgebung des Fußpunkts der Schlinge eine frische Blutung im Subarachnoidalraum (Blutungsquelle?). Das Knötchen am rechten Schläfenlappen zeigt einen analogen Aufbau, wie oben beschrieben, auch hier ist aus einem Stammgefäß ein Seitenast ausgerissen und die Stelle vernarbt (Abb. 11.14b). Die Membranen an der harten Hirnhaut sind dünn und enthalten einige Riesenkapillaren zwischen den Bindegewebszellen und kleinere und größere „Blutlinsen". Zwischen den Lamellen Eisenpigment frei und ebenfalls in den Zellen.

Epikrise: An der traumatischen Entstehung der tödlichen subduralen Blutung war nicht zu zweifeln, wenn sich auch durch ein Mißgeschick bei der Obduktion die genaue Quelle dem Nachweis entzogen hatte. Die vorgelagerte Gefäßschlinge an der linken Temporalregion war mit der Dura verwachsen, ebenso eine analoge Stelle am rechten Schläfenlappen. Es waren Restzustände eines oder mehrerer alter Hirntraumen. Dafür sprachen das histologische Bild und alte Duramembranen sowie eine Narbe in der linken Augenbraue. Durch ein neuerliches Trauma war links die Verwachsung offenkundig angerissen und wahrscheinlich Quelle der akuten subduralen Blutung geworden. Die positive Alkoholdifferenz zwischen dem Leichenblut und der subduralen Blutung von 0,5 $^0/_{00}$ spricht dafür, daß die akute Blutung mindestens etwa 3 h vor dem Tode begonnen hatte. Die zahlreichen Blutunterlaufungen im Gesicht waren eher durch Schläge als durch einen zufälligen Sturz in alkoholisiertem Zustand zu erklären. – Die Ermittlungen verliefen aber ergebnislos.

Fall 11.25, L 149/76. Chronische SDB mit rezidivierender subakuter Blutung, durch Operation entleert. Sehr alte vernarbte und frischere Verletzungen der Arteria angularis (Aneurysma). Autounfall 7 Jahre, Schlägerei 45 Tage und Operation 29 Tage vor dem Tod, an Bronchopneumonie gestorben.

Vorgeschichte: Der 33jährige Fleischer war bei einem Raubüberfall erfaßt und geschüttelt, dann durch Faustschläge niedergestreckt und mit Füßen getreten worden. Aus mehreren Kopfwunden blutend liegengeblieben. Keine Bewußtlosigkeit, schilderte den Ablauf des Überfalls im Krankenhaus (Trinker). – Aus der weiteren Vorgeschichte: Autounfall 1969, subdurale Blutung rechts operativ entfernt. Lähmung des rechten Beins und Arms. Blutungsneigung: Prothrombin 35%. Von 1973–1975 wegen chronischem Alkoholismus mehrere Alkoholentzugsdelire. Hepatitis.

Aufnahmebefund (9.2.76): Ausgedehnte Blutunterlaufungen an der linken Kopfseite, Monokelhämatom links, Wunden am Nasenrücken, an der linken Ohrmuschel, an der Oberlippe und über dem Jochbein. Ein Frontzahn oben ausgeschlagen. Ausgedehnte Schürfungen am Rücken, über dem rechten Schulterblatt. Abwehrverletzungen an den Unterarmen.

Röntgen: Kein Schädelbruch, kein Anhaltspunkt für Hirnverletzung. Bei Intensivtherapie zunächst leichte Besserung. Krampfanfall am 3. Tag, Übergang in Dämmerzustand. Nach Distraneurin zunächst psychisch unauffällig, Echo-EG ohne Hämatomverdacht, EEG jedoch verschlechtert, im weiteren Verlauf Jackson-Anfälle, zunehmende Eintrübung des Bewußtseins und Übergang zu generalisierten Krampfanfällen, spastische Hemiparese rechts.

Karotisangiographie am 25.2.: Subdurales Hämatom rechts.

Neurochirurgie: Trepanation und Entleerung von 100 ml eines verflüssigten „chronischen" subduralen Hämatoms am 16. Tag nach der Verletzung. Keine Wiederkehr des Bewußtseins, allmähliche Verschlechterung und Tod am 25.3. infolge einer Infektion der Lungen.

Obduktion: Zustand nach osteoklastischer Trepanation rechts. Rostbraune subdurale Blutungsreste, vorwiegend rechts, über Scheitel- und Hinterhauptslappen. Kein Schädelbruch, keine Gegenstoßprellungen der Hirnrinde oder Narben davon. Hydrocephalus internus. Unregelmäßige Narben im rechten hinteren Scheitelgebiet und in den Augenbrauen. Alte Operationsnarben rechts. Fettleber (2900 g), Bronchopneumonie.

Nachuntersuchung des Gehirns: An der rechten parietookzipitalen Region, 6 cm von der Mantelkante entfernt, eine stärkere Pigmentierung der inneren Hirnhäute, in deren Bereich in der Mitte durch einen Schlitz in der Arachnoidea ein pfefferkorngroßes, schwach bräunlich gefärbtes Knötchen vorragt; diese Stelle liegt über einer Windungskuppe an einem größeren Schlagaderast (Arteria angularis). An der harten Hirnhaut über dem Knötchen im weiteren Umkreis Membranen mit rostbraunen Blutungsresten.

Histologie (Stufenschnitte, Paraffin): Das Knötchen sitzt an einer Stelle, wo ein kleiner Seitenast einer Rindenarterie abgeschert ist. Es besteht aus konzentrischen Fibrinlagen, die mit Spindelzellen durchwachsen sind. Das Stammgefäß ist daneben an einer Gabelung breit aufgerissen und auf eine längere Strecke mit kernarmen Bindegewebe und Kapillaren ausgefüllt (alter organisierter Thrombus). Die Arachnoidea ist in weitem Umfang verdickt, ihr Maschenwerk verödet, mit eisenpigmenthaltigen Makrophagen und Nestern von hellgelben Hämatoidinkristallen durchsetzt. Venenquerschnitte in unmittelbarer Umgebung haben eine verdickte Wand, zeigen aber sonst keine Auffälligkeiten. Im Bereich der Tangentialfaserschichte in der Hirnrinde Makrophagen mit Eisenpigmentschollen. Die Duramembranen zeigen eine Doppelschichtung. Die äußere Schichte ist meist etwas dicker als die Dura selbst, kernarm, Eisenpigmentschollen sind meist frei; die innere Schichte besteht aus wenigen zarten Bindegewebslamellen mit massenhaft eisenpigmentführenden Makrophagen, einzelnen Riesenkapillaren und „Blutlinsen".

Epikrise: Der 33jährige Mann war 45 Tage nach einer Schlägerei, 29 Tage nachdem durch osteoklastische Trepanation ein chronisches subdurales Hämatom rechts entleert worden war, letztlich an einer Bronchopneumonie gestorben. Nach dem morphologischen Befund war ein Seitenzweig aus dem Stamm der Rindenarterie abgeschert worden. An dieser Stelle hatte sich vermutlich zunächst ein kleines Aneurysma gebildet, aus dem es zu schubweisen Nachblutungen in den rechten Subduralspalt kam, bis es schließlich obliterierte. Daneben fand sich die Gabelung des Stammgefäßes aufgerissen und vernarbt. Diese Veränderung war viel älter als das zuerst beschriebene „Knötchen". – Schon 7 Jahre vor dem Tod war nach einem Autounfall in einer Neurochirurgischen Klinik ein Subduralhäma-

tom rechts lediglich durch ein okzipitales Bohrloch entleert worden. Die alte vernarbte Verletzung der Rindenschlagader könnte schon 1969 entstanden und mit der Dura verwachsen gewesen sein. Bei dem neuen Trauma könnte die Verwachsung gerissen und Quelle der rezidivierenden Blutung geworden sein. Mit dieser Erklärung stimmt auch der histologische Befund an der harten Hirnhaut überein, wo neben einer alten zell- und gefäßarmen äußeren Membran eine zellreiche innere Membran festzustellen war.

Fall 11.26, L 440/76. Altes Aneurysma an der Arteria angularis am Abgang eines Seitenastes, durch subakutes Trauma gelockert, geringe SDB (Nebenbefund). Tod nach Mißhandlung durch Ertrinken in der Badewanne (Abb. 11.19).

Vorgeschichte: Die 42jährige Buchhalterin (Trinkerin) wurde von ihrem Ehemann wegen ihrer Trunksucht 10–12mal mit der flachen Hand (?) in das Gesicht geschlagen. Sie sei schließlich mit der rechten vorderen Kopfseite gegen eine Wandecke gestoßen und dann rückwärts auf den Hinterkopf gefallen: „Es hat ganz schön gebumst". Nach 15 min habe er sie kopfüber in der Badewanne hängend gefunden, aus der Brause sei heißes Wasser über das Gesicht geflossen. Wiederbelebungsversuche seien erfolglos geblieben. Die Feuerwehr traf die Frau rund 1 h nach dem Vorfall tot an. 3 Jahre vor dem Tod, wegen Treppensturz mit Kopfwunde im Krankenhaus behandelt worden, ebenso 2–3 Wochen vor dem Tod nach einem Sturz mit einer Wunde an der linken Augenbraue. In der Folgezeit Kopfschmerzen.

Obduktion: Ballonierte Ertrinkungslungen mit Zeichen von Bluteinatmung. Schädelbruchsystem mit Zentrum in der Hinterhauptsschuppe, Schürfung in der Kopfschwarte. Sprung durch das linke Scheitelbein bis zum Stirnbein. Wenig geronnenes Blut im Subduralspalt links. Parietale Brückenvenengruppe an der Mantelkante links gerissen. Geringe subarachnoidale Blutung an der Unterseite der Stirn- und Schläfenpole. An der rechten Seite dünne, ältere, subdurale Blutung über der Parietal- und Okzipitalregion mit Membranen. An der Hirnrinde haftet hier über einem Schlagaderstamm (A. angularis) ein fast linsengroßes Knötchen (Abb. 11.19). Zahlreiche Hämatome im Kopfschwarten- und Gesichtsbereich. Ältere frisch aufgebrochene Riß-Quetsch-Wunde an der linken Augenbraue. Schleimhautlippen gegenüber den Zahnreihen gequetscht. Landkartenförmig begrenzte Verbrühungen II. Grads an der rechten Gesichtshälfte rund um den Mund und die rechte Wange bis in die Ohrmuschel; hier noch einige Blasen. Kleine Schürfung und Blutunterlaufung in der Halsmitte. Ausgedehnte Blutungen im rechten Musculus sternocleidomastoideus. Linkes oberes Kehlkopfhorn gebrochen. Stauungsblutaustritte in den Augenlidern und Bindehäuten, blutunterlaufene Schwellungen an den äußeren Augenwinkeln.

Rippenfrakturen rechts 3. bis 11., links 3. bis 7. Rippe (Wiederbelebung?). Streifige blutunterlaufene Hautabschürfungen am Rücken. Geringfügige Blutunterlaufung im Bereich des Oberbauchs.

Alkohol: Blut 2,8 ⁰/₀₀, Harn 3,86 ⁰/₀₀, subdurale Blutung links 2,3 ⁰/₀₀.

Histologie: Brückenvenenriß an der linken Mantelkante ohne wesentliche Zellreaktion und Gerinnselbildung: in der Umgebung dichte Blutung in den weichen Hirnhäuten. – Das Knötchen an der rechten Arteria angularis stellt ein dickwandiges kleines Aneurysma dar, das eine Lücke am Abgang eines ausgerissenen Seitenzweigs deckte. Die Lücke im Stammgefäß ist durch frischere Gerinnsel verschlossen. Das alte Aneurysma zur Hälfte losgelöst und abgedrängt. In der Wand der Aneurysmahöhle keine elastischen Fasern. Beiderseits des Knötchens finden sich Eisenpigmentschollen auch in der Arachnoidea und im bindegewebigen Anteil des Knötchens. Leichte Hämosiderose in der Tangentialfaserschicht, in der Hirnrinde und in den Gliazellen mit Eisenpigment in der Molekularschichte. Eisenpigmentschollen auch in den Adventitiazellen der kleinen Rindenäste in der äußeren Hälfte der Hirnrinde. An der harten Hirnhaut dickere, membranartige Auflagerungen mit zahlreichen Riesenkapillaren, dazwischen eisenpositive Freßzellen und Leukozyten. Im Hinterhauptslappen links an der Unterseite und im linken vorderen Schläfenpol sind kleinere Prellungsherde mit eisenpositiven Freßzellen. – Die histologische Untersuchung der Blutunterlaufungen im Bereich der Gesichtshaut zeigte noch keine Zellreaktion. Im linken Stirnbein ein abgeheilter Sprung.

Epikrise: Der Schilderung des Ehemanns über den Vorfall war nur z.T. zu folgen. Daß die Frau nach dem frischen Schädelbruchsystem und den frischen Hirnverletzungen imstande gewesen sein sollte, selbst in das Badezimmer zu gehen, erschien praktisch ausgeschlossen. Es war vielmehr anzunehmen, daß der Ehemann die Bewußtlose zur Badewanne geschleppt und ihr, gleichsam zur Wiederbelebung, Wasser über das Gesicht laufen ließ und sich einige Zeit nicht um die Frau kümmerte, so daß sie schließlich infolge der Bewußtlosigkeit Wasser einatmete und erstickte. Dabei könnte er irrtümlich den Warmwasserhahn geöffnet haben, womit die Verbrühungen erklärt wären. Er blieb aber in der Gerichtsverhandlung bei seiner Darstellung. – Das Aneurysma an der rechten Parietalgegend hatte für die Begutachtung keine Bedeutung; der Nebenbefund liefert aber für die gegenwärtige Fragestellung wichtige Erkenntnisse. Nach dem histologischen Bild handelte es sich um ein älteres traumatisches Aneurysma, das an der Hirnoberfläche vorragte und durch ein zweites Ereignis „gelockert" wurde. Die Rißstelle hatte sich dann abermals verschlossen, so daß nur eine geringfügige subdurale Blutung entstanden war. Durch die Ermittlungen wurden in der alten

Vorgeschichte zwei Traumen bekannt: 1. Treppensturz, 3 Jahre vor dem Tod, auf den wahrscheinlich der verheilte Schädelbruch im linken Stirnbereich und das Aneurysma an der linken Arteria angularis zurückgingen. 2. Sturz 2–3 Wochen vor dem Tod, mit noch nicht ganz abgeheilter Wunde in der linken Augenbraue. Es ist nicht abwegig, dieses Trauma für die Lockerung des Aneurysmas in Anspruch zu nehmen; diese Stelle wurde jedoch rasch durch Gerinnsel abgedichtet, so daß es nicht zu einer nennenswerten subduralen Blutung kam.

Fall 11.27, L 581/77. Subakute SDB aus altem traumatischen Aneurysma der Arteria angularis, Verwachsungen mit Duramembranen, durch weiteres Trauma, – 32 Tage vor dem Tod – gelöst (Abb. 11.20a–d). Bei Operation – 16 Tage vor dem Tod – Aneurysma nicht entdeckt. Nachblutungen. Sepsis.

Vorgeschichte: Der 39jährige Schlosser soll angeblich im epileptischen Anfall vom Stuhl gefallen sein und wurde bewußtlos ins Krankenhaus eingeliefert. Angeblich 15 Tage vorher alkoholisiert, mit Kopfverletzungen, ohne Erinnerungsvermögen aufgefunden worden.

Krankenhausaufnahme: Am Tage nach der Einlieferung wegen Zunahme der Erscheinungen Karotisangiographie: Subdurales Hämatom.

Osteoklastische Trepanation: Subdurale Blutung rechts, 1 cm dick und geronnen, wird ausgeräumt und gerissene Brückenvene an der ersten Temporalwindung rechts koaguliert. Verletzungen in der Kopfschwarte nicht erwähnt. Deckung des Defekts lediglich durch Weichteile. Nachblutungen unter die Galea im Operationsgebiet aus dem Subduralraum im Verlauf von 12 Tagen. Zunächst zwischen den Nähten abgelaufen, dann durch Punktionen entleert; zeitweise starke Liquorbeimengungen, zuletzt wieder frischere Blutung. Ventrikeldrainage wegen postoperativem Hydrocephalus internus blieb erfolglos. Hohe Temperaturen (Cavakatheterinfektion?) Herzstillstand am 17. Tag.

Obduktion: Sepsis. Multiple Nierenabszesse, septische Milz, Fettleber (2 700 g), Abszeß unterhalb des linken Schlüsselbeins im Bereich der Punktionsstelle. Kein Anhalt für Schädelbruch.

Gehirnbefund: Duraplastik entsprechend der 10,5 × 10 cm großen Trepanationslücke. Reste einer subduralen Blutung an den Brückenvenen und der frontalen Punktionsstelle des rechten Vorderhorns, Hirnschwellung. An der Unterseite beider Stirnpole 4 × 3 cm große alte Rindenprellungsnarben, bräunlich verfärbt und eingesunken. An der rechten unteren Parietalgegend, entlang einem Rindenast der Arteria angularis der Rest einer bräunlich verfärbten subarachnoidalen Blutung über 3,5 cm Länge. Am distalen Ende dieser Stelle eine kraterförmige Lücke in der Arachnoidea, die bis auf die Schlagaderwand reicht (Abb. 11.20a);

gegenüber haftet an der harten Hirnhaut ein pfefferkorngroßes, halbkugeliges Gebilde, das von einer landkartenartig begrenzten dünnen Blutung zwischen bräunlich verfärbten Membranen umgeben ist (Abb. 11.20c).

Histologie (Reihenschnitte): Das halbkugelige Gebilde an der Innenseite der Dura entspricht der Kuppe eines Aneurysmas, das beim Abheben der Dura von der Hirnoberfläche von der Rindenarterie unbeabsichtigt abgetrennt wurde. Die Wandung des Aneurysmas besteht aus dichtgefügten konzentrischen Lagen von ausgereiftem Bindegewebe; an der Kuppe klaffen die verdünnten Bindegewebslagen auseinander und sind von dichtgepackten Fibrinschichten umgeben. Auf der einen Seite schließt eine halbmondförmige Kappe aus lockerem Faserstoffnetzwerk an, in der rote Blutkörperchen dicht gedrängt sind. Das ganze Aneurysma ist in eine schüsselförmige Ausnehmung einer neugebildeten Membran an der Innenseite der harten Hirnhaut eingebettet; diese enthält neben Gefäßen auch noch Blutkörperchen frei in Gewebsspalten und eisenpigmenthaltige Makrophagen. Das Aneurysma saß an einer Gefäßgabel, die zur Hälfte aufgerissen war. Daneben am Ursprung eines kleinen Seitenastes ein abgeheilter Riß in der Gefäßwand, während seine Lichtung durch eine Intimaverdickung verschlossen ist (Abb. 11.20b). Dem Aneurysmahals entspricht die kraterförmige Lücke in der Wand des Stammgefäßes. Zu beiden Seiten findet sich eine lockere Innenhautverdickung, die offenkundig direkt in den Hals des Aneurysmas übergegangen ist. In seiner Lichtung Blutungsreste. Keine krankhaften Veränderungen in der Schlagaderwand. Die Hirnrinde ist darunter in einem etwa 1 cm großen, rundlichen Bezirk eingesunken und zeigt die Zeichen einer Koagulationsnekrose mit Verlust der Ganglienzellen; offenkundig entsprechend der Zirkulationsstörung infolge der verletzten Schlagader. Im Randgebiet reichliche Kapillarsprossen und Fettkörnchenzellen mit positiver Eisenreaktion.

Epikrise: Nach dem histologischen Bild scheint das kleine Aneurysma am Abgang eines Seitenzweigs von der Arteria angularis älter gewesen zu sein als der Sturz, 32 Tage vor dem Tod. Es kann aber dabei infolge einer Rotationswirkung geborsten sein. Jedenfalls ist es als Quelle des subduralen Hämatoms anzusehen, das 16 Tage später operativ entfernt wurde. Das Aneurysma wurde dabei nicht entdeckt, so daß es postoperativ zu Nachblutungen kam. Auch im Zeitpunkt des Tods war die Rupturstelle nach dem histologischen Befund noch nicht vollständig konsolidiert. Die Narben an der Unterseite beider Stirnpole waren nach dem histologischen Bild offensichtlich ebenfalls älter als 32 Tage. Aneurysma und Rindenprellungen könnten somit auf ein- und dieselbe Gewalteinwirkung zurückzuführen sein. Eine Zeitbestimmung war nicht möglich. Es waren jedoch weder in der Intimaverdik-

kung des Stammgefäßes noch im Aneurysmasack neugebildete elastische Fasern zu finden.

Fall 11.28, L 356/78. Zustand nach Ausräumung einer akuten SDB im Bereich eines temporalen seitlichen Prellungsherds, 4 akute Aneurysmen an Gabelungen der Arteria temporalis anterior (Abb. 11.17). Sturz 12 Tage überlebt.

Vorgeschichte: Der 34jährige Chefkoch war in alkoholisiertem Zustand, angeblich infolge eines „Schwächeanfalls" gestürzt. Schlägerei? Einweisung.

Verlauf: Bei der Aufnahmeuntersuchung tief bewußtlos. Blutungen aus rechtem Ohr und Nase, fragliche Schädelfraktur rechts parietal. Starker Alkoholgeruch. Osteoklastische Trepanation: links temporo-parietal ein bis zu 3 cm dickes subdurales Hämatom über der gesamten linken Hemisphäre mit starker Kompression des Gehirns. Mäßige Kontusion im Temporalbereich in Höhe der Sylvi-Furche. Schädelhirntrauma III. Grades. Postoperativ weiter bewußtlos, Streckkrämpfe. Überlebenszeit 12 Tage.

Sektion: Zustand nach osteoklastischer Trepanation links. Duraplastik mit Resten einer subduralen Blutung. Schädelbruch vom rechten Scheitelhöcker in die rechte mittlere Schädelgrube absteigend. Gegenstoßprellung an der Außenseite des Schläfen- und Stirnhirns links, geringfügige subarachnoidale Blutung über dem rechten Schläfenlappen. In Abheilung begriffene Riß-Quetsch-Wunde über dem rechten Scheitelbeinhöcker und Quetschwunde in der Schleimhautober- und -unterlippe links. Mittellinienverdrängung nach rechts. Brückenvenen scheinen unverletzt. – Bronchopneumonie in beiden Lungenunterlappen.

Nachuntersuchung des Gehirns: Am Hirnstamm mit freiem Auge keine Blutaustritte zu erkennen. Prellungsherd an der Außenseite des linken Schläfenpols (3,5 × 2,5 cm). Hier kleine Schlagader freiliegend, mit Lücke am Abgang eines Seitenzweigs, an ihren weiteren Verzweigungen vier größere und drei kleinere Fibrinklümpchen.

Histologie: An der schon makroskopisch erkennbaren Lücke in der Schlagaderwand zeigt sich, daß der ziemlich große Seitenzweig zur Hälfte an seiner Abgangsstelle ausgerissen ist. Zu beiden Seiten und am Gabelungssporn ist die Elastica interna mehrfach gerissen, man hat den Eindruck, daß von dem klaffenden Riß die Kuppe eines falschen Aneurysmas abgelöst wurde. Bei den anderen erwähnten Stellen waren die falschen Aneurysmen voll ausgebildet erhalten. An einem mittelgroßen Rindenast war der Seitenzweig nicht am Ursprung, sondern erst in einiger Entfernung davon abgerissen, wobei am Stumpf eine kleine aneurysmatische Ausweitung des Verschlußgerinnsels festzustellen war. In den Stammgefäßen war eine Thrombose nicht zu finden. In den anschließenden Bezirken der Hirnrinde fanden sich kleinere keilförmige Erweichungsherde, in deren Bereich das Kapillarnetz eine lebhafte perizytäre bzw. adventitielle Reaktion zeigte. Das Zentrum der Erweichungsherde wurde von dichtgedrängten Fettkörnchenzellen und eisenpositiven großen Makrophagen gebildet. Einzelne größere und kleinere Blutaustritte deuten auf eine stärkere Traumatisierung hin, eine Zelldemarkierung gegenüber den nichtbetroffenen Rindenbezirken war nicht festzustellen.

Epikrise: Die oberflächlich gelegenen Schlagadern im Bereich des Prellungsherds gehören offensichtlich zum Verteilungsgebiet der Arteria temporalis anterior, die hier aus dem Anfangsteil der Sylvi-Furche an die Oberfläche gelangt und sich an der Seitenfläche des Schläfenlappens verteilt. Die Gefäßverletzungen sprachen für eine Relativbewegung zwischen der vorderen Seitenwandung der mittleren Schädelgrube, wo noch Impressiones digitatae sitzen. Diese Relativbewegung wurde offensichtlich durch Deformierung des Schädels, die zu einem Schädelbruch geführt hatte, eingeleitet. Bei der Art der Verletzung ist sicherlich eine Unterdruckwirkung von untergeordneter Bedeutung. Die Bedeutung des Falls liegt auch darin, daß das Alter der aneurysmatischen Bildungen von 12 Tagen exakt zu bestimmen war.

Fall 11.29, L 501/78. Akute SDB aus Arteria angularis an abgeschertem Seitenzweig und nachfolgender Aneurysmabildung (Abb. 11.15, 11.16). Sturz rd. 20 h überlebt. Alte Gefäßnarbe am Abgang eines weiteren Seitenzweigs daneben (Abb. 11.9).

Vorgeschichte: Der 67jährige Rentner wurde vor seinem Bett tot aufgefunden. Leichte Blutung aus der Nase; rd. 20 h vorher stark betrunken in der Wohnung gesehen worden. Nach Angabe des behandelnden Arztes chronischer Alkoholiker, litt an Herzkranzgefäßverengung.

Obduktion: Akute subdurale Blutung über der linken Großhirnhälfte. Blut locker geronnen (80 ml). Die Innenseite der Dura über der Hinterhauptsregion zeigt zusätzliche, gelblich-bräunliche Membranen, in denen sich zahlreiche Gefäßsternchen zeigen. Brückenvenen intakt. Kein Schädelbruch, keine Blutunterlaufungen in der Kopfschwarte. Nasengerüst intakt. – Herz: 729 g, Fettleber: 2650 g. – Erhebliche stenosierende Koronarsklerose, Schwielen in der Hinterwand des linken Herzens. Arteriosklerotisches Aneurysma an der Bauchaorta, Narbe an der linken Stirnseite.

Alkohol: Subduralblut 1,0 °/₀₀, Harn 2,3 °/₀₀.

Nachuntersuchung des Gehirns: 1. An der Oberfläche der linken Großhirnhälfte, 2,4 cm hinter der Sylvi-Furche, befindet sich an der Arteria angularis ein stecknadelkopfgroßes Knötchen, das aus einem Schlitz in der Arachnoidea hervorragt, daneben sieht inmitten einer münzengroßen subarachnoidalen Blutung der Stumpf eines kleinen Seitenzweigs vor. 2. Proximal an der gleichen Arterie ein zweites Knötchen am Ursprung eines Seitenzweigs.

Histologie, Stelle 1: Das Knötchen entspricht der Kuppe eines frischen traumatischen Aneurysmas an jener Stelle, wo der kleine Seitenzweig ausgerissen ist. In der Hirnrinde, entsprechend dem Versorgungsgebiet dieses Seitenzweigs, eine landkartenartig begrenzte ödematöse Zone. Der Gefäßstumpf ist abgeflacht, etwas pinselförmig aufgefasert und von Faserstoffmembranen umgeben (Abb. 11.15, 11.16).

Stelle 2: Die knötchenförmige Verdickung erweist sich als kuppenförmige, bindegewebige, zellreiche Narbe, die mit der Arachnoidea verklebt ist. Diese Narbe deckt einen Riß am stumpfen Abgangswinkel des Seitenzweigs und ist durch einen kurzen Elastikariß gekennzeichnet. Im Subarachnoidalraum entlang dem Stammgefäß, besonders in den Furchen, zahlreiche eisenpositive Makrophagen, ebenso in den Perizyten der Rindenkapillaren allenthalben eisenpositive Granula, jedoch keine Narbenbezirke in der Hirnrinde (Abb. 11.9a u. b).

Epikrise: Die Quelle der akuten subduralen Blutung war ein frischer Ausriß eines Seitenzweigs aus der Arteria angularis. Der Fall stimmt mit den anderen Beobachtungen überein, bei denen die Gefäßverletzung durch eine traumatische Einwirkung ausgelöst wurde. Es war ein Sturz in alkoholisiertem Zustand auf das Gesicht anzunehmen, äußere Verletzungsspuren fehlten jedoch. Der Fall ist auch noch dadurch bemerkenswert, daß Anzeichen für einen vernarbten Riß an dem Abgang eines Seitenzweigs, ältere Blutungsreste in den Meningen und Membranbildungen an der harten Hirnhaut nachzuweisen waren. Auch hier handelt es sich offensichtlich um Folgen einer traumatischen Einwirkung längere Zeit vor dem Tode. Der Mann war ein chronischer Alkoholiker; wie so häufig in solchen Fällen waren die Vorgänge, die Anlaß zu den Einwirkungen auf den Kopf gewesen waren, nicht exakt zu rekonstruieren. Anhaltspunkte für krankhafte Veränderungen am Gefäßsystem waren jedenfalls nicht festzustellen.

Fall 11.30, L 592/78. Zustand nach Kraniotomie und Ausräumung einer subakuten SDB. Blutungsquellen an Arteriae parietales im Bereich von zwei abgescherten Seitenzweigen, durch Gerinnsel abgedeckt. Sektorenförmige „Mediadegenerationen" im Stammgefäß daneben (Abb. 11.10a u. b). Treppensturz, 13 Tage überlebt.

Vorgeschichte: Die 42jährige Frau war angeblich auf der Treppe gestürzt, kein Arztbericht. 13 Tage später Einweisung in tiefer Bewußtlosigkeit. Klinische Diagnose: Subdurales Hämatom. Operation: Ausräumung eines 2 cm dicken Hämatoms, blutende Stellen rechts parieto-temporal, mit Fibrospum abgedeckt; keine Erholung, Tod am selben Tag.

Obduktion: Zustand nach osteoklastischer Trepanation rechts, geringfügige Blutungsreste rechts an der harten Hirnhaut mit Blutunterlaufungen an den Brükkenvenen. Kein Schädelbruch; Blutung in der Kopfschwarte im Bereich des linken Stirnhöckers. Keine weiteren Verletzungen. Hirnlähmung. Mäßige Fettleber, 2015 g. Herz, 420 g, leichte Linkshypertrophie, mäßige Atheromatose der Schlagadern.

Nachuntersuchung des Gehirns: An der Arteria parietalis ascendens, Ramus anterior und an der rechten Arteria parietalis posterior in gleicher Höhe, 3 cm oberhalb des hinteren Endes der Fissura Sylvii, je ein flaches, bräunliches Gerinnsel, von nicht ganz 1 cm Durchmesser, über die Arachnoidea vorragend. Am Querschnitt durch das Mittelhirn ausgedehnte Stauungsblutungen. Kleiner Prellungsherd an der Unterseite des rechten Stirnpols.

Histologie: Die erwähnten Gerinnsel ragen aus Schlitzen der Arachnoidea vor und decken Stellen, wo je ein Seitenzweig aus dem Stammgefäß am Ursprung abgeschert ist, ihre Stümpfe enthalten Gerinnsel, ihre Wand erscheint nekrotisiert. Die Gerinnsel selbst sind bereits mit Fibroblasten durchsetzt, im Subarachnoidalraum neben Blutungsresten eisenpositive Makrophagen. Entsprechend dem Versorgungsgebiet der Seitenzweige in der Hirnrinde ein Status lacunaris mit erweiterten Kapillaren und leichter Siderose in der Umgebung. Gegenüber den ausgerissenen Seitenzweigen ist je ein breiter Sektor der Wand des Stammgefäßes eigenartig verändert. Die Muskelzellen weitgehend geschwunden, nur mehr spärliche Kernschatten erkennbar, die Reste sind mit feinkörnigen Kalkschollen durchsetzt, die elastische Innenhaut nirgendwo unterbrochen. In der Intima, soweit die Mediaveränderungen reichen, Randstellung von polymorphkernigen Leukozyten in einem lockeren Fibrinnetz, daneben auch Makrophagen, jedoch ohne Eisenreaktion und im Zentrum der Veränderungen auch Spindelzellen (Abb. 11.10a u. b). Auch im Subarachnoidalraum Kalkschollen.

Epikrise: Die Vorgeschichte blieb im dunkeln, doch war ein Sturz auf den Kopf anzunehmen. Der Lokalbefund sprach für die traumatische Abscherung von Seitenzweigen. Durch die eigenartige Mediadegeneration daneben unterscheidet sich dieser Fall von den übrigen, sie war wohl etwas jünger als die Verletzungen selbst, somit wäre eine Reaktion darauf möglich; wie man sich die Zusammenhänge jedoch vorzustellen hat, muß offen bleiben, zumal vergleichbare Befunde nicht zu finden waren.

11.4 Ergebnisse

Unter den 30 Fällen von traumatischen subduralen Blutungen mit isolierten arteriellen Blutungsquellen fanden sich 9 Frauen und 21 Männer, ein Verhältnis, das sich, wie auch sonst in ähnlichem Zusammenhang, aus dem Umstand erklärt, daß Männer häufiger in traumatische Geschehen verwickelt sind. Die akute Alkoholisierung spielte eine wichtige Rolle (nur ein 26jähriger Mann – Fall 1 – stand sicher nicht unter Alkohol). 23mal war mit einer Trunkenheit im Zeitpunkt des Vorfalls zu rechnen, 6mal blieb die Frage der Alkoholisierung fraglich. In 9 Fällen wurden Blutalkoholkonzentrationen zwischen 0,35–3,1 $^0/_{00}$ gemessen (Durchschnitt 1,9 $^0/_{00}$). Nach der Vorgeschichte war in der Überzahl ein chronischer Alkoholismus anzunehmen; bei den Obduktionen war dementsprechend eine hochgradige Fettleber oder Zirrhose gefunden worden.

Hinsichtlich der Art der Gewalteinwirkung handelt es sich 5mal um einen Verkehrsunfall, 19mal um Stürze aus verschiedenen Ursachen, 13mal war eine Schlägerei vorausgegangen, 5mal war die Ursache eines Sturzes nicht zu ermitteln, und 1mal hatte eine Granatsplitterverletzung zu einem seichten Impressionsbruch geführt.

Äußere Verletzungsspuren wurden in 25 Fällen verzeichnet, es handelte sich zumeist nur um geringfügige Blutunterlaufungen und Schürfungen, vor allem im Gesicht und in einzelnen Fällen auch um Wunden in der Kopfschwarte; in 5 Fällen fanden sich, wohl wegen der längeren Überlebenszeit nach dem Trauma, keine Angaben.

Bei dem Versuch, die Fälle nach dem Alter der SDB zu ordnen, ergaben sich erhebliche Schwierigkeiten. Die raumfordernden Blutergüsse waren bei der Leichenöffnung, mit einer Ausnahme, geronnen, sie machten in 15 Fällen einen akuten Eindruck, in 7 Fällen waren sie als subakut, in 5 Fällen als chronisch einzustufen; 3mal handelte es sich neben den verletzten kortikalen Schlagadern nur um Nebenbefunde und 5mal war der Tod trotz operativer Entfernung der SDB eingetreten. Teilt man die Fälle, soweit das Trauma einigermaßen zeitlich zu fixieren war, nach den Überlebenszeiten ein, war der Tod 9mal innerhalb von 1–40 h, 7mal zwischen 3 und 20 Tagen und 5mal nach 20–70 Tagen eingetreten. Die 5 Fälle mit ungenauen Angaben und die 3 Fälle als Nebenbefunde verteilen sich ungleichmäßig auf die 3 Hauptgruppen, die, wie ersichtlich, als akute, subakute und chronische Fälle einzustufen sind. Die unterschiedlichen Intervalle bei den akuten Blutun-

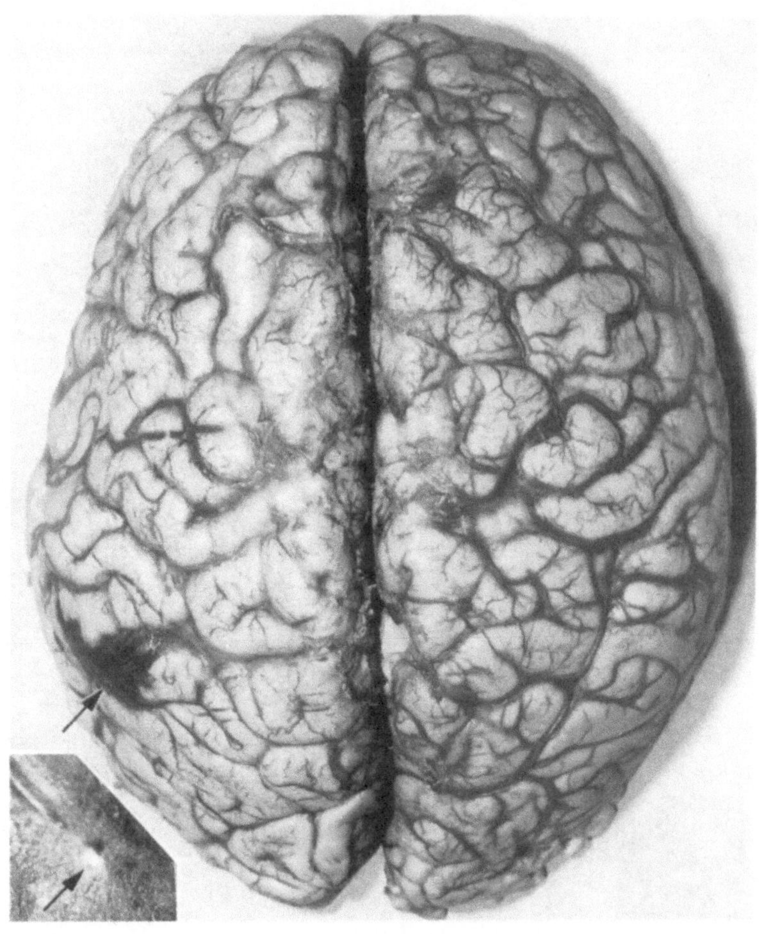

Abb. 11.3. Umschriebene SAB rund um abgescherten Seitenzweig der A. parietalis post.; Ausschnitt links unten; Stumpf des Seitenzweigs ragt aus der Arachnoidea vor (↓↓); linke Großhirnhälfte unter dem Druck der Blutung komprimiert. – Fall 11.14: 55 J., ♂; Schlägerei. Akutes SDH 140 ml. Freies Intervall 34 h. Überlebenszeit 48 h

gen erklären sich z.T. aus der subjektiven Ungenauigkeit bei der Einschätzung, z.T. aber auch mit unterschiedlichen freien Intervallen (s.S. 213).

Handelte es sich um eine akute oder subakute Blutung, so kennzeichnete gewöhnlich eine kaum münzengroße subarachnoidale Blutung die Stelle des verletzten Rindenschlagaderastes (Abb. 11.3, 11.4). Seltener ist der subarachnoidale Blutungsherd von größerer Ausdehnung. In der Arachnoidea findet sich oft nur ein 2–3 mm großer Schlitz, aus dem ein pfefferkorngroßes Gerinnsel vorragt. Dieses haftet an der verletzten Rindenschlagader. Manchmal ragt der Stumpf eines am Ursprung abgescherten Seitenastes durch den Riß in der Arachnoidea etwas vor (Abb. 11.3). Es besteht demnach eine offene Verbindung zum Subduralspalt. Bei massiven subduralen Blutungen ist dann die Blutungsquelle an der Hirnoberfläche natürlich von der Dura abgedrängt. Ist das Gerinnsel bei der Präparation abgefallen, oder an der Dura hängengeblieben, ist eine kraterförmige Lücke in der Arachnoidea zu erkennen (Abb. 11.4).

Die Lokalisation der nachgewiesenen kortikalen Schlagaderverletzungen wurde in eine halbschematische Skizze eingetragen (Abb. 11.5). Man kann daran gut erkennen, daß die Blutungsquellen in jenem Rindengebiet zu finden sind, wo die großen Äste der Arteria cerebri media aus der Insel und dem okzipitalen Teil der Fissura Sylvii aufsteigen. Die größere Anzahl der Blutungsquellen findet sich in der oberen Hälfte des Großhirns im parieto-okzipitalen Übergangsgebiet, aber auch an der Seite der Schläfen- und Stirnlappen. In einer Reihe von Fällen waren in einem umschriebenen Rindengebiet gleich mehrere Schlagaderverletzungen zu finden, was bei traumatischen Schäden verständlich ist. Nur einmal fand sich an der A. pericallosa ein Seitenzweig abgeschert (Fall 23). Im Fall 5 war die A. corporis callosi gezerrt.

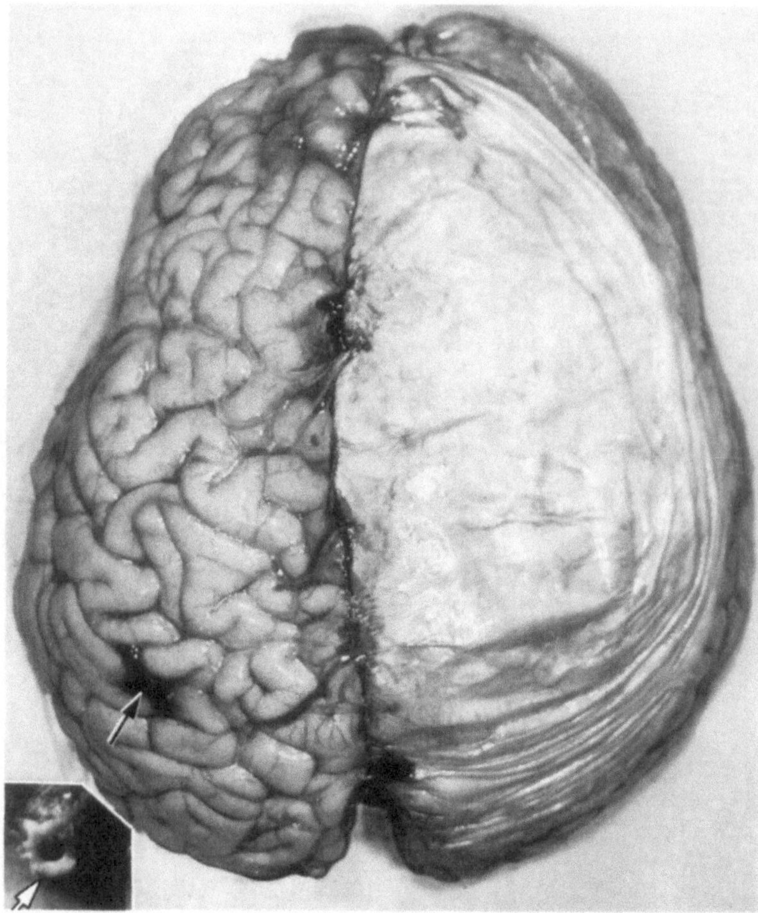

Abb. 11.4. Kleine SAB um gerissene Gabelung der A. angularis; links unten kraterförmige Lücke in der Arachnoidea (↓↓). Zerrung der Brückenvenen. Harte Hirnhaut nach rechts geschlagen (s. Abb. 11.11). – Fall 11.19: 46 J., ♂; Schlägerei und Sturz. Akute SDB 140 ml. Freies Intervall? Überlebenszeit 6 h. Kein Schädelbruch

Nachdem die Fälle anatomisch und histologisch unter der Berücksichtigung der Vorgeschichte durchgearbeitet wurden, zeigte sich, daß die arteriellen Blutungsquellen nach ihrem vorherrschenden morphologischen Verhalten in 4 Typen einzuteilen sind:

I   Abscherung von kleinen Seitenzweigen aus einem stärkeren Rindengefäß (Fälle 11.2, 11.6, 11.7, 11.9, 11.10, 11.12, 11.14, 11.16, 11.18, 11.20, 11.21, 11.22, 11.23, 11.30);

II Riß in einer Gabelung eines Rindenschlagaderastes in zwei annähernd gleichwertige Äste (Fälle 11.1, 11.3, 11.5, 11.13, 11.19);

III Loslösung einer ganzen Schlinge einer Rindenschlagader von der Gehirnoberfläche und Verlagerung nach außerhalb der Arachnoidea (Fälle 11.8, 11.17, 11.24);

IV traumatische Aneurysmen an den betroffenen Rindenschlagadern (Fälle 11.4, 11.9, 11.11, 11.15, 11.25, 11.26, 11.27, 11.28, 11.29).

Bei den Fällen mit mehrfachen Verletzungen waren die einzelnen Stellen meist verschiedenen Typen zuzuordnen. Im folgenden sollen zunächst die wichtigsten morphologischen Befunde getrennt und dann die Gemeinsamkeiten hinsichtlich der subduralen Blutung, des Verlaufs und der Biomechanik zusammengestellt werden.

11.4.1 Abscherung von Seitenzweigen

Am besten sind die makroskopischen Verhältnisse am Fall 11.6 zu erkennen; hier zieht aus dem oberen Winkel des okzipitalen Teils der Sylvi-Furche ein starker Ast der Arteria cerebri media, offensichtlich handelt es sich dabei um die Arteria temporo-occipitalis, schräg über die oberste Schläfenwindung hinweg, um sich in die nächste Furche hineinzusenken (Abb. 11.6). Der Gefäßstamm liegt auf eine Strecke von we-

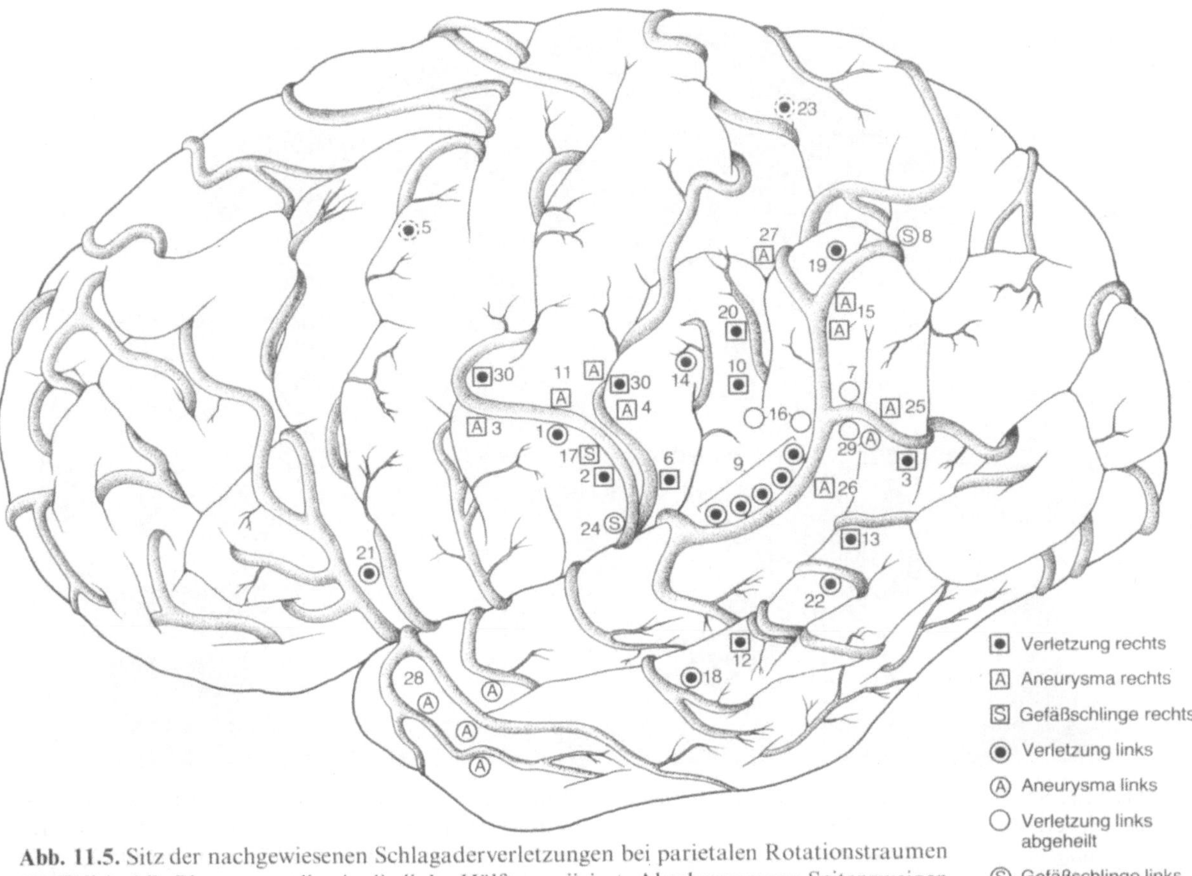

Abb. 11.5. Sitz der nachgewiesenen Schlagaderverletzungen bei parietalen Rotationstraumen (30 Fälle). Alle Blutungsquellen in die linke Hälfte projiziert. Abscherung von Seitenzweigen 13mal, Riß in einer Gabelung 5mal, Loslösung von Schlingen 3mal, traumatische Aneurysmen 9mal (Weite der Schlagadern überdimensioniert)

nigen Millimetern innerhalb einer ovalen Lücke der Arachnoidea frei. Das Gerinnsel, das an dieser Stelle ursprünglich haftete, war bei der Präparation abgefallen. In der Gefäßwand ist eine nadelstichgroße Lücke zu erkennen und darunter sieht der ausgerissene Stumpf des Seitenzweigs vor, der im Bogen zur Hirnrinde zieht.

Die histologische Untersuchung bestätigte den makroskopischen Eindruck.

Der Fall 11.9, bei dem hintereinander an demselben Rindengefäß 5 Seitenzweige abgeschert waren, zeigt dieselben Verhältnisse im histologischen Bild recht anschaulich. Die Lücke im Stammgefäß und der abgescherte Seitenzweig sind an einer Stelle in einer Ebene getroffen (Farbtafel 11.Ia). Diese ideale Darstellung gelingt sehr selten, weil die Schnittführung meist nicht so exakt ausgewählt werden kann, außerdem ist es meist gar nicht möglich, den Stumpf des Seitenzweigs und die Lücke im Stammgefäß

in eine Ebene zu bekommen, zumal man auch mit verletzungsbedingten und präparatorischen Verschiebungen zu rechnen hat (Farbtafel 11.Ib). Stützt man sich auf einige wenige Schnitte, kann der irrige Eindruck entstehen, das Rindengefäß sei durch eine innere Drucksteigerung rupturiert; dies besonders dann, wenn die Lücke im Stammgefäß durch den Blutdruck nachträglich auseinandergedrängt wird (Farbtafel 11.Ic). Nur durch Serienschnitte ist der wahre Sachverhalt aufzuklären.

Abgescherte Seitenzweige sind häufig von sehr kleinem Kaliber. Die Rißränder am Stammgefäß erwiesen sich als unregelmäßig, zackig und z.T. auch noch mit Resten der Arachnoidea „verklebt". Zweifellos wird dadurch der Verschluß der kleinen Lücken in der Gefäßwand erleichtert; außerdem dürften die etwas niedrigeren Druckverhältnisse in den Rindengefäßen die Gerinnung begünstigen. Es ist deshalb nicht weiter verwunderlich, daß die kleinen Lücken

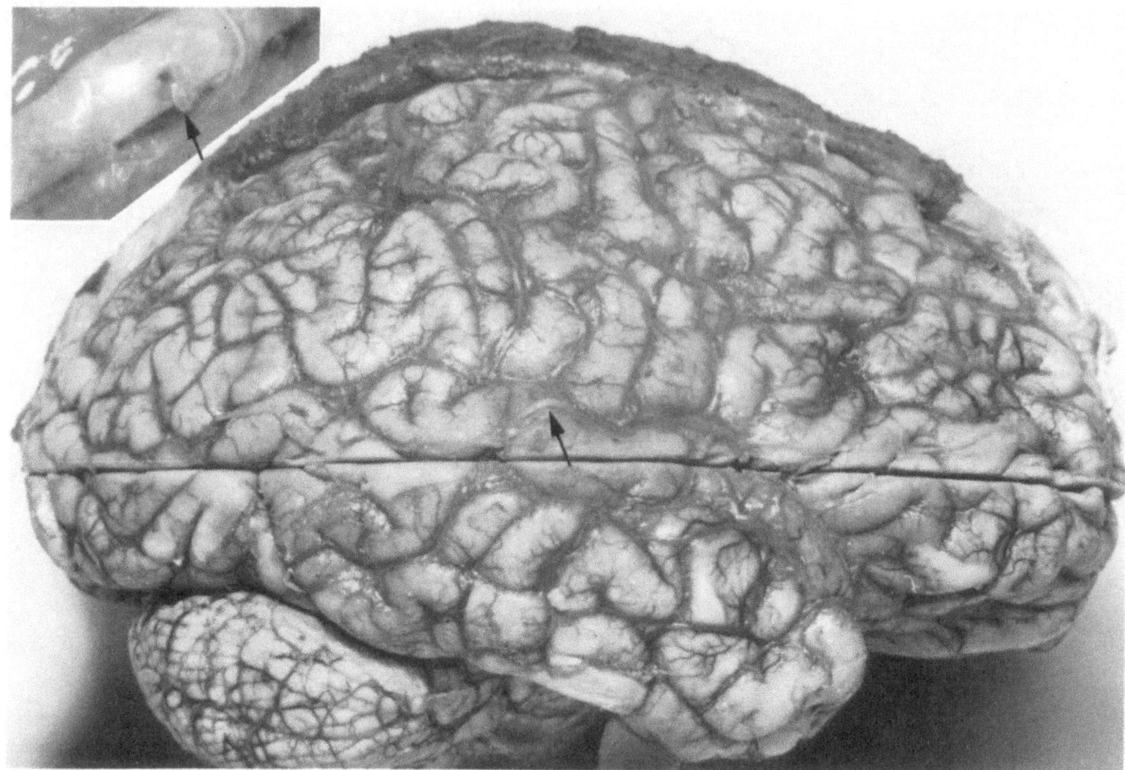

Abb. 11.6. Subakute SDB über der rechten Mantelfläche. Harte Hirnhaut mit anhaftenden Gerinnselresten nach links geschlagen. Links oben A. parietalis mit abgeschertem Seitenzweig und aufgerissener Arachnoidea (↓) Lücke im Stammgefäß deutlich erkennbar, Stumpf des Seitenzweigs rechts unten (↓), Deckgerinnsel verlorengegangen. – Fall 11.6: 76 J., ♀; Sturz beim Einsteigen in einen Bus. Freies Intervall 10 Tage, Überlebenszeit 19 Tage. Kein Schädelbruch

manchmal schon abgedichtet sind und so nicht eine klinisch bedeutsame raumbeengende Blutung entstehen konnte; doch ist mit der Reruptur zu rechnen. Solche Bedingungen liegen offensichtlich bei ausgedehnten freien Intervallen vor, die nach anscheinenden Bagatelltraumen zu beobachten sind. Darauf wird noch ausführlich einzugehen sein.

Ein eindrucksvolles Beispiel für einen primären Verschluß im Stammgefäß liefert die Stelle 2 des Falls 11.9. In der Abb. 11.7 kann man erkennen, daß die Lücke im Stammgefäß zunächst durch einen Pfropf aus polymorphkernigen Leukozyten, dann durch eine dicke Kappe aus wolkigen Fibrinlagen verschlossen ist, die aus einer kleinen Öffnung in der Arachnoidea vorragen. Dadurch ist es eigentlich schon zu einem traumatischen Minianeurysma gekommen. Es sind somit fließende Übergänge von einem Verschluß einer solchen Rißstelle zu einem traumatischen Aneurysma zu erwarten.

Aus dem histologischen Schnitt, der ja nur den Endzustand zeigt, läßt sich natürlich nicht genau erkennen, wie die Gerinnungsvorgänge abgelaufen sind, und wie dicht die primären Verschlüsse gewesen sind. Verschiedene Schichten im subduralen Bluterguß und Blutabbau sprechen für Nachblutungen. Aus dem Befund ist es aber schwierig – wenn nicht unmöglich – abzulesen, ob eine solche Nachblutung nur unter hämodynamischen Bedingungen oder durch ein weiteres Trauma ausgelöst wurde.

Der Fall 11.16 zeigt diese Problematik eindrucksvoll. Im Bereich der Arteria parietalis posterior fand sich ein abgeheilter Ausriß eines Seitenzweigs als Quelle eines subduralen chronischen Blutungsrestes, der wieder aufgebrochen und abermals verschlossen worden war. Die Randsiderose und die kleine Narbe in der Hirnrinde sprachen für einen chronischen Prozeß (Abb. 11.8a u. b und Farbtafel Id). Es kann schließlich keinem Zweifel unterliegen, daß unvollständige Risse am Ursprung von Seitenzweigen schließlich völlig abheilen können. Im Fall 11.29 (Abb. 11.9a u. b) ist der vernarbte Riß an der einen Seite des Seitenzweigursprungs zu erkennen, der zudem mit der verdickten Arachnoidea fest verlötet ist. Da die Gefäßlichtungen freigeblieben sind, kann man von folgenlosen Heilungen sprechen. An den kortikalen Schlagaderstrecken bei den 13 Fällen des Verletzungstypus I waren, soweit sie histologisch untersucht wurden, krankhafte Wandveränderungen weder an den Verletzungsstellen noch entfernt davon festzustellen, von geringen atherosklerotischen Befunden bei älteren Individuen abgesehen. Eine Ausnahme bildet nur der Fall 30 (42jährige Frau, Treppensturz, 14 Tage überlebt). In den Wandabschnitten gegenüber den abgescherten Seitenzweigen fanden sich sektorenförmig „Mediadegenerationen" (Abb. 11.10a u. b). Die Risse waren durch Fibrinpfröpfe in Organisation abgedichtet, eine unmittelbare Beziehung zu den Mediaveränderungen war nicht zu erkennen.

Die Media erwies sich in den betroffenen Bezirken weitgehend verschmälert und mit Kalksalzen durchsetzt. Die Membrana elastica interna und die Adventitia zeigten keine Auffälligkeiten, auch in der Gefäßwand war eine Zellreaktion nicht vorhanden. Als Reaktion auf die Veränderungen war im betroffenen Wandabschnitt ein unterschiedlich breiter Saum eines Fibrinnetzes angelagert, der polymorphkernige Leukozyten und beginnende Organisation zeigte. Die Veränderungen waren somit offensichtlich etwas jünger als die benachbarten Risse, hatten sicherlich auch eine indirekte Beziehung zu diesen, ohne daß sich jedoch eine einfache Erklärung (Spasmus?) anbot; mit der in Kap. 9 beschriebenen Medianekrose waren jedenfalls keine Ähnlichkeiten zu erkennen, eher zu dem dort beschriebenen herdförmigen Mediaschwund (Abb. 9.6b).

11.4.2 Risse in Gabelungen

Die Abgrenzung dieses Typus von Verletzungen der kortikalen Rindenschlagadern von dem ersten ist mehr oder weniger willkürlich, weil bei Gabelungen wirklich gleichstarke, symmetrisch verlaufende Äste kaum vorkommen. Als Hauptunterschied ist hervorzuheben, daß die Gabelung meist nicht völlig auseinandergerissen

war. Auch in diesen Fällen war die Arachnoidea eingerissen, weil sie an solchen exponierten Stellen mit der Adventitia der Rindengefäße verwachsen ist. Die Blutung erfolgt somit direkt in den Subduralspalt; die umgebende Blutung ist dagegen geringfügig und unscheinbar. Weil es sich um größerkalibrige Gefäße handelt, ist der Verlauf gewöhnlich akut. Unter den 5 Fällen sind die Verhältnisse am Fall 11.19 anschaulich zu machen. Bei der Leichenöffnung fand sich nach Entfernung der subduralen Blutung eine kraterförmige Öffnung in der Arachnoidea inmitten einer kleinen subarachnoidalen Blutung, in deren Bereich die verletzte Gefäßgabel durch die histologische Untersuchung aufgedeckt werden konnte (Abb. 11.11).

11.4.3 Rindenschlagadern in Schlingen abgelöst

In den Fällen 11.8, 11.17, 11.24 waren größere Stämme von Rindenschlagadern aus ihrer Verankerung im Subarachnoidalraum losgelöst und, da auch die Arachnoidea gerissen war, in den Subduralspalt verlagert; zweimal (11.17 u. 11.24) waren es Schlingen der Arteria parietalis posterior, einmal der Arteria angularis. In allen 3 Fällen waren die Gefäßschlingen in Membranen einer organisierten subduralen Blutung eingewachsen bzw. verklebt gewesen (Abb. 11.12–11.14).

Nach dem äußeren Anschein handelt es sich im Fall 11.24 um eine akute subdurale Blutung von 160 ml, im Fall 11.17 war ein subakutes bzw. chronisches subdurales Hämatom durch Trepanation zum größten Teil entfernt worden. Im Fall 11.8 war die Gefäßschlinge in die innere Membran eines alten Blutsacks der harten Hirnhaut eingewachsen (Abb. 11.13). Bei den beiden anderen war bei der Leichenöffnung beim Abheben der harten Hirnhaut die Verklebung unbeabsichtigt gelöst worden, da mit einer solchen Möglichkeit nicht gerechnet worden war. Die histologische Untersuchung an Reihenschnitten zeigte an den abgelösten Schlingen weder eine Verletzung noch krankhafte Veränderungen. Die subduralen Blutungen waren offenkundig aus den kleinen Seitenzweigen der Schlingen erfolgt, die aus der Hirnrinde herausgerissen waren. Entsprechend diesen Verletzungen ließen sich in der Hirnrinde kleine Narben und in den

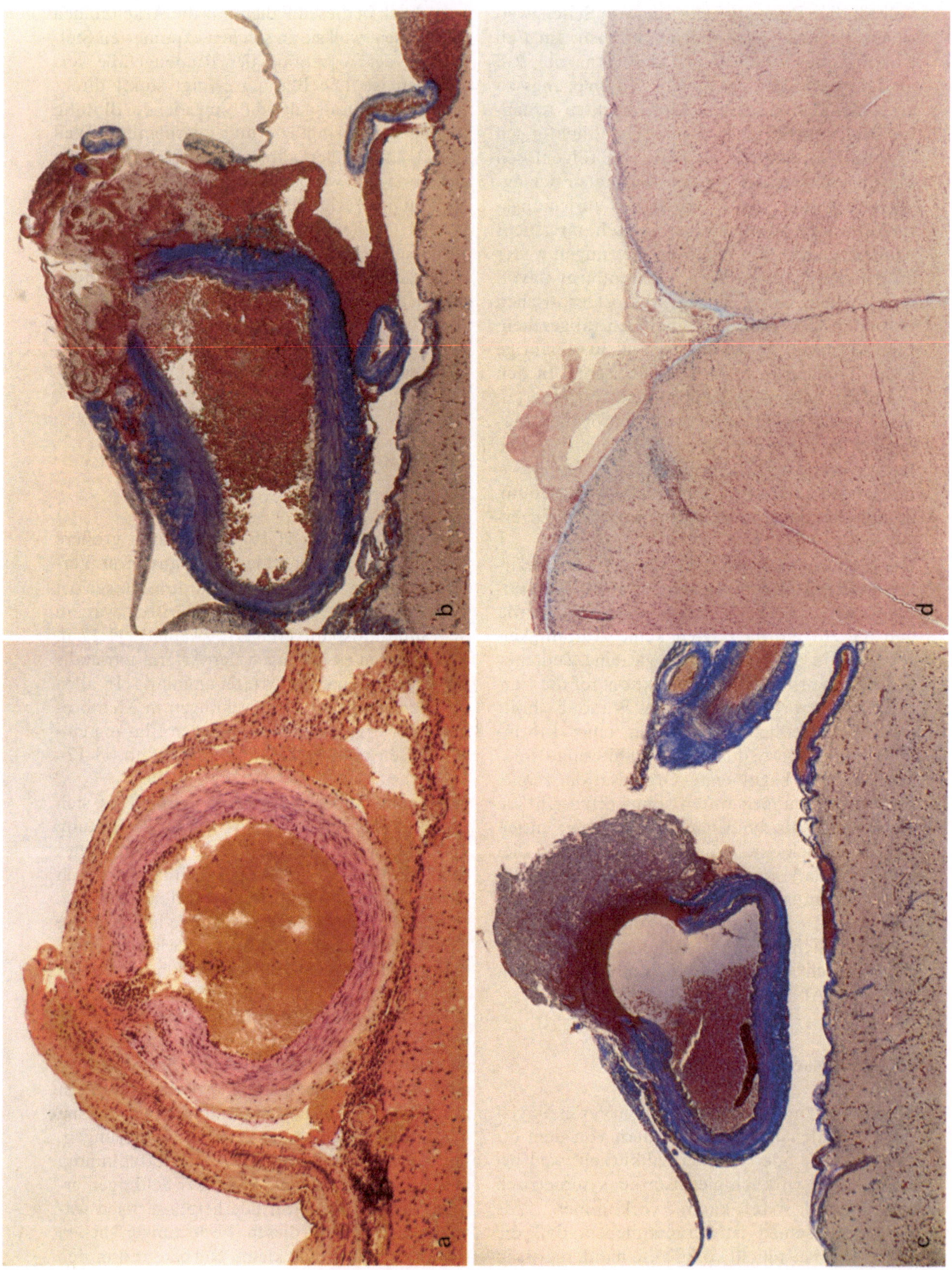

Farbtafel 11.I. a Querschnitt durch A. angularis sinistra. Am Ursprung abgescherter Seitenzweig durch Lücke in Arachnoidea oben vorragend. Gerinnsel im Abgangstrichter, Leichengerinnsel im Stammgefäß. HE. ×70. – Fall 11.9: 48 J., ♂; bewußtlos auf Straße liegend gefunden (BAK. 3,10 ‰) nach rd. 3 h gestorben. Akute SDB 170 ml, kein Schädelbruch. 2 Tage vorher wegen Kopfschmerzen beim Arzt. Primäres Trauma unbekannt, nach Eisenreaktion 7–14 Tg. zurückliegend (s. Abb. 11.7 u. Abb. 11.18).

b Querschnitt durch A. parietalis posterior dextra mit Abscheidungsgerinnsel über der Lücke eines abgescherten Seitenzweigs. Schlinge des Seitenzweigs außerhalb der Arachnoidea rechts seitlich zweimal quer getroffen Azan. ×60. – Fall 11.10: 52 J., ♂; morgens tot vor dem Bett gefunden BAK 2,87 ‰. Akute SDB 100 ml, kein Schädelbruch. Makrophagen mit Eisenpigment im Subarachnoidalraum, primäres Trauma nicht geklärt.

c Akutes traumatisches Aneurysma an der rechten A. temporalis posterior. Abgescherter Seitenzweig unter der Arachnoidea rechts. Azan. ×75 – Fall 11.11: 75 J., ♂; VU Fußgänger/Pkw, Polytrauma, 3 Tage überlebt, Schädelbruch parietal rechts, subdurale Schmierblutung.

d Siderose in den oberflächlichen Schichten der Hirnrinde mit kleiner Narbe unter dem Querschnitt der linken A. parietalis. Das Gerinnsel deckt eine frisch aufgerissene ältere Narbe entsprechend einem ausgerissenen Seitenzweig (s.Abb. 11.8a u. b). Eisenreaktion. ×23. – Fall 11.16: 65 J., ♂; Treppensturz, tot aufgefunden, BAK: 3,0 ‰. Geringe organisierte SDB als Nebenbefund. Schwere Koronarsklerose

Fällen 11.17 und 11.24 auch noch kleine Blutungsherde nachweisen.

Im Fall 24 waren an der Schlinge außerdem drei vernarbte Ausrisse von Seitenzweigen festzustellen, die offensichtlich auf ein lang zurückliegendes Trauma zurückgingen, bei dem die Schlinge losgelöst worden war (Abb. 11.14a u. b); die akute Blutung war aber auf ein neuerliches Trauma zurückzuführen, bei dem die alten Verwachsungen gerissen waren.

Weder die Natur des ersten, noch des zweiten Traumas konnte durch die Ermittlungen geklärt werden. Ebenso war im Fall 11.17 mit einem länger zurückliegenden Trauma zu rechnen; der angebliche Sturz von der Couch, 12 Tage vor dem Tod, kann aber Ursache der Nachblutung gewesen sein. Im Fall 11.8 war mit mehreren Traumen zu rechnen; es war lediglich zu erfahren, daß der Mann 64 Tage vor seinem Tod mit einer Kopfwunde im Krankenhaus behandelt worden war. In allen 3 Fällen war die Lichtung im Stammgefäß offengeblieben, sonst wären ja ausgedehnte Erweichungen der Hirnrinde und spezifische klinische Erscheinungen die Folge gewesen.

Die 3 Fälle zeigen eindringlich, mit welchen komplizierten Verhältnissen man es bei traumatischen chronischen Subduralhämatomen zu tun haben kann, und daß erst eine gezielte histologische Untersuchung einiges Licht in den Sachverhalt bringt.

11.4.4 Aneurysmen

Insgesamt waren in 9 Fällen 13 sog. falsche Aneurysmen nachzuweisen. Es waren durchweg kleine halbkugelige Gebilde von knapp 3–5 mm Durchmesser, mit einer engen Höhlung und verhältnismäßig dicker Wand, die (mit einer Ausnahme) etwas aus einem kleinen Schlitz der Arachnoidea vorragten. Ihr Sitz war 10mal an der Außenseite einer Rindenschlagader, wo ein kleiner Seitenast ausgerissen war, 2mal an einer Gefäßgabel; in dem einen Fall davon hatte der traumatische Riß nur die inneren Wandschichten betroffen. Die Außenhaut des Aneurysmasacks wurde im Fall 11.3 von der Adventitia gebildet, während die Arachnoidea unverletzt geblieben war[4]. In 5 Fällen (11.9, 11.11, 11.15, 11.28, 11.29) sprach der histologische Befund

---

4 Dtsch Z Nervenheilkd 1956, S. 59, Abb. 5.

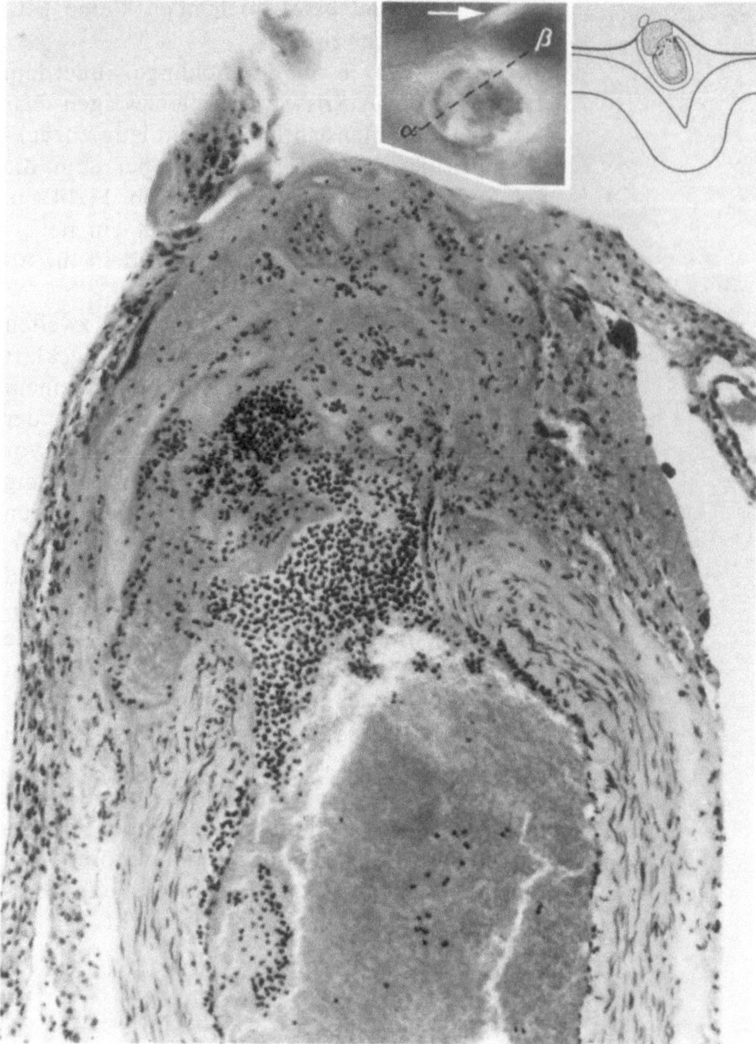

Abb. 11.7. A. angularis mit primärem Verschluß der Lücke an abgeschertem Seitenzweig durch Faserstoffgerinnsel. Oben rechts Aufsicht mit Schnittrichtung (α…β), daneben Skizze. Der abgescherte Seitenzweig am oberen Rand sichtbar (↓). – Fall 11.9: s.Farbtafel 11.Ia. HE. × 125

für junge Bildungen, aber nur einmal (Fall 11.11, VU.) war das Alter mit 3 Tagen genau zu bestimmen (Farbtafel 11.Ic). Bei dem offensichtlich jüngsten Aneurysma (29) war der anzunehmende Sturz etwa 20 h vor dem Tod wegen der Alkoholisierung zeitlich nicht genau zu fixieren (Abb. 11.15a). Der Fall ist noch dadurch kompliziert, daß daneben auch eine viel ältere abgeheilte Schlagaderverletzung gefunden wurde (Abb. 11.9). Sieht man sich die histologischen Schnitte nebeneinander an, so ist eine Ähnlichkeit unverkennbar; auch an der traumatischen Natur der Gefäßwandlücken ist nicht zu zweifeln. Diese Aneurysmen sitzen zwar auch an Gefäßabgängen, sind aber von den Forbus-Aneurysmen der basalen Hirnschlagadern klar abzugrenzen, da die Seitenzweige am Ursprung abgeschert und die Arachnoidea eingerissen ist. Ihre Wand ist hauptsächlich aus Faserstoffmembranen aufgebaut und nur am Aneurysma-

Abb. 11.8a u. b. Querschnitt durch die A. parietalis post. mit z.T. abgeheiltem Ausriß eines Seitenzweigs, durch Fibrose abgedeckt und durch ein frisches Gerinnsel überlagert. Neuerliche Rupturstelle im Schnitt nicht getroffen. Starke Siderose. Fall 11.16, s.Farbtafel 11.Id. **a** Berlinerblaureaktion. × 108. **b** Orcein-Kernechtrot. × 108

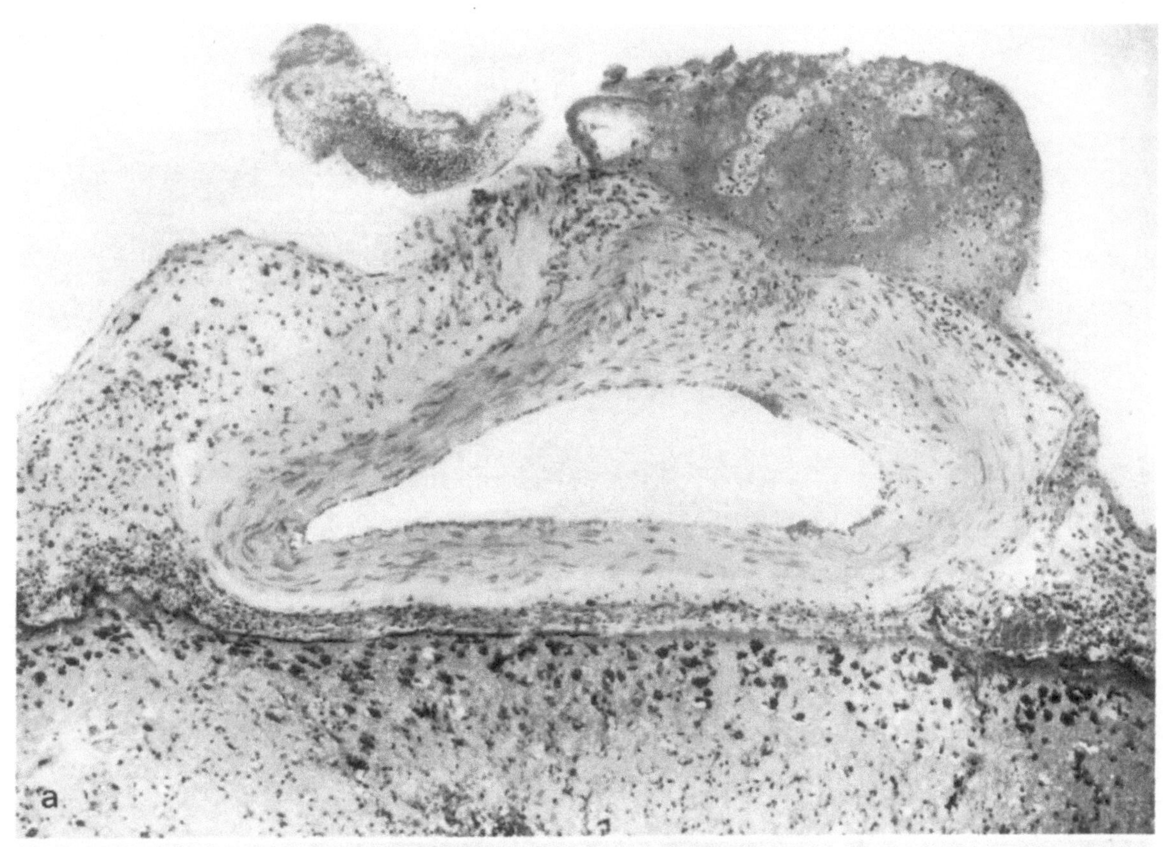

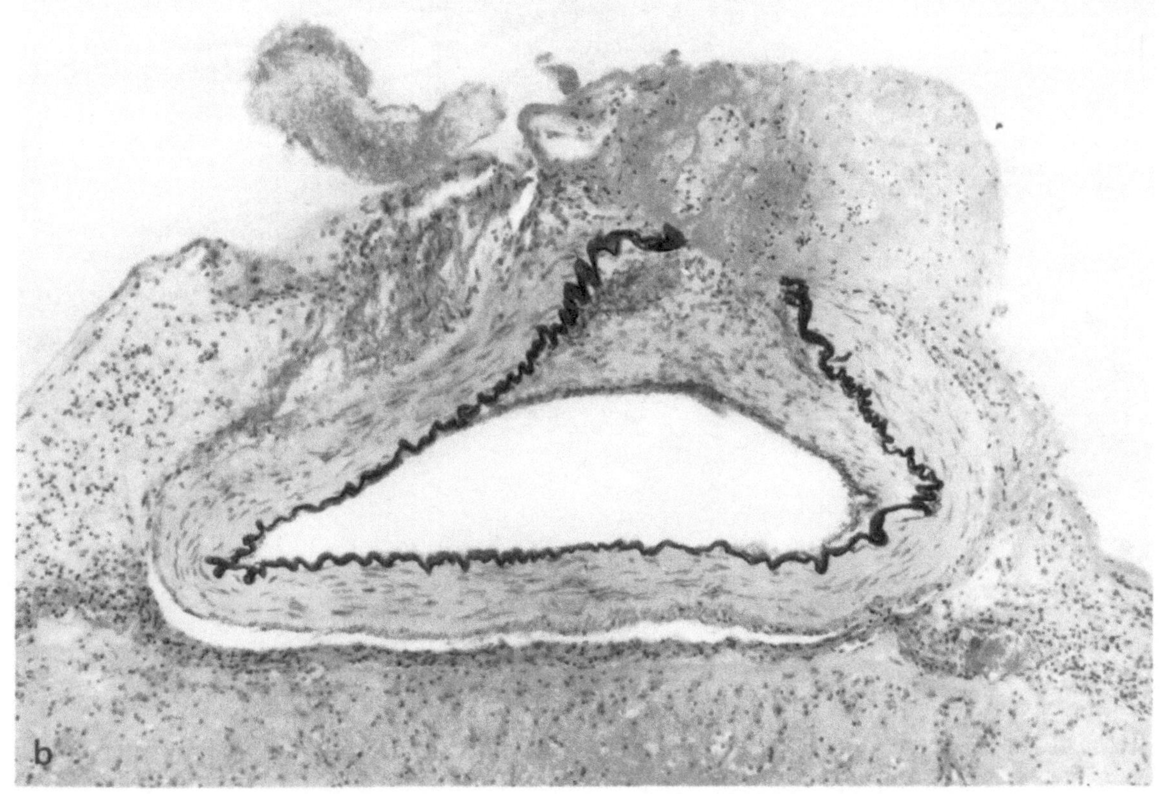

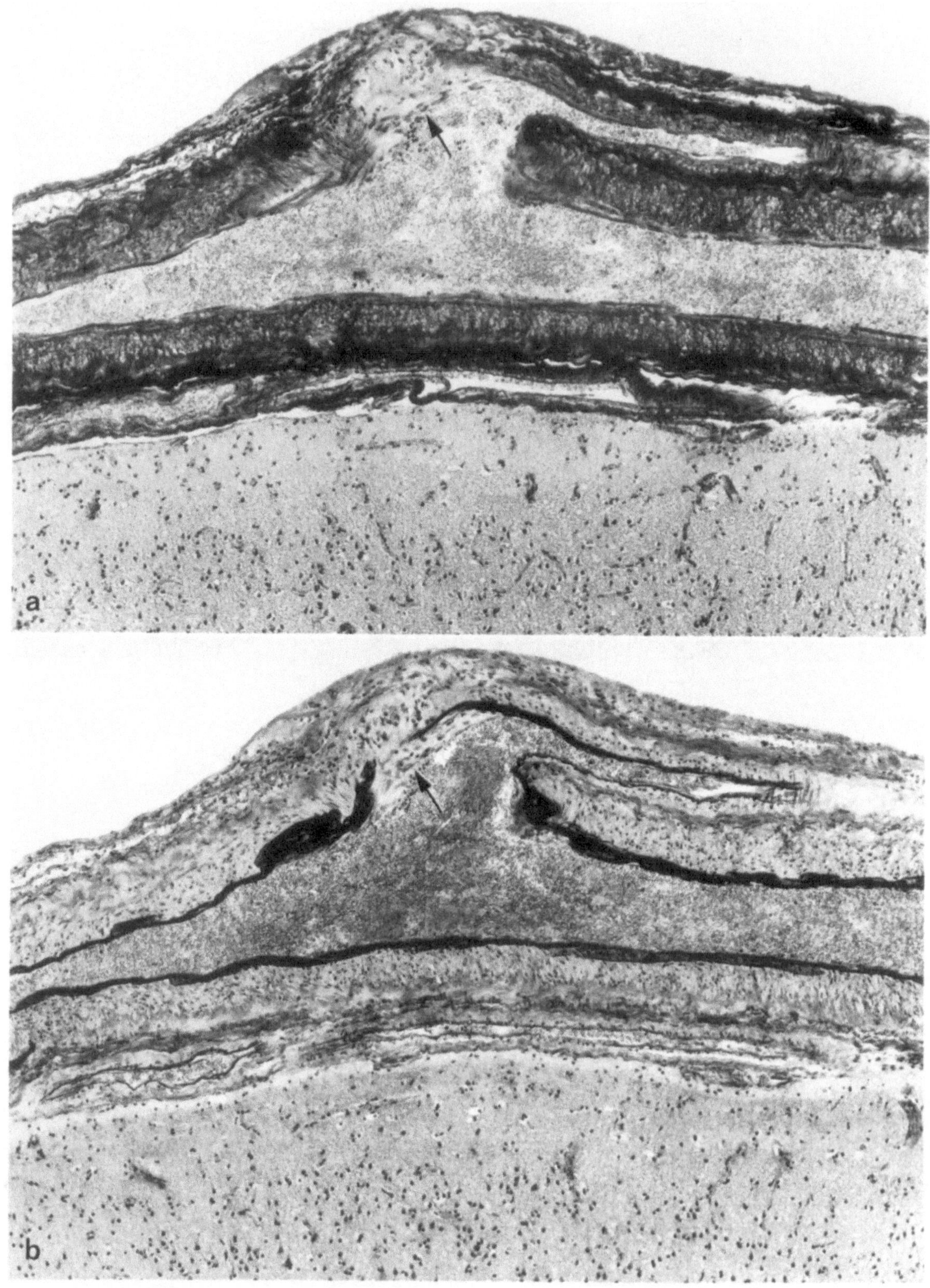

Abb. 11.9a u. b. Vernarbter Riß an der Abgangsstelle eines Seitenzweigs (↓), mit der Arachnoidea verwachsen (Nebenbefund). Längsschnitt durch die A. angularis in unmittelbarer Nähe von Abb. 11.15 (Fall 11.29). **a** Azan. ×98. **b** Orcein-Kernechtrot. ×98

hals durch geringe Reste der Adventitia und Arachnoidea verstärkt (Abb. 11.16). Man kann sich auch leicht vorstellen, daß die kleine Aneurysmahöhle schließlich durch Gerinnsel ausgefüllt wird, wobei die Lichtung des Stammgefäßes frei bleibt (Abb. 11.17).

Beispiele für die nächste Entwicklungsstufe sind die Aneurysmen der Fälle 11.9 und 11.15. Beide Fälle sind zu den akuten subduralen Blutungen zu rechnen, obwohl an Verletzungsstellen schon Makrophagen mit reichlichem Eisenpigment gefunden wurden, was für ein Alter der primären Verletzung von mindestens 7–14 Tagen sprach. In beiden Fällen handelte es sich um chronische Alkoholiker, bei denen mehrfache Traumen möglich waren. Im Fall 9 war die Aneurysmakuppe bei der Präparation in den älteren Gerinnseln an der Dura hängengeblieben, man kann am Schnitt gut ablesen, wie die Blutung in Schüben abgelaufen ist (Abb. 11.18a–c). Es waren etwa 10 schalenförmige Gerinnungsstrukturen zu erkennen, die jeweils einem Tagesrhythmus entsprechen könnten, ein Zeitraum, der sich mit der Eisenpigmentbildung in dem Organisat an der Dura und an der Rißstelle in der Arachnoidea in Einklang bringen läßt. Im Fall 11.15 ist der abgerissene Seitenzweig am Rande des Aneurysmas zu sehen (Abb. 11.15c).

Die 4 Aneurysmen des Falls 11.28 nehmen insofern eine Sonderstellung ein, als es sich um einen kleinen Gegenstoßprellungsherd handelte, 3mal saßen die Aneurysmen an Gabelungen, 1mal war der Seitenzweig erst in einiger Entfernung vom Ursprung abgerissen, wobei das Verschlußgerinnsel halbkugelig aufgetrieben war.

Die verbleibende Gruppe von 4 Fällen (11.4, 11.25, 11.26 u. 11.27) umfaßt Aneurysmen, bei denen nach den örtlichen Befunden und nach den Membranen an der harten Hirnhaut die primären Verletzungen längere Zeit zurücklagen. Im Fall 11.4 waren seit einem schweren Autounfall 62 Tage verstrichen. Die Aneurysmaruptur und die akute tödliche subdurale Blutung waren aber jüngeren Datums, möglicherweise sind diese durch eine spätere Gewalteinwirkung (Sturz auf den Kopf) ausgelöst worden (Krauland 1961, S. 55, Abb. 46).

Bei den letzten 3 Fällen waren die Aneurysmen an der hinteren Parietalregion gelegen und weitgehend konsolidiert, an ihrem Ursprung war jeweils ein abgescherter Seitenzweig eines größeren kortikalen Schlagaderastes nachzuweisen.

In der Vorgeschichte dieser Fälle waren mehrfache Traumen erwähnt. Im Fall 11.25 waren sogar subdurale Hämatome nach schweren Traumen 2mal operiert worden, 1mal 7 Jahre, 1mal 45 Tage vor dem Tod; dementsprechend waren an den Bildungen verschieden alte Organisationsstufen zu erkennen. Es war an der Dura ein Zentrum von schalenförmigen Bindegewebslagen zu sehen, das die kleine Aneurysmahöhle umgab, während am Aneurysmahals und an der Kuppe jüngere Fibrinlagen mit z.T. fortgeschrittener Organisation lagen. Im Fall 11.26 war das an der Hirnoberfläche etwas vorragende alte Aneurysma bei späteren Traumen an seinem Ursprung eingerissen, so daß es aus dem dabei entstandenen Spalt zu einer Nachblutung kam (Abb. 11.19). Das Besondere beim Fall 11.27 ist, daß anläßlich der Präparation der in dem Schädeldach gehärteten oberen Gehirnhälfte das ganze Aneurysma in einer schüsselförmigen Höhlung von Duramembranen haften blieb (Abb. 11.20). Am histologischen Schnitt war zu erkennen, daß das alte Aneurysma bei dem weiteren Trauma eingerissen war. Bei der Operation war das Aneurysma nicht entdeckt worden, damit waren die Nachblutungen erklärt.

11.4.5 Verlauf

Alter der primären Verletzung und der subduralen Blutung. – Freies Intervall. – Überlebenszeit.

Auch in jenen Fällen, bei denen das Trauma länger zurücklag, hatte man bei der Leichenöffnung, wie auf S. 196 erwähnt, auf den ersten Blick den Eindruck einer akuten subduralen Blutung[5]. Erst die genauere Untersuchung deckte dann auch auf der harten Hirnhaut noch dünne ältere Blutungsreste auf. Bei der histologischen Untersuchung waren verschiedene Grade von Blutabbau und geschichtete Membranen mit Riesenkapillaren zu sehen. Es war aber nicht daran zu zweifeln, daß es aus dem

---

5 In klinischen Berichten schwankt die Klassifizierung der subduralen Blutung als „akut", „subakut" und „chronisch" in weiten Grenzen. Im allgemeinen werden solche Blutungen als „akut" bezeichnet, die nicht älter als 24–72 h sind, als „subakut" bis zu 3 Wochen und darüber als „chronisch" (Argiropulos 1978).

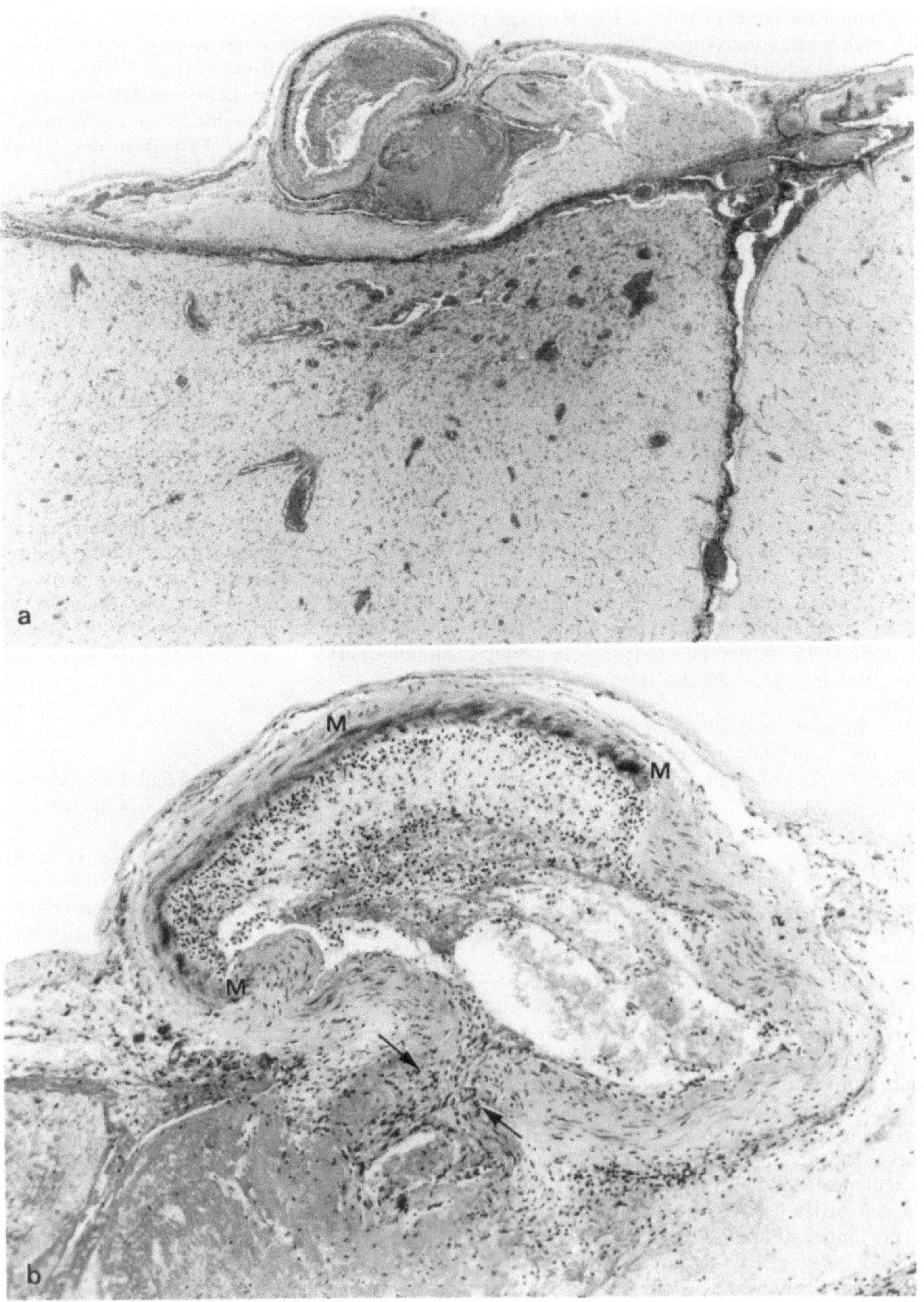

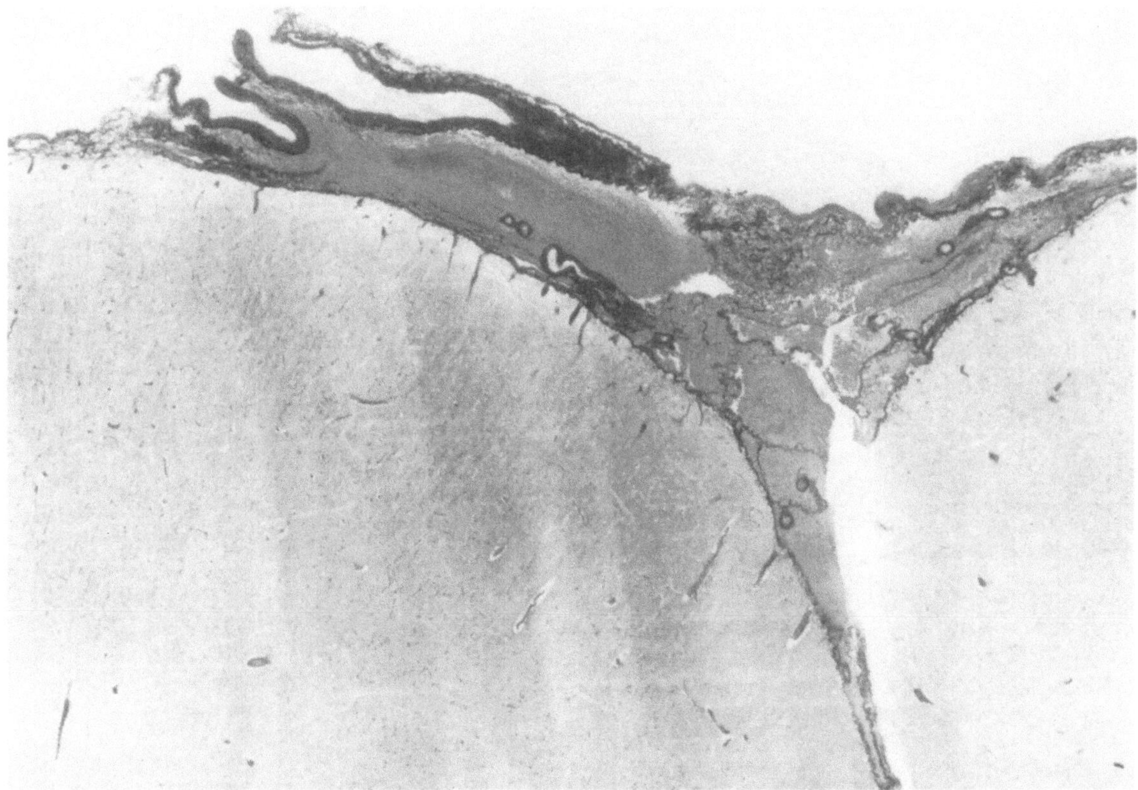

Abb. 11.11. Gabelung der A. angularis weit aufgerissen, war von kraterförmigen Gerinnseln umgeben (s.Abb. 11.4, Fall 11.19). Azan. ×25

verletzten Rindengefäß und nicht aus den Kapillaren der Membranen geblutet hatte. Auch an den verletzten Gefäßstellen bestätigte das histologische Bild diese Schlußfolgerungen.

Für die Altersbestimmung der primären Verletzung wird es somit zunächst auf den histologischen Befund an der Blutungsquelle ankommen (Krauland 1973). Weitere Aufschlüsse sind vom histologischen Befund der Hirnrinde in diesem Bereich zu erhalten.

Bei allen drei Arten von isolierten Verletzungen der kortikalen Schlagadern fanden sich auch in der Hirnrinde und dem anstoßenden Marklager, je nach dem Kaliber der betroffenen Seitenzweige und dem Alter der Verletzungen, mehr oder weniger abgegrenzte Zeichen für örtliche Kreislaufstörungen: Ödem, anämische Nekrosen mit kleinen Blutaustritten, und in späteren Stadien Kapillarsprossung sowie Narben. In frischen Fällen sind die Herde oft nur durch einen Status lacunaris von dem übrigen Rindengewebe abgegrenzt. Es ist erkennbar, daß diese Zone genau dem Versorgungsgebiet der ausgefallenen Seitenzweige entspricht (Abb. 11.15a).

Es handelt sich dabei nicht um eine primäre Schädigung, wie bei Quetschungen und Prellungen der Hirnrinde, sondern um die Folge einer sekundären Kreislaufstörung. Die Herde sind in aller Regel ganz klein, neurologische Ausfälle sind wohl nicht zu erwarten; sie dürften sich auch beim CT dem Nachweis entziehen (Abb. 11.21). Selbstverständlich wird man auch

---

Abb. 11.10a u. b. Ausriß eines Seitenzweigs an der rechten A. parietalis ascendens, durch Gerinnsel verschlossen (↓↓), gegenüber sektorenförmige Medianekrose (*M*) mit Verkalkung und akuter Intimaverdickung; darunter in den oberflächlichen Schichten der Hirnrinde Kapillarisierung einer flachen Rindennarbe. – Fall 11.30: 42 J., ♀; Treppensturz vor 13 Tagen? Osteoklastische Ausräumung einer subakuten SDB, am selben Tag gestorben. HE. **a** ×30; **b** ×245

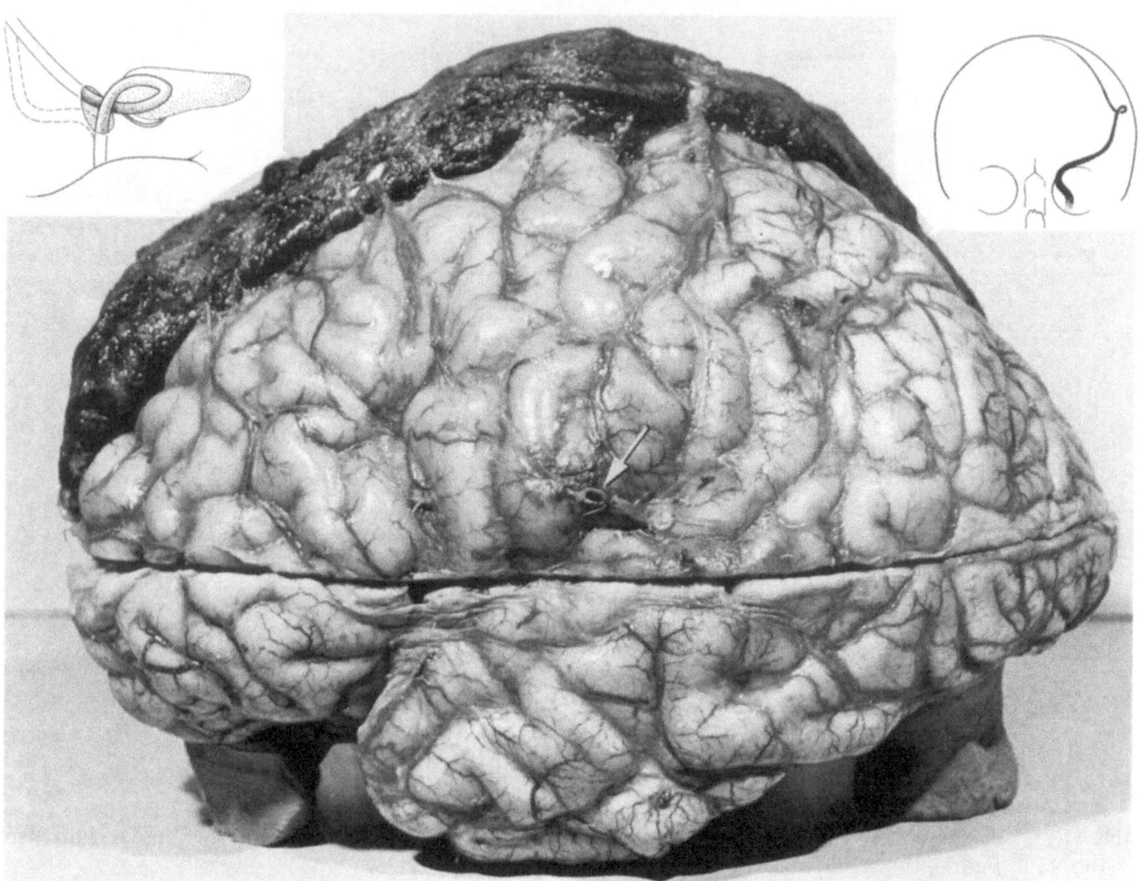

Abb. 11.12. Subakute bis chronische SDB links. Quelle, Loslösung einer Schlinge der A. parietalis post., durch einen Schlitz in der Arachnoidea nach außen vorgelagert, war mit organisiertem Bluterguß verwachsen (harte Hirnhaut mit Resten des Blutergusses nach rechts geschlagen). – Fall 11.17: 42 J., ♀; Mißhandlung? Sturz von der Couch? Überlebenszeit 12 Tage?

von der Beschaffenheit der Dura und den an ihr haftenden Blutgerinnseln und Membranen Aufschluß über das Alter der Veränderungen erhalten (Munro u. Merritt 1936; Krauland 1954); nur muß man sicher sein, daß die Stelle gegenüber der Blutungsquelle erfaßt worden ist. Wird nicht darauf geachtet, so könnte es zu folgenschweren Fehlschlüssen kommen. Schon Peters (1951) hat in diesem Zusammenhang darauf verwiesen, daß histologische Untersuchungen von Probeexzisionen nicht repräsentativ für

die ganze Dura seien, und deshalb könnten diese nicht zur Beantwortung der Frage „spontan" oder „traumatisch" herangezogen werden.

Angesichts der Geringfügigkeit der primären Verletzung an den kortikalen Schlagadern ist es verständlich, daß bei einem normalen Gerinnungsstatus besonders kleine Blutungsquellen bald verschlossen werden und sogar abheilen. Beispiele dafür waren bei der histologischen Untersuchung in den Fällen 11.24 und 11.29

Abb. 11.13. a Chronischer Blutsack der Dura. ↓=Schlinge der A. parietalis posterior, in die innere Membran des Hämatomsacks eingewachsen. Links oben losgelöste Gefäßschlinge mit Resten des Hämatomsacks. **b** Winkel des Hämatomsacks, frisches und abgebautes Blut mit Cholesterinkristallen. Harte Hirnhaut vom Hämatomsack deutlich abgegrenzt. Eisenreaktion-Kernechtrot, Pigment dunkel. ×16. – Fall 11.8: 80 J., ♂; 64 Tage nach Sturz auf der Straße tot aufgefunden. Kein Schädelbruch

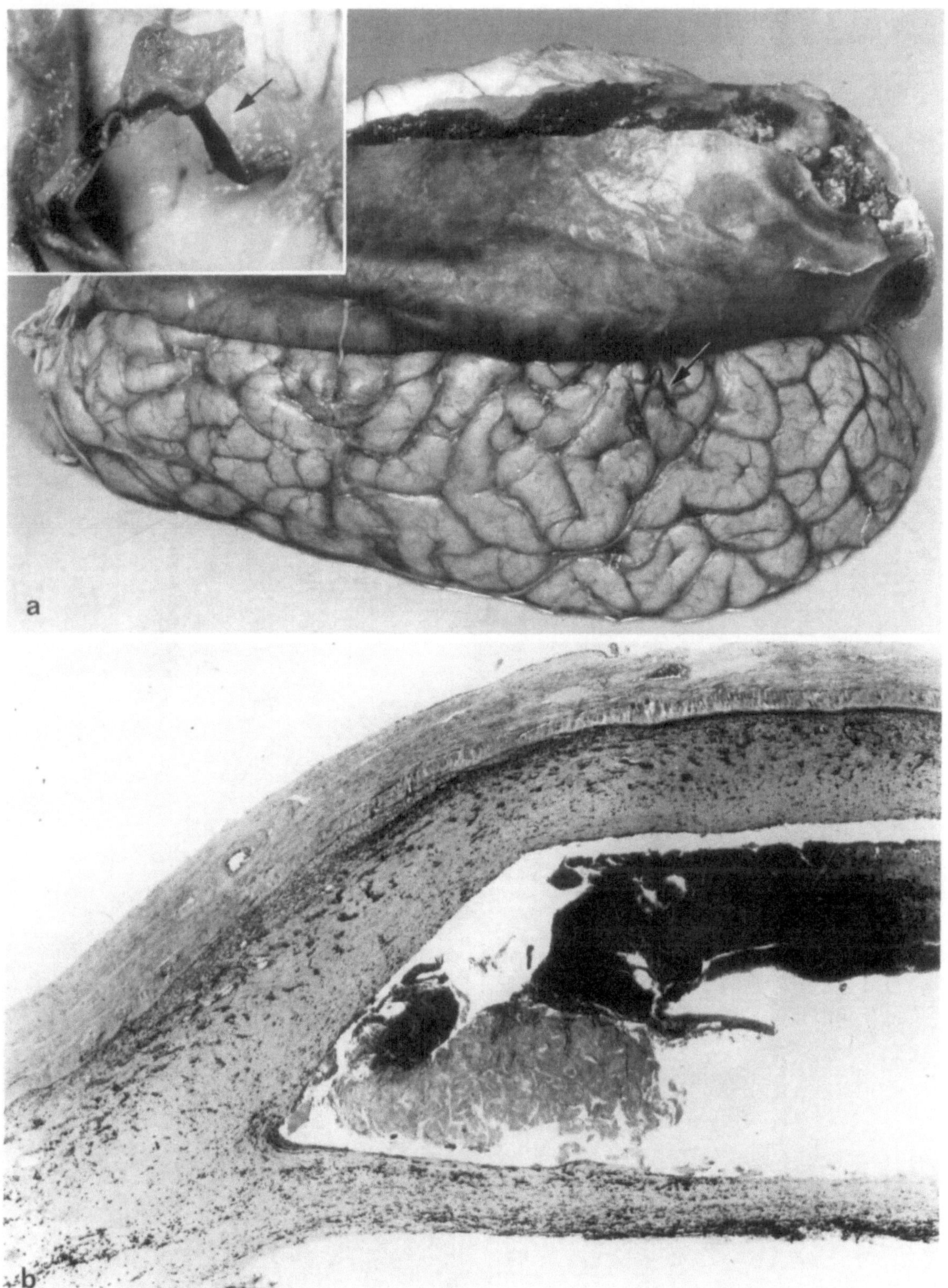

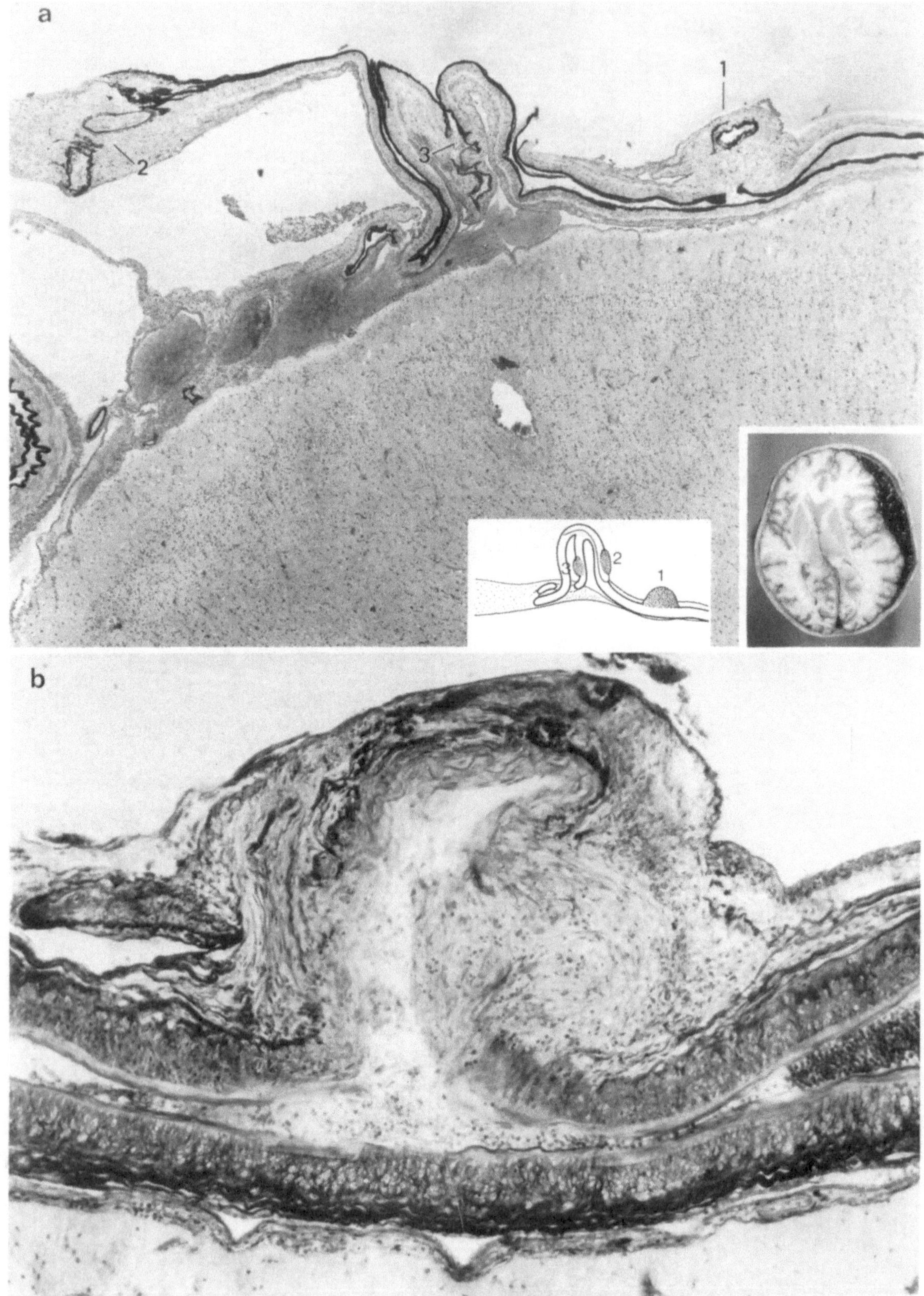

festzustellen (Abb. 11.14 u. 11.19). Die bindegewebig abgeheilten stecknadelkopfgroßen Knötchen sind an der Hirnoberfläche ebenso wie die Aneurysmen gut erkennbar. Bei gestörten Gerinnungsverhältnissen ist aber oft der primäre Verschluß der Gefäßwandlücke zu wenig fest, so daß eine Nachblutung gleichsam vorprogrammiert ist.

Es könnte sein, daß diese Bedingungen bei den meisten der hier beschriebenen Fälle eine Rolle gespielt haben, zumal bei den Leberveränderungen (Verfettung, Zirrhose) damit zu rechnen war (nur in den Fällen 11.23 und 11.25 bestätigten klinische Laborwerte dies).

Wie bei den anderen intrakraniellen Blutungen wird gerade bei der subduralen Blutung aus arterieller Quelle manchmal mit recht ausgedehnten freien Intervallen zu rechnen sein. Der Begriff „freies Intervall" läßt aber hinsichtlich seiner Definition, wie ja allgemein bekannt, einen erheblichen Spielraum zu; wenn nämlich auch leichte Brückensymptome, wie Kopfschmerzen oder gringfügige klinisch erfaßbare Störungen berücksichtigt werden, dann erscheinen die freien Intervalle bei subduralen Blutungen oft sehr kurz oder fraglich. Es wird daher sehr auf die Genauigkeit der Beobachtung und die ärztliche Kontrolle ankommen. Bei strenger Auslegung dürfte es sich meist empfehlen, nur von einem relativ störungsfreien Intervall zu sprechen, besonders wenn eine initiale Bewußtlosigkeit bestanden hat. Die Informationen sind außerdem oft lückenhaft und die Zeugenaussagen aus verschiedenen Gründen subjektiv gefärbt.

Handelt es sich bei der Blutungsquelle um die Verletzung einer großen Rindenschlagader und ist die Lücke in der Gefäßwand breit aufgerissen, ist der Verlauf akut. Diese Bedingungen trafen besonders bei den Fällen mit Rissen in Gabelungen zu, ebenso bei Abscherung größerer Seitenzweige. So bestand bei den Fällen 11.1 und 11.20 nur für 10 min noch eine Handlungsfähigkeit, bei letzterem dachte man wegen des Alters und des Hochdrucks zunächst an eine

Apoplexie (intrazerebrale Blutung). Bei den übrigen Fällen des Typus II betrug das freie Intervall annähernd 1 h, und die Überlebenszeit bei subduralen Blutungen von 70, 100, 150 und 240 ml betrug bis zu 10 h; nur der Fall 11.3 machte mit einem freien Intervall von 11 Tagen und einer Überlebenszeit von 15 Tagen eine Ausnahme.

Von den 13 Fällen des Typus I (Seitenzweige) betrug die Überlebenszeit in 9 Fällen zwischen weniger als 6 h bis $3^1/_2$ Tagen, bei den anderen 6 Fällen zwischen rd. 11 Tagen und mehr als 36 Tagen. In den Fällen 11.6, 11.7. und 11.23 waren jedenfalls freie Intervalle zwischen 8 und 36 Tagen anzunehmen.

Die rasche Zunahme der Bewußtseinsstörung in den Fällen 11.7 und 11.23 nach dem relativ störungsfreien Intervall sprach dafür, daß sich offenkundig die Nachblutungen ziemlich unvermittelt und massiv ausgebreitet hatten. Im Fall 11.21 war es im Verlauf von 3 Wochen zu wiederholten Mißhandlungen gekommen, so daß wegen der Überlagerung frischer und älterer Reaktionen die genaue Altersbestimmung der primären Verletzung nicht möglich war.

Die Aneurysmafälle (Typus IV) hatten durchweg einen protrahierten Verlauf. Die primären Lücken im Bereich von kleinen abgescherten Seitenzweigen waren offensichtlich unter Begünstigung eines traumatischen Gefäßspasmus durch Gerinnsel bald verschlossen worden.

Bei den drei jüngsten Aneurysmen (11.11, 11.15, 11.29) lag 1mal (11.11) wegen der anderen schweren Verletzungen kein freies Intervall vor, das Aneurysma hatte überhaupt nur die Bedeutung eines Nebenbefunds; trotz der Absicherung des Seitenzweigs war es nur zu einer unbedeutenden Schmierblutung in den Subduralspalt gekommen. Bei den beiden anderen Fällen waren die Aneurysmen offenkundig erst gegen Ende der massiven subduralen Blutung entstanden; freie Intervalle waren nicht genügend dokumentiert.

Bei den weiteren Aneurysmafällen waren freie Intervalle von mehreren Wochen und noch län-

---

Abb. 11.14. a Schlinge der A. parietalis ant. sin., aus Arachnoidalschlitz vorgefallen, war mit Dura verwachsen, bei Entnahme des Gehirns scharf durchtrennt. 3 alte vernarbte Ausrisse von Seitenzweigen in der Skizze rekonstruiert (*1, 2, 3*). **b** Stelle *1* aus **a**. Narbe am Abgang des ausgerissenen Seitenzweigs. **a** Orcein-Kernechtrot. × 30. **b** Azan. × 147. – Fall 11.24: 48 J., ♀; akute SDB 160 ml arteriell aus Verwachsungen. Angeblich tot im Bett gefunden; Mißhandlung oder Sturz? Schädel unverletzt

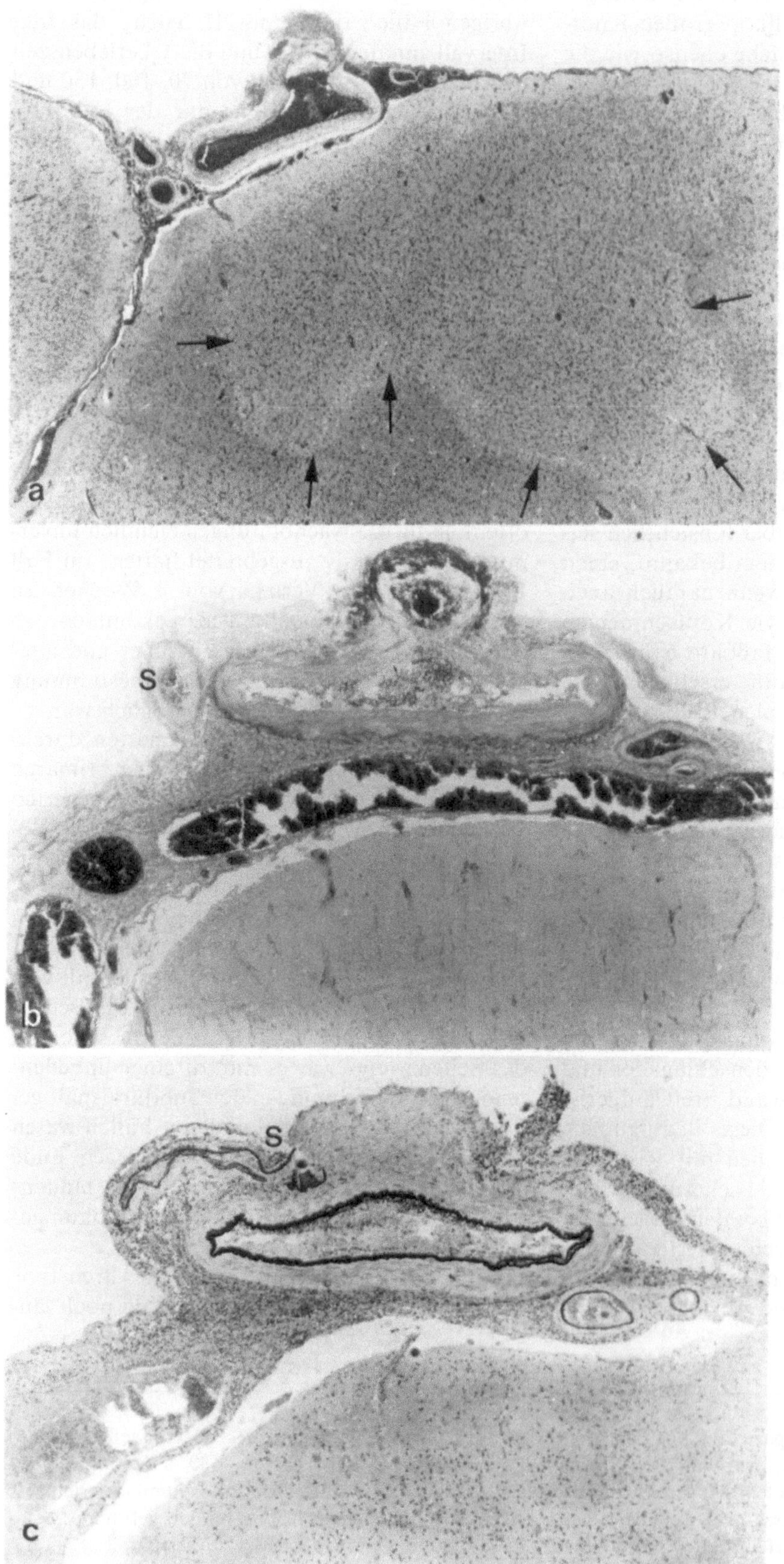

Abb. 11.16. Kuppe des falschen
Aneurysmas. Vergrößerung zu
Abb. 11.15a (Fall 11.29) HE.
× 140

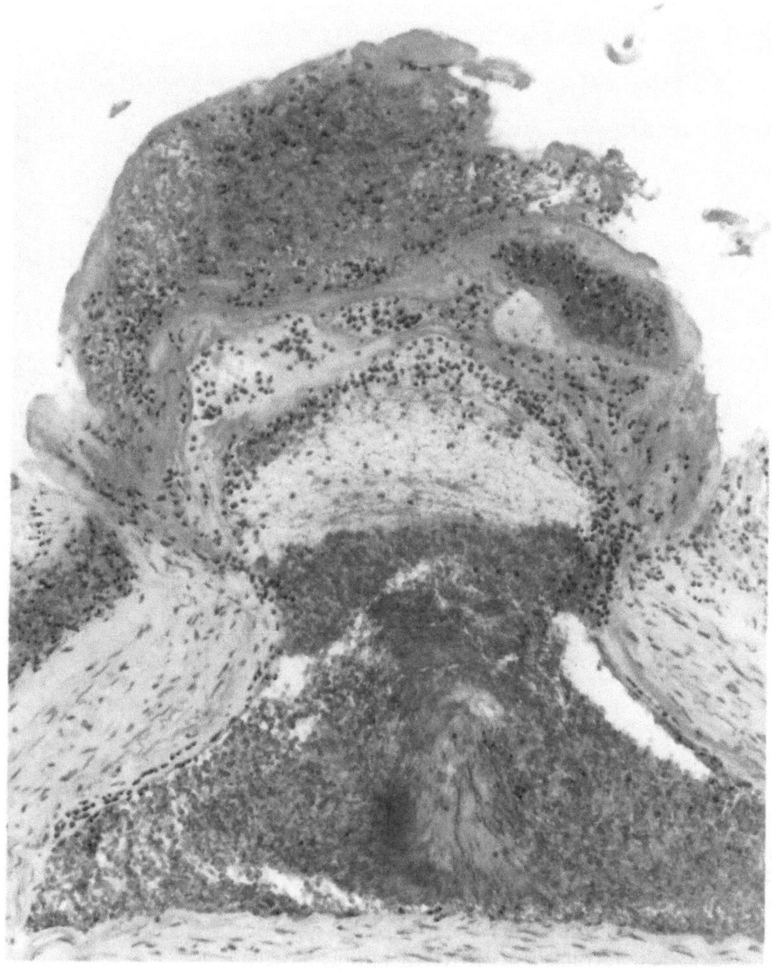

ger anzunehmen. Zwei Möglichkeiten waren zu bedenken: 1. das noch nicht gefestigte Aneurysma hielt dem Blutdruck nicht stand und wurde Quelle von fortgesetzten Nachblutungen über längere Zeit, bis die tödliche Blutung raumbeengend wurde; 2. das Aneurysma heilte zunächst ab, stellte aber einen „locus minoris resistentiae" dar, und wurde bei einer späteren Einwirkung abermals betroffen. Je mehr Zeit verflossen ist und je länger die Einwirkungen auseinanderliegen, desto schwieriger wird die Auflösung eines solchen Falls bei Rechtsfragen; die Fälle 11.26 und 11.27 sind eindrucksvolle Beispiele dafür.

Schließlich waren offenkundig auch in den Fällen des Typus III (11.8, 11.17, 11.24), bei denen

---

Abb. 11.15. a Akutes Aneurysma an der A. angularis am Abgangstrichter eines ausgerissenen Seitenzweigs, durch Lücke in Arachnoidea vorragend. Aneurysmawand aus Faserstoffgerinnsel, in der Gefäßlichtung Leichengerinnsel. Grenze des akuten Ödembezirks (↓↓) entsprechend dem Versorgungsgebiet des Seitenzweigs. HE. × 18. – Fall 11.29: 67 J., ♂; Sturz im alkoholisierten Zustand. Akute SDB 80 ml. Überlebenszeit 20 h? **b** Falsches Aneurysma an der A. angularis am Abgang eines abgescherten Seitenzweigs, Re- ruptur. *S* Stumpf des Seitenzweigs unter der Arachnoidea, Zellreaktion im Subarachnoidalraum, größere Vene unverletzt geblieben. Paraffin, Azan. × 45. **c** Einige Schnitte weiter nur mehr der Rand des Aneurysmas getroffen. *S* Stumpf des Seitenzweigs längsgeschnitten. Orcein-Kernechtrot. × 54. – Fall 11.15: 63 J., ♀; Trinkerin. Nach längerer Bewußtlosigkeit gestorben. SDB 100 ml. Bronchopneumonie. Trauma in der Vorgeschichte nicht ermittelt?

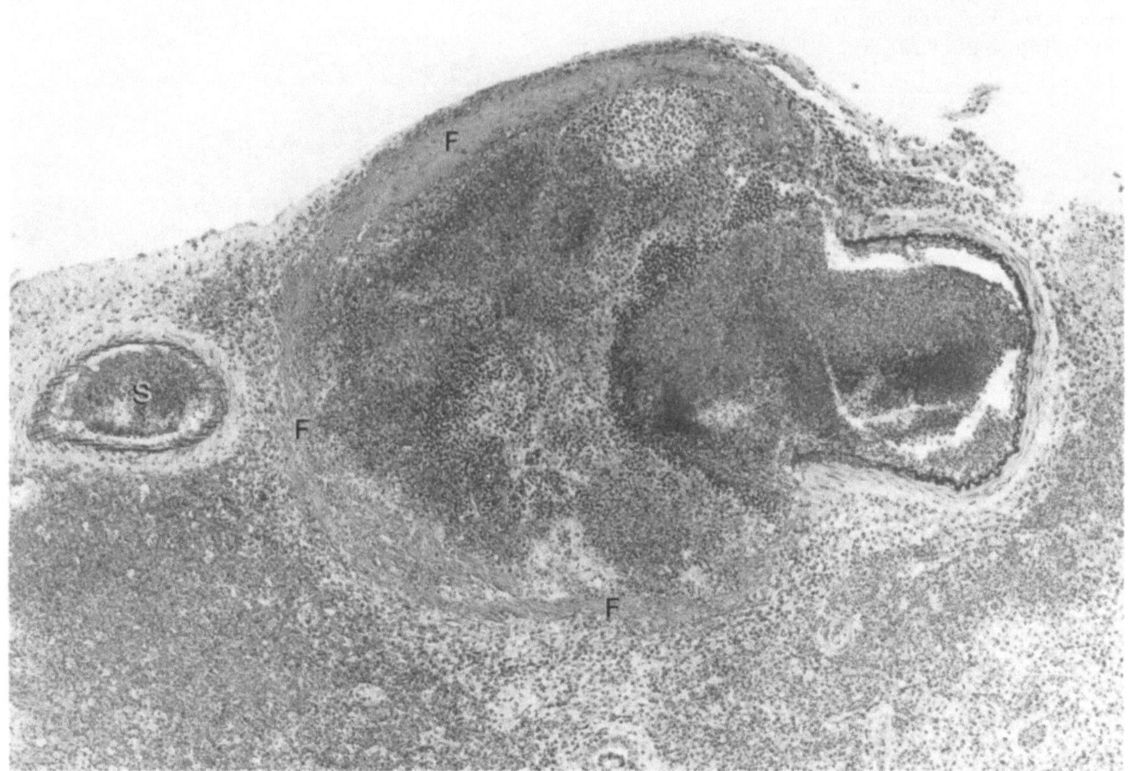

Abb. 11.17. Traumatisches Aneurysma, links temporoparietal, nach Ausriß eines Seitenzweigs im Bereich einer Rindenprellung. Wand des Stammgefäßes hufeisenförmig erweitert, äußere Aneurysmawand aus Faserstoffgerinnsel (*F*); in der Lichtung Leukozytengerinnsel, Leichengerinnsel in der Restlichtung; *S* Seitenzweig. Orcein-Kernechtrot. × 87. – Fall 11.28: 34 J., ♂; angeblich wegen Schwächeanfall gestürzt, Zustand nach osteoklastischer Trepanation und Ausräumung einer SDB. Überlebenszeit 12 Tage. Schädelbruch rechts parietal

Schlingen von der Mantelfläche abgelöst wurden, die freien Intervalle länger, zumal nur kleine Seitenäste als Blutungsquelle in Betracht kamen. Ebenso wie bei den zuletzt besprochenen Aneurysmafällen waren die abgelösten Schlingen mit den Duramembranen verwachsen. Die Gefahr von späteren neuerlichen Verletzungen liegt in solchen Fällen auf der Hand. Selbstverständlich wird bei solchen Verhältnissen noch die Frage zu prüfen sein, ob es sich nicht um eine Fehlbildung (Mikroangiome) an der Hirnoberfläche oder an der Dura gehandelt hat, doch bestanden dafür bei allen 30 Fällen keinerlei Anhaltspunkte.

11.5 Diskussion

Die anatomischen Erfahrungen mit den isolierten Schlagaderverletzungen an der Mantelfläche des Gehirns (Verletzungen kortikaler Arterien) als Quelle von subduralen Blutungen wurden von klinischer und pathologischer Seite lange Zeit kaum beachtet, obwohl sich gerade von neurochirurgischer Seite zahlreiche Monographien mit der Diagnose und dem operativen Vorgehen bei den verschiedenen Stadien der subduralen Blutungen befaßten (Henschen 1912; Hanke 1939; Krayenbühl u. Noto 1949 u.v.a.).

Als isolierte Quelle einer traumatischen subduralen Blutung wurden Brückenvenenrisse angesehen, und wenn eine Blutungsquelle nicht aufzudecken war, begnügte man sich bei chronischen Verläufen mit der Annahme, daß es sich wohl um eine Pachymeningitis haemorrhagica interna gehandelt habe. Es ist dabei nicht zu verkennen, daß für den Chirurgen die Blutungsquelle nicht so leicht zu entdecken war, solange man z.B. subdurale Blutungen nur durch eine

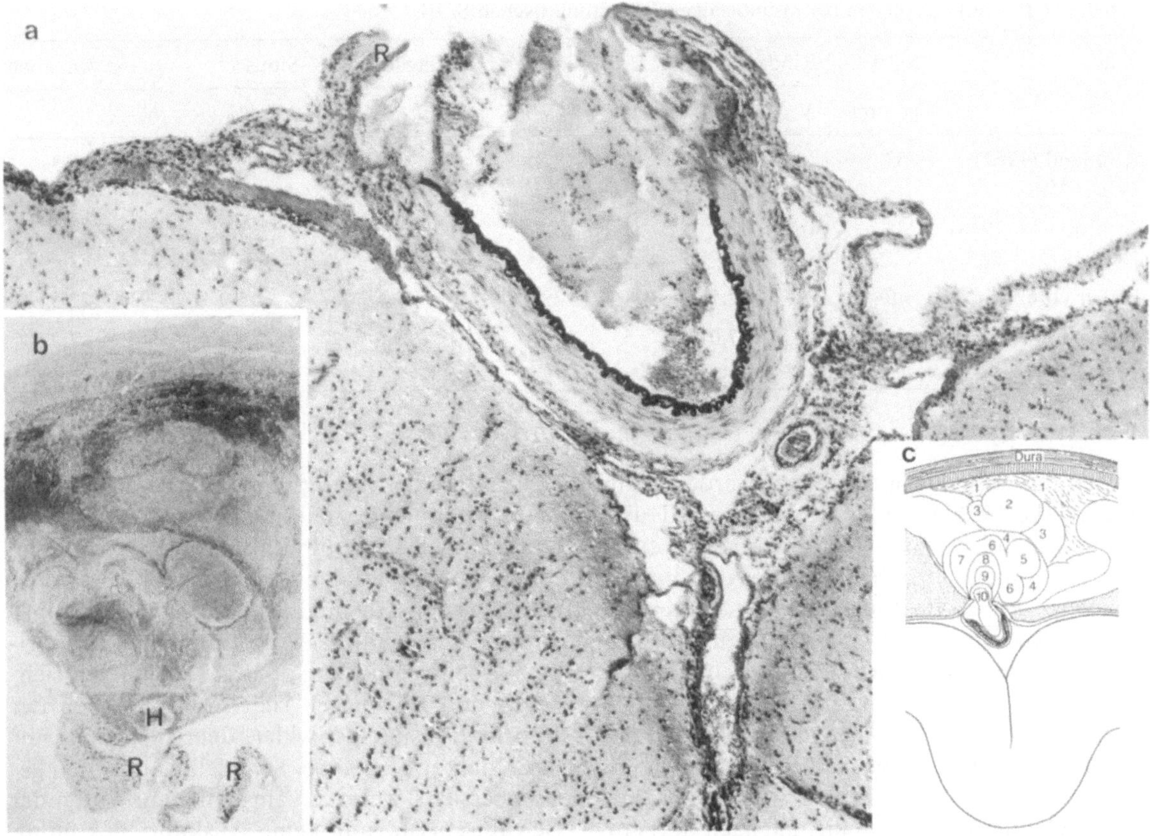

Abb. 11.18. a Ruptur eines traumatischen Aneurysmas der linken A. angularis am Abgangstrichter des ausgerissenen Seitenzweigs. Kuppe des Aneurysmas an den Gerinnseln der harte Hirnhaut haftengeblieben. Organisierter Bluterguß gegenüber der Aneurysmakuppe mit etwa 10 Gerinnungsstrukturen rezidivierender Blutungen (**b** Übersicht links, **c** Rekonstruktion rechts unten). *H* Aneurysmahöhle mit Leichengerinnseln; *R* Reste der ursprünglichen Aneurysmawand mit Arachnoidalfasern; Freßzellen mit positiver Eisenreaktion dunkel. Orcein-Kernechtrot. ×114. – Fall 11.9 (s. Farbtafel 11.Ia)

oder mehrere Bohrlöcher ausspülte. Erst später, als man zur osteoklastischen Trepanation überging, war die Hirnoberfläche besser zu überblikken.

Zunächst interessiert die Frage, in welchem Verhältnis isolierte Schlagaderverletzungen zu den anderen Quellen traumatischer subduraler Blutungen stehen. In der Tabelle 11.1 sind die Zahlen aus dem Institut für Rechtsmedizin der FU Berlin solchen aus dem klinischen Schrifttum gegenübergestellt.

Klinische und anatomische Statistiken sind natürlich nur unter Vorbehalten zu vergleichen, auch schwanken die Ausgangszahlen der vier Kollektive sehr; berücksichtigt man dies, so wird man doch eine gemeinsame Tendenz annehmen dürfen. Zu ähnlichen Zahlenverältnissen kamen schon früher Laudig u.Mitarb.

(1941), die unter 133 chronischen subduralen Hämatomen 35mal Risse und Quetschungen der Hirnrinde als Blutungsquelle nachweisen konnten, gefolgt von Venenrupturen; Arterienrupturen wurden 7mal festgestellt.

Tödliche subdurale Blutungen, bei denen die Blutungsquelle nicht aufgedeckt wurde, verringerten sich im eigenen Untersuchungsgut in den beiden Zeiträumen von 11,3 auf 4,3%. Dies ist wahrscheinlich auf die größere Sorgfalt bei der Untersuchung zurückzuführen, der Fehler der kleinen Zahl ist jedoch zu berücksichtigen.

Bei Rindenprellungen, Brückenvenen- und Sinusrissen ist die traumatische Entstehung kaum je zweifelhaft. Bei isolierten Schlagaderrissen wird man aber immer besonders auf mögliche krankhafte Veränderungen und die hämodynamischen Bedingungen zu achten haben.

Tabelle 11.1. Blutungsquellen bei raumbeengenden traumatischen SDB

Autor	SDB gesamt	Rindenprellung		Brückenvenen		Schlagadern		Sinus		Ohne Angaben	
		N	%	N	%	N	%	N	%	N	%
Krauland (1961) 1956–1959	53	32	60,3	10	18,8	3	5,6	2	3,7	6	11,3
Argiropulos (1978) 1960–1975	233	168	72,1	32	13,7	14	6,0	9	3,9	10	4,3
Huber (1962)	40	27	67,5	1	2,5	1	2,5	2	5,0	9	22,5
Weber u.Mitarb. (1964)	23	13	57,0	5	22,0	2	9,0	2	9,0	1	4,0

Soweit das Schrifttum überblickt werden kann, war Drake (1961) der erste, der speziell über „Subdural haematoma from arterial rupture" vor der American Academy of Neurological Surgery 1960 in Boston berichtete. Unter 100 subduralen Blutungen, die im Neurosurgical Service (London, Ontario) behandelt wurden, fanden sich 11 Fälle mit spritzenden Blutungsquellen an kleinen Rindengefäßen, ohne daß in der Umgebung Zeichen für eine Verletzung des Hirngewebes zu erkennen waren. Es handelte sich durchweg um Fälle, die nach der Vorgeschichte triviale Kopftraumen erlitten hatten; nur einmal war es zu einem initialen Bewußtseinsverlust gekommen und nur einmal bestand ein einfacher Impressionsbruch. Nach einer instruktiven Skizze saßen die verletzten Gefäßstellen rund um den seitlichen Teil der Sylvi-Furche (siehe dazu Abb. 11.5).

Fällen sind die wichtigsten Daten in der Tabelle 11.2 zusammengestellt. Dabei mußte zwangsläufig auf viele, oft minutiös berichtete klinische Befunde und Feststellungen verzichtet werden. Ein gewisser Nachteil ist, daß man oft über Art und Intensität des Kopftraumas in den Originalarbeiten zu wenig oder gar nichts verzeichnet findet. Es spiegelt sich somit deutlich der Informationsmangel wider, dem sich nicht nur der Kliniker gerade bei Schädelhirntraumen gegenübersieht, wenn er vom Patienten wegen der Bewußtseinsstörung keine Auskunft bekommt, und andere Informationsquellen nicht gegeben sind. Den Originalarbeiten sind einzelne instruktive Abbildungen und Arteriographien und, wenn das verletzte Gefäßstück bei der Operation exzidiert oder im Todesfall eine Obduktion durchgeführt wurde, auch Abbildungen von histologischen Befunden beigegeben.

11.6 Klinische Beobachtungen

Bei der Durchsicht des neurochirurgischen Schrifttums von 1961–1974 waren 12 weitere Arbeiten zu finden, in denen über 44 Fälle von subduralen Blutungen aus arterieller Quelle berichtet wurde.

Im Gegensatz zu den Fällen mit anatomischer Untersuchung sind bei den klinischen Fällen eingehende postoperative Verlaufsbeobachtungen registriert worden. Diese ergänzen die Kenntnis der bisher wenig beachteten isolierten Verletzungen an den kortikalen Hirnschlagadern. Für den Vergleich mit den eigenen 30 und den anderen 11 anatomisch untersuchten

11.7 Ergebnisse der 44 Fälle

Da es sich hier um eine morphologische Studie handelt, können nur Alter, Geschlecht, Vorgeschichte und die klinisch erfaßbaren Verletzungsfolgen und schließlich die Verläufe berücksichtigt werden; keineswegs kann zu den chirurgischen Eingriffen selbst Stellung genommen werden.

In der Tabelle 11.3 ist die Alters- und Geschlechtsverteilung der subduralen Blutungen mit arterieller Quelle denjenigen im allgemeinen gegenübergestellt. Bei den geringen Zahlen wird man nicht allzuviel daraus ableiten können; immerhin ist bemerkenswert, daß zum Unter-

Tabelle 11.2. Subdurale Blutungen aus intrakranieller Quelle (44 Fälle aus dem Schrifttum)

Abkürzungen:

f. = frontal	r. = rechts	pt. = parietotemporal
p. = parietal	l. = links	po. = parietookzipital
t. = temporal	SH = subdurales Hämatom	to. = temporookzipital
o. = okzipital	EH = epidurales Hämatom	m. = median
fp. = frontoparietal	Bl. = Blutung	Lö = Leichenöffnung
	ex. = exzidiert	

	Autor Jahr	Alter Geschl.	Trauma	Bewußt-sein (primär)	Inter-vall	Operation wegen	Maßnahmen	Befunde	Verlauf (Ergebnis)
1	Drake 1961	38 ♂	Kopf-sprung (Wasser)	erhalten	2 h	SH	Arterie r. p. spritzend, geklipt		gut
2	Drake 1961	44 ♂	Deichsel-stoß	erhalten	14 Tage	SH	Arterie r. p. blutend, geklipt		gut
3	Drake 1961	3	Sturz	erhalten	$^{1}/_{2}$ h	SH	Arterie r. p. spritzend geklipt	Impres-sions-fraktur	gut
4	Drake 1961	49	Sturz	gestört	4 Tage	SH	Arterie l. t. spritzend geklipt		Hemiparese
5	Drake 1961	70	Sturz	erhalten	9 Tage	SH	Arterie l. t. spritzend, geklipt		gestorben
6	Drake 1961	60	Motor-vehicle	erhalten	3 Wo.	SH	Arterie l. t. spritzend geklipt		gut
7	Drake 1961	70 ♀	Sturz bei Glatteis	erhalten	24 h	SH	Arterie l. t. spritzend, geklipt		gestorben
8	Drake 1961	67	Sturz	Koma kurz	4 h	SH	Arterie l. f. spritzend, geklipt		gestorben
9	Drake 1961	59	unbekannt	erhalten		SH	Arterie l. f. spritzend, geklipt		gut
10	Drake 1961	68	Sturz	erhalten	7 h	SH	Arterie l. f. spritzend geklipt		gestorben
11	Drake 1961	54	Sturz	erhalten	8 Tage	SH	Arterie l. t. spritzend, geklipt		gut
12	Isfort 1961	19 ♂	VU Motorrad	12 h bewußt-los	vorüber-gehend Besse-rung	nach 3 Wo.	Aneurysma l. p. ligiert	Impres-sions-fraktur	geheilt 3 Wo. nach Op.
13	Hirsch u.Mitarb. 1962	62 ♂	Kopf-trauma	?	nach 8 Tagen Hemipl. rechts	SH	Aneurysma l. p. ex.		gestorben 3 Wo. nach Op.

Tabelle 11.2. (Fortsetzung)

	Autor Jahr	Alter Geschl.	Trauma	Bewußt- sein (primär)	Inter- vall	Operation wegen	Maßnahmen	Befunde	Verlauf (Ergebnis)
14	Hirsch u.Mitarb. 1962	45 ♂	Kopf- trauma	?	24 h	SH	Aneurysma l. p. ex.	Rinden- kontusionen	gestorben 24 h nach Op.
15	Overton u. Calvin 1966	9 M. ♂	Sturz aus Kinder- bett	?	2 Wo.	nach 9 Wo. SH	Aneurysma r. p. ex.	Schädel- frakturen	geheilt 11 Tage nach Op.
16	Burton u.Mitarb. 1968	14 ♂	VU Auto (Insasse)	20 min bewußt- los	7 Tage	nach 7 u. 12 Tagen SH	Aneurysma r. p. koaguliert	Impres- sions- fraktur	geheilt nach 1 Jahr
17	Sedzimir u.Mitarb. 1968	2 ♂	Fenster- sturz (6 m)	bewußt- los	Besse- rung in 12 Tagen	nach 16 Tagen SH	Aneurysma l. to.	Impres- sions- fraktur, intrazere- brale Blutung	geheilt mit Defekten
18	Smith u. Barden- heier 1968	21 ♂	VU Auto	bewußt- los	4 Tage leichte Besse- rung	1) 8. Tag: SH 2) 28. Tag: SH	Aneurysma m. geklipt	A. peri- calosa thrombo- siert, Er- weichungen	Besserung ' zwischen 1. u. 2. Op.; gestorben nach 3 Mon.
19	Eichler u.Mitarb. 1969	61 ♂	Sturz	leichtes Koma		1) SH nach 2 Wo. 2) SH	Aneurysma r. p. unter Bohrloch ex.	hist.: An- eurysma fibrös thrombosiert	Besserung zwischen 1. u. 2. Op. Nach 14 Ta- gen entlassen
20	Rumbaugh u.Mitarb. 1970	71 ♂	Trauma- spuren Hinter- haupt	bewußt- los	?	SH r.	Aneurysma r. po. koaguliert	keine Schädel- fraktur	Heilung mit Störungen
21	Rumbaugh u.Mitarb. 1970	56 ♂	Sturz (Treppe)	Koma		SH r.	Aneurysma r. p. geklipt	keine Schädel- fraktur	gestorben nach 5 h, Hirnödem
22	Rumbaugh u.Mitarb. 1970	40 ♀	Kopf gestoßen	erhalten		SH r.	Aneurysma r. po. versorgt	keine Schädel- fraktur	Heilung
23	Rumbaugh u.Mitarb. 1970	48 ♂	kein äußerer Anh. f. Kopf- trauma Alkoholiker	verwirrt	?	intra- zerebr. Blutung links	Aneurysma r. po. unbe- handelt	keine Schädel fraktur	Heilung mit Defekt. Aneurysma nach 2 Wo. geschwunden
24	Rumbaugh u.Mitarb. 1970	18 ♀	VU Motorrad	kurz be- wußtlos	1 Wo.		2 Aneurys- men to. geklipt	Fraktur li. Scheitelbein	Heilung
25	Rumbaugh u.Mitarb. 1970	55 ♂	VU Auto	Koma	6 Tage bis 3 Wo.	keine Op., nur Angio- graphie	4 Aneurys- men. l p. (nach 15 Tagen 3)	Schädel fraktur l. p.	Entlassung nach 7 Wo.

	Autor Jahr	Alter Geschl.	Trauma	Bewußt-sein (primär)	Inter-vall	Operation wegen	Maßnahmen	Befunde	Verlauf (Ergebnis)
26	Rumbaugh u.Mitarb. 1970	28 ♂	Sturz, Kopf-trauma	?	ver-wirrt	SH u. EH	Aneurysma r. po. ex.	Schläfen-beinfraktur r.	nach 2 Wo. noch geringe Hemiparese. Rehabilita-tionszentrum
27	Rumbaugh u.Mitarb. 1970	60 ♂	Kopf-trauma, alkoholi-siert	großer Anfall	?	SH bds.	SH l. op. Aneurysma r.t.p. unbehandelt	Fraktur r. temporal	gebessert 2 Wo. nach Op.
28	Rumbaugh u.Mitarb. 1970	48 ♂	kein äußerer Anh. f. Kopf-trauma	Anfälle	1 Wo.	chron. SH l.	Aneurysma l. p. geklipt	keine Schädel-fraktur	Heilung nach 6 Mon.
29	Smith u. Kempe 1970	29 ♂	VU Motorrad	semi-komatös	9 Tage	SH r.	Aneurysma r. p., erbsen-groß, ex.	keine Schädel-fraktur	rasche Besse-rung
30	Talalla u. McKissock 1971	61 ♂	kein äußerer Anh. f. Kopf-trauma	bewußt-los	Kopf-schmerz seit 2 Mon.	SH r.	Arterie r.p. spritzend, geklipt	keine Schädel-fraktur	gestorben nach 16 Tagen, Pneumonie
31	Talalla u. McKissock 1971	54 ♂	kein äußerer Anh. f. Kopf-trauma	erhalten	Kopf-schmerz	SH l.	Arterie blutend, geklipt	keine Schädel-fraktur	gestorben nach 15 Tagen, Lungen-embolie
32	Talalla u. McKissock 1971	57 ♂	kein äußerer Anh. f. Kopf-trauma	bewußt-los	Kopf-schmerz	SH r.	Arterie blutend, gestillt	keine Schädel-fraktur	gestorben nach 15 Tagen, keine LÖ
33	Talalla u. McKissock 1971	66 ♀	kein äußerer Anh. f. Kopf-trauma	bewußt-los	Kopf-schmerz seit 2 Wo.	SH r.	Arterie r. p. blutend, geklipt	keine Schädel-fraktur	gestorben nach 5 Wo., keine LÖ
34	Talalla u. McKissock 1971	54 ♂	Trinker	ver-wirrt, Kopf-schmerz	nach 8 Tagen Ver-schlim-merung	SH l.	Arterie blutend, geklipt	keine Schädel-fraktur	Heilung
35	Talalla u. McKissock 1971	59 ♂	Sturz (Treppe) Epileptiker	bewußt-los, Kopf-schmerz	5 Wo.	SH r.	Arterie r. p. blutend, koaguliert	keine Schädel-fraktur	gestorben nach 7 Tagen
36	Talalla u. McKissock 1971	72 ♂	keine Angaben	Kopf-schmer-zen		SH l.	Blutungs-quelle nicht gefunden	keine Schädel-fraktur	Heilung

Tabelle 11.2. (Fortsetzung)

	Autor Jahr	Alter Geschl.	Trauma	Bewußtsein (primär)	Intervall	Operation wegen	Maßnahmen	Befunde	Verlauf (Ergebnis)
37	Talalla u. McKissock ♂ 1971	48	kein Anhalt für Trauma	bewußtlos	SH vor 18 Mon. (?)	SH r.	Blutungsquelle nicht gefunden	keine Schädelfraktur	Erholung
38	Talalla u. McKissock ♂ 1971	21	1) VU	nicht bewußtlos,	kurz danach Anfall	SH ?	keine Op.	keine SchädelFraktur	Entlassung
			2) Fußballspiel 33 Tage später	bewußtlos	kurze Aufhellung	SH r. 170 cm^3	Arterie po. spritzend	keine Schädelfraktur	gestorben nach einigen Stunden LÖ: Mittelhirnblutung
39	Ito u.Mitarb. 1972	62 ♂	von Pkw angefahren	kurz verwirrt	kurz	SH r.	Arterie po. spritzend, versorgt	Impressionsfraktur r. po.	Wiederherstellung
40	O'Brien u.Mitarb. 1974	61 ♂	keine Angaben für Trauma	Kopfschmerzen, stuporös		SH r.	Arterie spritzend ex.[a]	keine krankhaften Veränderungen	keine Angaben
41	O'Brien u.Mitarb. 1974	78 ♂	Fall aus dem Bett	gestört, komatös	kurz	SH r.	Arterie spritzend r.p.ex.[a]	keine krankhaften Veränderungen	keine Angaben
42	O'Brien u.Mitarb. 1974	75 ♂	Sturz (Treppe)	erhalten	1 Wo. (zweiter Sturz)	SH l.	Arterie spritzend l.p.ex.[a]	keine Rindenkontusion	keine Angaben
43	O'Brien u.Mitarb. 1974	57 ♂	Schädelhirntrauma (Flugzeugunfall)	plötzl. Kopfschmerzen	2 Jahre	SH l.	Arterie spritzend l.p. ex.[a]	keine Rindenkontusion	keine Angaben
44	O'Brien u.Mitarb. 1974	79 ♂	Stoß gegen Kinn	erhalten (Kopfschmerzen)	10 Tage	SH r.	Arterie spritzend l.p.ex.	keine Rindenkontusion	histologische Nachuntersuchung mißlungen

[a] am Abgang eines Seitenastes, 3× instruktive Abb. von histologischen Schnitten

Tabelle 11.3. Altersklassen – subdurale Blutungen

	0–9	10–19	20–29	30–39	40–49	50–59	60–69	70–79	80–89	♂	♀	?	Gesamt
1	–	–	1	7	8	3	6	4	1	21	9		30
2	3	3	4	1	8	8	10	7	–	31	5	8	44
3	3	–	9	17	27	23	17	6	–	69	33		102
4	8	2	10	18	27	39	63	51	15	153	80		233

1 = Isolierte kortikale Schlagaderverletzungen; anatomische Untersuchungen, eigene Kasuistik
2 = Isolierte kortikale Schlagaderverletzungen; klinische Beobachtungen (Tabelle 11.2)
3 = Vance 1950: „Ruptures of surface blood vessels on cerebral hemispheres as a cause of subdural hemorrhage"
4 = Krauland u. Bratzke 1978: „Zur Phänomenologie der traumatischen subduralen Blutungen und Marklagerblutungen"

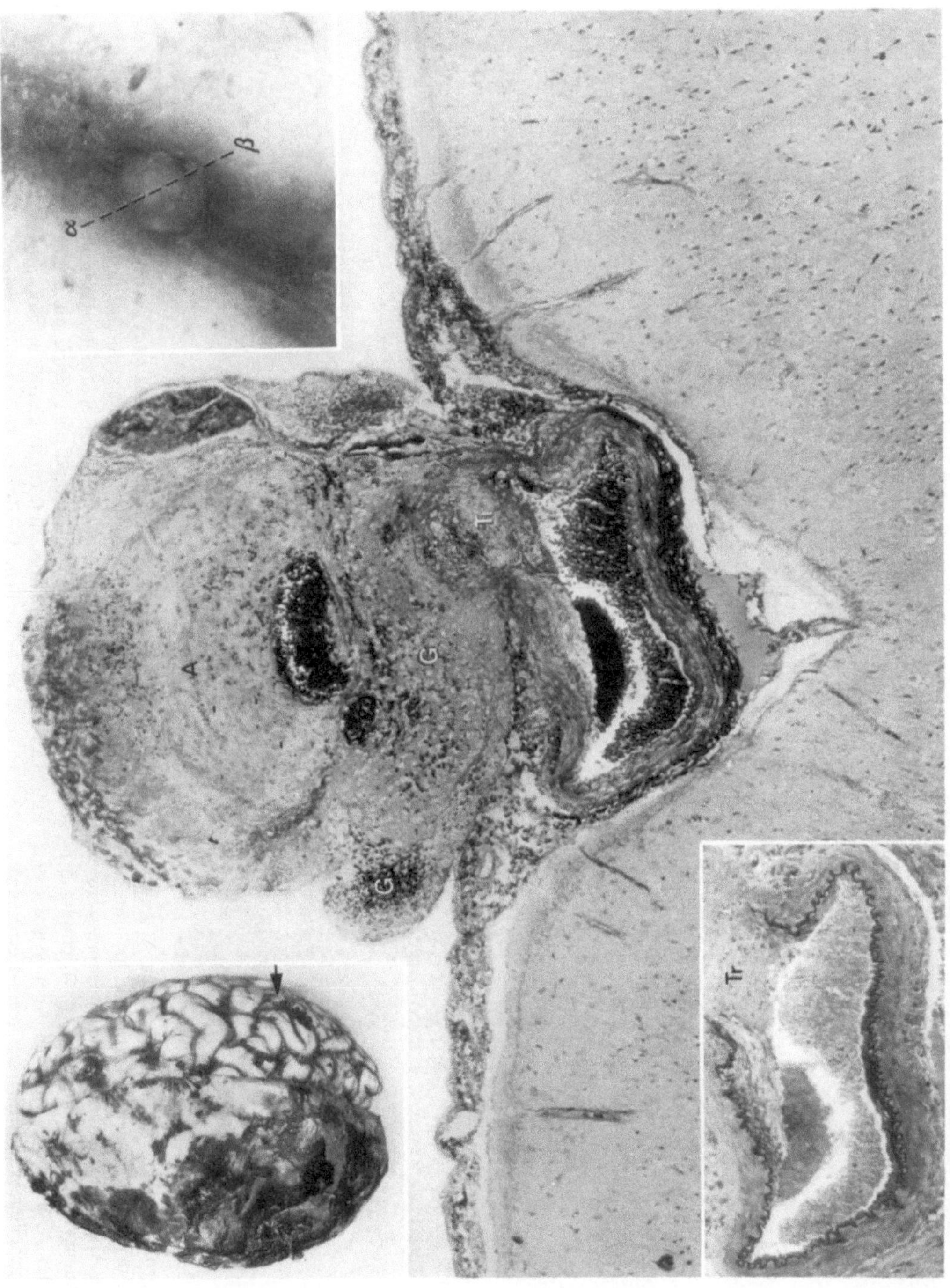

Abb. 11.19. Dickwandiges fälsches Aneurysma an der rechten A. angularis über dem Abgangstrichter eines ausgerissenen Seitenzweigs; Reruptur durch frischeres Gerinnsel verschlossen (Zufallsbefund). *A* Aneurysma mit kleiner Resthöhle; *G* organisiertes Gerinnsel; *Tr* Abgangstrichter des ausgerissenen Seitenzweigs. Links oben ↓ = Sitz des Aneurysmas; rechts oben Aneurysma von der Fläche mit Schnittrichtung α...β. Links unten Aneurysmahals durch frisches Gerinnsel verschlossen. – Fall 11.26: 42 J., ♀; von Ehemann zusammengeschlagen, Schädelbruch, Ertrinken in der Badewanne. Die Übersicht Azan. ×75. Ausschnitt Orcein-Kernechtrot. ×75

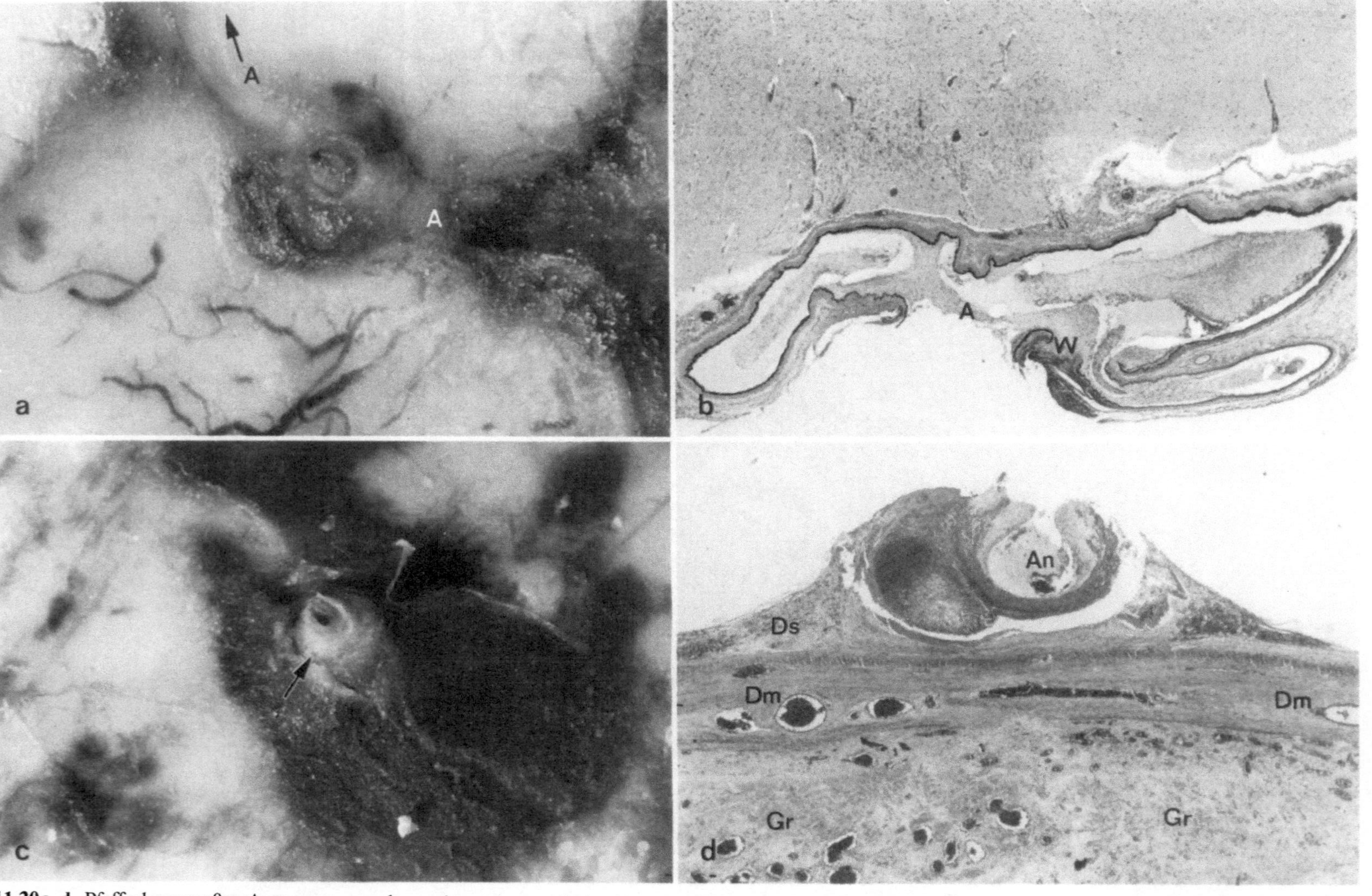

Abb. 11.20a–d. Pfefferkorngroßes Aneurysma an der rechten A. angularis mit Duraschwarte verklebt. Aneurysmahals bei Präparation scharf durchtrennt. **a** Kraterförmige Lücke in der Arachnoidea mit rundlicher Impression, entsprechend dem abgetrennten Aneurysma. *A* A. angularis; ↓ = Richtung der Blutströmung. **b** Längsschnitt der A. angularis mit dem Aneurysmahals (*A*) am Abgang eines Seitenzweigs, geheilter Wandriß (*W*). Orcein-Kernechtrot. ×23. **c** Innenseite der Duraschwarte mit dem eingeheilten Aneurysmasack (↓).

d Querschnitt durch den Aneurysmasack (*An*) an der Dura. Im Aneurysmasack Leichengerinnsel, die Kuppe eingerissen, durch Fibringerinnsel abgedichtet. *Ds* Duraschwarte, *Dm* Dura mater, *Gr* epidurales Granulationsgewebe. HE. ×23. – Fall 11.27: 39 J., ♂; Zustand nach Entfernung einer SDB, nach 17 Tagen an Sepsis (Cavakatheterinfektion) gestorben. Soll angeblich 32 Tage vor dem Tod in epileptischem Anfall vom Stuhl gefallen sein

schied gegenüber den eigenen Fällen auch die ersten beiden Jahrzehnte beteiligt waren. Das Überwiegen der Männer ergibt sich aus der Erfahrung, daß sie Traumen häufiger ausgesetzt sind.

Bei den 44 klinischen Fällen war ein Kopftrauma in der Vorgeschichte 34mal anzunehmen. Die Angaben über die Art der Einwirkung sind wenig präzise, gewöhnlich ist nur die Traumaart angegeben, wie z.B. Sturz (14mal), Verkehrsunfall (10mal), Kopf angestoßen (8mal), vermutet (2mal), kein Anhalt für äußere Verletzungen (6mal), keine Angaben (4mal). Da es sich um Berichte über den Erfolg diagnostischer und operativer Maßnahmen handelte, ist ,es nicht verwunderlich, daß auf die Frage der Kausalität bzw. auf den Zusammenhang mit einem bestimmten Traume erst in zweiter Linie Wert gelegt wurde. Über die Intensität der Kopftraumen kann man sich aus den Berichten keine ausreichende Vorstellung machen; dies betrifft besonders jene Fälle, bei denen zwar ein Trauma anzunehmen gewesen ist, aber zu wenig genaue Angaben zu erhalten waren, was zu der Bemerkung Anlaß gab, ,,kein Anhalt für äußere Einwirkung". Nur selten sind Angaben über Wunden und Schürfungen und Blutunterlaufungen angeführt.

Man wird aber nicht fehlgehen, wenn man bei den 10 Verkehrsunfällen eine höhere Intensität annimmt als bei jenen Fällen, die nur als Sturz eingestuft wurden. Auch bei den Fällen, bei denen das Trauma unklar blieb oder die Bezeichnung ,,keine Angaben" gewählt wurde, erscheint es keineswegs gesichert, daß ein ,,leichtes" Kopftrauma auszuschließen gewesen ist. Angaben über Trunkenheit im Zeitpunkt des Vorfalls sind sehr spärlich und nur von allgemeiner Art.

Bei der röntgenologischen Untersuchung wurde 10mal ein Schädelbruch festgestellt, z.T. handelt es sich um bloße Fissuren, z.T. um Impressionsbrüche, die unmittelbar zu einem chirurgischen Eingriff Anlaß gegeben haben. Kein Anhalt für einen Schädelbruch war in 24 Fällen gegeben, und keine ausreichenden Angaben betrafen 10 Fälle.

Interessant ist es nun, daß das Durchschnittsalter mit Schädelbrüchen 37 Jahre, und ohne Schädelbrüche 58 Jahre betrug, was mit der leichteren Verletzlichkeit der kortikalen Schlagadern wegen ihrer geringeren Elastizität im Alter, aber auch mit der Altersatrophie des Gehirns und der dadurch bedingten stärkeren Verschiebung des Gehirns bei Rotationstraumen zusammenhängen dürfte (s. auch Tabelle 11.3).

Bei den klinischen Fällen war es auch nicht verwunderlich, daß Angaben über weitere Schädelhirnverletzungen nicht vorgelegen haben, lediglich in jenen Fällen, bei denen es zu einer Impressionsfraktur gekommen war, sind kleine Rindenquetschungen unter den Brüchen beschrieben (3 Fälle). Die Angabe über den Sitz der Blutungsquelle war nicht immer ganz genau, was verständlich ist, weil durch eine verhältnismäßig kleine Trepanationslücke offenkundig die Rindenschlagadern nicht genau identifiziert werden konnten. Oft findet sich nur die Angabe: ,,Riß der Arteria cerebri media". In diesen Fällen wurde die Blutungsquelle als parietal eingestuft. Nimmt man die Ungenauigkeiten über den Sitz in Kauf, so ergibt sich eine gute Übereinstimmung mit den eigenen Fällen; die meisten Verletzungen waren im parietalen, bzw. parieto-okzipitalen Rindengebiet gelegen, an zweiter Stelle waren Schlagadern im temporalen und an dritter Stelle im frontalen Gebiet betroffen; nur einmal war ein Aneurysma an der Arteria pericallosa gefunden worden [6]. Nach den Beschreibungen über die Blutungsquellen ist eine Differenzierung in ,,blutende" oder ,,spritzende Gefäße", die bei der Operation (Trepanation) nach Entfernung der subduralen Blutung entdeckt wurden (24 Fälle) und in Aneurysmen möglich (18 Fälle); einmal waren 2, einmal 4 Aneurysmen festgestellt worden (Fälle 24 und 25). In 2 Fällen wurde die Blutungsquelle nicht entdeckt. Eine weitergehende Differenzierung der morphologischen Befunde, wie bei den eigenen Fällen, ergab sich dann, wenn die betroffenen Gefäßstrecken exzidiert und histologisch untersucht worden waren (5 Fälle mit falschen Aneurysmen, 13, 14, 15, 26, 29) und 3 Fälle (40, 41, 42) mit ausgerissenen Seitenzweigen.

Beim Nachweis der Blutungsquelle eines akuten subduralen Hämatoms ist der Neurochirurg bei der Operation gegenüber dem Pathologen eindeutig im Vorteil, denn er kann durch ein ,,spritzendes" Gefäß darauf stoßen; dies haben schon Klingler u. Schultheiß (1958) treffend hervorgehoben. Die Beschreibungen und die

---

6 Meyer-Hörstgen u. Bettag (1980) berichten ebenfalls über ein traumatisches Aneurysma der Arteria pericallosa und fanden 7 weitere im Schrifttum.

Abbildungen der histologischen Befunde stimmen weitgehend mit den Befunden bei den eigenen Fällen überein, so daß eine traumatische Entstehung beim Fehlen von krankhaften Veränderungen doch sehr wahrscheinlich ist, auch wenn aus der Vorgeschichte keine Hinweise zu gewinnen sind. Alle Aneurysmen waren schon bei der Arteriographie nachgewiesen worden. Die beigefügten Aufnahmen zeigen z.T. erstaunlich klare Bilder. Die Verzögerung der Blutströmung im Aneurysma macht es verständlich, daß der Aneurysmasack auch noch in der venösen Phase zu sehen war. Soweit den Zeitangaben gefolgt werden kann, waren Aneurysmen bald nach dem Vorfall oder dem Trauma festgestellt worden. In einzelnen Fällen waren zur Sicherung der Diagnose und wegen Verschlechterung des Zustands mehrere Arteriographien vorgenommen worden, so daß Veränderungen der Ausprägung und Größe der Aneurysmen verfolgt werden konnten (Fälle 16, 25, 27). Im Fall 19 wurde das Aneurysma überhaupt erst bei der zweiten Arteriographie nach 2 Wochen entdeckt. In den Fällen 23, 25 und 27 waren die Aneurysmen nicht speziell versorgt worden und waren bei der Entlassung angiographisch nicht mehr nachweisbar (23, 25) oder kleiner geworden. Bei allen Fällen waren z.T. recht lange Intervalle bis zum Auftreten schwerer klinischer Erscheinungen beobachtet worden, z.T. verbrachten die Verletzten schon 3–5 Wochen (6, 35) im Krankenhaus. Auch bei den Fällen mit kürzeren Intervallen erfolgte die Operation bis zu 3 Wochen nach dem Trauma. Die Indikation zur Operation war bei den meisten Fällen durch die zunehmenden Hirndruckerscheinungen gegeben. Zweimal wurde die Möglichkeit diskutiert, daß die Gefäßverletzung erst bei der Behandlung iatrogen im Bereich eines Bohrlochs gesetzt worden war (15 und 19).

Von den 44 Fällen überlebten die Operation 30 längere Zeit, zumeist – soweit den Berichten zu folgen ist – mit erstaunlich geringen oder praktisch ohne neurologische Ausfälle, obwohl zur Stillung der Blutung große Rindengefäße geklipt bzw. exzidiert wurden; z.T. waren die Verletzten sehr bald wieder entlassen worden; nur in Einzelfällen betrug die Beobachtungszeit 1 Jahr (Fall 16), 3 Jahre (Fall 24) und $6^{1}/_{2}$ Jahre (Fall 1).

Bei den Todesfällen ergaben die Obduktionsbefunde keine neuen Informationen. Die klinischen Berichte bestätigen somit die eigenen Erfahrungen hinsichtlich der primären Abdichtung der verletzten Schlagaderstellen, die Nachblutungen, die Aneurysmabildung und die Möglichkeit der Abheilung.

Es ist nicht daran zu zweifeln, daß es sich bei beiden Kollektiven 1 und 2 um dieselben traumatischen Bedingungen gehandelt hat[7]; eine gemeinsame Besprechung ist somit angezeigt. Die klinischen Berichte zeigen schließlich, wie wichtig es sein kann, die Verletzung einer kortikalen Schlagader nicht zu übersehen, um die Quelle für eine rezidivierende subdurale Blutung rechtzeitig auszuschalten. Da die kleinen traumatischen Aneurysmen halbkugelig am Stammgefäß sitzen, dürften die Bedingungen für das Anlegen eines Klips nicht günstig sein, doch handelt es sich hier um ein chirurgisches Problem.

Bei den 30 Fällen mit isolierten Verletzungen der kortikalen Schlagadern der eigenen Kasuistik handelte es sich meistens nur um Abscherung von ganz kleinen Seitenzweigen, so daß die Entstehung einer raumbeengenden subduralen Blutung verwunderlich ist; es scheint somit dazu auch noch eine weitere Bedingung erforderlich zu sein. Es waren vielfach chronische Alkoholiker darunter mit schweren Leberschädigungen, deshalb ist es naheliegend, an Gerinnungsstörungen zu denken; im Fall 11.23 war eine solche schon längere Zeit vor dem Tode bekannt gewesen. Die histologischen Befunde sprachen zudem oft für fraktionierte Blutungen, besonders bei den Aneurysmafällen, was ebenfalls wenigstens teilweise mit einer Gerinnungsstörung zu erklären wäre.

11.8 Biomechanik

Die isolierten Verletzungen der kortikalen Schlagadern nehmen eine Sonderstellung unter den traumatischen Hirnschäden ein, sowohl hinsichtlich der Geringfügigkeit der faßbaren Verletzungsspuren, die sich nicht so selten auf ein knapp pfennigstückgroßes parietales Rindenfeld beschränken, als auch hinsichtlich der klinischen Erscheinungen, zumal bei einer nicht geringen Zahl das Syndrom der Hirnerschütte-

---

7 s. Tabelle 11.3

rung fehlt und psychische sowie neurologische Ausfälle erst nach einem Intervall durch die oft in Schüben ablaufende subdurale Blutung bestimmt werden. Es ist somit verständlich, daß das Geschehen oft als Bagatelltrauma (minor head trauma) eingestuft wird.

Nach der Analyse der klinischen und eigenen Fälle kommen für die isolierten Verletzungen kortikaler Schlagadern nach biomechanischen Gesichtspunkten drei Möglichkeiten in Betracht:

A. Gegenstoßprellungen der Hirnrinde.
B. Quetschungen im Bereich von Schädelfissuren und Impressionen.
C. Rotationswirkung.

Zu A. Gegenstoßprellungen sind überhaupt die häufigste Quelle der traumatischen subduralen Blutung, je nach Sitz und Ausdehnung sind gewöhnlich eine ganze Reihe von Rindenschlagadern verletzt. Bedeutsam sind die seitlichen Bezirke der Stirn- und Schläfenpole, weil hier größere Schlagaderzweige verlaufen (Arteriae frontales; Arteriae temporales).

Ein Beispiel dafür ist der Fall 11.28, bei dem innerhalb eines 4×2 cm großen Prellungsherdes an der Außenkante des linken Stirnlappens allein an sieben Gabelungsstellen histologisch Risse, 4mal mit Bildung von falschen Aneurysmen, gefunden wurden. Mehrfach waren nur die inneren Wandschichten gerissen. Die Entstehung der Rupturen durch Druckschwankungen (Kavitationseffekt, Sellier u. Unterharnscheidt 1963) reicht zur Erklärung nicht aus. Die Bevorzugung der Gabelungsstellen spricht vielmehr für eine Zerrung der Gefäße durch Relativbewegung zwischen Gehirn und Schädel, die wohl durch die Unebenheiten des Schädelgrunds, vor allem im Bereich der Augenhöhlendächer und der mittleren Schädelgruben, begünstigt wird. In diesem Zusammenhang sind die Experimente von Hoyer u. Zech (1980) an Schädelpräparaten interessant, die bei stumpfen Einwirkungen beachtliche Deformierungen gemessen haben. Diese Beobachtungen lassen vermuten, daß auch bei den Rindenprellungen, besonders an den Schläfenlappen, wo größere Schlagadern über Windungskuppen ziemlich „ausgesetzt" liegen, diese in erster Linie Quelle subduraler Blutungen sind, die sich jedoch wegen der äußeren Bedingungen (Blutung, Erweichung) schwer darstellen lassen.

Der *Typus B* bietet für die Erklärung der biomechanischen Abläufe kaum Schwierigkeiten. Wenn nämlich eine Schädelfissur über die Parietalgegend und die Schläfengegend verläuft, oder wenn es zu einer mehr oder weniger deutlichen Impression gekommen ist, dann ist es durchaus verständlich, daß dabei Rindenbezirke mit und ohne Durariß direkt mit ihren Gefäßen gequetscht werden. Beispiele dafür sind eine Reihe von neurochirurgisch behandelten Fällen des Kollektivs 2 (Tab. 11.3). Durchweg handelt es sich dabei um definierte Gewalteinwirkungen, meist bei jugendlichen Personen. Für die forensische Beurteilung treten dabei kaum Schwierigkeiten auf.

Beim *Typus C* ergeben sich eine ganze Reihe von Interpretationsschwierigkeiten. Nicht so selten ist ein Trauma wegen seiner Geringfügigkeit nicht genügend fixiert oder in Vergessenheit geraten, da die Einwirkung länger zurückliegt. Es fehlen deutliche äußere Spuren, wie Wunden oder Schürfungen; Blutunterlaufungen sind bei der späteren ärztlichen Untersuchung schon resorbiert, es fehlt ein Schädelbruch und bei längeren freien Intervallen ist auch die Quelle der tödlichen subduralen Blutung nicht genau auszumachen, so daß überhaupt Zweifel an der traumatischen Entstehung auftauchen. Primär geht es somit darum, die Blutungsquelle als traumatisch zu erkennen; dies ist nach den diskutierten Erfahrungen durchaus möglich, wenn krankhafte Veränderungen auszuschließen sind, und die Blutungsquelle aufgedeckt wurde. Der nächste Schritt ist die exakte biomechanische Erklärung.

Für die biomechanischen Folgen einer Gewalteinwirkung auf den Kopf und seinen Inhalt kommt es auf die Stoßrichtung an. Anhaltspunkte dafür liefern die äußeren Verletzungsspuren. Selten handelt es sich um isolierte Einwirkungen. Bei Schlägereien und besonders bei Verkehrsunfällen wird vor allem der Kopf in kurzem zeitlichen Abstand mehrfach getroffen. Mit reinen biomechanischen Abläufen im Sinne der Theorie wird man es somit kaum zu tun haben. Noch schwieriger ist die Differenzierung bei fortgesetzten Mißhandlungen; allerdings kann hier die Altersbestimmung von Verletzungen weiterhelfen (Krauland 1973).

Im Laufe der Zeit haben sich die Ansichten der Autoren zur biomechanischen Erklärung der isolierten Verletzungen der kortikalen Schlagadern geändert.

Werkgartner (1922) nimmt an, daß der 71jährige beim Sturz mit dem Kopf auf das Straßenpflaster aufgeschlagen ist, dadurch sei der Schädel deformiert worden; es sei dadurch zu einer Druckschwankung im Subarachnoidalraum und in weiterer Folge zur Berstung des Gefäßes gekommen. Hey (1925) weist bei einem 20jährigen Fußballspieler, der nach häufigen Kopfbällen unvermittelt bewußtlos und schon nach 2 h an einem subduralen Hämatom gestorben war, auf den besonders dünnen Schädel hin. Neben einer Differenz zwischen dem Blutdruck im Piagefäß und Liquor diskutiert er auch noch eine Störung der Gefäßinnervation im Sinne Rickers (1919); doch dürfte eine solche Wirkung nicht in Bruchteilen von Sekunden ablaufen und somit auszuschließen sein. Auch Vance (1950), der bei seinen Fällen von einer „fire hose rupture" spricht, erklärt diese mit einer Druckdifferenz; außerdem spricht er von einer „forcible oscillation" des Gehirns infolge der Gewalteinwirkung.

Dirnhofer u. Sigrist (1977) nehmen für einen Fall ein reines Rotationstrauma an.

Eine 74jährige Frau war bei einem Pkw-Auffahrunfall (70 km/h) am Beifahrersitz angegurtet gewesen. Äußerliche Verletzungsspuren fehlten. In der Folge aber zunehmende Kopfschmerzen und Kollaps am 7. Tag nach dem Unfall. Wegen zunehmender Bewußtseinstrübung Krankenhauseinlieferung und Entleerung einer SDB rechts am 16. Tag, Tod am folgenden Tag an Lungenembolie. Bei der Obduktion waren in der parieto-temporalen Region an einer kortikalen Schlagader durch Gerinnsel abgedeckte Verletzungen zu finden, die sich bei der histologischen Kontrolle als abgescherte Seitenzweige darstellten. Weil auch in der Hirnrinde eine anämische Nekrose festzustellen war, meinen die Autoren „sensu strictori", nicht von einer isolierten Schlagaderverletzung sprechen zu können (Abb. 11.21).

In den klinischen Arbeiten wird verständlicherweise in erster Linie auf die Diagnostik, die Behandlung und ihre Erfolge Wert gelegt und auf die Biomechanik nur gelegentlich referierend Bezug genommen. Drake (1961) geht von „the gliding rotatory movement of the brain within the skull upon injury, tearing an artery or arterial twig from a dural attachment" aus. Diese Auffassung deckt sich mit der eigenen (1950). Andererseits nehmen Talalla u. McKissock (1971) eine „spontaneous" subdurale Blutung bei 8 operierten Fällen an, obwohl die Befunde mit denen der anderen klinischen Be-

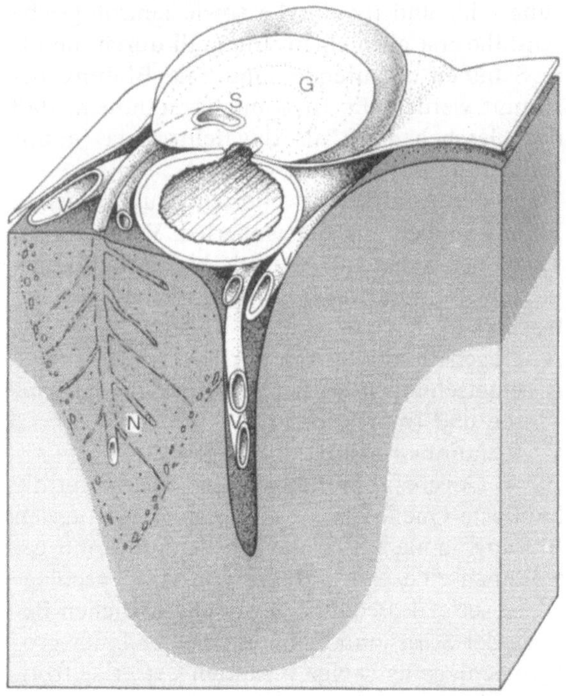

Abb. 11.21. Schematische Darstellung einer Rindenschlagader mit ausgerissenem Seitenzweig (*S*), von kugelförmigen Gerinnsel (*G*) abgedeckt, keilförmige Nekrose (*N*) in der Hirnrinde; Venen (*V*). Rekonstruktion nach einem Fall von Dirnhofer u. Sigrist (1977). – 74 J., ♀; Auffahrunfall, angegurtet, freies Intervall 7 Tage, subakute SDB operativ entfernt. Tod an Lungenembolie 17 Tage nach dem Unfall

schreibungen weitgehend übereinstimmen, wahrscheinlich deshalb, weil keine Anhaltspunkte für ein Kopftrauma zu erhalten waren. Nach den örtlichen Verletzungen zu urteilen, spielt eine mechanische Abscherung der Seitenzweige an ihrem Ursprung eine Rolle. Folgte man der Ansicht von Vance mit der „fire hose rupture", dann müßte es sich um Folgen einer örtlichen Blutdrucksteigerung und um Längsrisse handeln. Das ist nun in keinem der eigenen Fälle festzustellen gewesen. In gleicher Weise sprechen bei den Fällen von Vance die Abbildungen für abgescherte Seitenzweige, ebenso die histologischen Abbildungen von den operativ exzidierten Schlagaderstrecken bei O'Brien u.a. (1974).

Bei stumpfen Schädelhirntraumen ist die Scherung der Hirnrinde durch die Rotationswirkung auch daran zu erkennen, daß gelegentlich nur die Arachnoidea einreißt, ohne daß Gefäße verletzt werden; manchmal ist selbst die

Pia von der Rinde abgelöst (Vance 1950; Krauland 1961, m. Abb.; Krauland u. Bschor 1962). Bei jüngeren Individuen scheint die Verschiebung der Hirnrinde geringer zu sein, wahrscheinlich, weil eine Hirnatrophie selten ist; außerdem dürften die Hirnschlagadern wegen ihrer Zartheit und Elastizität mehr Verschiebungen ertragen (Krauland u.Mitarb. 1981). Auffallend ist bei den klinischen Beobachtungen, daß kortikale Schlagaderverletzungen bei Jugendlichen besonders in Verbindung mit Schädelbrüchen gefunden wurden, was z.T. damit zusammenhängen mag, daß Jugendliche eher in heftigere Traumen verwickelt sind.

Die eingehend geschilderten Rotationsversuche an Schädelhirnpräparaten zeigen eindrucksvoll, daß im parietalen Gebiet des Großhirns bei horizontaler Rotation die Relativbewegung zwischen Gehirn und Schädelinnenseite am größten ist. Der Umfang der Relativbewegung ist abhängig vom Grad der Hirnatrophie, weniger von der Schädelform; demnach ist sie im vorgeschrittenen Alter und bei extremen Fällen von alkoholischer Hirnatrophie umfänglicher; maximal wurden parietal 2 cm gemessen. Man kann sich weiter vorstellen, daß bei Gehirnatrophien, die unter dem Blutdruck gesteiften, leicht abstehenden Schlagaderzweigchen bei Rotationsverschiebungen leichter abgeschert werden. Die Schlagaderstämme sind im Subarachnoidalraum locker über die Hirnrinde geführt, jedoch durch die kleinen Seitenzweige an größeren Verschiebungen gehindert, besonders dann, wenn diese schon nach kurzem Verlauf in die Hirnrinde eindringen. Es ist deshalb nicht verwunderlich, wenn gerade solche Zweige bei Verschiebungen der Hirnrinde beansprucht werden und an ihrem Ursprung ausreißen (Abb. 11.21 u. 11.22).

Auffallend ist, daß die neben den isolierten kortikalen Schlagaderverletzungen liegenden Venen nicht betroffen sind. Auch sind die oberen Brückenvenen nur in Einzelfällen verletzt; ein Hinweis für ganz verschiedene biomechanische Wirkungen. Es scheint nämlich so zu sein, daß die oberen Brückenvenen in erster Linie bei Rotation um eine quere oder schräge frontale Achse gefährdet sind, bei der die größte relative Verschiebung zwischen Gehirn und Schädel in der Mittellinie des Schädeldaches zu beobachten ist (Experimente von Pudenz u. Shelden 1946, s. Kap. 2); bei der Rotation um eine vertikale Achse tritt die größte Verschiebung in der Parietalgegend auf, wo die großen Zweige der Arteria cerebri media aus der Fissura Sylvii aufsteigen.

Die isolierten traumatischen Schlagaderverletzungen rund um den okzipitalen Teil der Fissura Sylvii entsprechen einem eigenen Verletzungsbild, das von den basalen Rindenprellungen und anderen biomechanischen Wirkungen, auch durch die histologische Untersuchung, klar abzugrenzen ist. Es wird dafür der Begriff „*parietale Kontusion*" der Hirnrinde" vorgeschlagen: eine Verletzungsart, die vor allem für horizontale Rotationstraumen typisch ist.

11.9 Begutachtung

Wenn bei einer Operation oder erst bei der Leichenöffnung die Blutungsquelle der subduralen Blutung an einer kortikalen Schlagader aufgedeckt und, wie in den vorstehenden Ausführungen dargelegt, als traumatisch erkannt wurde, ist der wichtigste Schritt für die Begutachtung getan. Schwierig kann es nur sein, bei subakuten und chronischen Verläufen den Zeitablauf zu bestimmen, was bei langen, sog. freien Intervallen, vor allem aber bei Mehrfachtraumen, zu beachten ist. In der Kasuistik sind u.a. die Fälle 11.8, 11.17, 11.26, 11.27, 11.29 und 11.30 Beispiele dafür.

Parietale Schlagaderverletzungen neigen zu rezidivierenden Blutungen (Abb. 11.23), können weitgehend abheilen. Verwachsungen von abgelösten Gefäßschlingen oder kleinen Aneurysmen mit Duramembranen können einen Locus minoris resistentiae bei späteren Traumen darstellen. Die Auflösung der Zusammenhänge und die Zuordnung zu einem bestimmten Trauma kann sich bei der Begutachtung somit als äußerst schwierig erweisen.

Selbstverständlich ist bei allen Überlegungen auch die Frage der „spontanen" Entstehung einer subduralen Blutung zu prüfen. Aneurysmen vom Forbus-Typus sind aber an den kortikalen Schlagadern bisher nicht beobachtet worden; es kämen nur septisch embolische Aneurysmen oder Mikroangiome in Betracht, doch waren auch solche Bildungen sowohl bei den eigenen als auch den klinischen Fällen wegen der „Rißnatur" der Blutungsquelle auszuschlie-

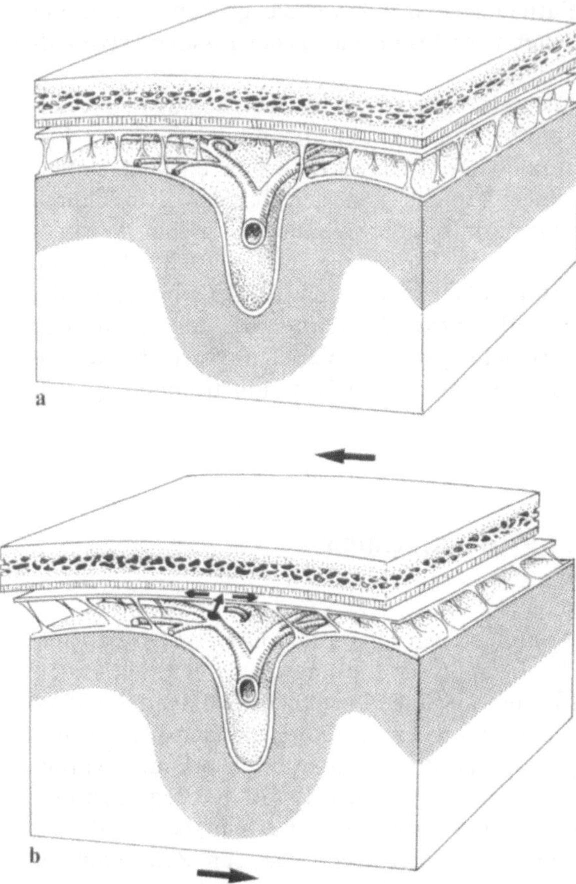

Abb. 11.22 a u. b. Schematische Darstellung der biomechanischen Verhältnisse bei parietalem Rotationstrauma, die bei der Abscherung von Seitenzweigen kortikaler Schlagadern eine Rolle spielen

ßen. Im Untersuchungsgut des Instituts für Rechtsmedizin der FU Berlin fand Argiropulos nur 4 Fälle von dünnen spontanen subduralen Blutungen unter 233 traumatischen Fällen = 1,7%. Es handelte sich außerdem nur um Nebenbefunde bei anderen toxischen Stoffwechselstörungen, die zu Diapedese-Blutungen geführt hatten.

Seitdem von klinischer Seite in zunehmendem Maße Antikoagulanzien zur Langzeittherapie eingesetzt werden, nehmen die Berichte über intrakranielle Blutungen zu, die ohne erkennbaren äußeren Anlaß aufgetreten sind (Literatur bei V. Schneider, 1982). Nicht selten handelt es sich um subdurale Hämatome, die aber durchaus raumbeengend werden können, ohne daß sich eine eigentliche Blutungsquelle angeben ließe (diffuse Blutungen). Man wird in sol-

chen Fällen auch mit Membranbildungen zu rechnen haben, die dem Begriff einer Pachymeningitis haemorrhagica interna entsprechen könnten, nur daß der Ausgangspunkt eine richtige subdurale Blutung ist und nicht eine Blutung in die Dura. Allerdings wird man auch in solchen Fällen mit tödlichem Ausgang nach isolierten Schlagaderverletzungen zu suchen haben (wie im Fall 11.23), ehe man den Zusammenhang mit einem Trauma ablehnt.

Bei chronischen subduralen Hämatomen mit Membranbildung und dem sog. abgekapselten Blutsack (Haematoma durae matris) wird man sich, wenn nur die Duraveränderungen untersucht wurden, mit dem Begriff der Pachymeningitis haemorrhagica interna auseinanderzusetzen haben. Nach Virchow ist die Pachymeningitis im frischen Zustand durch fibrinöse Ausschwitzungen an der inneren Fläche der Dura bedingt, die unter Bildungen von Riesenkapillaren organisiert wird, aus denen es in die dünnen, neugebildeten Pseudomembranen blutet. Diese Vorgänge sind jedem Obduzenten geläufig; allerdings war die Frage, auf welche Weise sich aus einer „Pachymeningitis" ein massives, raumbeengendes subdurales Hämatom entwikkeln kann, auch Virchow unklar und ist trotz aller Mühe noch immer nicht schlüssig beantwortet worden (Krauland 1954).

Eine ganz neue Dimension haben die Untersuchungen von Friede (1971) und Schachenmayr u. Friede (1978) in die Diskussion um diese Problematik gebracht.

Unter 104 Leichenöffnungen fand Friede, unter Ausschluß aller Fälle mit Bluterkrankungen, karzinomatösen oder leukämischen Infiltraten oder mit einem Trauma in der Vorgeschichte, in 46 Fällen[8] dünne Membranen mit und ohne Blutungen an der harten Hirnhaut, die klinisch asymptomatisch geblieben waren. Die Veränderungen waren in I–IV Typen einzuteilen (Neomembranen, Neomembranen mit Blutungen, Hämatome und Fibrose). Aber selbst die Hämatome hatten nur die Dicke von $1,01 \pm 0,27$ mm erreicht. Friede schließt die Möglichkeit nicht aus, daß die Neomembranen sekundär nach traumatischen Blutungen entstanden waren und meint schließlich, daß die Pathogenese der Neomembranen – wie bisher – damit nicht gelöst wäre; doch könnte durch ein leichtes Trauma eine rezidivierende Blutung ausgelöst werden. Das eigentlich Neue sind die elektronenoptischen Untersuchungen der Dura und Arachnoidea im Zusammenhang, nach Fixierung in situ auch beim

---

8 Altersdurchschnitt 68,5 Jahre

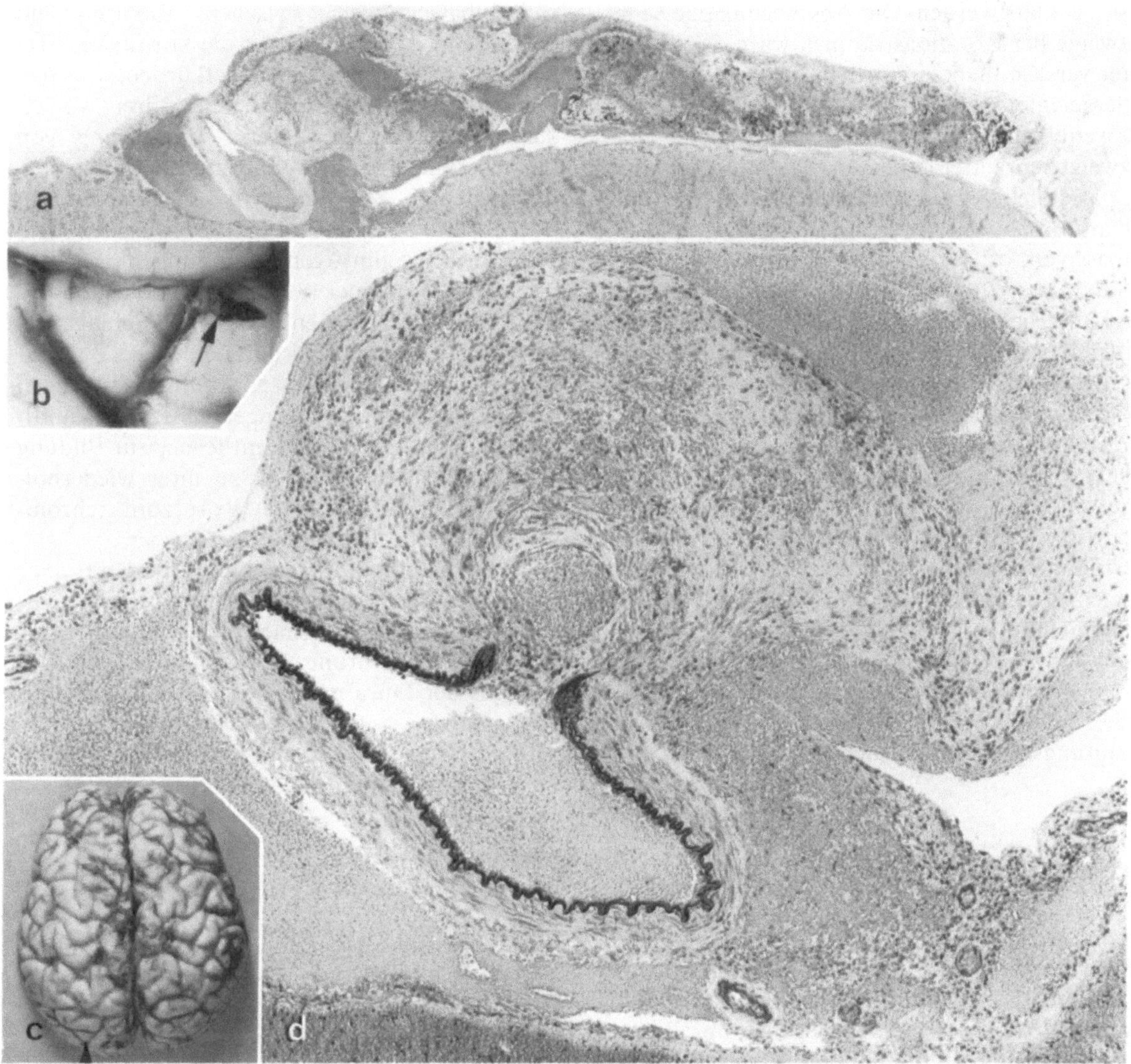

Abb. 11.23. a Traumatisches falsches Aneurysma an abgeschertem Seitenzweig eines Astes der A. temporooccipitalis sinistra, mit fraktioniertem Blutungsgerinnsel (Nebenbefund). In Makrophagen Eisenpigment (dunkel), von rechts nach links abnehmend, etwa 5 Blutungsschübe. Berlinerblau-Kernechtrot. × 22. **b** u. **c** Lage des Gerinnsels (↓). **d** Das dickwandige Aneurysma an der Ausrißstelle des Seitenzweigs, Resthöhle mit Endothel ausgekleidet. Orcein-Kernechtrot. × 81. – L 378/80: 51 J., ♂; Tod durch akutes Schädelhirntrauma wegen SDB von basalen Prellungsherden ausgehend. Zeitpunkt der Schlagaderverletzung links parietal schätzungsweise 10–15 Tage vor dem Tod

Menschen, einmal schon 3 h nach dem Tode. Ein Subduralraum oder -spalt war nicht nachzuweisen. Zwischen Dura und Arachnoidea stoßen die Durarandzellen (the dural border cells) und die äußerste Lage der Arachnoidea (the arachnoid barrier layer) aneinander. Die Neomembranen seien demnach Folge einer Proliferation der Durarandzellen und nicht zwingend auf eine traumatische Blutung zurückzuführen. Diese Ergebnisse sind zum Verständnis der proliferativen und resorptiven Leistung der Dura zwar interessant, die Membranfunktion der Arachnoidea ist aber unbestritten, und ein traumatischer Bluterguß breitet sich doch im Subduralspalt aus, indem Dura und Arachnoidea auseinandergedrängt werden.

Ob die Seitenzweige der kortikalen Schlagadern, die nach den eigenen Untersuchungen mit der Arachnoidea fester verbunden sein können, auch an der Dura fester haften, dies müßte durch weitere Untersuchungen bei Härtung in situ geklärt werden. Die Abscherung der Seitenzweige bei Rotationstraumen wäre damit leichter verständlich zu machen. Nach den hier niedergelegten Erfahrungen kann es aber keinem Zweifel unterliegen, daß kortikale Schlagaderzweigchen unter gewissen Bedingungen durch „parietale Rotationstraumen" abgeschert werden und in weiterer Folge Ausgangspunkt von massiven, oft rezidivierenden Blutungen in den Subduralspalt sind. Es kann auch keinem Zweifel unterliegen, daß dann die resorptiven Kräfte der Dura oft überschritten werden. Die geschichteten Membranen eines chronischen subduralen Hämatoms und die Entstehung eines Hämatoms der Dura mater sind damit hinreichend erklärt. Die eingangs zitierte, von Virchow 1857 gestellte Frage, erscheint damit im positiven Sinne beantwortet.

Bei der Begutachtung eines chronischen subduralen Hämatoms mit und ohne Blutsack, wird man demnach in die Irre gehen, wenn man sich nur auf die histologische Untersuchung der Duramembranen beschränkt und die Hirnoberfläche nicht auch nach arteriellen oder venösen Blutungsquellen abgesucht hat.

Relativbewegungen zwischen Gehirn und Schädelinnenfläche vor, die die kortikalen Äste der Arteria cerebri media gefährden. An den Rindenschlagaderstämmen sind drei Verletzungsarten zu beobachten: Abscherung von kleinen Seitenzweigen, Einrisse an den Gabelungen und Ablösung von Gefäßschlingen. Diese Verletzungen sind oft völlig isoliert und können unter günstigen Bedingungen abheilen, ohne daß es zu einer raumbeengenden subduralen Blutung gekommen ist. Diesen Schlagaderverletzungen kommt mitunter eine eigene Dynamik zu. Besonders bei Gerinnungsstörungen sind rezidivierende Blutungen in den Subduralraum zu erwarten; es kommt ferner zur Bildung von falschen Aneurysmen, zu ihrer wiederholten Ruptur und auf diese Weise zum „chronischen" subduralen Hämatom.

Die von Virchow aufgestellte Hypothese einer Erkrankung der Dura mater im Sinne einer Pachymeningitis haemorrhagica interna (P.h.i.) als Ursache eines chronischen abgekapselten Hämatoms der Dura mater hat sich nicht bestätigen lassen.

11.10 Schlußbemerkung

Die kortikalen Schlagaderäste können bei stumpfen Schädelhirntraumen auf dreierlei Art verletzt werden: durch Gegenstoßprellungen der Hirnrinde; durch direkte Quetschung der Hirnrinde im Verlauf von Fissuren und Impressionen des Schädelknochens und schließlich durch die *„parietale Kontusion"* der Hirnrinde. Da gleichzeitig auch die Arachnoidea einreißt, ist die natürliche Folge eine mehr oder weniger ausgebreitete subdurale Blutung, deren Umfang von dem Kaliber der betroffenen Schlagadern und wohl auch vom Zustand des Gerinnungssystems abhängt.

Unter diesen Möglichkeiten sind die Rotationstraumen von besonderer Wichtigkeit. Die äußerlich sichtbaren Verletzungen sind oft minimal, deshalb wird die Wirkung auf das Gehirn wegen eines freien Intervalls unterschätzt. Im parieto-okzipitalen Gebiet der Großhirnhalbkugeln kommen besonders bei Hirnatrophie (Trinker) infolge des Trägheitsmoments, bei Rotation um eine vertikale Achse erhebliche

11.11 Literatur

Albertini A von (1941) Zur Frage der traumatischen Genese der Pachymeningitis haemorrhagica interna. Schweizer Z Pathol 4:442–454

Albertini A von (1942) Weitere Beiträge zur Pathogenese der idiopathischen Pachymeningitis haemorrhagica interna. Schweizer Z Pathol 5:293–309

Argiropulos B (1978) Zur Phänomenologie der subduralen Blutungen (233 Fälle). Med Dissertation, Universität Berlin

Baker AB (1938) Subdural hematoma. Arch Pathol 26:535–559

Bannwarth A (1949) Das chronische cystische Hydrom der Dura in seinen Beziehungen zum sog. chronischen traumatischen subduralen Hämatom und zur Pachymeningitis hämorrhagica interna im Lichte der Relationspathologie. Thieme, Stuttgart

Bowen WH (1905) Traumatic subdural haemorrhage. An attempt at a systematic study based on the examination of seventytwo collected cases. Guy's Hosp Rep 59:21–118

Burton C, Velasco F, Dorman J (1968) Traumatic aneurysm of a peripheral cerebral artery. J Neurosurg 28:468–474

Christensen E (1941) Studier over kronisk subduralt haematom. Busck, København

Christensen E (1956) Pathologie der intrakraniellen Blutungen. In: Olivecrona H, Tönnis W (Hrsg) Handb d Neurochirurgie, Bd 3. Springer, Berlin Göttingen Heidelberg, S 705–736

Dirnhofer R, Sigrist T (1977) Chronisches subdurales Hämatom nach Schleudertrauma. In: Schneider V (Hrsg) Festschrift Krauland. Zentrale Universitätsdruckerei, Berlin, S 103–120

Dotzauer G, Guzinski HJ (1975) Die morphologische Problematik des Kopftraumas des Säuglings, speziell des subduralen Hämatoms. Aktuel Traumatol 5:9–14

Drake CG (1961) Subdural haematoma from arterial rupture. J Neurosurg 18:597–601

Eichler A, Story JL, Bennett DE, Galo MV (1969) Traumatic aneurysm of a cerebral artery. J Neurosurg 31:72–76

Fogelholm R, Heiskanen O, Waltimo O (1975) Chronic subdural hematoma in adults. J Neurosurg 42:43–46

Friede RL (1971) Incidence and distribution of neomembranes of dura mater. J Neurol Neurosurg Psychiatry 34:439–446

Friede RL, Schachenmayr W (1978) The origin of subdural neomembranes. II. Fine structure of neomembranes. Am J Pathol 92:69–78

Gardner J (1932) Traumatic subdural hematoma with particular reference to the latent interval. Arch Neurol Psychiatry 27:847–858

Hanke H (1939) Das subdurale Hämatom. Ergeb Chir Orthop 32:1–174

Hannah JA (1936) The aetiology of subdural hematoma. (An anatomical and pathological study). J Nerv Ment Dis 84:169–186

Henschen K (1912) Diagnostik und Operation der traumatischen Subduralblutung. Arch Klin Chir 99:67–107

Hey R (1925) Subdurales Hämatom als Sportverletzung. Dtsch Z Gesamte Gerichtl Med 5:12–16

Hirsch JF, David M, Sachs M (1962) Les anévrysmes artériels traumatiques intracraniens. Neurochirurgie 8:189–200

Hoyer H-E, Zech M (1980) Die Verformung des menschlichen Schädels beim Stoß. Unfallheilkunde 83:30–34

Huber P (1962) Die Rolle der Hirnrindenverletzung bei der Entstehung des traumatischen chronischen Subduralhämatomes. Langenbecks Arch Chir 299:693–706

Ilchmann-Christ A (1948/49) Ein Beitrag zur Pathologie und forensischen Bedeutung des subduralen Hämatomes. Dtsch Z Gesamte Gerichtl Med 39:61–83

Ingalls TH (1936) The role of scurvy in the etiology of chronic subdural hematoma. N Engl J Med 215:1279–1281

Inglis K (1946) Subdural haemorrhage, cysts and false membranes: Illustrating the influence of intrinsic factors in disease when development of the body is normal. Brain 69:157–194

Isfort A (1961) Traumatisches Hirnrindenaneurysma. Monatsschr Unfallheilkd 64:14–20

Ito J, Ueki K, Ishikawa H (1972) Angiographic extravasation of contrast medium in acute traumatic subdural hematoma from arterial rupture. J Neurosurg 37:226–228

Jores L (1898) Über die Beziehungen primärer subduraler Blutungen zur Pachymeningitis haemorrhagica. Verh Dtsch Ges Pathol 1:49–63

Kalbfleisch HH (1943) Über das akute traumatische subdurale Hämatom. Dtsch Z Gesamte Gerichtl Med 37:299–307

Kaump DH, Love JG (1938) "Subdural" hematoma. Surg Gynecol Obstet 67:87–93

Klingler M, Schultheiß HR (1958) Über die Blutungsquelle beim akuten subduralen Hämatom. Dtsch Med Wochenschr 83:574–576

Krauland W (1949) Über Verletzungen der Schlagadern im Schädel durch stumpfe Gewalt und ihre Folgen. Beitr Gerichtl Med 18:23–36

Krauland W (1950) Über Hirnschäden durch stumpfe Gewalt. Dtsch Z Nervenkrankh 163:265–328

Krauland W (1954) Histologische Untersuchungen zur traumatischen Genese der sogenannten Pachymeningitis haemorrhagica interna. Dtsch Z Gesamte Gerichtl Med 43:337–369

Krauland W (1956) Verletzungen der Schlagaderzweige an der Mantelfläche des Großhirns durch stumpfe Gewalt ohne Schädelbruch als Quelle tödlicher subduraler Blutungen. Dtsch Z Nervenheilkd 175:54–65

Krauland W (1961) Über die Quellen des akuten und chronischen subduralen Hämatoms. In: Zwangl Abh norm path Anat H 10. Thieme, Stuttgart

Krauland W (1969) Morphologische Aspekte der traumatischen Hirnschädigung. Bull Soc Sci Med Grand Duche Luxemb 106:215–225

Krauland W (1973) Über die Zeitbestimmung von Schädelhirnverletzungen. Beitr Gerichtl Med 30:226–251

Krauland W, Bratzke H (1978) Zur Phänomenologie der traumatischen subduralen Blutungen und Marklagerblutungen. Beitr Gerichtl Med 36:295–305

Krauland W, Bratzke H Appel H, Heger A (1981) Experimentelle Neurotraumatologie: „Rotation". Z Rechtsmed 87:205–215

Krauland W, Bschor F (1962) Zur Begutachtung des subduralen Hämatoms. Beitr Gerichtl Med 22:177–189

Krauland W, Stögbauer R (1961) Zur Kenntnis der Schlagaderverletzungen am Hirngrund bei gedeckten stumpfen Gewalteinwirkungen. Beitr Gerichtl Med 21:171–180

Krauland W, Mallach HJ, Missoni L, Spitz WO (1962) Subdurale Blutung aus isolierten Verletzungen von

Schlagadern an der Hirnoberfläche durch stumpfe Gewalt. Virchows Arch Pathol Anat 336:87–98

Krayenbühl H, Noto GG (1949) Das intrakranielle subdurale Hämatom. Huber, Bern (Innere Medizin u. ihre Grenzgebiete, H 1, S 91–190)

Kremiansky J (1868) Über die Pachymeningitis interna haemorrhagica bei Menschen und Hunden. Arch Pathol Anat 42:129–161, 321–351

Kunkel PA, Dandy WE (1939) Subdural hematoma: Diagnosis and treatment. Arch Surg 38:24–54

Laudig GH, Browder EJ, Watson RA (1941) Subdural hematoma. A study of one hundred forty-three cases encountered during a five-year period. Ann Surg 113:170–191

Link KH (1945) Traumatische sub- und intradurale Blutung – Pachymeningitis haemorrhagica. Veroeff Konstit Wehrpathol (Jena) 55:12–15, 18–24

Meyer-Hörstgen H, Bettag W (1980) Über ein traumatisches Aneurysma der Arteria pericallosa bei einem elfjährigen Jungen. Neurochirurgia 23:239–244

Mittenzweig H (1889) Subdurale Blutung aus abnorm verlaufenden Gehirnvenen. Neurol Zentralbl 8:193–196

Munro D (1934) The diagnosis and treatment of subdural hematomata. A. report of sixty-two cases. N Engl J Med 210:1145–1160

Munro D, Merritt HH (1936) Surgical pathology of subdural hematoma. Based on a study of one hundred and five cases. Arch Neurol 35:64–78

O'Brien PK, Norris JW, Tator CH (1974) Acute subdural hematomas of arterial origin. J Neurosurg 41:435–439

Overton MC, Calvin TH (1966) Iatrogenic cerebral cortical aneurysm. J Neurosurg 24:672–675

Peters G (1951) Die Pachymeningitis haemorrhagica interna, das intradurale Hämatom und das chronische subdurale Hämatom. Eine klinische, pathologische pathogenetische, differentialdiagnostische und versicherungsmedizinische Betrachtung. Fortschr Neurol Psychiatr 19:485–542

Pudenz RH, Shelden CH (1946) The lucite calvarium – a method for direct observation of the brain. J Neurosurg 3:487–505

Putnam TJ, Cushing H (1925) Chronic subdural hematoma. Its pathology, its relation to pachymeningitis haemorrhagica and its surgical treatment. Arch Surg 11:329–393

Putnam TJ, Putnam IK (1927) The experimental study of pachymeningitis hemorrhagica. J Nerv Ment Dis 65:260–272

Ricker G (1919) Die Entstehung der pathologisch-anatomischen Befunde nach Gehirnerschütterung in Abhängigkeit vom Gefäßnervensystem des Hirnes. Virchows Arch Pathol Anat 226:180–212

Rumbaugh CL (1970) Traumatic aneurysms of the cortical cerebral arteries. Radiology 96:49–54

Schachenmayr W, Friede RL (1978) The origin of subdural neomembranes. I. Fine structure of the dura-arachnoid interface in man. Am J Pathol 92:53–62

Schneider V (1970) Traumatische Aneurysmen der Schlagadern an der Mantelfläche des Großhirns und ihre Beziehungen zu subduralen Blutungen. Monatsschr Unfallheilkd 73:63–69

Schneider V (1982) Intracerebrale Blutung trotz gut eingestellter Antikoagulantien-Therapie (Tödliche Arzneimittel-Interaktion). Beitr Gerichtl Med

Sedzimir CB, Occleshaw JV, Buxton PH (1968) False cerebral aneurysm. Case report. J Neurosurg 29:636–639

Sellier K, Unterharnscheidt F (1963) Mechanik und Pathomorphologie der Hirnschäden nach stumpfer Gewalteinwirkung auf den Schädel. Hefte Unfallheilkd 76:1–140

Smith DR, Kempe LG (1970) Cerebral false aneurysm formation in closed head trauma. Case report. J Neurosurg 32:357–359

Smith KR, Bardenheier JA (1968) Aneurysm of the pericallosal artery caused by closed cranial trauma. Case report. J Neurosurg 29:551–554

Suter A (1947) Über die Aetiologie und Pathogenese der Pachymeningitis haemorrhagica interna und ihre Beziehungen zu einer B_1-Hypovitaminose. Monatsschr Psychiat Neurol 113:257–320

Talalla A, McKissock W (1971) Acute "spontaneous" subdural hemorrhage. An unusual form of cerebrovascular accident. Neurology 21:19–25

Trotter W (1914) Chronic subdural haemorrhage of traumatic origin, and its relation to pachymeningitis haemorrhagica interna. Br J Surg 2:271–291

Vance BM (1950) Ruptures of surface blood vessels on cerebral hemispheres as a cause of subdural hemorrhage. Arch Surg 61:992–1006

Virchow R (1857) Das Hämatom der Dura mater. Verh Phys Med Ges 7:134–142

Weber G, Heyser J, Rosemund H, Duckert F (1964) Subdurale Hämatome. Schweiz Med Wochenschr 94:541–548, 578–582

Weber W (1955) Das akute subdurale Hämatom. Zentralbl Chir 80:1913–1919

Wepler W (1954) Zur Pathogenese und Begutachtung des chronischen Hämatoms der Dura mater. Zentralbl Allg Pathol 91:406–412

Wepler W (1959) Chronische Folgen traumatischer Schädigungen an der Dura mater cerebri. Verh Dtsch Ges Pathol 43:90–103

Werkgartner A (1922) Subdurale Blutungen aus verborgener Quelle. Beitr Gerichtl Med 5:191–211

12 Verletzungen der intrazerebralen Arterien, intrazerebrale Blutungen

12.1 Vorbemerkungen

Bei der Suche nach traumatischen Schäden der intrazerebralen Schlagaderstrecken durch stumpfe Einwirkungen tauchen noch größere Schwierigkeiten auf als bei den oberflächlich gelegenen Schlagadern am Hirngrund und den kortikalen Schlagaderstrecken; denn bei diesen läßt sich durch direkte Beobachtung und gezielte Untersuchung die Verletzungsstelle schon bei der Leichenöffnung doch hin und wieder auffinden, wie in den vorangegangenen Kapiteln dargetan wurde.

An den intrazerebralen Schlagaderstrecken ist die Blutungsquelle zunächst immer verborgen und nur durch die sorgfältige histologische Untersuchung aufzudecken. Bei der Bewertung der Befunde ist zu berücksichtigen, daß durch Wachsen des Blutungsherdes immer weitere Gefäße reißen können. Die Entscheidung, welches die primäre Verletzungsstelle gewesen ist, wird dadurch häufig unmöglich; überdies erschwert die ischämische Erweichung des Hirngewebes infolge der sekundären Kreislaufstörungen die Suche nach den Blutungsquellen. Eine wichtige Voraussetzung dazu sind topographische Kenntnisse (s.Kap. 1), die nach den Erfahrungen der zerebralen Angiographie sehr erweitert wurden (Krayenbühl u. Yasargil 1979).

12.2 Die traumatische Hirnschädigung

12.2.1 Marklagerblutungen

Bei oberflächlichen Prellungen und Quetschungen der Hirnrinde sind zunächst die kleinen Arteriae corticales, in zweiter Linie die tiefer in das Marklager eindringenden Arteriae medullares betroffen, die je nach Verlauf als Sichelarterien, Pfahlwurzelarterien und Sensenarterien bezeichnet werden (Töndury 1970; Rickenbacher 1972).

Mit der Histologie und dem weiteren Schicksal der Rindenprellungsherde haben sich vor allem Spatz (1936) und Peters (1959) auseinandergesetzt und die Kriterien, die für die traumatische Entstehung sprechen, an der heutzutage kein Zweifel mehr bestehen kann, herausgearbeitet. Die kleinen Prellungsherde, die an den stummen Regionen der basalen Rinde sitzen, erlangen klinisch meist keine Bedeutung, Verletzungen der medullären Arterienzweige können aber, wenn mehrere Äste gleichzeitig betroffen wurden, zu massiven Blutungen in das Marklager führen. In extremen Fällen werden solche Blutungen raumbeengend und brechen selbst in die Seitenkammern ein. Hier wird deutlich, daß zwischen der primären Schlagaderverletzung und der sekundären Blutungsfolge zu unterscheiden ist. Schon Kolisko (1911) hat diese Probleme erkannt und auf freie Intervalle zwischen Trauma und klinischen Erscheinungen hingewiesen. Seither haben sich viele Autoren von anatomischer Seite damit beschäftigt (Schwarzacher 1924; Peters 1950; Courville 1962a, b; Gerstenbrand u. Lücking 1970).

In einer eigenen systematischen Studie wurde der Phänomenologie der Marklagerblutungen, die hinsichtlich der Biomechanik und der Blutungsquellen mit den traumatischen subduralen Blutungen verwandt sind (Baratham u. Dennyson 1972), nachgegangen. Lokalisation und Ausbreitung der Blutungen zeigt die Abb. 12.1 bei einer Auswahl von 9 Fällen (Krauland u. Bratzke 1980). Die Marklagerblutungen lassen sich nach ihrem Sitz in drei Gruppen einteilen: Blutungen im Bereich des Stoßes, des Gegenstoßes und solche an mehreren Stellen. Unter 1163 Schädelhirntraumen, die von 1960–1975 im Institut für Rechtsmedizin der Freien Universität Berlin untersucht wurden, zählte Rutkowski (1978) 230 Marklagerblutungen (rd. 20%). Als raumbeengend waren rd. 14% einzustufen; 13% waren ohne Schädelbruch aufgetreten.

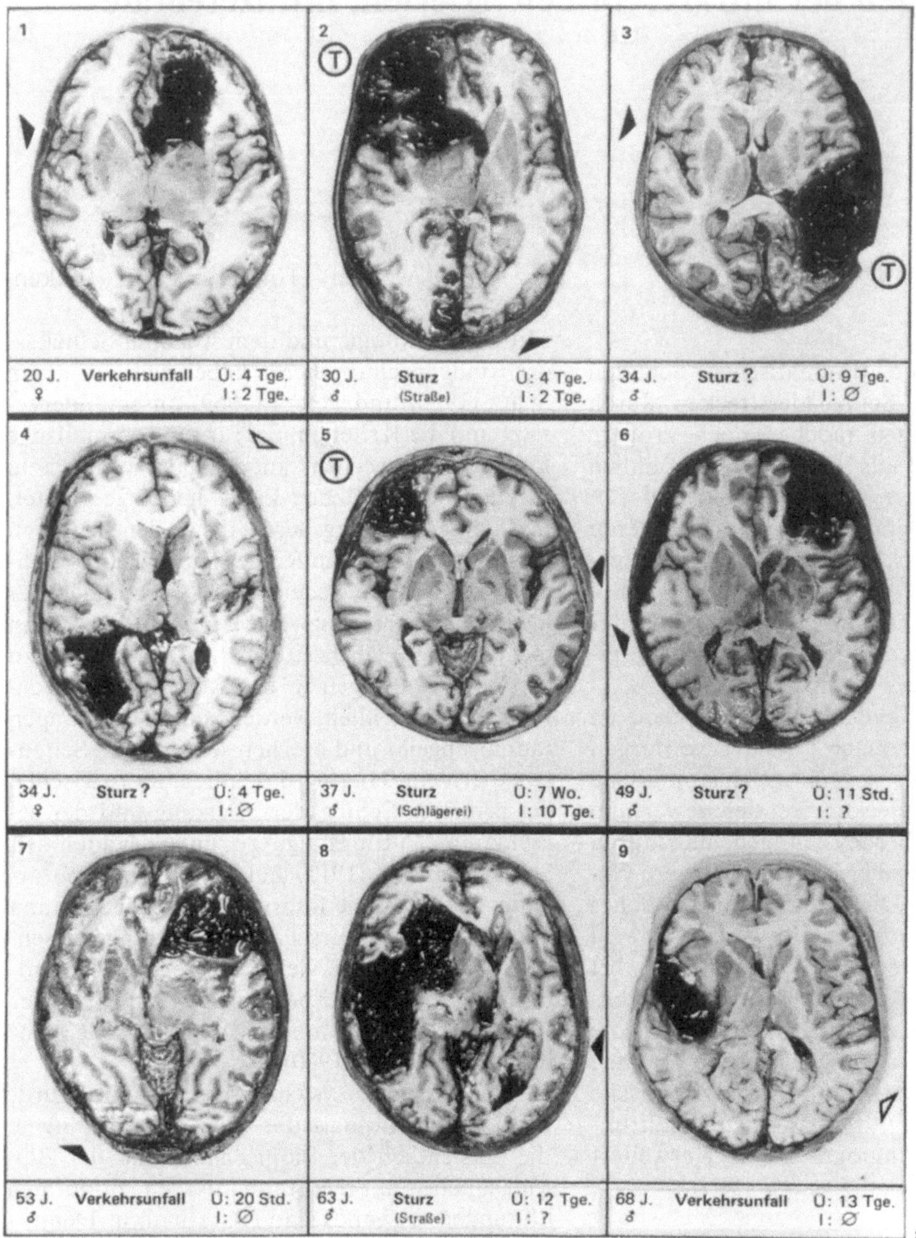

Abb. 12.1a u. b. 18 Marklagerblutungen im Bereich von Gegenstoßprellungsherden. Richtung der Gewalteinwirkung: ▶ Zentrum des Schädelbruchs, ▷ Lage von Wunden, Ⓣ Trepanation. *Ü* Überlebenszeit, *I* freies Intervall (alle Abb. seitenverkehrt, da obere Hirnhälfte in der Kalotte (Krauland und Bratzke 1980)

Von den 18 Fällen mit einem freien Intervall (1–48 h) war die Marklagerblutung 4mal raumbeengend. 3 Fälle davon waren mit der Diagnose „Alkoholrausch" zunächst wieder aus dem Krankenhaus entlassen worden (auch Fall 2 aus Abb. 12.1). Es zeigt sich dieselbe Problematik wie bei epi- und subduralen Blutungen. Die wichtigsten Ergebnisse sind in der Tabelle 12.1 zusammengestellt.

Baratham u. Dennyson (1972) beobachteten in ihrer klinischen Studie über „Delayed traumatic intracerebral hemorrhage" 21 Fälle mit „asymptomatic" Intervallen von 1 h bis 19 Tagen. Als Intervall wurde die Zeit von der initialen Erho-

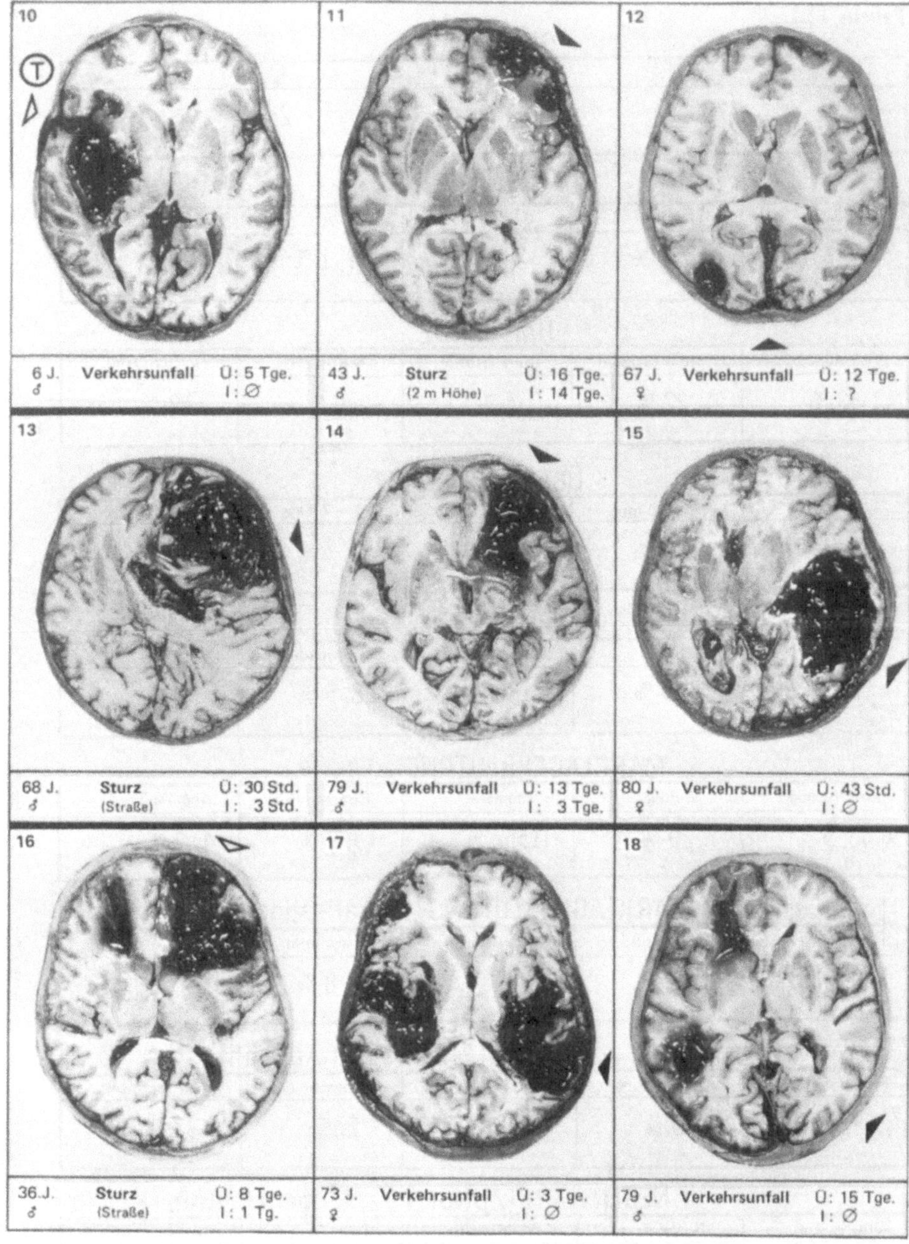

lung bis zur sekundären Verschlimmerung gerechnet. Die meisten Patienten waren in der 7. Dekade, alle wurden operiert, 15 überlebten nicht, die Größe der Hämatome schwankte zwischen 2,5–15 cm.

Seit der Einführung der Computertomographie läßt sich die Entstehung einer Marklagerblutung gleichsam aus ihren Anfängen verfolgen und dadurch von epi- und subduralen Blutungen abgrenzen; ferner wird die Indikation für einen rechtzeitigen chirurgischen Eingriff dadurch sehr erleichtert (Parkinson u. Mitarb. 1980).

Bei der histologischen Untersuchung der Blutungsherde ist der exakte Nachweis der Gefäßverletzungen schwierig, weil die meisten Schlagaderzweige sehr klein sind, doch zeigen kugelförmige, zwiebelschalenartig angeordnete Fibrinstrukturen die multiplen Blutungsquellen an (Abb. 12.2). Bei einer Prellung des Gyrus hippocampi durch den Tentoriumrand fand sich im Fußteil des rechten Hippocampus ein frisch

Tabelle 12.1.

GESCHLECHT

♂	♀
77 %	23 %

ALTER

bis 10	10 - 30	31 - 50	51 - 70	über 70 J.
2, 6 %	15, 7 %	20 %	39, 1 %	22, 6 %

UMSTÄNDE

Verkehrsunf.	Sturz (Straße)	Sturz (Höhe)	Körperverl.	versch. Ang.
58 %	22 %	4 %	4 %	12 %

ÜBERLEBENSZEIT

--	bis 60 min.	1 — 24 Std.	1 — 7 Tage	1 Woche + >
11, 3 %	5, 2 %	23, 4 %	51, 7 %	4, 4 %

SCHÄDELFRAKTUR (n=200) , Lokalisation

Stirn	Scheitel	Schläfe	Hinterhaupt	Basis
17 %	31, 5 %	18 %	28, 5 %	5 %

MARKLAGERBLUTUNG , Größe

"punktförmig"	" Walnuß"	"Hühnerei"	"Entenei" + >	ung. Ang.
46, 5 %	20 %	15, 2 %	13, 9 %	4, 2 %

MARKLAGERBLUTUNG , Lokalisation

frontal	temporal	parietal	occipital	ung. Ang.
39, 6 %	22, 6 %	19, 1 %	7, 8 %	10, 9 %

HIRNVERLETZUNGEN (Auswahl)

Rindenprellg.	.. quetschung	Subd. Bltg.	Subarachn.Bltg.	Hirnstammbltg.
68, 3 %	30 %	59 %	27 %	33 %

NEBENVERLETZUNGEN (z.T. mehrf. Ang.)

Organruptur	Rippenfrkt.	WS--Fraktur	Beckenfrkt.	Extr.--Fraktur
8, 3 %	24, 8 %	4, 3 %	10, 4 %	28, 7 %

gerissener Schlagaderstumpf, der eine kleine, rezidivierende Blutung verursacht hatte (Krauland 1950. Abb. 12.3).

12.2.2 Blutaustritte in den zentralen Teilen des Gehirns

Das Problem der primären und sekundären Blutung spielt besonders in den zentralen Abschnitten des Gehirns eine wichtige Rolle. Es sind verschiedene Ansichten vertreten worden. So hat vor allem Ricker (1919) die bei Schädelhirntraumen im zentralen Bereich verstreut vorkommenden kleinen Blutungsherde als sekundäre Blutungen infolge Störungen der Hirnstrombahn gedeutet. Eigene Untersuchungen (Krauland 1950), die später von Minauf u. Schacht (1966) bestätigt wurden, zeigten, daß hinter diesen kleinen Blutungsherden, die oft an den

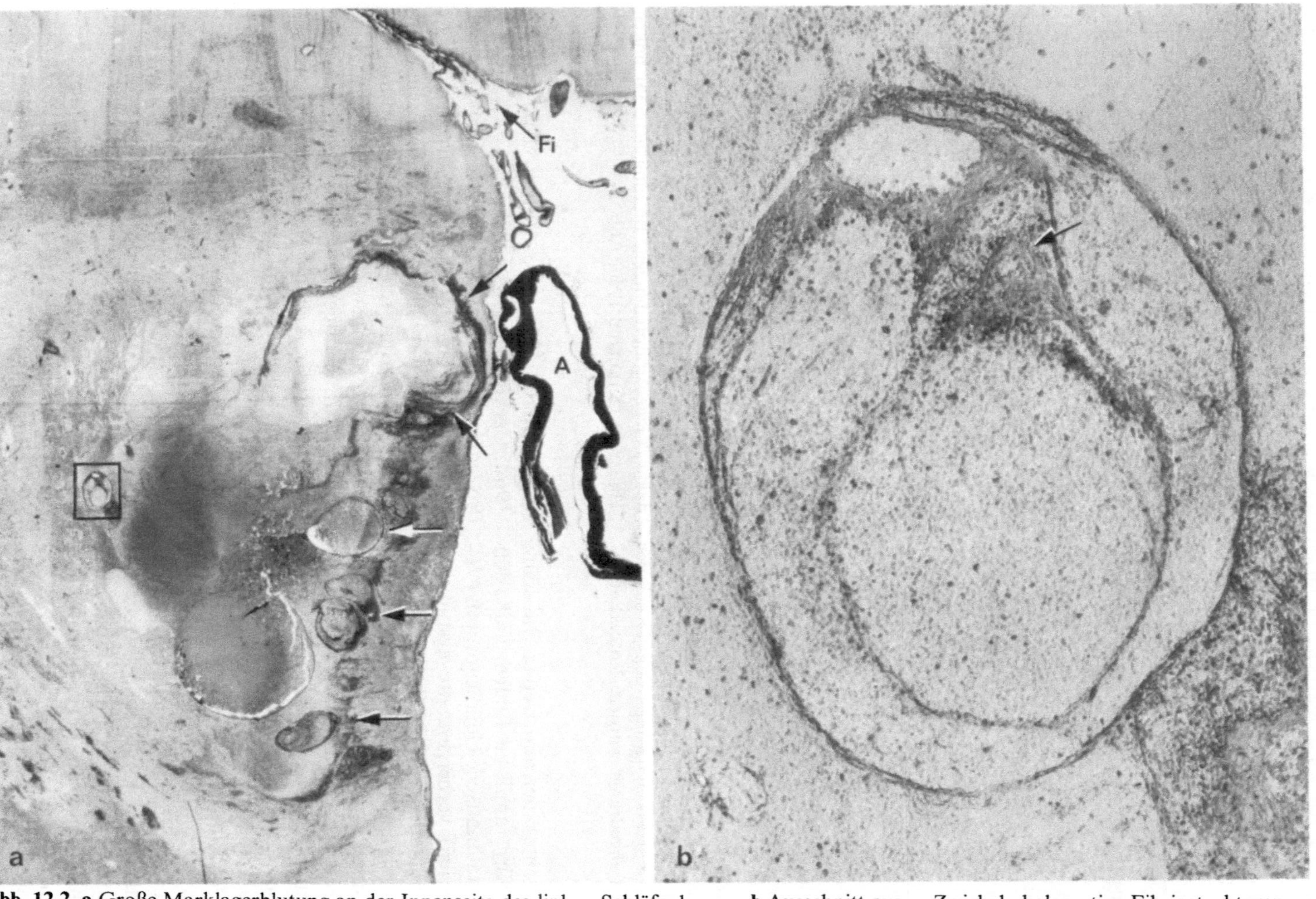

Abb. 12.2. a Große Marklagerblutung an der Innenseite des linken Schläfenlappens mit multiplen Verletzungen der kleinen Rindenschlagadern, durch zwiebelschalenartig aufgebaute Faserstoffgerinnsel gekennzeichnet (↓↓), eigentliche Rißstellen nicht aufgedeckt. *A* A. carotis int; *Fi* Fissura Silvii, Azan. ×3,7. **b** Ausschnitt aus **a.** Zwiebelschalenartige Fibrinstrukturen, ausgehend von kleinem, rupturierten Schlagaderzweig am oberen Pol (↓) Azan ×105. – L 484/78: 58 J., ♀; Verkehrsunfall 9 Tage überlebt, kurz bewußtlos, dann mehrstündiges freies Intervall, Schädelfissur im Stirnbein links, Beckenbruch, Darmlähmung

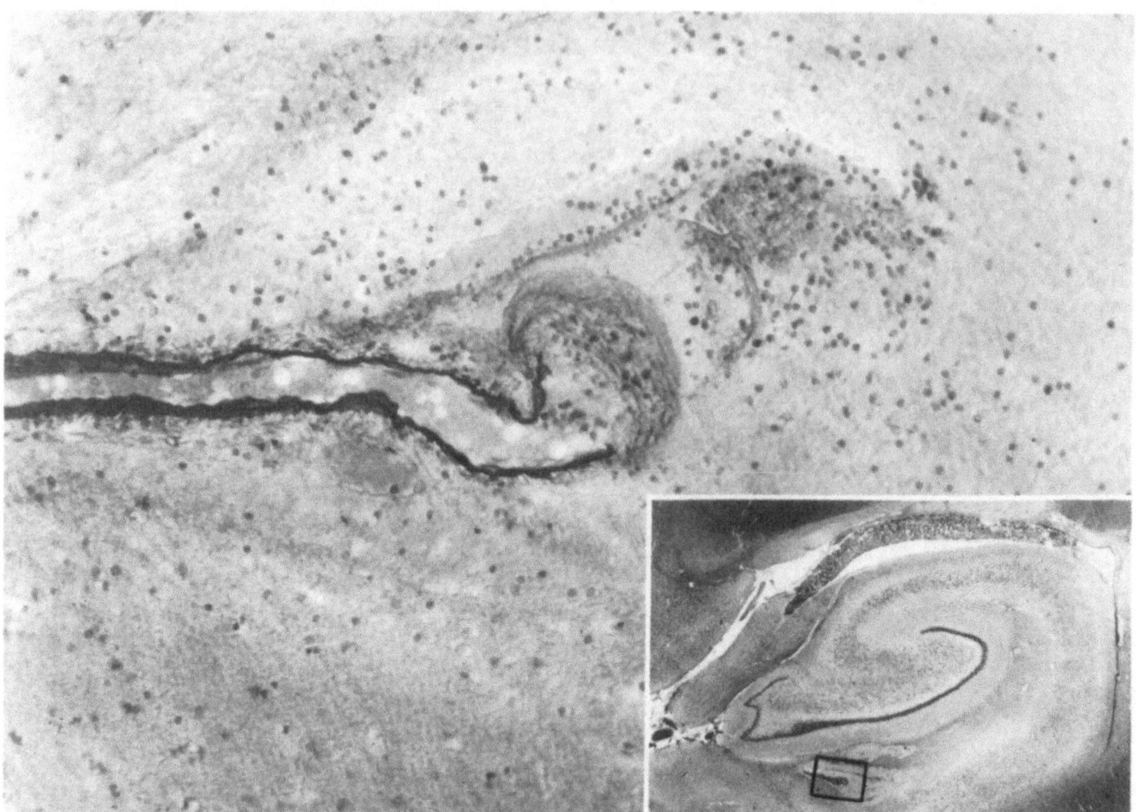

Abb. 12.3. Gerissener Schlagaderzweig mit einem Verschlußpfropf aus Faserstoff und weißen Blutkörperchen im Fußteil des rechten Hippocampus. Der erste Verschlußpfropf ist offenkundig unter dem Druck der Blutung zunächst abgedrängt worden. Rote Blutkörperchen schlecht erhalten, daher hell (Situation rechts unten HE. ×8). Orcein-Kernechtrot. ×265. – $3^1/_2$J., ♂; Fenstersturz, 6 h überlebt. Querbruch des Schädeldachs, Gegenstoßprellungen, Blutungsherd im linken Thalamus (Krauland 1950, Abb. 2)

Grenzflächen von grauer und weißer Substanz und auch im Hirnstamm zu finden sind, sich kleine, primär traumatische Gefäßrupturen (Venen oder Arterien) verbergen, die erst durch Serienschnitte aufzudecken sind. Solche Blutungen werden als primär aufgefaßt; das eigentliche primäre Ereignis sind aber die Gefäßrupturen. Die Blutungen erstrecken sich immer über einen längeren Zeitraum, der von mannigfachen Faktoren, dem jeweiligen Blutdruck, den örtlichen Kreislaufverhältnissen und dem Gerinnungsstatus abhängt. Den Blutungsherden aus primären Gefäßrupturen kommt natürlich eine Neigung zum Größerwerden, zum fraktionierten Verlauf und zu sekundären Kreislaufstörungen zu. Die traumatischen Rupturen von Hirngefäßen sind morphologisch von den arteriosklerotischen Rupturen kleiner Gefäße bei Hypertonie abzugrenzen, die Quelle der spontanen Massenblutungen sind (Nordmann 1936; Anders u. Eicke

1939; Spatz 1939; Rosenblum 1977; Zülch 1961; Cervós-Navarro 1980).

So waren in einer rund 2 Monate alten traumatischen Marklagerblutung im Stirnhirn (71 J., ♂, Treppensturz) immer noch zwiebelschalenartige Fibrinstrukturen an den rupturierten Schlagadern (ähnlich Abb. 12.2) nachzuweisen, während im Randgebiet des Blutungsherdes die Adventitia der kleinen Schlagadern verdickt und mit eisenpigmenthaltigen Makrophagen durchsetzt war (Abb. 12.4); es fand sich kein Anhalt für Hyalinose.

12.2.3 Zentrale Hirnrupturen und Blutungsherde

An denselben Stellen, nämlich an der Grenze zwischen grauer und weißer Substanz, wo die kleinen traumatischen Blutungen gefunden wer-

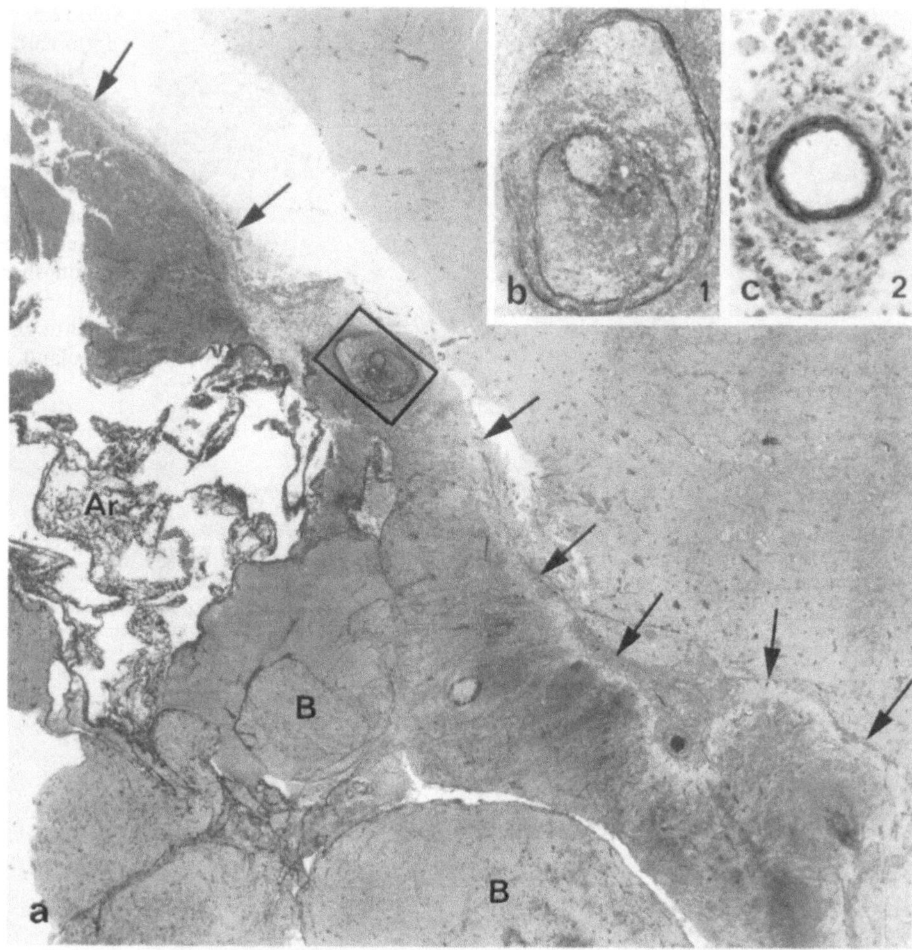

Abb. 12.4. a Marklagerblutung im linken Stirnhirn (B) mit Fibrinstrukturen durch Gliasaum und eisenpigmenthaltige Makrophagen abgegrenzt (↓↓); *Ar* Arachnoidea (Flachschnitt). **b** Ausschnitt aus **a**, Fibrinstrukturen um rupturierte Arteriole. **c** Arteriole mit verdickter Adventitia aus dem Randgebiet der Blutung (Eisenpigment dunkel). Azan. **a** × 10, **b** × 40, **c** Eisenreaktion, × 60. – 71 J., ♂; Treppensturz, Schädelbruch, Marklagerblutung 5 × 3 × 7 cm groß. „Herzversagen"

den, sind bei schweren Kopftraumen spaltförmige „Hirnrupturen" nicht ungewöhnlich (Abb. 12.5). Sie können mehrere Zentimeter lang sein und reichen in extremen Fällen, vor allem im Bereich der äußeren Kapsel, vom Marklager des Stirnhirns bis in den Hinterhauptslappen (Zaaijer 1893; Kocher 1901; Dittrich 1906; Kolisko 1911 u.a.).

Abbildungen von spaltförmigen Hirnrupturen in der äußeren Kapsel findet man bei Courville u. Blomquist (1940), Krauland (1950), Peters (1955), Minauf u. Schacht (1966), Jellinger (1967), Bratzke (1979). Schon Reuter (1927) grenzte die traumatischen Blutungen im Bereich der Zentralganglien von den Marklagerblutungen ab, und Meixner (1932) beschreibt traumatische Blutungsherde in der Umgebung der Vorderhörner der Seitenkammern. In den großen zentralen Kernen sind die traumatischen Blutungsherde von mehr rundlicher Gestalt, manchmal finden sie sich sogar symmetrisch im Globus pallidus (Schneider 1935). Eine sorgfältige Klassifikation der traumatischen intrazerebralen Blutungen geben Courville u. Blomquist (1940). Die Autoren unterscheiden zwischen sekundären Blutungen anschließend an schwere Kontusionen und primären zentralen Blutungen „in the centrum of the lobe". Es sind Beobachtungen, die durch eigene Untersuchungen bestätigt wurden (Krauland 1950). Neuerdings hat

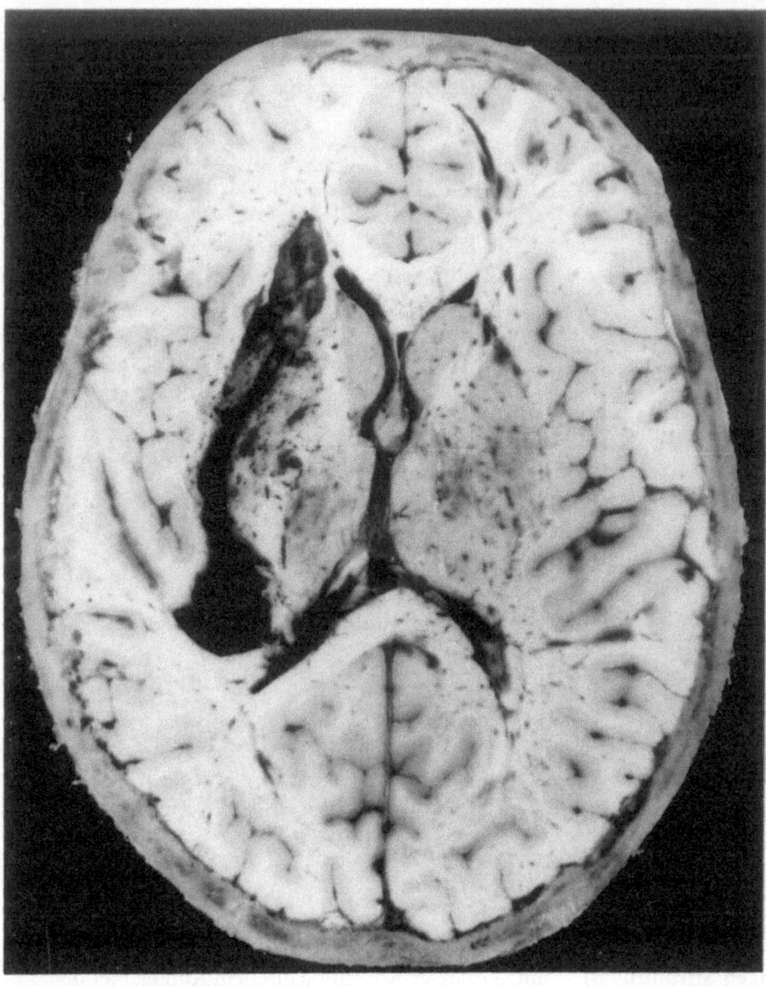

Abb. 12.5. Traumatische Hirnruptur entlang der äußeren Kapsel rechts (obere Gehirnhälfte, daher seitenverkehrt). Die spaltförmige Höhle war mit flüssigem Blut gefüllt. – 16 J., ♂; Verkehrsunfall, 5 Tage mit künstlicher Atmung überlebt. Sprung im rechten Augenhöhlendach, kleine Prellungsherde an Stirn- und Schläfenlappen rechts. Blutaustritte in der Brückenhaube (Krauland 1963)

sich Bratzke (1979) mit der Morphologie, der Biomechanik und der Differentialdiagnose der zentralen Hirnverletzungen befaßt.

Unter den 6 ausgewählten Fällen sind die verschiedenen Typen dargestellt, nur 2mal war der Schädel gebrochen (Abb. 12.6 u. 12.7).

Es wird klar, daß spaltförmige und rundliche Blutungsherde nebeneinander vorkommen und daß sie in einem Bereich sitzen, in dem auch spontane Massenblutungen ihren Ausgang nehmen. Es sind also diagnostische Schwierigkeiten zu erwarten, zumal die Morphologie allein in komplizierten Fällen nicht immer klare Antworten erlaubt. Neben der Vorgeschichte dürfte aber vor allem bei jugendlichen Individuen ohne „krankhafte" Veränderungen, bei entsprechenden Befunden, an der traumatischen Entstehung nicht zu zweifeln sein. Hirnrupturen können natürlich in allen Altersklassen vorkommen, deshalb ist die Beschäftigung mit der Morphologie

sehr wichtig. Die spaltförmigen Rupturen sind verhältnismäßig glattrandig und oft mit noch flüssigem Blut gefüllt. Für die Entwicklung einer raumbeengenden Blutung scheint bei einer allgemeinen, schweren traumatischen Hirnschädigung oft keine Zeit mehr geblieben zu sein (Abb. 12.6).

Die spaltförmigen zentralen Rupturen des Hirngewebes gehen nach den experimentellen Erfahrungen (s.Kap. 2) offenkundig in erster Linie auf Rotationswirkung zurück, wobei die Grenzflächen zwischen den Kernen und der äußeren Kapsel bei den gleitenden Verschiebungen des Hirngewebes besonders leicht verwundbar sind. Zugleich mit dem Hirngewebe reißen auch die Gefäße; den Schlagaderverletzungen kommt dabei die größere Bedeutung zu. An den Wandungen spaltförmiger Rupturen lassen sich in kugelförmigen Gerinnseln manchmal kleine gerissene Schlagaderstümpfe nachweisen, die zu

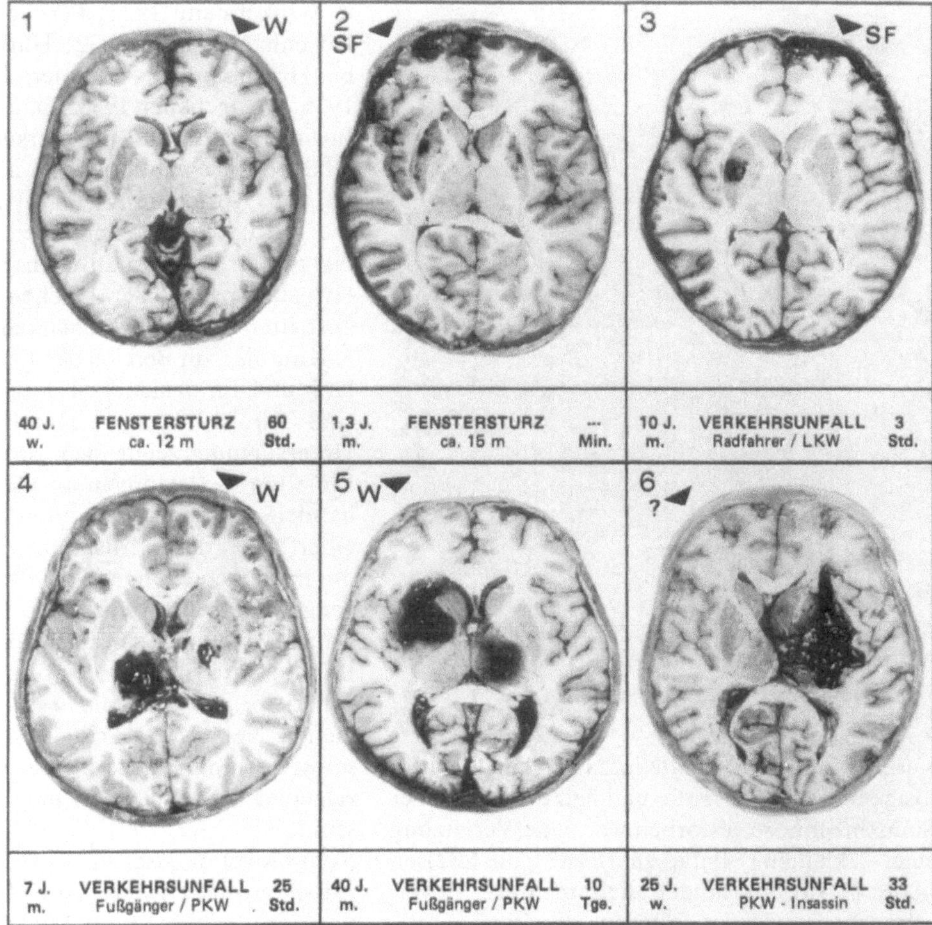

Abb. 12.6. Traumatische zentrale Hirnverletzungen nach stumpfen Kopftraumen. Der Pfeil bezeichnet die Richtung der Gewalteinwirkung nach der Lage von Wunden (*W*), bzw. Schädelfrakturen (*SF*). In den Unterschriften Alter und Geschlecht, Umstände sowie Überlebenszeit. Außer im Fall 4 jeweils die obere Hirnhälfte abgebildet, daher seitenverkehrt (Bratzke 1979)

den transbasalen Arterienästen der Arteria cerebri media gehören (Krauland 1950) (Abb. 12.8).

Die rundlichen Blutungsherde in den großen Kernen sind hinsichtlich ihrer Biomechanik schwieriger zu erklären; z.T. dürfte ebenfalls die Rotationsbeschleunigung eine Rolle spielen, z.T. sprechen aber „Felsenbeinprellungen" an der Unterseite der Schläfenlappen für eine fortgeleitete Wirkung auf die transbasalen Schlagadern bei Stauchung des Schädelgrunds. Vermutlich kommt es dabei zu Verschiebungen zwischen den Verästelungen von Schlagadern und dem Hirngewebe selbst. Bei den rundlichen Blutungsherden sind die Bemühungen, die eigentliche Blutungsquelle aufzudecken, oft erfolglos geblieben, doch kann man bei den zwiebelscha-

lenartig aufgebauten Gerinnseln vermuten, daß auch hier Schlagaderzweigchen primär für den Blutungsherd verantwortlich sind (Abb. 12.9a u. b).

Mosberg u. Lindenberg (1959) ist es gelungen, in einem großen zentralen Blutungsherd im linken Thalamus einen Riß der Arteria chorioidea anterior an Serienschnitten nachzuweisen. Bei der nachträglichen Durchsicht der Protokolle des Chief Medical Examiner in Maryland konnten diese Autoren 20 Fälle von traumatischen Pallidumblutungen finden, die eine ähnliche Ausbreitung zeigten. In Zukunft dürften weitere Untersuchungen wichtige Einblicke in das Geschehen bei traumatischen zentralen Schäden erlauben; so konnten Weiler u.Mitarb. (1980) bei einem 6jährigen Jungen, der einen schweren

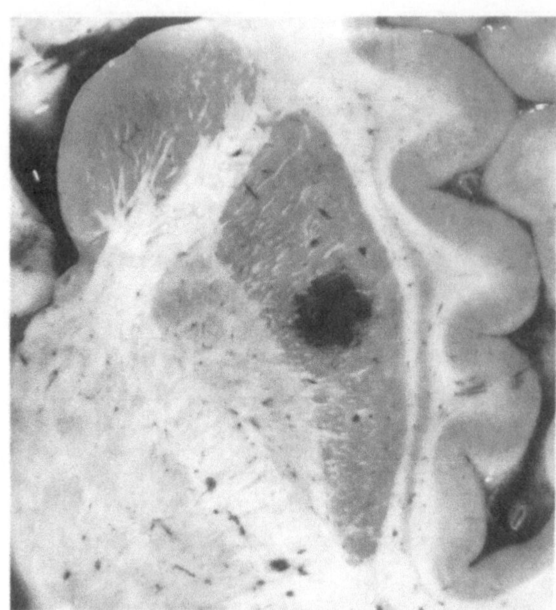

Abb. 12.7. Rundlicher Blutungsherd im Putamen links, Ausschnittvergrößerung von Abb. 12.6, Fall 12.1

Verkehrsunfall 2 Monate in dauernder Bewußtlosigkeit überlebt hatte und letztlich an einer Sinusthrombose gestorben war, eine Verletzung einer kleinen Putamenarterie nachweisen (Abb. 12.10). Es fanden sich mehrere Erweichungsherde (Uncus, Nucleus caudatus, Claustrum, Brachium conjunctivum), die auf die traumatische Primärschädigung zurückgingen, aber keine Massenblutung.

12.2.4 Traumatische Hirnstammblutungen

Seit Duret (1878) mit seiner Lehre vom „choc céphalorachidien" die Aufmerksamkeit auf die traumatischen Blutungen im Hirnstamm gelenkt hat, haben zahlreiche Forscher an die Duret-Befunde angeknüpft (Kolisko 1911; Wilson

u. Winkelmann 1926; Berner 1930, 1930/1931; Rosenhagen 1930, 1932; Harbitz 1931, 1934a, b; Hochmann u. Kramer 1935; Bannwarth 1935; Neugebauer 1938; Dahl 1938 u.a.).

In einer ausführlichen Untersuchung über Hirnschäden durch stumpfe Gewalt hat der Verfasser die Ansichten dieser Autoren eingehend erörtert und zusammenfassend festgestellt, daß die primären traumatischen Schädigungen des Hirnstamms bei der Leichenöffnung an Blutaustritten in den Hirnschenkeln, dem Boden der 3. Kammer, im Bereich der Fossa interpeduncularis und im oralen Teil der Brücke erkennbar sind (Abb. 12.9c u. d). Durch die histologische Untersuchung zeigte sich, daß es sich in erster Linie um Verletzungen an kleinen Schlagadern handelt, die einesteils durch Zerrung von der Oberfläche des Hirnstamms her, andererseits durch Verschiebungen von Faserlagen des Nervengewebes selbst entstehen. Bei stumpfen Gewalteinwirkungen auf den Kopf kann man hier Blutaustritte finden, auch ohne daß es zu einem Schädelbruch gekommen ist (Rotationstraumen!). Neben den Schlagaderzweigen können selbstverständlich die kleinen Zweige im Wurzelgebiet der Vena magna Galeni betroffen sein.

Vom morphologischen Befund her ergeben sich jedoch große Schwierigkeiten bei der Interpretation der primär traumatischen Blutaustritte, weil bei supratentoriellen raumbeengenden Prozessen, durch axiale Verschiebung des Hirnstammes, venöse Stauungen im Bereich der Vena magna Galeni zu Blutaustritten an eben diesen Stellen führen können.

Kolisko spricht von Blutungen II. Ordnung; bei größeren Blutungsherden sind dabei auch kleine Arterien betroffen. Staemmler (1927) nimmt in anderem Zusammenhang an, daß durch histolytische Fermente die Gefäßwände in Schußgängen des Gehirns von außen nach innen zerstört würden. Er hält diese Befunde für die Grundlage der posttraumatischen Apoplexie. Auf die

---

Abb. 12.8. a Spaltförmige traumatische Blutungshöhle an der äußeren Grenze des rechten Putamen (Ansicht von hinten). *K* kugelförmiges Gerinnsel am abgerissenen Ende eines Schlagaderzweigs. **b** Ausschnitt aus **a**. Der Schnitt geht durch das Ende des abgerissenen Schlagaderzweigs, von dem nur mehr eine Zacke der gerissenen Elastika ($\downarrow\downarrow$) zu sehen ist. Der äußere Teil des Gerinnsels besteht aus Faserstoffmembranen und Granulozyten dazwischen. Der Kern aus dichtgedrängten roten Blutkörperchen, entsprechend einer kleinen aneurysmatischen Höhle. Orcein-Kernechtrot. **a** $\times 15$, **b** $\times 90$. – 49 J., ♂; Verkehrsunfall, 3 h überlebt, kein Schädelbruch. Blutungen in der Rinde der Mantelkante und im rechten Schläfenpol sowie im Balken (Krauland 1950)

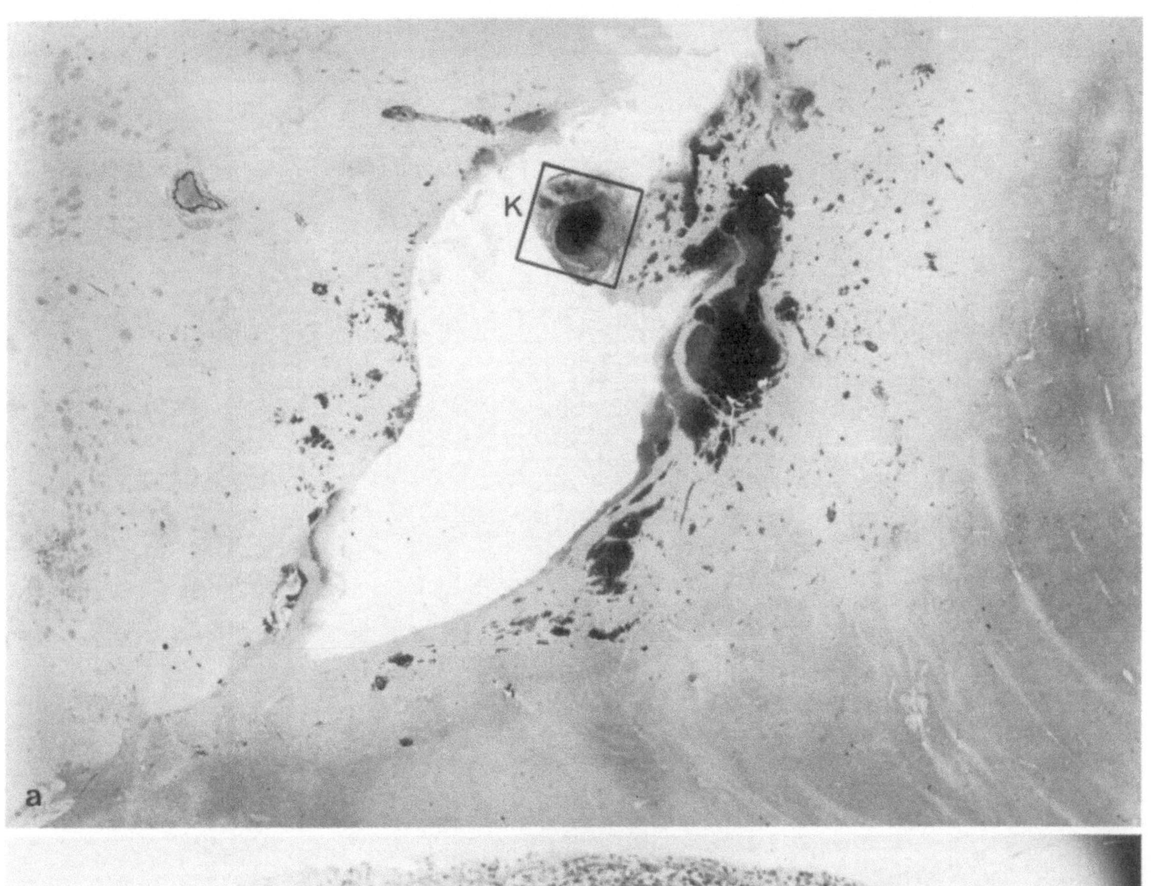

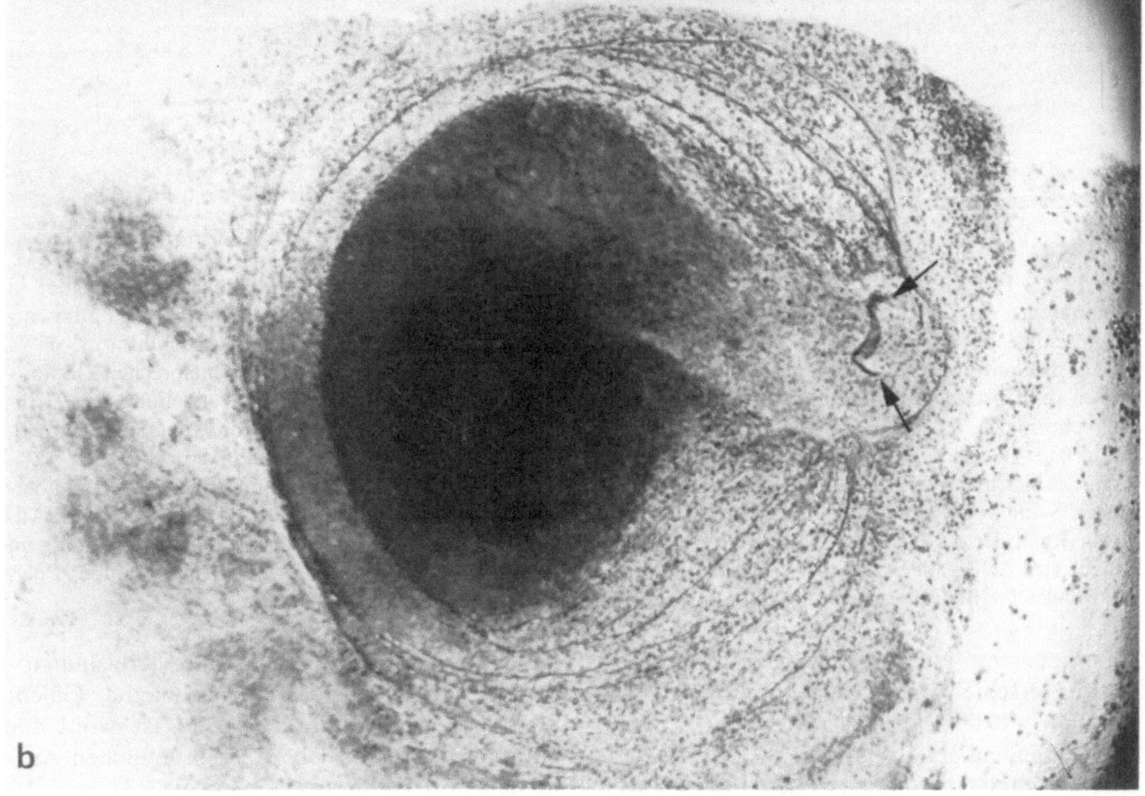

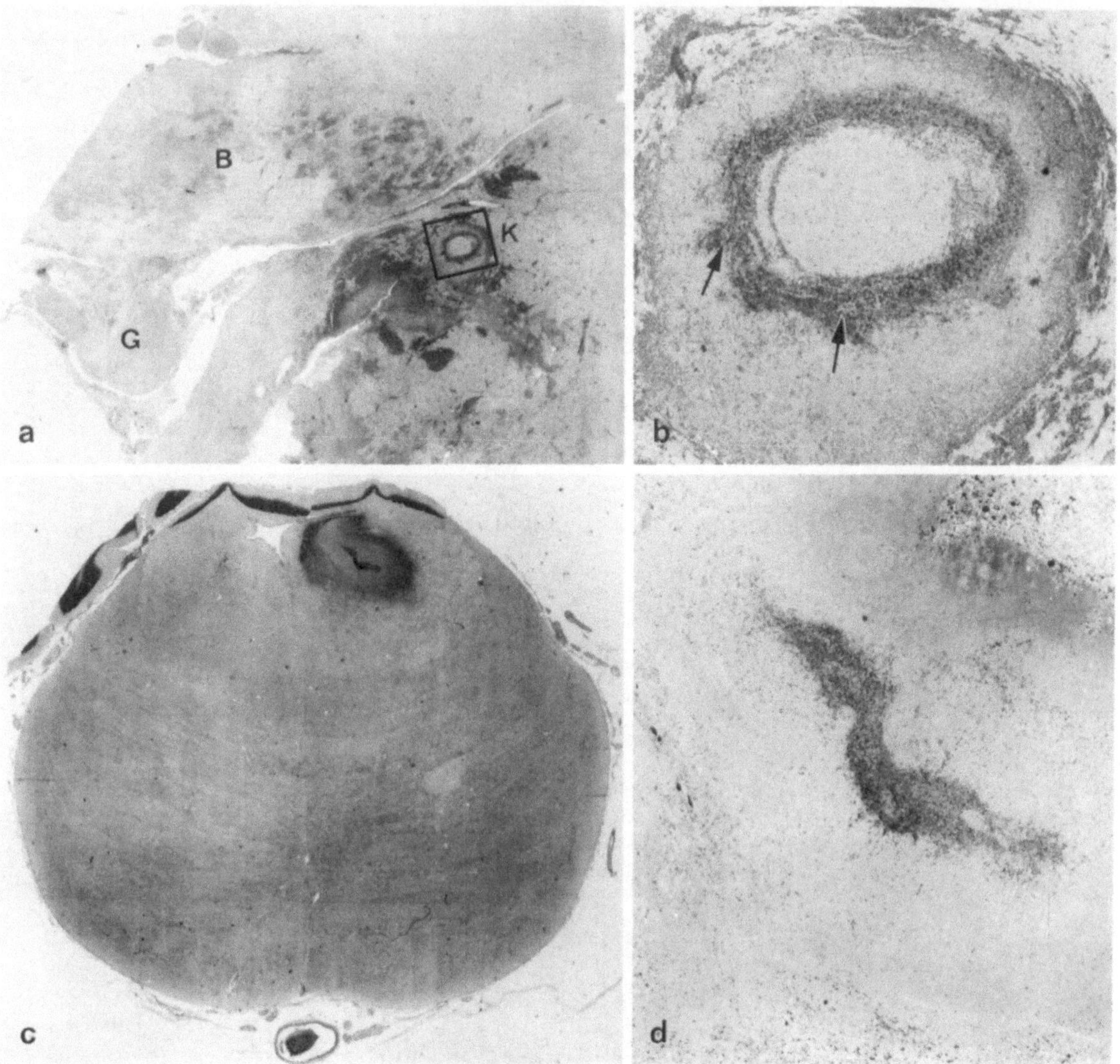

Abb. 12.9. a Frontalschnitt durch einen traumatischen Blutungsherd im Kopf des rechten Nucleus caudatus mit anschließender Erweichung. *K* kugeliger Blutungsherd (Ausschnitt in b); *B* Balken mit kleinen Blutungsherden und Erweichung; *G* Gewölbe mit Resten der Tela chorioidea (erweichtes Hirngewebe abgeblaßt). **b** kugeliges Gerinnsel, Ausschnittvergrößerung aus **a**, mit kleiner aneurysmatischer Höhle, die mit einem breiten Saum von Granulozyten ausgekleidet ist. Am linken Rand der Abb. Querschnitte von zwei kleinen kollabierten Schlagaderzweigen (↓↓). **c** Schnitt durch die Brücke im Bereich der Okulomotoriuskerne mit kleinem Blutungsherd und kollabierter Schlagader in der Mitte (unteres Ende einer großen Blutung im entsprechenden Hirnschenkel – Ausschnitt in **d** –; schwarze Punkte im Randgebiet entsprechen Hämosiderin in Makrophagen (keine Verziehung des Hirnstamms, nur Einengung des Aquädukts). HE. **a** ×2, **b** ×30, **c** ×2,5; Eisenreaktion Kernechtrot. **d** ×27. – L 433/74: 40 J., ♂; VU (Fußgänger) 10 Tage überlebt, ständig bewußtlos (Fall 12.5 aus Abb. 12.6). Außer den abgebildeten Blutungsherden auch Blutung im linken Hirnschenkel bis in die Brückenhaube, Polytrauma, Bronchopneumonie

Bedeutung von Blutungen im Hirnstamm bei Massenverschiebungen haben vor allem auch Attwater (1911), Greenacre (1917), Cannon (1951), Lindenberg (1955), Zülch (1959), Friede u. Roessmann (1966) hingewiesen. Für den konkreten Fall bedeutet dies, daß primär traumatische Blutungen durch sekundäre Kreislaufstörungen im Bereich der Vena magna Galeni überdeckt werden können. Dies ist wohl der Hauptgrund für die oft widersprüchlichen Auffassungen der Autoren.

Mit der Entstehung von primär traumatischen

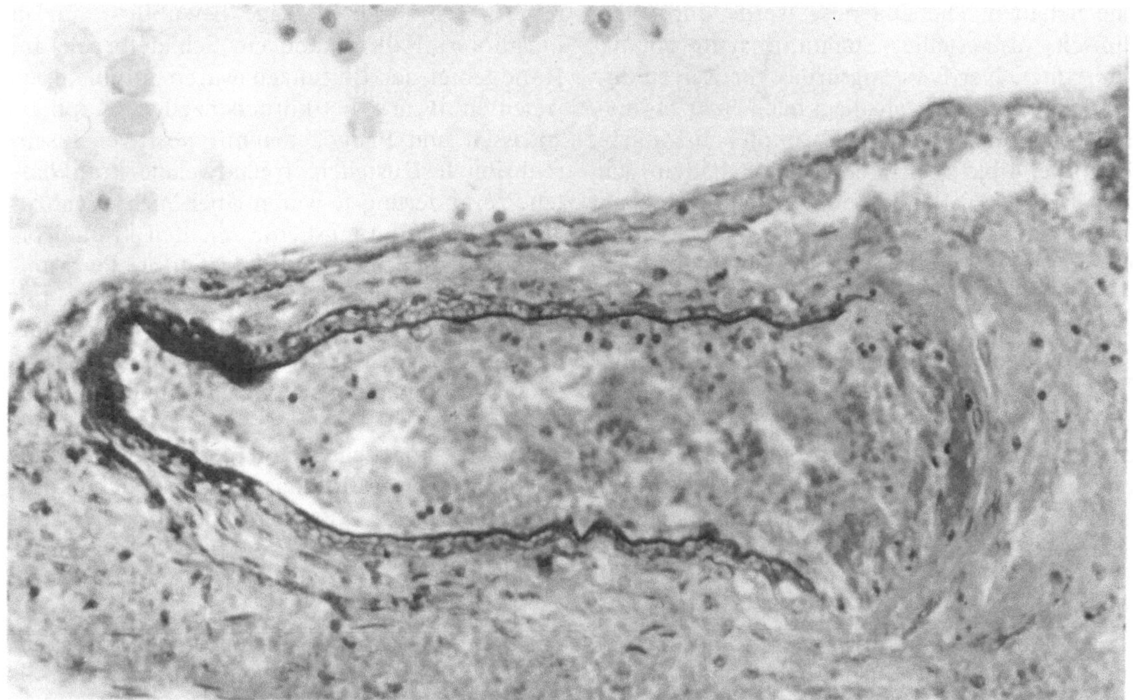

Abb. 12.10. Stumpf einer abgerissenen kleinen Arterie aus einem traumatischen Blutungsherd des Putamen. Am Rißende Fibringerinnsel bereits mit Fibroblasten durchwachsen. Desintegration der Media. Fettkörnchenzellen im Spaltraum oberhalb des Gefäßes. van Gieson-Elastika. ×300. – 6 J., ♂; Verkehrsunfall, 2 Monate überlebt, tief bewußtlos. Mehrere traumatische Erweichungsherde, Sinusthrombose (Schnitt überlassen von Weiler u.Mitarb., 1980)

Blutaustritten haben sich seither Peters (1955), Jellinger (1965, 1967), Mayer u.Mitarb. (1967), Gänshirt (1972) u.a. befaßt.

Die Schwierigkeiten der Differentialdiagnose zwischen primären und sekundären Blutungen kommen überall zum Ausdruck. Mayer ist der Ansicht, daß Blutaustritte, die primär traumatisch im Hirnstamm entstehen, praktisch nicht länger als eine Stunde überlebt werden. Diese Unterstellung ist sicherlich aus pragmatischen Gesichtspunkten durchaus vertretbar; vom forensischen Standpunkt aber wird man sich nicht darauf allein stützen dürfen; denn es gibt eine ganze Reihe von Beobachtungen, die dieser Vorstellung widersprechen (Krauland 1963, 1968, 1973). Dirnhofer (1975) hat sich eingehend mit der Überlebenszeit bei primär traumatischer Stammhirnblutung beschäftigt und das Schrifttum gesichtet. Die Erfahrung geht dahin, daß „selbst ausgedehnte Verletzungen der oberen Hirnstammregion die sogenannten lebenswichtigen Zentren nicht außer Funktion setzen müssen". Eine spektakuläre Beobachtung ist die von Esser (1935), die eine um 16

Jahre überlebte Granatsplitterverletzung im oberen Teil des 4. Ventrikels betraf. Dirnhofer u. Patscheider (1977) berichten in einer Analyse von 17 Hirnstammläsionen ohne Schädelbruch; 5 davon hatten 3–6 Tage überlebt. Zur Unterstützung der Diagnose einer primär traumatischen Schädigung weisen die Autoren auf die begleitenden Befunde hin. Unter anderem fanden sie in 4 Fällen Risse im Kleinhirngezelte, in 8 Fällen Blutungen zwischen den „Tentoriumblättern", und in 13 Fällen auch dünne subdurale sowie subarachnoidale Blutungen an der Oberseite des Kleinhirns. In einem Fall mit 6tägiger Überlebenszeit war in dem Tentoriumriß, ebenso wie im Hirnstamm, in Makrophagen Hämosiderin nachzuweisen. Bei allen Fällen bestanden im Stammhirngebiet Blutaustritte verschiedenen Ausmaßes (Hirnschenkel, Haubengebiete, Lamina quadrigemina), entsprechend dem Isthmus cerebri (Pernkopf). Die Verletzungen am Hirnstamm und dem Tentorium werden als Rotationsfolge erklärt; die Tentoriumschäden und Blutungen im Isthmus cerebri sprächen für gleichzeitig entstandene primär traumatische Schäden. Die Diagnose werde durch die klinisch festgestellte Stammhirnsymptomatik unterstützt. Der Berstungsdruck für Zerreißungen des Kleinhirngezelts liegt nach einer biomechanischen Analyse von Dirnhofer u.Mitarb. (1979) bei 4 bar; bei Fällen ohne Schädelbruch reichen dazu Relativbewegungen zwischen Großhirn und Tentorium aus.

In seiner monographischen Darstellung über die traumatischen Hirnstammschäden konnte Bratzke (1981) an einer Auswahl von 29 Fällen aus der Literatur zeigen, daß bei zunehmender Überlebenszeit die Neigung der Autoren, die vorgefundenen Schäden als sekundär einzustufen, zunimmt (Abb. 12.11). Seine Schlußfolgerungen sind: Es genügt nicht, nur die Blutungs- und Erweichungsherde im Hirnstamm sorgfältig histologisch zu untersuchen, sondern auch die Arterien und Venen im Subarachnoidalraum. Nur so können die primären Gefäßverletzungen und der Umfang der Zirkulationsstörungen einigermaßen genau abgeschätzt werden. Für die Beurteilung des Zeitablaufs sind ferner die Reaktionen am Gefäßbindegewebsapparat und der Glia zur Altersbestimmung unerläßlich.

Wie schon früher bei histologischen Untersuchungen des Verfassers, konnte auch Bratzke im Randgebiet von Blutungen in der Brücke gerissene Schlagadern nachweisen, bei denen nach der Gewebereaktion und dem Aussehen an der primär traumatischen Entstehung nicht gezweifelt werden kann (Abb. 12.12). Ähnlich bildeten Uhle u. Kolkmann (1972) eine scharf umschriebene erbsengroße „Massenblutung" im rechten Nucleus ruber ab, die sie „wahrscheinlich" für eine traumatische Rhexisblutung aus einem kleinen Schlagaderzweig hielten. Das Präparat stammte von einer 69jährigen Frau, die einen schweren Verkehrsunfall mit Kopfverletzung 20 Tage überlebt hatte. Die anfängliche Bewußtlosigkeit war vorübergehend aufgehellt, schließlich aber in ein tiefes Koma übergegangen.

Primär traumatische Blutaustritte im Hirnstamm nehmen offensichtlich ganz ähnlich wie die Blutungen im Marklager bei etwas längerer Überlebenszeit an Umfang zu. So beschreiben Dirnhofer (1975) und Bratzke (1981) je einen Fall mit je einem 12 × 9 mm bzw. 12 × 22 mm großen Blutungsherd an fast identischen Stellen in der Brückenhaube. Die 54- bzw. 53jährigen Männer waren nach Verkehrsunfällen bis zu ih-

rem Tod 17 bzw. 21 Tage bewußtlos; nur in Dirnhofers Fall bestand ein Schädelbruch. Im Randgebiet der Blutungen waren in einem erweichten Bezirk Fettkörnchenzellen, Kapillarsprossen und Phagozyten mit positiver Eisenreaktion festzustellen. Irgendwelche krankhaften Veränderungen waren aber nicht nachzuweisen. Die Blutungsherde reichten kranial bis in die Hirnschenkel. Da supratentorielle raumbeengende Prozesse nicht vorhanden und somit sekundäre Verschiebungen des Hirnstamms nicht erkennbar waren, wurden primär traumatische Schädigungen angenommen (Abb. 12.13a–c).

Primär traumatische axiale Verschiebungen des Hirnstamms mit Blutungen in der Brücke kommen auch bei Kopfschüssen – vor allem bei Durchschüssen – vor. Freytag (1963) bemerkt dazu: „The frequent finding of remote tonsillar herniation contusions is morphologic evidence that a sudden caudal shifting of the brainstem and cerebellum took place. However, not all persons with such contusions died immediately ... As frequently as such a wound causes immediate death, it may be survived for hours or the victim may even recover ... on the other hand any morphological changes in these structures may be absent in immediate death, (this fact) demonstrates the difficulty which the forensic pathologist faces in trying to determine how long a person who was found dead with a gunshot wound of the head may have survived."

12.2.5 Hirnstammrupturen

Bei schweren stumpfen Schädelhirntraumen sind Risse im Hirnstamm zwischen Mittelhirn und Brücke, bzw. zwischen Medulla oblongata und Brücke nichts Ungewöhnliches, sie kommen bei Distorsionen der Halswirbelsäule auch ohne Schädelbruch vor (Krauland 1950; Wuermeling u. Struck 1965; Bratzke, 1981).

Wegen der Schwere der primären Schädigung sind solche Verletzungen meist unmittelbar tödlich. Ein längeres Überleben scheint allerdings bei leichteren Einrissen möglich zu sein; doch ergeben sich bei der morphologischen Beurteilung Schwierigkeiten – ähnlich wie bei länger überlebten Balkenrupturen –, da die regressiven Veränderungen nur schwer von der primären

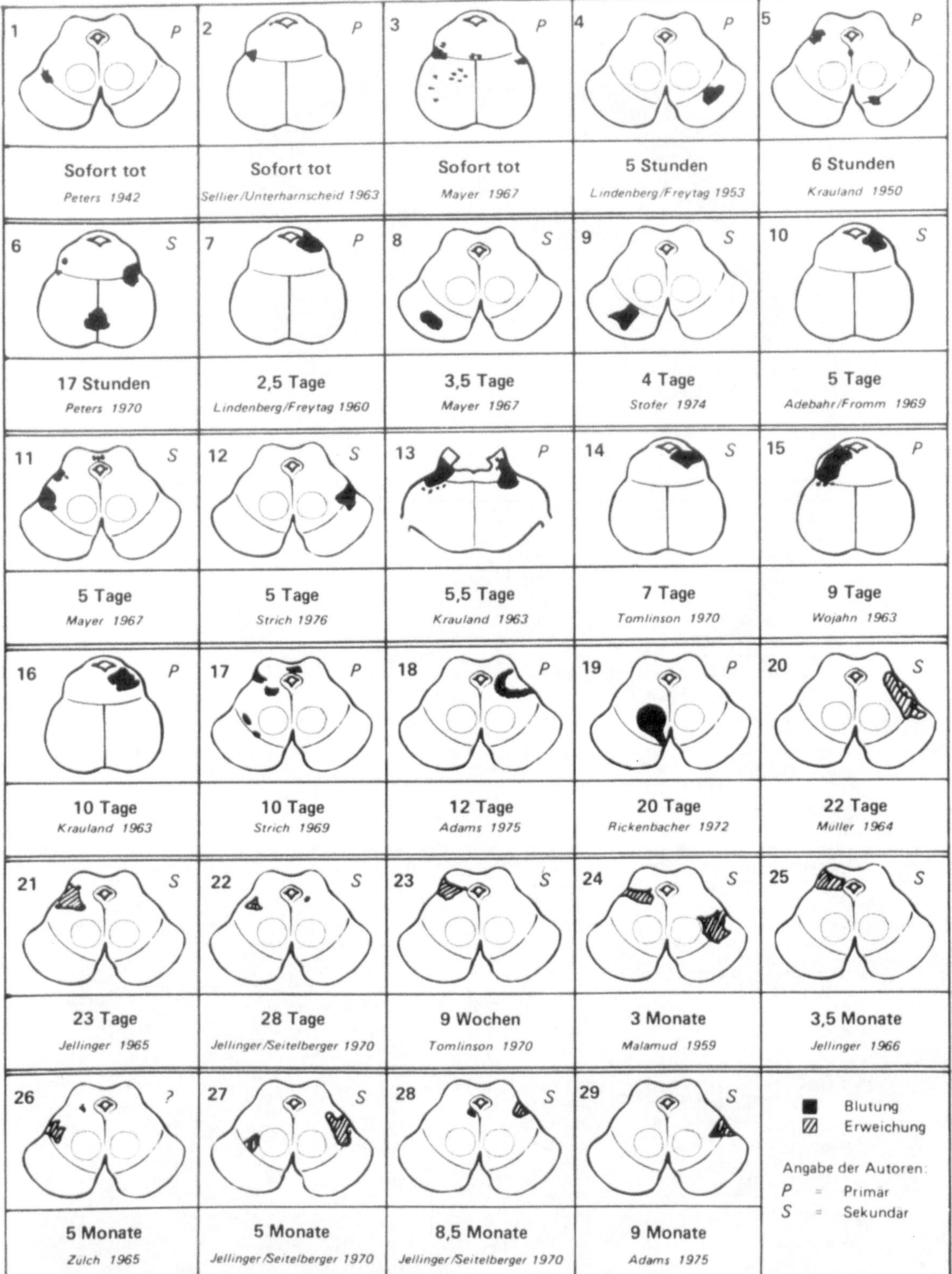

Abb. 12.11. Posttraumatische Blutungs- und Erweichungsherde in Zwischenhirn und Brücke. 29 Fälle aus dem Schrifttum nach Überlebenszeit geordnet (zusammengestellt v. Bratzke, 1981)

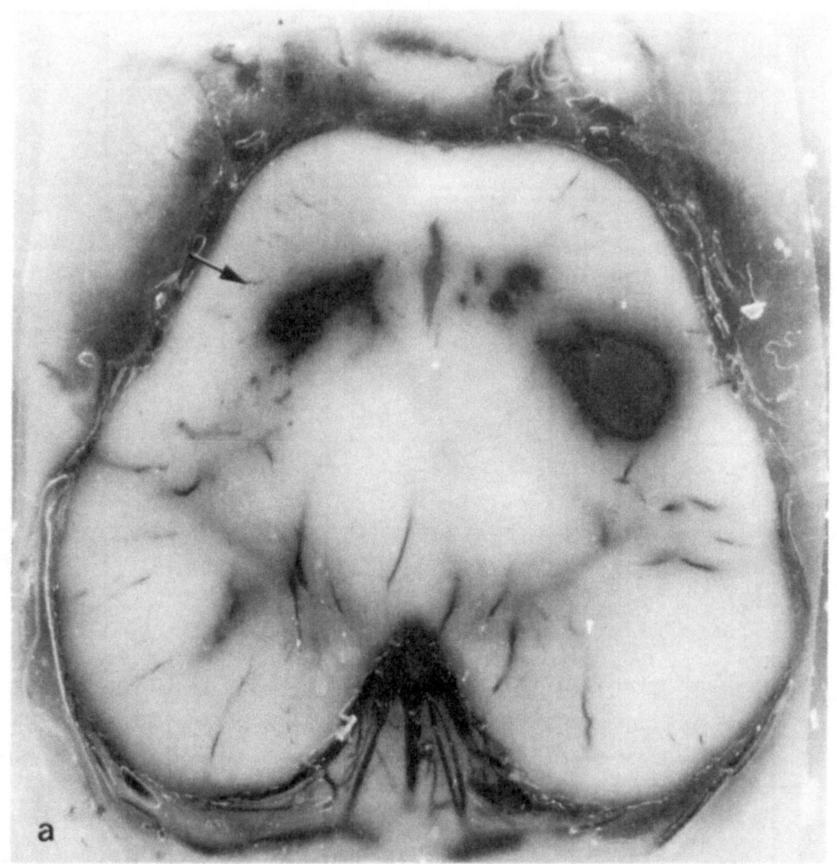
a

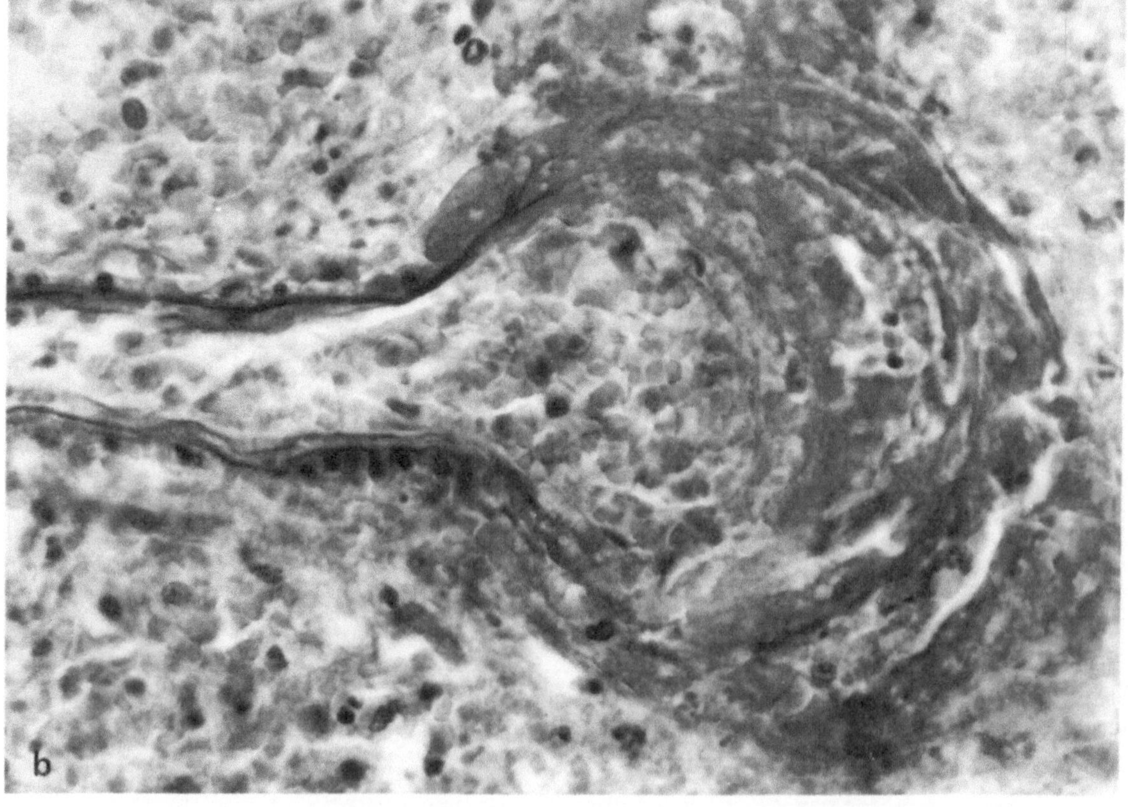
b

Schädigung abzugrenzen sind (Schewe u. Adebahr 1970).

Pilz u. Strohecker (im Druck) berichten über zwei einschlägige Fälle, bei denen Einrisse am unteren Rand der Brücke festzustellen waren.

Fall 1: 10jähriges Mädchen, Pkw-Absturz im Gebirge, bewußtlos. Am zweiten Tag „ansprechbar", Abduzensparese. 5 Tage später gestorben. Kein Schädelbruch.

Fall 2: 12jähriges Mädchen, von Auto erfaßt. Primärer Atemstillstand. Zunächst erfolgreiche Wiederbelebung. Tiefe Bewußtlosigkeit. Abduzensparese. Am 15. Tag Spontanatmung, 23 Tage nach dem Unfall an Pneumonie gestorben.

In beiden Fällen konnten an den zur Beurteilung überlassenen Paraffinschnitten kleine Schlagaderrupturen an den Seitenzweigen der Arteriae vertebrales mit kleinsten „traumatischen Aneurysmen" und Thrombosen nachgewiesen werden, die in räumlichem Zusammenhang mit den keilförmigen Erweichungen am ponto-medullären Übergang zu sehen waren. Eine Eisenreaktion in Freßzellen und das Auftreten von Fibroblasten stimmte mit dem angenommenen Verlauf überein.

Die Gefäßverletzungen sind als primäre Schädigung zu deuten. Die Ansicht von Pilz, daß auch das Nervengewebe primär durch das Trauma an derselben Stelle betroffen wurde, läßt sich somit begründen. Selbstverständlich ist in solchen Fällen mit nachfolgenden Kreislaufstörungen zu rechnen. Dies stimmt mit der Auffassung von Dirnhofer u. Patscheider (1977) überein, die in ähnlichem Zusammenhang schreiben: „Demnach kann die Ausdehnung einer traumatischen Hirnstammläsion allein von der im Laufe der Überlebenszeit erfolgenden Blutung in die Zone der primären Schädigung bedingt sein, ohne daß eine zusätzliche Komponente, wie etwa ein Hirnödem mit folgender Einklemmung des Hirnstamms, mit daran beteiligt ist".

Forensische Bedeutung könnten auch bei Brandleichen axiale Verschiebungen des Hirnstamms mit Blutungen in der Brücke erlangen, die offensichtlich allein Folge der postmortalen Hitzeschrumpfung und der dadurch bedingten Blutverschiebung sein können. V. Schneider (1982a) berichtet in diesem Zusammenhang über folgenden bemerkenswerten Fall:

Bei einer 80 Jahre alten, gehbehinderten, fast erblindeten Frau, deren Leiche weitgehend verkohlt in einem Lehnstuhl aufgefunden wurde, waren bei einer erheblichen Schrumpfung des Gehirns und einer Zerreißung der Dura ein fast vollständiger Abriß der Hirnschenkel und Blutaustritte im Hirnstamm festzustellen. Der Schädel war stark angekohlt, aber unverletzt, Reste eines Brandhämatoms fanden sich unter den weniger hitzeveränderten Abschnitten des Schädeldachs. Es handelte sich offensichtlich um einen Unglücksfall beim Rauchen, ohne daß es noch zu einer stärkeren Einatmung von Brandgasen gekommen war.

12.3 Diskussion

Geht man vom Sitz der zentralen traumatischen Blutungen aus, so ist unschwer zu erkennen, daß diese in jenen Regionen sitzen und sich ausbreiten, wo sie üblicherweise auch bei spontanen Blutungen (bei Bluthochdruck, arteriosklerotischen Veränderungen und Hyalinose) beobachtet werden.

Dies waren wohl die Gründe, weshalb Kolisko (1911) trotz vieler Bedenken vermutete, daß sich auch hinter Hirnrupturen spontane Blutungen verbergen könnten. Allerdings zeigen die seitherigen Erfahrungen, daß die zentralen traumatischen Blutungsherde wenig Neigung zur Progredienz haben; dennoch wird man wie bei den Marklagerblutungen in Einzelfällen mit einer Zunahme der zentralen traumatischen Blutungsherde zu rechnen haben.

Abb. 12.12. a Primäre Blutungsherde in der Haube des Mittelhirns (keine Verziehung des Hirnstamms). **b** Stumpf eines Schlagaderzweigs vom Rand der großen Blutung (↓) links mit aneurysmatischem Verschlußgerinnsel (andere Schnittebene). Leukozytenreaktion, Makrophagen mit Eisenreaktion in der Umgebung. HE. × 620. – L 533/79. 19 J., ♂; Motorradunfall (Sturzhelm), tief bewußtlos bis zum Tod nach 7 Tagen; klinisch Contusio, Streckkrämpfe, Spontanatmung, Pupillenreaktion, CT: Hirnödem; nach 5 Tagen maligne Hyperthermie; Schürfungen im Gesicht, Stirn-Scheitel-Bereich, li. Kieferfraktur, Hirnschädel unverletzt (Bratzke, 1981)

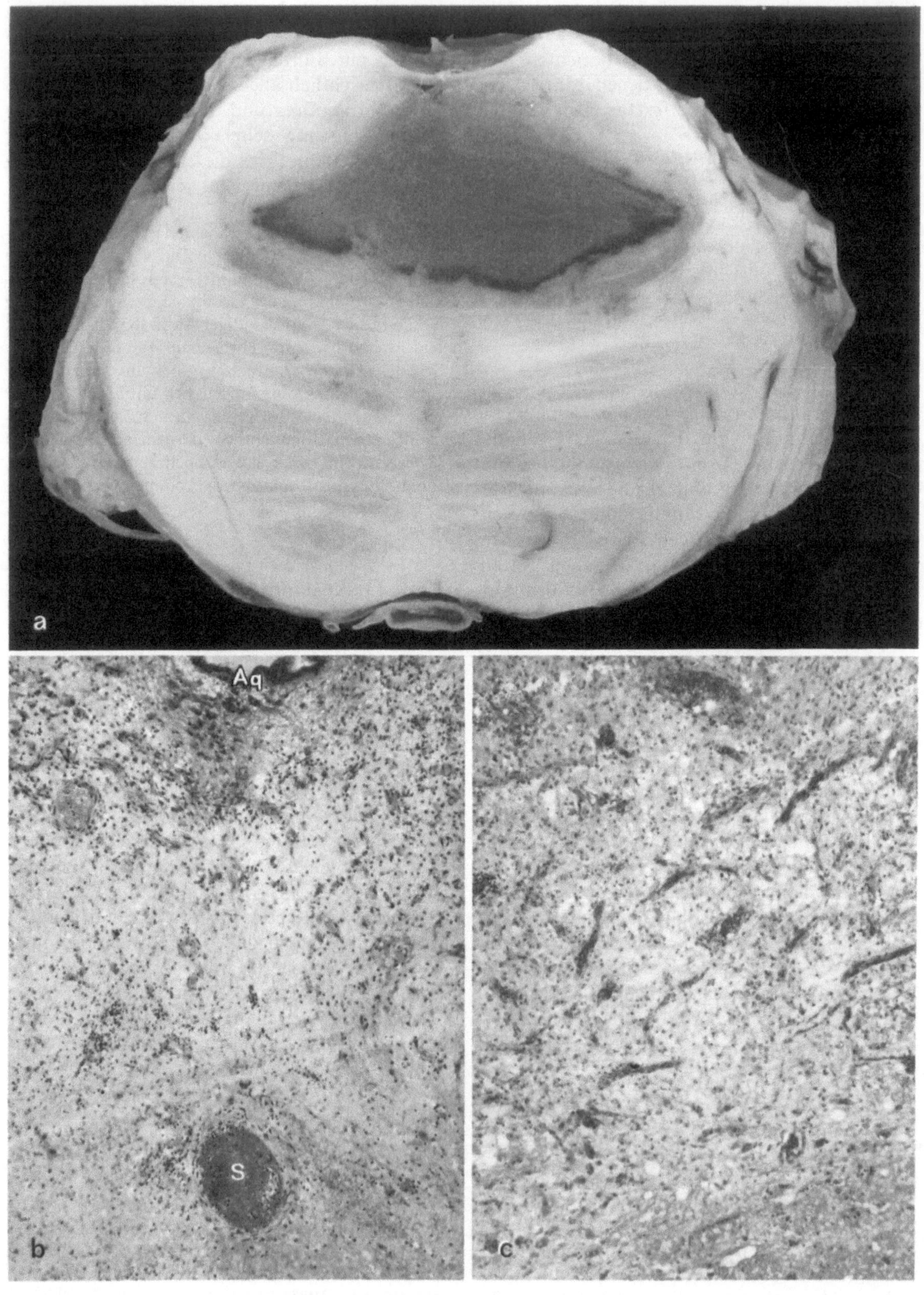

Die Interpretation von Blutungen im Hirnstamm nach Schädelhirntraumen als primär ist auch dann schwierig, wenn eine supratentorielle Raumbeengung bei der Leichenöffnung nicht nachweisbar ist. Nach den inzwischen angesammelten Erfahrungen wird man einen solchen Zusammenhang besonders dann anzunehmen haben, wenn ein Schlagaderriß bei der histologischen Untersuchung zu finden war. Die Zellreaktion in der Umgebung der Blutungsherde und der Blutabbau zeigen bei entsprechenden Überlebenszeiten schließlich an, daß die Blutungen nicht etwa in den letzten Tagen vor dem Tode entstanden sein konnten. Die Einschätzung wird schließlich durch den klinischen Verlauf erleichtert, besonders dann, wenn von Anbeginn an klare Hirnstammzeichen vorhanden waren.

Freilich muß man die Erfahrung machen, daß bei der primären Untersuchung von schwer Unfallverletzten die neurologischen Befunde nicht in der wünschenswerten Exaktheit dokumentiert wurden, so daß man bei der Nachprüfung, wie auch in dem Fall von Bratzke, Schwierigkeiten hat. Daß Hirnstammverletzungen auch längere Zeit überlebt werden können, dafür spricht die forensische Erfahrung bei Stich- und Schußverletzungen, doch wird man bei den Stichverletzungen zu berücksichtigen haben, daß die Schädigung nur auf einen engen Raum beschränkt bleibt (Bratzke, 1981).

Hinsichtlich der Biomechanik ist es ja verständlich, daß auch bei Rotationstraumen besonders die Hirnschenkel durch Zugspannungen beeinträchtigt werden, und es ist deshalb bemerkenswert, daß bei den meisten der beschriebenen Fälle nach stumpfen Hirntraumen die Blutungsherde bereits in den Hirnschenkeln beginnen und sich in die Brückenhaube verfolgen ließen. Auch bei den Kleinhirnbrückenarmen ist mit ähnlichen biomechanischen Wirkungen zu rechnen.

Vom morphologischen Standpunkt wird natürlich zu beachten sein, daß traumatische Scherbeanspruchungen des Hirngewebes auch schon krankhafte Veränderungen der Gefäße treffen können. Bei der Deutung von histologischen Befunden wird man vor allem auf kreislaufbedingte Lakunen, Residuen nach Fettembolie, schockbedingte Kreislaufstörungen und schließlich auf Mikroangiome zu achten haben (Bratzke 1979).

Bei einer kürzlichen Beobachtung (L 535/80) fand sich bei einem 65jährigen Mann, der nach Zertrümmerung des Schädeldachs und der hinteren Schädelgrube mit einer Axt (20 schwere Einwirkungen), offenkundig an der Hirnschädigung und dem Blutverlust aus den multiplen Wunden rasch gestorben war, ein pfefferkorngroßes Angiom im rechten Hirnschenkel neben der Fossa interpeduncularis unverletzt.

Nach den morphologischen Erfahrungen von Bratzke, Dirnhofer, Pilz u.a. ist die Diskussion um die primäre traumatische Hirnstammschädigung jedenfalls noch nicht abgeschlossen, und es ist zu erwarten, daß durch weitere exakte morphologische Untersuchungen, die durch klinische Befunde und durch neue Untersuchungsmethoden unterstützt werden, sich die Erkenntnisse in näherer Zukunft erweitern lassen.

12.4 Traumatische Spätapoplexie

Der Begriff „traumatische Spätapoplexie" wurde von Bollinger (1891) in einer Festschrift für Virchow geprägt. Er berichtet über 4 Fälle, die zwischen 12 Tagen und mehreren Wochen nach dem Trauma zum Tode führten: 3mal (26, ♂; 39, ♀; 7, ♂) waren Erweichungen in der Wand der 4. Kammer mit Blutung zwischen Schläfen- und Hinterhauptslappen in das Hin-

---

Abb. 12.13. **a** Traumatische Massenblutung in der Brückenhaube vom linken Hirnschenkel fortgesetzt. Imbibition der Umgebung mit Blutfarbstoff. **b** Schnitt vom oberen Rand der Massenblutung. *S* verquollener Schlagaderzweig mit Zellinfiltration und Mikrothrombus; *Aq* Aquaeductus. HE. ×66. **c** Detail von **b.** Neokapillaren, Gliazellwucherung und Eisenpigmentablagerung im Randgebiet der Blutung. HE. ×66. – L

264/70. 53 J., ♂; Verkehrsunfall; Lkw-Lenker, Zusammenstoß mit Pkw, 21 Tage dauernd bewußtlos überlebt. (Kopfverletzungen, kein Schädelbruch, dünne subdurale Blutung li. keine Verdrängungserscheinung), Spontanatmung, bulbäre Symptome, Pupillen reagieren auf Licht, vorübergehend leichte Besserung. Hirntod (Bratzke, 1981)

terhorn der Seitenkammer eingebrochen; 1mal handelte es sich um einen Schlag gegen die linke Scheitelseite, 3mal um Stürze auf den Kopf; nur 1mal fand sich ein kleiner Schädelsprung. Die anatomischen Beschreibungen erlauben jedoch nur ein ungenaues Bild darüber, was vorgelegen hat. Die mikroskopische Untersuchung ergab meist Zeichen einer „längere Zeit bestehenden nekrotischen Erweichung." Die Hirngefäße waren „unverändert" oder zeigten „nichts Abnormes". Zum Fall 3 (13, ♀) wird bemerkt: „In Bezug auf die Ätiologie … blieb man im unklaren". Biomechanisch erklärte Bollinger die Befunde mit der von Duret (1878) aufgestellten Theorie vom „choc céphalorachidien". Durch eine plötzliche Kompression der Seitenventrikel entstünde ein Liquorstoß, der im Aquädukt zu „Erweichungen, Degenerationen … und zu sekundären Blutungen in seiner Seitenwand führe". Duret wollte damals mit seiner Theorie auch die Hirnerschütterung erklären. All diese Vorstellungen sind immer sehr kritisch aufgenommen worden. Schon 1903 hat Langerhans die Ausführungen von Bollinger Punkt für Punkt geprüft und kam zu dem Schluß, daß kein einziger Fall geeignet sei zu beweisen, was Bollinger beweisen möchte; die „traumatische Spätapoplexie" sei zunächst nur eine geistreiche Hypothese; zukünftigen Untersuchungen müsse vorbehalten bleiben, ob ganz gesunde Hirngefäße durch ein Trauma so verändert würden, daß es schließlich unter Bildung eines Aneurysmas zu Blutungen komme.

„Apoplexie" leitet sich vom griechischen „ἀποπλήσσω" = schlage nieder, ab. Im klinischen Sinn wird darunter der Gehirnschlag verstanden, ein mit Bewußtseinsstörungen einhergehendes Krankheitsbild mit Herdsymptomen. Das anatomische Korrelat dafür ist entweder die zerebrale Massenblutung (= primär blutiger Insult 5–15%) oder ein ganzes Sepktrum von verschiedenen Kreislaufstörungen (= primär unblutiger Insult). Das klinische Zustandsbild wurde im Laufe der Zeit gleichbedeutend mit dem anatomischen Befund der Hirnblutung (Hamperl 1944).

Bis zum heutigen Tag wird aber der Begriff der traumatischen Spätapoplexie verwendet, obwohl es sich bei den Fällen von Bollinger offenkundig nicht primär um blutige Apoplexien mit einem typischen Sitz im Bereich der Stammganglien gehandelt hat, und obwohl im anatomischen und im klinischen Sinne ganz verschiedene krankhafte Veränderungen vorgelegen haben könnten. Immerhin ließen sich Parallelen zu den vorne erwähnten traumatischen Hirnstammschäden finden, die u.a. von Bratzke, Dirnhofer und Pilz genau beschrieben wurden.

Die im Rahmen hypertonischer Gefäßerkrankungen auftretenden Massenblutungen (Apoplexien) wurden zunächst durch Ruptur miliarer Aneurysmen an den Stammganglienarterien erklärt, die bei starker Erhöhung des Blutdrucks platzen (Charcot u. Bouchard 1886). Nach den Arbeiten von Anders u. Eicke (1939) sowie Spatz (1939) wurde klar, daß der primäre Gefäßriß bei Hypertonie auf dem Boden einer Hyalinose der Gefäßwand entsteht. Die Prädilektionsstelle im Stammgangliengebiet wird von Zülch (1961) dahingehend erklärt, daß die Arterien vom Typus einer Arteria striolenticularis besonders zartwandig sind und bei Hochdruck zur hyalinen Entartung neigen. Wegen ihres fast rechtwinkeligen Verlaufs im Bereich der Stammganglien würde durch die Streckung des Gefäßrohrs bei jeder Pulswelle das benachbarte Hirngewebe „zerhämmert", so daß Lakunen und „Kriblüren" in der Umgebung der Schlagadern entstünden. Durch den fehlenden Gewebsgegendruck würden weiter die Ruptur und die Ausbreitung der Massenblutung begünstigt. Da nun im Bereich der Massenblutung die primäre Blutungsquelle kaum gefunden werden kann, empfiehlt Zülch nach hyalinotischen Gefäßveränderungen auf der Gegenseite zu suchen; diese würden in solchen Fällen praktisch nicht vermißt (Pabelick 1967). Hier ist allerdings der Einwand nicht zu entkräften, daß eine Hyalinose auf der „gesunden" Seite noch keinen sicheren Beweis für die spontane Entstehung einer Blutung liefert. Die gegenwärtigen Kenntnisse von den Gefäßerkrankungen und Durchblutungsstörungen des Gehirns hat Cervós-Navarro (1980) ausführlich dargestellt. Vor allem bei jugendlichen Personen ohne Hyalinose wird man selbstverständlich auf Spontanblutungen aus Forbus-Aneurysmen und aus Mikroangiomen zu achten haben. Andererseits weiß man von den offenen Hirnverletzungen, daß Wundgänge durch das Gehirn „abheilen", ohne daß es zu Nachblutungen kommt (Lund 1956; Schmidt 1959; Peters 1962). Auch überlebte gedeckte zentrale Verletzungen haben offenkundig keine Neigung zur Progredienz, wie eine eigene Beobachtung zeigte (Krauland 1956).

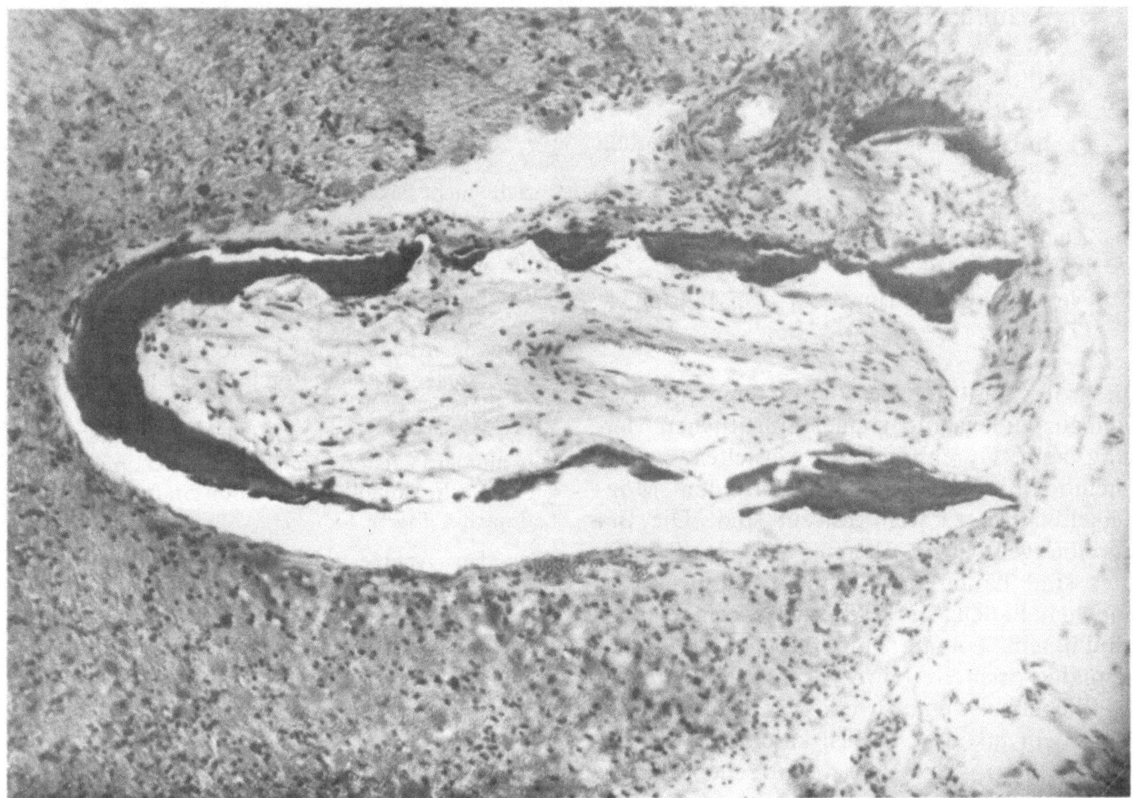

Abb. 12.14. Gerissener transbasaler Schlagaderzweig aus wahrscheinlich traumatischer Linsenkernnarbe; Media verkalkt, Lichtung rekanalisiert. HE. × 100 – 50 J., ♀; Radfahrerin von Auto angefahren, bewußtlos liegengeblieben, nach ¹/₂ h ansprechbar. Fazialisläh-mung li. Lähmung des linken Arms und Schwäche des linken Beins, Schädelröntgen Fissur li. hinter der Kranznaht. Nach 3 Monaten gebessert, Tod 15 J. später im Alter von 65 Jahren, 3 Wochen nach Sturz, Brustwirbelfraktur, Pneumonie (Krauland 1956)

Bei der Leichenöffnung einer 65jährigen Frau, die 3 Wochen nach einer Wirbelfraktur an einer Pneumonie gestorben war, wurden im rechten Linsenkern eine spaltförmige Narbe, in der histologisch ein glatt gerissener obliterierter Schlagaderzweig mit Verkalkung in der Media entdeckt wurde (Abb. 12.14), und Narben nach Rindenprellungen im Schläfenlappen gefunden. Nachforschungen ergaben, daß die Frau 15 Jahre vor ihrem Tod als Radfahrerin bei einem schweren Unfall einen Schädelbruch erlitten hatte; sie war eine halbe Stunde bewußtlos und hatte seither eine Halbseitenläh-mung zurückbehalten. Bei der klinischen Begutach-tung hatte man seinerzeit nach Abwägung aller Mög-lichkeiten eine traumatische Genese angenommen, eine Ansicht, der auf Grund der anatomischen Untersu-chung beigepflichtet werden konnte.

All diese pathologischen Gesichtspunkte und selbstverständlich auch die möglichen trauma-tischen Schäden an den Schlagadern des Ge-hirns sind zu prüfen, wenn man daran geht,

einen Todesfall zu untersuchen, bei dem nach der Vorgeschichte und den klinischen Befunden eine „traumatische" Spätapoplexie vermutet wird. Es ergeben sich dabei dieselben Schwierig-keiten wie beim Nachweis der Blutungsquellen bei Spontanblutungen. Diese Schwierigkeiten sind in den Beschreibungen solcher Fälle im Schrifttum offenkundig.

Dotzauer u. Bonhoff (1951) haben anläßlich des Berichts über einen eigenen Fall von „trauma-tischer Spätapoplexie" das Schrifttum gesichtet und zu ordnen versucht:

I. Sammelreferate und allgemeine Übersich-ten (35)
II. Kasuistische Mitteilungen
   a) klinische und anatomisch beschriebene Fälle (22)
   b) durch Krankheitszustände komplizierte Fälle (14)

c) Spätblutungen aus fraglichen traumatischen Aneurysmen (7)

d) klinische Beobachtungen ohne Blutungen (8)

e) nur klinische Fälle, z.T. sehr fraglich (27)

III. Zur Frage der Duret-Blutungen (15)

IV. Zur Frage der traumatischen Marklagerblutungen (16)

V. Neueres Schrifttum zur Spätapoplexie (7).

Die große Zahl der Veröffentlichungen hat es nicht zustandegebracht, einer einheitlichen Meinung zum Durchbruch zu verhelfen, wahrscheinlich deshalb, weil die einzelnen Möglichkeiten viel zu weit gestreut sind. Die Beschreibungen bei den älteren Fällen des Schrifttums sind häufig unvollständig, dann hat in manchen Fällen der Zeitraum zwischen angeschuldigtem Trauma und tödlichem Ausgang allzulange (mehrere Jahre) betragen, so daß verständlicherweise eine zuverlässige Nachprüfung nicht mehr erwartet werden kann. Erst in den 50iger Jahren waren die anatomischen Kenntnisse über den traumatischen Hirnschaden zu einer soliden Basis geworden, die fruchtbare Erörterungen über Spätfolgen möglich machte. In der richtigen Einschätzung dieser Zusammenhänge haben Dotzauer u. Bonhoff (1951) empfohlen, auch wenn primär neurologische Zeichen fehlen, an die Möglichkeit eines traumatischen Spätschadens zu denken.

Man könnte nun verleitet sein, die Fälle des Schrifttums nach einem einheitlichen Prinzip (Alter, Intensität des Traumas, Dauer eines freien Intervalls, äußere und innere Verletzungsspuren, Sitz der Blutung, Ergebnisse der anatomischen und histologischen Befunde usw.) zu überprüfen und so Richtlinien für die Anerkennung der Diagnose herauszuarbeiten. Ein Unterfangen, das wegen der ganz unterschiedlichen Bearbeitung der Fälle scheitern müßte. Aus der Reihe der Fallbeschreibungen seien aber einige wenige herausgegriffen, bei denen aus den Umständen und der Art der Bearbeitung angenommen werden kann, es habe sich tatsächlich um Fälle von traumatischer Spätapoplexie gehandelt. Obwohl der Verfasser keinen eigenen Fall dazu beisteuern kann, wird die Berechtigung dazu aus den Erfahrungen mit den indirekten Verletzungen der Hirnschlagadern abgeleitet.

12.5 Kasuistik

Fall 12.1. „Spätapoplexie" nach 10 Jahren (Brandeß 1923).
30 J., ♂; Dachdecker, Sturz vom Dach 1910 (Absturzursache nicht bekannt).

Aufnahmebefund: Benommen, unruhig, Gesicht entstellt, Augen „verschwollen". Frakturen des Nasenbeins, der Maxilla und des rechten Jochbeins. Ruptur des rechten Augapfels. Alkoholgeruch der Atemluft. – Weitere Unruhe; „Delirium" über 5 Tage. Konservative Therapie, langsame Erholung. Nach rd. 3 Monaten entlassen: rechts erblindet, Anosmie. Hat weiter als Dachdecker gearbeitet. 1920 Krankenhauseinweisung mit der Diagnose: Epilepsie, Bronchopneumonie, seit 1 Woche Anfälle. Auf Station Status epilepticus. Tod nach 4 Tagen.

Obduktion: Apoplexie im rechten Stirnhirn. Rindennarben an der Unterseite beider Stirnlappen, je 4 × 1 cm. Im rechten Stirnhirn „3 scharf abgegrenzte, unregelmäßige zystische Hohlräume" von Erbsen- bis Haselnußgröße, die untereinander zusammenhängen. Die knöcherne Wand der Schädelhöhle überall völlig unversehrt.

Histologie: Der kleinste der Hohlräume zeigte eine auffallend stark bindegewebige Wand, die bei den beiden größeren Hohlräumen fehlte. Elastische Fasern waren nicht nachzuweisen (Beschreibung ungenau).

Epikrise: Der Verfasser nimmt an, daß es sich bei dem kleinen Hohlraum mit der starken Bindegewebswand um ein Aneurysma gehandelt hatte, das auf eine Gefäßverletzung zurückging und in Erweichungszysten des Narbengebiets durchgebrochen war. Eine genauere anatomische Untersuchung des Aneurysmas war nicht möglich, weil der Autor das Präparat für das „Museum" schonen wollte; doch ist anzunehmen, daß es sich um ein traumatisches Aneurysma im Bereich einer Arteria cerebri anterior gehandelt hatte.

Fall 12.2. Massenblutung, Brückensymptome, Halbseitenlähmung am 37. Tag, Tod nach 82 Tagen (Dotzauer u. Bonhoff 1951).
20 J., ♂; Landarbeiter, erhält mehrere Schläge mit einem stumpfen Gegenstand ins Gesicht; kurze Zeit bewußtlos; geht anschließend nach Hause, berichtet über den Vorfall. – Blutunterlaufung rechte Augenpartie.

Beschwerden: Kopfschmerzen, Wesensveränderung. Arbeitet, ohne einen Arzt aufgesucht zu haben, weiter. 22 Tage nach dem Vorfall während der Arbeit an einem heißen Tag 2stündiger Ohnmachtsanfall; Arzt nimmt Sonnenstich an, nach Bettruhe Erholung. Nach weiteren 7 Tagen plötzlich starke Kopfschmerzen, Einweisung.

Aufnahmebefund: Sensorium klar, Nackensteife, keine anderen neurologischen Auffälligkeiten. Liquor blutig;

allmähliche Besserung. Am 8. Krankenhaustag plötzlich Kopfschmerzen, Krämpfe, Halbseitenlähmung links, Blick nach rechts. In den nächsten Wochen wechselnder Zustand: Erbrechen, Nackensteife, Stirnhirnsymptome und schließlich Tod nach tonisch-klonischen Krämpfen 82 Tage nach der Schlägerei.

Obduktion: An Frontalschnitten des in Formalin gehärteten Gehirns Massenblutung im Marklager, vom rechten Stirnpol bis zu den Stammganglien, und Einbruch in das Vorderhorn. Schwellung des rechten Stirnhirns; Plaques jaunes an der Unterseite beider Stirnpole, rechts stärker als links; sonst keine Blutungen zwischen den Hirnhäuten erkennbar. Die Blutung ist geschichtet, hat eine frische Schale und einen mehrfach geschichteten älteren Kern, hat aber die Hirnrinde nicht durchbrochen. Arteria cerebri anterior präpariert: kein Aneurysma. Schädeldach und -basis unversehrt, desgleichen die Kopfschwarte.

Histologie: Blutung von Granulationsgewebe umgeben. Zell- und Gefäßproliferation, Histiozyten, Lymphozyten, Fettkörnchenzellen, Blutpigmente, ischämische Nekrosen, frischere Blutungen und Blutplasmasäume, gliöszellige Reaktion.

Epikrise: Ursprüngliche Rindenquetschungen im frontobasalen Bereich, durch Massenblutung überlagert; nach etwa 3 Wochen Nachblutung, nach weiteren 14 Tagen Rezidiv und schließlich Tod durch Ventrikeleinbruch. Der Verlauf stimmt mit den Kriterien, die für die Anerkennung als „traumatische Spätapoplexie" gefordert werden, überein, nämlich: Jugendlichkeit, kein Anhalt für krankhafte Veränderungen, Trauma, Commotio, Brückensymptome und pathologisch-anatomischer Befund. Der Zusammenhang zwischen Trauma und tödlichem Ausgang kann „wohl kaum abgelehnt werden". Im biologisch-medizinischen Bereich ist der Zusammenhang „in seinen Einzelheiten im dunkeln geblieben". Es werden Vergleiche hinsichtlich der Progredienz zur Pachymeningitis angestellt. Die Möglichkeit der Blutung aus einem traumatischen miliaren Aneurysma wird gestreift. Der Fall könne „keineswegs als Substrat der Spätapoplexie überhaupt angesehen werden".

Fall 12.3. Massenblutung nach $1^1/_2$ Jahren, traumatisches Aneurysma (Schmid 1961).
30 J., ♀; Lehrerin. Sturz aus der fahrenden Straßenbahn auf den Hinterkopf. Leichte Commotio, danach zunächst keine wesentlichen Beschwerden. In den folgenden Wochen zunehmende Anosmie. Schädelröntgen negativ. Kopfschmerzen. Nach $1^1/_2$ Jahren Kollaps während einer Rede, Erblindungszeichen; kurz nach Krankenhauseinlieferung gestorben.

Obduktion: Apfelgroße, frische Massenblutung links parietotemporal im Marklager, mit Einbruch in den linken Seitenventrikel. „Plaques jaunes" an der Basis beider Stirnlappen. Hirngrundschlagadern zart. Schädelbasis ohne frische Frakturen, keine Residuen

nach solchen. Keine weiteren krankhaften Organbefunde.

Histologie: Zahlreiche, mikroskopisch kleine Knochensplitter in den Tractus olfactorius eingeheilt. Blutungsherd (Serienschnitte): Kleine oberflächliche Arterie im Hirngewebe ($0,3 \times 0,15$ mm), von kernarmen Narbengewebe umgeben, in der Wandstruktur gut erhalten; an einer Stelle eine Öffnung in der Arterienwand, die in ein „kleinpfefferkorngroßes", sackförmiges Aneurysma führt, dieses ist geborsten und frisch thrombosiert.

Epikrise: Verfasser nimmt ein traumatisches intrazerebrales Aneurysma an, dessen Ruptur zur tödlichen Blutung führte. Eine exakte Zuordnung war zwar nicht mehr möglich, doch vermutet er, daß es sich um eine der Arteriae lenticulostriatae gehandelt habe und gibt der Überzeugung Ausdruck, daß bei so mancher traumatischen Spätapoplexie, deren Blutungsquelle unentdeckt blieb, ein kleines traumatisches Aneurysma die Ursache war.

Fall 12.4. Massenblutung nach 2 Monaten (Zülch 1968).
53 J., ♂; Testfahrer. Autounfall. Keine stärkeren Beschwerden, nach 2 h ärztliche Konsultation: Schürf- und Schnittwunden im linken Gesichtsbereich, handtellergroße Schwellung an der linken Stirn und Schläfe. Schürfungen an der rechten Seite (Stirn, Wange, Nase). Psychisch unauffällig, keine Zeichen für Commotio. 1 Woche häusliche Pflege, 14 Tage Kurheim, danach wiederhergestellt. Blutdruck 155/95 und 150/90 mm Hg. Am 25. Tag als arbeitsfähig eingestuft, trotz gelegentlichem Kopfschmerz und Ohrensausen. Testfahrt 66 Tage nach dem 1. Unfall, jedoch Unsicherheit und neuerlicher Unfall, danach Sprache unzusammenhängend, Blutdruck 190/100 mm Hg, nach 5 h somnolent, RR 240/130. Äußere Verletzungen am Schädel oder Gesicht nicht nachweisbar. Nach 3tägiger Bewußtlosigkeit verstorben.

Obduktion (anderer Untersucher): Massenblutung rechte Großhirnhemisphäre mit geringer Pigmentierung der „Duraunterfläche" der gleichen Seite.

Nachuntersuchung des Gehirns: Gewicht 1450 g, sehr geringe Arteriosklerose der Hirnarterien.

Histologie: Am Rande der Hirnblutung zahlreiche kleine frische, perikapilläre Blutungen, um mittelgroße Arterien im verbreiterten Maschenwerk des Bindegewebes Zellen mit Hämosiderinpigment, sonst die Arterien zartwandig. Zeichen für ein eiweißreiches Hirnödem. An der Dura dünne Lagen von Granulationsgewebe mit pigmenthaltigen Makrophagen.

Epikrise: Die Blutpigmentreste an der Dura und innerhalb der Blutung sprächen dafür, daß sie auf den ersten Unfall zurückgehen; dadurch sei eine besondere Verletzlichkeit der Gefäßwände entstanden, die dem Blutdruck nicht mehr standgehalten und zur Massenblutung geführt hätten. Dafür wird letztlich eine Blutdruckkrise anläßlich der zweiten Testfahrt verantwortlich gemacht. Die Bedingungen, unter denen traumatische Gefäßveränderungen entstehen können, werden erörtert. Es wird angenommen, daß die Gefäßwände durch ein Hirnödem „angedaut" werden. Dies sei schon nach 12–24 h der Fall, der Höhepunkt sei um den 5. Tag erreicht; durch Organisation würden die geweblichen Schäden nach 2 Monaten gefestigt. Dies könne für den vorliegenden Fall angenommen werden, zumal das mikroskopische Bild einer „tatsächlichen Entstehung" des Primärschadens, rd. 2 Monate zuvor, gut entspräche.

12.6 Diskussion

Bemerkenswert an den Fällen 12.1, 12.2 und 12.3 ist zunächst das verhältnismäßig „jugendliche" Lebensalter zwischen 20 und 30 Jahren der zwei Männer und der Frau, bei dem man im allgemeinen nicht mit spontanen Massenblutungen im Großhirn zu rechnen hat. Eine Ausnahme stellt lediglich der 53jährige Mann dar (Fall 12.4), über den Zülch berichtet.

Bei allen 4 Fällen hatte es sich um nachhaltige Kopfverletzungen gehandelt, die entweder beobachtet wurden, oder auf die aus den festgestellten äußeren und inneren Verletzungsspuren geschlossen werden konnte. Am schwersten scheinen die primären Verletzungen bei dem Fall von Brandeß gewesen zu sein, bei dem mehrfache Brüche des Gesichtsschädels nach dem Sturz vom Dach festgestellt wurden. Auch bei den anderen Fällen war mit erheblichen Einwirkungen auf den Kopf zu rechnen; doch waren Schädelbrüche nicht nachzuweisen.

Das Intervall von 10 Jahren zwischen Trauma und Tod im Fall 12.1 dürfte natürlich die Grenze von morphologischen Beweismöglichkeiten überschreiten, während bei den Fällen 12.3, 12.2 und 12.4 die Aussichten für eine Aufklärung der Zusammenhänge bei den Intervallen von $1^1/_2$ Jahren, 82 und 69 Tagen zunehmend günstiger erscheinen.

Bei den ersten 3 Fällen (Brandeß, Dotzauer u. Bonhoff, Schmid) war die Blutung offensichtlich von rindennahen Gebieten des Stirnhirns ausgegangen, wo Plaques jaunes und andere narbige Veränderungen nachgewiesen wurden. Beim Fall von Zülch ist lediglich von Massenblutungen der rechten Großhirnhälfte die Rede,

es scheint aber hier eine Rindenprellung bestanden zu haben.

Trotz der Bemühungen, die Blutungsquelle darzustellen, hatten nur Brandeß und Schmid Erfolg. In beiden Fällen waren in rindennahen Bezirken aneurysmaähnliche Hohlräume festzustellen, aber nur im Fall von Schmid war bei der histologischen Untersuchung ein rupturiertes Aneurysma an einem größeren Schlagaderzweig gefunden worden.

Alle Autoren nehmen einen Zusammenhang zwischen dem Unfall, einer primären Schlagaderverletzung und der zum Tode führenden intrazerebralen Blutung an, eine Auffassung, der man nichts Entscheidendes entgegenhalten kann. Da die Blutungen offensichtlich von rindennahen Bezirken ausgegangen und ins Marklager und in die Seitenkammern eingebrochen sind, ist es naheliegend, verspätete Marklagerblutungen anzunehmen, die einleitend beschrieben wurden und bei denen freie Intervalle nicht ungewöhnlich sind. Da man nach den dargelegten Fällen (s.S. 256) im Bereich von Rindenprellungen mit traumatischen Aneurysmen zu rechnen hat, sind auch längere freie Intervalle in Betracht zu ziehen. Es bestehen somit Verhältnisse, die sich von den spontanen apoplektischen Blutungen hinsichtlich ihres Ausgangspunkts (äußere Kapsel und Zentralganglien) abgrenzen lassen. Nur bei dem Fall von Zülch handelt es sich um einen Mann in fortgeschrittenem Alter (53 J.), bei dem zuvor ein leichter Bluthochdruck bekannt war, Bedingungen, die die Entstehung einer traumatischen Blutung begünstigt haben könnten.

Den 4 Fällen wäre auch noch eine Beobachtung, über die Rosenhagen (1930) berichtet, zuzurechnen (27, ♂, Sturz aus der Bahn, Intervall 8 Wochen, Blutung in das Stirnhirn). Auch in diesem Fall wurde die Blutungsquelle nicht entdeckt, trotz histologischer Untersuchung. Ähnliche Beobachtungen wurden von Eck (1954), Bay u. Christian (1956), Austarheim (1956), Ruckes (1956), Ruckes u. Gasteyer (1956), Srinzi (1960) und vielen anderen mitgeteilt.

Courville u. Blomquist (1940) weisen auf Grund von 38 eigenen Beobachtungen von tödlichen Hirnverletzungen darauf hin, daß die traumatischen Blutungen im Gehirn gewöhnlich in den Stirn- oder in den Schläfenlappen, im Linsenkern und der äußeren Kapsel sitzen und bei jugendlichen und alten Individuen vorkommen. Gewöhnlich seien auch noch andere Verletzungen vorhanden, so daß die Entscheidung, ob die Blutung traumatischen Ursprungs gewesen sei, erleichtert werde. Viele andere Fälle aber, die im Schrifttum als traumatische Spätapoplexie bezeichnet wurden, ließen sich schwer überprüfen. Die beiden Autoren heben hervor: Bei einer nicht geringen Zahl von Fällen sei die Diagnose allein auf Grund klinischer Beobachtung gestellt worden, bei anderen Fällen habe es sich offensichtlich um spontane Blutungen gehandelt. Vielfach habe man keine ernstzunehmenden Versuche unternommen, krankhafte Entstehungsursachen auszuschließen und den Fall eben als traumatische Spätapoplexie beschrieben.

Wie dem auch sei, es bleibt die Frage offen, ob nicht auch von kleinen traumatischen Blutungen im Bereich der Zentralganglien oder des Hirnstamms apoplektische Blutungen ausgehen können. Vom theoretischen Standpunkt wird man diese Möglichkeit unter bestimmten Bedingungen anzuerkennen haben (Döring 1952). Daß bisher eine verbürgte Beobachtung fehlt, kann daran liegen, daß die zentralen traumatischen Schäden des Gehirns eine besondere Heftigkeit der Gewalt voraussetzen. Die kleinen zentralen Blutungsherde sind dabei oft nur ein Nebenbefund bei schwerer allgemeiner traumatischer Hirnschädigung, die nur selten längere Zeit überlebt wird. Praktisch bestehen immer eine tiefe Bewußtseinsstörung und oft neurologische Ausfälle; der Tod tritt meist ein, ehe ein freies Intervall beobachtet wurde. Die Frage der Spätblutung stellt sich somit nicht.

Anders sind Fälle zu beurteilen, bei denen viele Jahre nach einer abgeheilten schweren Hirnverletzung der Tod an einer „Massenblutung" eingetreten ist. Peters berichtet 1962 über solche Todesfälle bei 5 Männern im Alter von 74, 66, 64, 62 und 50 Jahren, die 40, 44, 35, 42 und 13 Jahre zuvor schwere Hirnverletzungen erlitten hatten (3mal offene, 2mal gedeckte). Eine räumliche Beziehung zu der alten Hirnverletzung bestand in keinem Fall, somit fehlten Hinweise für einen Zusammenhang, dagegen sprachen die langen freien Intervalle.

Das Problem der traumatischen Spätapoplexie wird jedenfalls für so wichtig gehalten, daß in vielen neuen Standardwerken der traumatischen Spätapoplexie eigene Abschnitte gewidmet werden, nicht ohne Hinweis, daß es seltene Vorkommen seien, und daß für die Annahme eines Kausalzuammenhangs große Vorsicht geboten

sei (Peters 1969, 1970; Kehrer 1972; Schiefer 1972). Soweit es sich um klinische Beobachtungen handelt, ist die Bestimmung des primären Schadens besonders schwierig.

Schiefer schreibt dazu: „Der Begriff der traumatischen Spätapoplexie ist tatsächlich ein Sammeltopf verschiedener zerebraler Krankheitsbilder, der nur besagt, daß es nach einem Schädeltrauma und verschieden langem freien Intervall zum Tode unter den Symptomen eines Insults gekommen ist". Öfter wurde dafür eingetreten, den verschwommenen Begriff „traumatische Spätapoplexie" nicht mehr zu verwenden (Bay 1949; Bay u. Christian 1956).

Der deutsche Begriff wird aber auch im englischen neurochirurgischen Schrifttum verwendet (Jamieson 1954; Morin u. Pitts 1970), so daß eine allgemeine Abkehr wohl nicht mehr möglich sein dürfte. Wie aktuell die Probleme gegenwärtig sind, zeigt der „Workshop" über „Spontaneous Intracerebral Haematomas (ICH)", in dem 60 Autoren ihre Erfahrungen dargestellt haben (Pia u.Mitarb. 1980). Die Bedeutung des Traumas für die Entstehung des ICH wurde dabei von einer ganzen Reihe von Autoren angesprochen (Jellinger; Frowein u. Hamel; Parkinson u.a.; Arseni u. Gontea; Vara-Thorbeck; Agnoli u. Zierski), ohne daß allerdings grundsätzlich neue Aspekte aufgezeigt wurden. Man gewinnt den Eindruck, daß es sich meist um Marklagerblutungen mit verlängerten freien Intervallen gehandelt hat; ob man solche Fälle als traumatische Frühapoplexie bezeichnen sollte (Mayer u.Mitarb. 1967), bleibt Ansichtssache.

Der Verfasser hat 1973 dazu folgende Stellung bezogen: „Man hat immer wieder versucht, Thesen herauszustellen, die zur Anerkennung einer traumatischen Spätapoplexie erfüllt sein sollen, so zuletzt auch Zülch (1969). Er betont u.a., daß der apoplektiforme Beginn einer nachgewiesenen Blutung zwischen Beginn des 6. Tags und dem Ende der 8. Woche nach dem Trauma gelegen haben müsse, und daß der Patient unter 40 Jahre alt gewesen sein solle. Angesichts des breiten möglichen Schädigungsspektrums und auch sonst, haben solche Zeitgrenzen aber für die Beurteilung des Zusammenhangs keinen praktischen Wert und sind nach Peters auch nicht gerechtfertigt (Mayer u.Mitarb. 1967)".

Seit mit der Computertomographie Verlaufsbeobachtungen von Schädelhirntraumen in immer besserer Qualität möglich geworden sind, ist in Zukunft zu dieser Frage, wenn sich im Todesfall eine morphologische Untersuchung am Präparat ergibt, ein echter Fortschritt zu erwarten.

12.7 Begutachtung

Die Verletzungen der intrazerebralen Schlagadern durch stumpfe Gewalt sind vor allem abgehandelt worden, um Anhaltspunkte für die Frage der traumatischen Entstehung intrazerebraler Blutungen zu gewinnen. Nach allgemeiner Erfahrung können von Verletzungen kortikaler Schlagadern nach kürzeren freien Intervallen Massenblutungen in das Marklager und in die Hirnkammern einbrechen (traumatische Frühapoplexien), die sich morphologisch mitunter von spontanen Blutungen ohne Nachweis der Blutungsquelle schwer abgrenzen lassen. Bei den Fällen, bei denen nach längeren Intervallen Massenblutungen aufgetreten sind (traumatische Spätapoplexien), scheint es sich ebenfalls um Verletzungen rindennaher Schlagadern zu handeln, die erst nach Bildung eines Aneurysmas zum Ausgangspunkt einer Blutung wurden. Zwar ist bei entsprechend schweren Traumen auch mit der Verletzung von Schlagadern im Bereich der großen Kerne und im Hirnstamm zu rechnen, die Frage der Differentialdiagnose gegenüber spontanen Blutungen stellt sich aber angesichts der morphologischen Befunde und der geringen Überlebenszeit bei der allgemeinen Hirnschädigung nicht. Alle diese Gesichtspunkte sind an entsprechender Stelle schon angesprochen worden, so daß darauf verwiesen werden kann.

Trotz alledem bleibt immer noch die Frage offen, ob eine Massenblutung im Gehirn durch ein definiertes Trauma oder durch eine andere Einwirkung, wie z.B. eine körperliche Anstrengung oder eine Aufregung, ausgelöst wurde. Vom anatomischen Standpunkt erscheint die Frage verhältnismäßig eng begrenzt, doch ist diese, wenn man bedenkt, daß eine große Zahl der verschiedensten zerebralen Krankheitsbilder klinisch als apoplektischer Insult verläuft, weit gefächert.

Isfort (1962) hat in einer ausführlichen Studie die Problematik aufgezeigt und dargelegt, wie hilfreich beim klinischen Fall die zerebrale Angiographie für die Differentialdiagnose zwischen spontanen und traumatischen Hirnschäden sein kann. Auch wenn durch die modernen und modernsten Untersuchungsmethoden, wie Arteriographie, Echoenzephalographie, Computertomographie usw., die Diagnose verbessert werden kann, sind bei klinischen Beobachtungen allein die Schwierigkeiten bei der Differentialdiagnose der primären Ursache einer „Apoplexie" größer als bei einer anatomischen Untersuchung. Solche Fälle spielen vor allem in der Versicherungsmedizin eine Rolle (Ritzdorf 1941; Hübner 1943, 1958, 1961; Zülch 1968 u.v.a.).

Ebenso wie bei den subduralen Blutungen wird man zu bedenken haben, daß auch intrazerebrale Blutungen bei Antikoagulantientherapie vorkommen können; und zwar ohne erkennbaren Anlaß selbst bei jüngeren Personen. Der Blutungszwischenfall ist dabei nicht an eine Unterschreitung der Quick-Werte gebunden. Nach Literaturangaben sind etwa 3% der Blutungen zerebral lokalisiert. Auf die Bedeutung einer Arzneimittelinteraktion wird in diesem Zusammenhang neuerdings besonders hingewiesen (s. auch V. Schneider, (1982 b). In Gutachtenfällen wird man sorgfältig auf solche Zusammenhänge zu achten haben, selbstverständlich kann dabei ein Trauma die Entstehung einer intrazerebralen Blutung begünstigen.

Bei Gutachtenfällen ist ferner zu berücksichtigen, daß es sich meist um retrospektive Verlaufskontrollen handelt, und daß dadurch Rückschlüsse auf eine traumatische Entstehung meist wesentlich eingeschränkt werden. Wie bei den Blutungen aus Angiomen und Aneurysmen (Kautzky u. Schewe 1965) wird man auch bei apoplektischen Massenblutungen die Auslösung durch ein äußeres Ereignis bei einem vorgeschädigten Organismus, unter Berücksichtigung der gesamten Umstände, nicht rundweg ablehnen können. Bei Kopfverletzungen wird immer zu prüfen sein, ob es sich nicht um sekundäre Verletzungen nach einem Sturz oder einem anderen Unfall gehandelt hat. Je nach der Wahrscheinlichkeit des möglichen Zusammenhangs und je nach dem Rechtsgebiet[1] sind verschiedene Aussagen möglich. Es sind aber außerordentlich seltene Fälle. Unter rund 1 000 tödlichen Verkehrsunfällen bei Überwiegen der älteren Jahrgänge mit Kopfverletzungen waren

---

1 Straf-, Zivil- oder Versicherungsrecht

nur zwei, bei denen die traumatische Auslösung einer Massenblutung ernstlich zu diskutieren war. Der eine Fall soll genauer dargestellt werden.

L 377/64. 71 J., ♂; Verkehrsunfall.
Eine Taxe war mit einem entgegenkommenden Kleinbus, der bei regennasser Straße in die Fahrbahn geschleudert worden war, zusammengestoßen; durch die Wucht stürzte der Kleinbus um, der Fahrer der Taxe war auf seinem Sitz eingeklemmt; der Fahrgast, ein 71jähriger Mann, war von seinem Sitz gerutscht, lag am Boden und blutete ziemlich stark aus einer Kopfwunde. Als man sich um ihn bemühte, erschien er völlig desorientiert und gab keine klaren Angaben. Kurze Zeit danach bei der Einlieferung in ein Krankenhaus weiter verwirrt, aber ansprechbar.
Dreistrahlige Wunde an der linken Stirnseite genäht, eine Schädelfraktur im Röntgenbild nicht erkennbar; Blutdruck 265/175 mm Hg. Neurologisch auffallend fixierte Blickrichtung nach rechts, innerhalb einer halben Stunde Mydriasis, Reflexstörungen links, Bewußtlosigkeit: Verdacht auf epidurales Hämatom. Verlegung in Neurochirurgie. Im Karotisangiogramm rechts: raumfordernder Prozeß, bei Probebohrung jedoch eine intrakranielle Blutung nicht festgestellt, Zunahme des Hirndrucks und Tod rd. 18 h nach dem Unfall.

Obduktion: Große Massenblutung in der rechten Großhirnhälfte (8 × 5, 5 × 4 cm) ausgehend von der äußeren Kapsel ohne Beziehung zur Hirnrinde (Punktionsstelle an der Außenseite des rechten Schläfenlappens im Bereich des Bohrlochs). Am Pol des rechten Schläfenlappens eine geringe subarachnoidale Blutung mit einigen kleinen punktförmigen Blutungen in der Hirnrinde, unabhängig von der Trepanationslücke. Schwere Arteriosklerose der Hirnschlagadern, linkskonfiguriertes Herz, Koronarsklerose mit kleinen Schwielen links in der Vorderwand, geringe Stauungsorgane. Arteriosklerose der Nieren. Große Lappenwunde an der linken Stirnseite mit Basis an der Schläfe, bis auf den Knochen reichend, Schädel jedoch nicht gebrochen. Blutunterlaufene Schürfungen an beiden Knien und über dem linken Schienbein.

Histologie: Schwere Atheromatose der Schlagaderwände im Bereich der Arteria cerebri media, keine Anzeichen für ältere Erweichungen im Hirngewebe. In der Rinde des linken Schläfenpols stiftförmige kleine Blutaustritte, entsprechend einem kleinen Prellungsherd.

Epikrise: Nach dem morphologischen Bild handelte es sich um eine typische Massenblutung im rechten Großhirn bei schwerer Atheromatose, besonders der Schlagaderäste im Mediagebiet. Die Linkskonfiguration des Herzens und der Nierenbefund sprachen für einen Bluthochdruck, der nach den Angaben der Angehörigen schon seit 15 Jahren bekannt war. Lauter Bedingungen, die für eine spontane Entstehung der Blutung angeführt werden können. Nun war aber nach den übrigen Befunden an einem heftigen Kopftrauma nicht zu zweifeln, zumal unmittelbar nach dem Unfall für kurze Zeit eine Bewußtseinsstörung bestanden hatte. Es waren ferner am rechten Schläfenpol einige kleine Blutungen in der Hirnrinde nachzuweisen, die als leichteste Gegenstoßprellungsherde aufgefaßt werden können. Ob aber all das ausreicht, um eine traumatische, mechanische Auslösung der Massenblutung zu erklären, ließ sich natürlich nicht mit einer hinreichenden Wahrscheinlichkeit behaupten. Viel wahrscheinlicher war es, daß die Blutung infolge einer durch das Unfallgeschehen bedingten Hochdruckkrise (Zülch 1961) ausgelöst wurde. Ob die Blutung schon während der Taxifahrt vor dem Unfall in Gang gekommen war, ist eine rein akademische Frage, die nicht beantwortet werden kann. Bei der unsicheren Beweislage wurde der schuldige Fahrer nur wegen Körperverletzung verurteilt.

Stellt man den morphologischen Befund des zuletzt beschriebenen Falls einer intrazerebralen Massenblutung nach Aneurysmaruptur (L 544/80) gegenüber, so scheint auf den ersten Blick an dem Horizontalschnitt nach dem Verbreitungsgebiet kein großer Unterschied zu bestehen (Abb. 12.15, Abb. 12.16). Allerdings hat die Blutung im Aneurysmafall auch die Insel auseinandergedrängt und war etwas in den Subarachnoidalraum eingedrungen. Die histologische Untersuchung deckte ein mehrkämmeriges, gut walnußgroßes Aneurysma an der ersten Gabelung der rechten Arteria cerebri media auf, das offenkundig jahrelang bestanden hatte, und dessen jüngste Aussackung geborsten war. Der 53jährige Mann hatte bei einem Streit im Rausch 5 Quetsch-Rißwunden an der linken Kopfseite durch Schläge mit einer Flasche oder durch Stürze erlitten. Die anschließende Bewußtlosigkeit hellte im Krankenhaus kurz auf, um 12 h nach dem Vorfall in ein tiefes Koma überzugehen, bedingt durch die intrazerebrale Blutung; 2 h später trat der Tod ein. Die traumatische Auslösung der Aneurysmaruptur war bei der Zahl der Einwirkungen auf den Kopf und dem engen zeitlichen Zusammenhang anzunehmen. Für die rechtliche Beurteilung war entscheidend, daß wegen der starken Alkoholisierung und zahlreicher Widersprüche in der Verantwortung sich nicht sagen ließ, ob die Blutung nicht etwa schon vor den Schlägen, durch einen Sturz, ausgelöst wurde (Krauland u. Mitarb., 1982).
Die Fälle zeigen jedenfalls, daß bei solchen in-

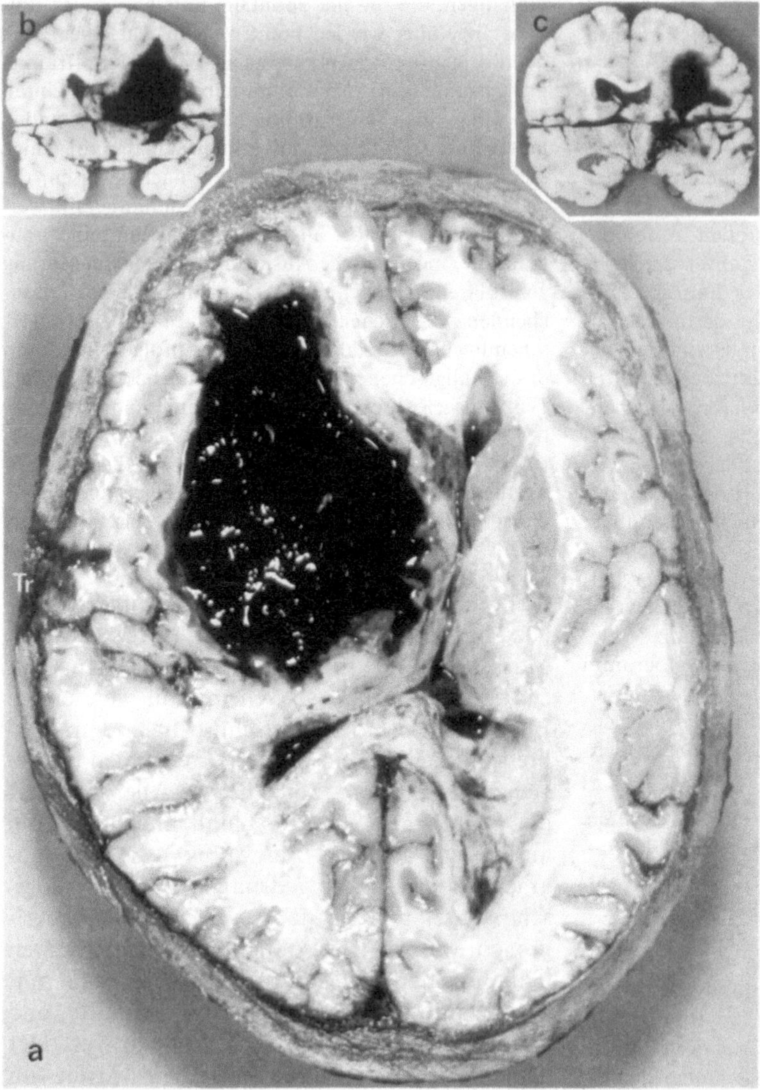

Abb. 12.15. a Massenblutung in den großen Kernen rechts im Anschluß an Kopftrauma. Zusammenhang?, s. S. 261. **a** obere Hirnhälfte im Schädeldach, daher seitenverkehrt; *Tr* Trepanationslücke. **b** Frontalschnitt durch Pole, **c** durch Mitte der Schläfenlappen. – L 377/64. 71 J., ♂; Insasse einer Taxe, Zusammenstoß mit Kleinbus. Wunde an der Stirn, Bewußtseinsstörung, nach $^1/_2$ h bewußtlos, Tod nach 18 h

trakraniellen Massenblutungen in zeitlichem Zusammenhang mit einem bestimmten Trauma eine sorgfältige morphologische Analyse am Anfang stehen sollte.

12.8 Schlußbemerkung

Bei der Begutachtung ist zur Abgrenzung traumatischer von spontanen intrazerebralen Blutungen jeweils genau zu definieren, welche Veränderungen vorgefunden wurden. Die morphologische Untersuchung auf Grund einer Leichenöffnung ist immer gegenüber rein klinischen Befunden von größerem Gewicht. Die Kenntnis der traumatischen Hirnschlagaderverletzungen wird für die Analyse hilfreich sein. Hinsichtlich der Lokalisation sind die Marklagerblutungen, die Blutungen in den zentralen Hirnabschnitten und im Hirnstamm zu unterscheiden. Die traumatischen Marklagerblutungen gehen in aller Regel von einfachen Rindenprellungen an stummen Regionen aus, können raumbeengend werden und in die Kammern einbrechen.

Bei den traumatischen zentralen Blutungen sind die Hirnrupturen an den Grenzgebieten zwischen den Kernen und dem Marklager und die Blutungsherde in den großen Kernen zu unterscheiden. Sie sind Ausdruck einer schweren

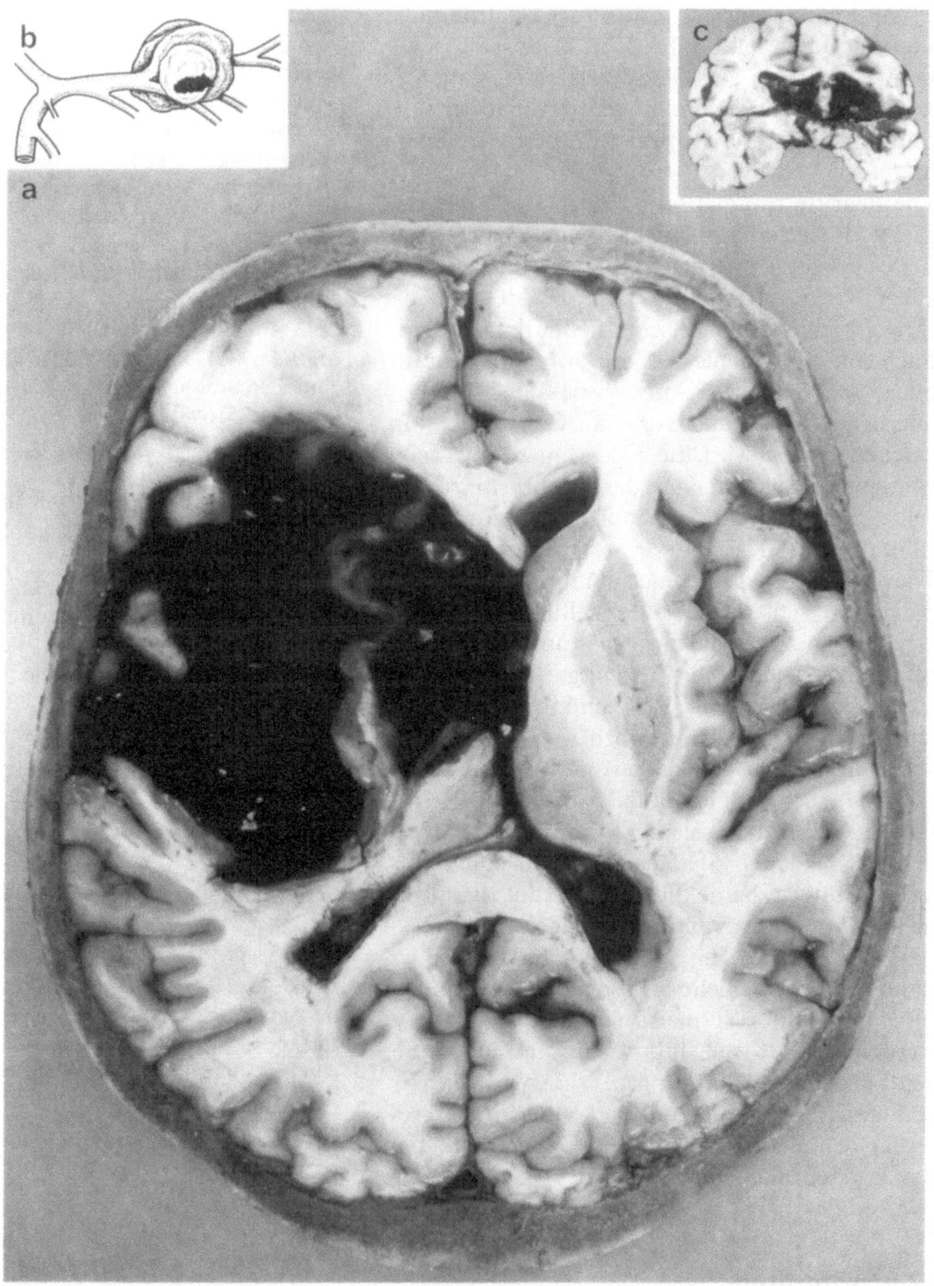

Abb. 12.16a–c. Massenblutung rechts nach Schlägerei. Aneurysmaruptur an der A. cerebri media. **a** obere Hirnhälfte im Schädeldach, daher seitenverkehrt. **b** Lage des Aneurysmas an der rechten A. cerebri media mit der Rupturstelle (schraffiert). **c** Frontalschnitt durch die Mitte der Schläfenlappen. – L 544/80. 53 J., ♂; Schlägerei, 5 Kopfwunden links, bewußtlos, kurze Aufhellung tiefes Koma nach 12 h, Tod 2 h später

traumatischen Hirnschädigung. Es gibt quantitative Übergänge zu kleineren Blutungsherden an denselben Stellen. Im Bereich der verbindenden Fasermassen im Hirnstamm kommen Rupturen und Blutungsherde vor, die als primär traumatisch und nicht durch sekundäre Mittelhirnverschiebung zu erklären sind. Solche Herde können nach neueren Erkenntnissen länger überlebt werden, freilich in erster Linie unter den Bedingungen der Intensivmedizin.

Kurze freie Intervalle mit Handlungsfähigkeit kommen bei Marklagerblutungen vor (traumatische Frühapoplexie). Längere freie Intervalle von Monaten und Jahren erklären sich nach dem Schrifttum aus Gefäßverletzungen im Bereich von Rindenprellungen, Aneurysmabildung und späterer Ruptur (traumatische Spätapoplexie).

Die Begriffe traumatische Früh- oder Spätapoplexie dürfen aber nicht als diagnostische Einheiten aufgefaßt werden, das Spektrum der kausalen Verknüpfungen ist viel zu weit gestreut. Sowohl eine traumatische Frühapoplexie als auch eine Spätapoplexie kann durch die Ruptur eines sackförmigen Aneurysmas der Schlagadern am Hirngrund vorgetäuscht werden. In solchen Fällen wird die Frage zu prüfen sein, ob das Aneurysma oder die Aneurysmaruptur selbst auf ein stumpfes Kopftrauma zurückzuführen sind (s. Kap. 10).

Die Diskussion um die traumatische Spätapoplexie hat sich von der Vorstellung Bollingers wegbewegt, zumal die meisten Autoren Massenblutungen im Großhirn, Bollinger aber vorwiegend Blutungen oder Erweichungen im Hirnstamm im Auge gehabt haben.

Intrazerebrale Schlagaderverletzungen bei stumpfen Schädelhirntraumen treten nicht isoliert auf, man findet sie bei sorgfältiger Analyse an verschiedenen Stellen, wenn oft auch nur kleine Blutungsherde die Schlüsse auf die allgemeine Traumatisierung des Hirngewebes zulassen. Die Frage der Spätapoplexie stellt sich dann nicht, weil solche Hirnschäden gewöhnlich ohne freies Intervall meist nicht länger überlebt werden. Außerdem sind verbürgte Fälle von zentralen Massenblutungen, die von primär traumatischen Verletzungen kleiner intrazerebraler Schlagadern ausgingen, bisher nicht bekannt geworden.

12.9 Literatur

Agnoli AL, Zierski J (1980) CT in traumatic ICH-measurement of absorption value. In: Pia HW, Langmaid C, Zierski J (eds) Spontaneous intracerebral haematomas. Springer, Berlin Heidelberg New York, pp 202–215

Anders HE, Eicke WJ (1939) Über Veränderungen an Gehirngefäßen bei Hypertonie. Z Neurol 167:562–575

Arseni C, Gontea A (1980) Relationship between head injuries and intracerebral haematoma. In: Pia HW, Langmaid C, Zierski J (eds) Spontaneous intracere-

bral haematomas. Springer, Berlin Heidelberg New York, pp 76–77

Attwater HL (1911) Pontine haemorrhages. Guy's Hosp Rep 65:339–389

Austarheim K (1956) Delayed traumatic intracerebral hemorrhage: Report on one case with necropsy. Acta Pathol Microbiol Scand 38:177–195

Bannwarth A (1935) Zur Pathologie des Hirntumors. Diagnostik Irrtümer unter besonderer Berücksichtigung der Klinik des Schläfenlappen- und Kleinhirnbrückenwinkeltumors. Arch Psychiatr Nervenkr 103:471–509

Baratham G, Dennyson WG (1972) Delayed traumatic intracerebral hemorrhage. J Neurol Neurosurg Psychiatry 35:698–706

Bay E (1949) Die sogenannte traumatische Spätapoplexie. Nervenarzt 20:84–86

Bay E, Christian W (1956) Ein Beitrag zum Problem der „traumatischen Spätapoplexie". Dtsch Med Wochenschr 81:766–768

Berner O (1930) Über kleine tödlich verlaufende traumatische Hirnblutungen. Virchows Arch Pathol Anat 277:386–419

Berner O (1930/31) Über kleine, tödlich verlaufende, traumatische Hirnblutungen. Die sogenannten „Duretschen Lesionen". Norsk Mag Laegevidensk 91:1155–1176, 1349–1371; Dtsch Z Gesamte Gerichtl Med 17:253

Bollinger O (1891) Über traumatische Spätapoplexie. Ein Beitrag zur Lehre der Gehirnerschütterung. Int Beitr Wiss Med (Festschrift Rudolf Virchow), Bd 2, S 457–464. Hirschwald, Berlin

Brandeß T (1923) Über posttraumatische Spätapoplexie. Dtsch Z Gesamte Gerichtl Med 2:609–631

Bratzke H (1979) Zur Kenntnis der zentralen Hirnverletzungen. Beitr Gerichtl Med 37:189–199

Bratzke H (1981) Zur Kenntnis der Hirnstammverletzungen aus forensischer Sicht. Habilitationsschrift, FU Berlin

Cannon BW (1951) Acute vascular lesions of the brain stem. A complication of supratentorial space-occupying lesions. Arch Neurol Psychiatry 66:687–695

Cervós-Navarro J (1980) Gefäßerkrankungen und Durchblutungsstörungen des Gehirns. In: Cervós-Navarro J, Schneider H (Hrsg) Pathologie des Nervensystems I. Springer, Berlin Heidelberg New York (Spezielle pathologische Anatomie, Bd 13/1, S 243)

Charcot JM, Bouchard C (1886) Nouvelles recherches sur la pathogénie de l' hémorrhagie cérébrale. Arch Physiol (Paris) 1:110–127, 643–665, 725–734

Courville CB (1962a) Forensic neuropathology. III. Intracranial hemorrhage – spontaneous versus traumatic. J Forens Sci 7:158–188

Courville CB (1962b) Traumatic intracerebral hemorrhages. With special reference to the mechanics of their production. Bull Los Angeles Neurol Soc 27:22–38

Courville CB, Blomquist OA (1940) Traumatic intracerebral hemorrhage. With particular reference to its pathogenesis and its relation to „delayed traumatic apoplexy". Arch Surg 41:1–28

Dahl B (1938) Pathologisch-anatomische und experimentelle Untersuchungen über die sog. Duret-Bernerschen Blutungen mit besonderer Berücksichtigung ihrer gerichtsmedizinischen Bedeutung und ihrer Beziehung zur Commotio cerebri. Dtsch Z Gerichtl Med 29:366–398

Dirnhofer R (1976) Zur Überlebenszeit bei primär traumatischer Stammhirnblutung. Z Rechtsmed 77:65–78

Dirnhofer R, Patscheider H (1977) Zur Entstehung von Hirnstammverletzungen. Z Rechtsmed 79:25–45

Dirnhofer R, Walz F, Sigrist T (1979) Zur mechanischen Belastbarkeit des Tentorium cerebelli. Z Rechtsmed 82:305–311

Dittrich P (1906) Verletzungen vom forensischen Standpunkt. In: Dittrich P (Hrsg) Handb. d. ärztl. Sachverständigentätigkeit, Bd 3. Urban & Schwarzenberg, Berlin Wien, S 96–98

Döring G (1952) Hirntrauma und Spätvorgänge an der Hirnsubstanz. (Spätblutung, -erweichung und -ödem). Monatsschr Unfallheilkd 55:134–143

Dotzauer G, Bonhoff G (1951) Postintervalläre, rezidivierend-progrediente Hirntraumafolgen (Spätapoplexie). Zentralbl Neurochir 11:152–165

Duret H (1878) Études expérimentales et cliniques sur les traumatismes cérébraux. Progés Médical, Delahaye, Paris

Eck H (1954) Zur Pathogenese der Apoplexia sanguinea cerebri. Zentralbl Inn Med 9:765–767

Esser A (1935) Pathologische Anatomie und klinische Untersuchungen von Kriegsverletzten durch Schädelschüsse. Arb Gesund 28:48–51

Forbus WD (1928/29) Über den Ursprung gewisser Aneurysmen der basalen Hirnarterien. Zentralbl Pathol 44:243–245

Forbus WD (1930) On the origin of miliary aneurysms of the superficial cerebral arteries. Bull John Hopkins Hosp 47:239–284

Freytag E (1963) Autopsy findings in head injuries from firearms. Arch Pathol 76:215–225

Friede RL, Roessmann U (1966) The pathogenesis of secondary midbrain hemorrhages. Neurology 16:1210–1216

Frowein RA, Hamel E (1980) ICH after minor trauma. In: Pia HW, Langmaid C, Zierski J (eds) Spontaneous intracerebral haematomas. Springer, Berlin Heidelberg New York, pp 58–71

Gänshirt H (1972) Der Hirnkreislauf. Physiologie, Pathologie, Klinik. Thieme, Stuttgart

Gerstenbrand F, Lücking CH (1970) Die akuten traumatischen Hirnstammschäden. Arch Psychiatr Nervenkr 213:264–281

Greenacre P (1917) Multiple spontaneous intracerebral hemorrhage, a contribution to the pathology of apoplexy. Bull John Hopkins Hosp 28:86–88

Hamperl H (1944) Lehrbuch der Pathologie. Springer, Berlin

Harbitz F (1931) Über traumatische Hirnblutungen. Posttraumatische „Spätblutungen". Norsk Mag Laegevidensk 92:501–514 und Dtsch Z Ges Gerichtl Med 18:121

Harbitz F (1934a) Traumatische oder spontane Blutungen im Innern des Gehirns. Nord Med Tidskr 289–295. Dtsch Z Gesamte Gerichtl Med 23:380

Harbitz F (1934b) Gerichtsärztliche Erfahrungen über tödliche Kopfverletzungen. Norsk Mag Laegevidensk 95:353–386. Dtsch Z Gesamte Gerichtl Med 23:380

Hochmann C, Kramer FM (1935) Rupture of the brainstem in cases of traumatic sudden death. Psychiatr Q 9:271–278

Hübner A (1943) Unfall oder Apoplexie? Monatsschr Unfallheilkd 50:91–94

Hübner A (1958) Unfall oder Apoplexie – Ärztliche Sorgfaltspflicht. Monatsschr Unfallheilkd 61:182–184

Hübner A (1961) Apoplexie und Unfall. Monatsschr Unfallheilkd 64:72–74

Isfort A (1962) Apoplektischer Insult und Unfallzusammenhang. Springer, Berlin Heidelberg New York (Hefte zur Unfallheilkunde, H 69)

Jamieson KG (1954) Delayed traumatic intracerebral haemorrhage. Aust NZ J Surg 23:300–307

Jellinger K (1965) Protrahierte Formen des posttraumatischen Encephalopathie. Beitr Gerichtl Med 23:65–109

Jellinger K (1967) Häufigkeit und Pathogenese zentraler Hirnläsionen nach stumpfer Gewalteinwirkung auf den Schädel. Wien Z Nervenheilkd 25:223–249

Jellinger K (1980) Pathology and aetiology of ICH. In: Pia HW, Langmaid C, Zierski J (eds) Spontaneous intracerebral haematomas. Springer, Berlin Heidelberg New York, pp 13–29

Kautzky R, Schewe G (1965) Die Bedeutung von Traumen für die Genese von Angiom- und Aneurysmablutungen und ihre Beurteilung im deutschen Recht. Med Sachverstaend 61:29–45

Kehrer HE (1972) Psychiatrische und soziale Probleme bei Störungen der Hirndurchblutung. In: Gänshirt H (Hrsg) Der Hirnkreislauf. Physiologie, Pathologie, Klinik. Thieme, Stuttgart, S 829

Kocher T (1901) Hirnerschütterung, Hirndruck und chirurgische Eingriffe bei Krankheiten. In: Nothnagel (Hrsg) Spez Path u Therap, Bd 9/III. Hölder, Wien, S 313–317

Kolisko A (1911) Über Gehirnruptur. Beitr Gerichtl Med 1:17–37

Krauland W (1950) Über Hirnschäden durch stumpfe Gewalt. Dtsch Z Nervenheilkd 163:265–328

Krauland W (1956) Verheilte zentrale Gehirnverletzung oder apoplektische Narbe. Dtsch Z Nervenheilkd 175:66–71

Krauland W (1963) Die pathologische Anatomie des Schädel-Hirn-Traumas. Wien Klin Wochenschr 25:489–492

Krauland W (1968) Morphologische Aspekte der traumatischen Hirnschädigung. Wien Klin Wochenschr 118:742–746

Krauland W (1973) Über die Zeitbestimmung von Schädelhirnverletzungen. Beitr Gerichtl Med 30:226–251

Krauland W, Bratzke H (1980) Traumatische Marklagerblutung. Unfallheilkunde 83:45–53

Krauland W, Kugler B, Maxeiner H (1982) Aneurysmen der Hirnbasisarterien und Trauma. Beitr. Gerichtl Med 40: im Druck

Krayenbühl H, Yasargil G (1979) Zerebrale Angiographie für Klinik und Praxis, 3. Aufl. Thieme, Stuttgart

Langerhans R (1903) Die traumatische Spätapoplexie. Hirschwald, Berlin

Lindenberg R (1955) Compression of brain arteries as pathogenetic factor for tissue necroses and their areas of predilection. J Neuropathol Exp Neurol 14:223–243

Lund O-E (1956) Hirntrauma und Zerebralsklerose. Dtsch Med Wochenschr 81:968–970

Mayer ET, Mehraein P, Peters G (1967) Zur Differentialdiagnose der posttraumatischen cerebralen Hämatome (posttraumatische Frühapoplexie). In: Bammer HG (Hrsg) Zukunft der Neurologie. Thieme, Stuttgart, S 133–146

Meixner K (1932) Einiges über Hirnschädigungen durch Gewalt. Wien Klin Wochenschr 45a:485–488

Minauf M, Schacht L (1966) Zentrale Hirnschäden nach Einwirkung stumpfer Gewalt auf den Schädel. II. Mitteilung: Läsionen im Bereich der Stammganglien. Arch Psychiatr Z Gesamte Neurol 208:162–176

Morin MA, Pitts FW (1970) Delayed apoplexy following head injury („traumatische Spät-Apoplexie"). J Neurosurg 33:542–547

Mosberg WH, Lindenberg R (1959) Traumatic hemorrhage from the anterior choroidal artery. J Neurosurg 16:209–221

Neugebauer W (1938) Beitrag zur pathologischen Anatomie der Gehirnerschütterung. Frankf Z Pathol 51:210–236

Nordmann M (1936) Referat über die Spontanblutungen im menschlichen Gehirn. Verh Dtsch Ges Pathol 29:11–54

Pabelick WH (1967) Die Veränderungen der Hirnarterien bei den Massenblutungen im Striatum. Klinische u. pathologisch-anatomische Untersuchungen an 70 Fällen. Med Dissertation, Universität Köln

Parkinson D, Newry EG, Taylor J (1980) Trauma in intracerebral haematomas. In: Pia HW, Lang-

maid C, Zierski J (eds) Spontaneous intracerebral haematomas. Springer, Berlin Heidelberg New York, pp 71–75

Peters G (1950) Trauma und Pachymeningitis haemorrhagica interna. Zentralbl Neurochir 10:283

Peters G (1955) Die gedeckten Gehirn- und Rückenmarkverletzungen. In: Scholz W (Hrsg) Erkrankungen des zentralen Nervensystems III. Springer, Berlin Göttingen Heidelberg (Handbuch der speziellen pathologischen Anatomie und Histologie, Bd 13/3, S 84–125)

Peters G (1959) Die Veränderungen an Gehirn und Hirnhäuten bei chronischen traumatischen Störungen. Verh Dtsch Ges Pathol 43:103–120

Peters G (1962) Ergebnisse vergleichender anatomisch-pathologischer und klinischer Untersuchungen an Hirngeschädigten. In: Arbeit und Gesundheit, Heft 74. Thieme, Stuttgart

Peters G (1969) Pathologische Anatomie der Verletzungen des Gehirns und seiner Häute. In: Kessel FK, Guttmann G, Maurer G (Hrsg) Neurotraumatologie mit Einschluß der Grenzgebiete, Bd 1. München Berlin Wien, Urban & Schwarzenberg, S 37–91

Peters G (1970) Klinische Neuropathologie, III. Abschnitt: Traumatische Veränderungen des Gehirns und Rückenmarks. Thieme, Stuttgart, S 185–217

Pia HW, Langmaid C, Zierski J (eds) (1980) Spontaneous intracerebral haematomas. Springer, Berlin Heidelberg New York

Pilz P, Strohecker J (1981) Der pontomedulläre Einriß. Isoliertes primäres Hirnstammtrauma in Folge Hyperextension der HWS. 19. Jahrestg Dtsch Ges Hirntraumat Klin Hirnpathol. Bad Neuheim 3/4.4.1981

Reuter F (1927) Über zentrale traumatische Hirnblutungen. Dtsch Z Chir 207:92–101

Rickenbacher J (1972) Normale und pathologische Anatomie des Hirngefäßsystems. In: Gänshirt H (Hrsg) Der Hirnkreislauf. Physiologie, Pathologie, Klinik. Thieme, Stuttgart, S 25–160

Ricker G (1919) Die Entstehung der pathologisch-anatomischen Befunde nach Gehirnerschütterung in Abhängigkeit vom Gefäßnervensystem des Hirnes. Virchows Arch Pathol Anat 226:180–212

Ritzdorf H (1941) Kasuistische Beiträge zur Frage: Spontanapoplexie oder traumatische Hirnblutung? Med Dissertation, Universität München

Rosenblum WI (1977) Miliary aneurysms and „fibrinoid" degeneration of cerebral blood vessels. Hum Pathol 8:133–139

Rosenhagen H (1930) Beitrag zur Frage der posttraumatischen Spätapoplexie. Klin Wochenschr 9:601–604

Rosenhagen H (1932) Pons- und Haubenblutungen als Komplikation von Tumoren des Großhirns. Dtsch Z Nervenheilkd 127:27–44

Ruckes J (1956) Zur Genese der posttraumatischen

Spätapoplexie. Virchows Arch Pathol Anat 329:214–223

Ruckes J, Gasteyer KH (1956) Schädeltrauma und Spätblutung. Monatsschr Unfallheilkd 59:225–232

Rutkowski M (1978) Zur Phänomenologie der traumatisch bedingten Blutungen im Marklager des Gehirns. Med Dissertation, Universität Berlin

Schewe G, Adebahr G (1970) Sekundärschäden am Gehirn bei Schädeltrauma. Z Rechtsmed 67:129–146

Schiefer W (1972) Klinik der intrazerebralen Massenblutungen und spontanen Hämatome. In: Gänshirt H (Hrsg) Der Hirnkreislauf. Physiologie. Pathologie, Klinik. Thieme, Stuttgart, S 703

Schmid KO (1961) Zur Morphologie der posttraumatischen Anosmie und des intrazerebralen posttraumatischen Aneurysmas. Fallbericht einer traumatischen Spätapoplexie. Virchows Arch Pathol Anat 334:67–78

Schmidt H (1959) Über mesenchymale Proliferationsvorgänge in alten Hirnwunden. Verh Dtsch Ges Pathol 43:166–169

Schneider P (1935) Symmetrische Linsenkernblutungen bei Schädeltrauma. Beitr Gerichtl Med 13:104–109

Schneider V (1982 a) Postmortale intracranielle Schädigungen bei Brandleichen. Arch Kriminol: im Druck

Schneider V (1982 b) Intracerebrale Blutung trotz gut eingestellter Antikoagulantien-Therapie (Tödliche Arzneimittel-Interaktion). Beitr Ger Med 40 im Druck

Schwarzacher W (1924) Über traumatische Markblutungen des Gehirns. Jahrb Psychiatr Neurol 43:113–164

Spatz H (1936) Pathologische Anatomie mit besonderer Berücksichtigung der Rindenkontusion. Zentralbl Neurol Psychiatr 78:615–616

Spatz H (1939) Pathologische Anatomie der Kreislaufstörungen des Gehirns. Z Gesamte Neurol Psychiatr 167:301–357

Srinzi O (1960) Zur Begutachtung eines Falles von posttraumatischer zerebraler Spätblutung. Klin Med (Wien) 15:353–360

Staemmler M (1927) Über Veränderungen der kleinen Hirngefäße in apoplektischen und traumatischen Erweichungsherden und ihre Beziehungen zur traumatischen Spätapoplexie. Beitr Pathol Anat Allg Pathol 78:408–429

Töndury G (1970) Angewandte und topographische Anatomie. Thieme, Stuttgart

Uhle G, Kolkmann WF (1972) Normale und pathologische Anatomie des Hirngefäßsystems. In: Gänshirt H (Hrsg) Hirnkreislauf. Thieme, Stuttgart, S 124

Vara-Thorbeck R (1980) Delayed traumatic apoplexy. In: Pia HW, Langmaid C, Zierski J (eds) Spontaneous intracerebral haematomas. Springer, Berlin Heidelberg New York, pp 77–82

Weiler G, Reinhardt V, Nau H-R, Gerhard L (1980) Beitrag zum intracraniellen „traumatischen Aneurysma". Z Rechtsmed 85:225–233

Wilson G, Winkelman NW (1926) Gross pontile bleeding in traumatic and nontraumatic cerebral lesions. Arch Neurol Psychiatry 15:455–470

Wuermeling HB, Struck F (1965) Hirnstammrisse bei Verkehrsunfällen. Beitr Gerichtl Med 23:297–302

Zaaijer T (1893) Ausgedehnte Gehirnruptur ohne Schädelknochenfraktur. Vjschr Gerichtl Med 6:238–250

Zülch KJ (1959) Störungen des intrakraniellen Drukkes. In: Ferner H, Kautzky R, Kugelberg E, u.Mitarb. (Hrsg) Angewandte Anatomie, Physiologie, Pathophysiologie. Springer, Berlin Göttingen Heidelberg (Handbuch der Neurochirurgie, Bd I, 1, S 208–303)

Zülch KJ (1961) Die Pathogenese von Massenblutung und Erweichung unter besonderer Berücksichtigung klinischer Gesichtspunkte. Acta Neurochir (Wien) [Suppl] 7:51–117

Zülch KJ (1968) Zur Frage der posttraumatischen Spätapoplexie. In: Alema G, Bollea G, Froris V, Reda GC, Vizioli R (eds) Brain and mind problems. Il pensiero scientifico, Roma, pp 933–958

Zülch KJ (1969) Pathologische Anatomie, Physiopathologie und Pathomechanismen des Schädelhirntraumas. Bull Soc Med Grande Duche Luxemb 106:153–211

Sachverzeichnis

Adventitia, Dehnung 79
Alkoholisierung 106
Anastomosen 5
  arteriovenöse 5
Aneurysma(en), basale(s) 141 ff.
  allgemeine Ätiologie 141, 143
  Anomalien, Medialücken 142
  Bedeutung der Medialücken
    144
  berry-aneurysms 142, 143
  Biomechanik 153
  dissezierende, Pathogenese
    125 ff.
  Druckmessungen 143
  Durchströmungsversuche 143
  Elektronenmikroskopie 143
  falsche 151
  falsum 151
  Forbus'sche 142
  fraktionierte Ruptur 165
  fusiform aneurysms 142
  Genese 142
  Klassifikation 164
  kongenitale 142
  Letalität 169
  Mikroaneurysmen 105, 143
  Mikroembolie, Hirngewebser-
    weichung 151
  Morphologie 142
  Muskularislücken 143
  mykotische 142
  obliteriertes 160
  Operationsletalität 169
  pathogenetische Faktoren 141
  Prognose 169
  Rotationstrauma 153
  Rupturgefährdung 164
  sackförmige 142
    und Trauma 146
  sekundäre, nach chirurgischen
    Eingriffen 163
  simplex 144
  Sitz und Größe 164
  spindelförmige 142
  spontan oder traumatisch 160
  Spontanruptur 164
  subarachnoidale Nachblutung
    151

  Thrombose 151
  Trauma als auslösende Ursache
    167
  trichterförmiges 105
  Zeitintervall zwischen Trauma
    und Tod 160
Aneurysmaruptur und Bagatell-
    trauma 170
  Begutachtungsfälle 170
  Blutdrucksteigerung 164
  Trauma, Begutachtung 164
Aneurysmasack 165
  primär 165
  sekundär 165
Aneurysmen der zerebralen Arte-
    rien, dissezierende 125
  Arteriosklerose 130
  Biomechanik 129
  Entleimung der Elastika interna
    131
  fibromuskuläre Dysplasie 131
  freies Intervall 129
  Geschlechtsverteilung 129
  Kasuistik 125 ff.
  Moyamoya-Syndrom 131
  Polyradiculoneuritis 131
  retrograde Amnesie nach Baga-
    telltraumen 131
  sackförmige 131
  Spätbefunde 132 ff.
  spontane 125, 129
  spontane Ablösung der Mem-
    brana elastica interna 130
  traumatisch 125, 129
  Überlebenszeit 127
  Ursachen 130 ff.
  Verletzlichkeit jugendlicher
    Schlagadern 131
  Zerrung der Gefäßwand 130
Aneurysmen, traumatische, akute
    und subakute, Kasuistik
    146 ff.
  Alters- und Geschlechtsvertei-
    lung 164
  Bollinger-Spätapoplexie 164
  chronische, Kasuistik 153 ff.
  Diagnose 162 ff.
  iatrogene 164

  klinische Verlaufsbeobachtun-
    gen 162 ff.
  Latenzzeit 164
  multiple 153
  penetrierende und stumpfe
    Schädelhirntraumen 163
  Spätapoplexie 160
  Zeitschätzung 151
Aneurysms, Cooperative Study
    167
Angiographie, zerebrale 2
Antikoagulantientherapie 260
Apoplexie, posttraumatische 244
Arteria carotis interna 3, 7
  paramediane Äste 3
Arteria carotis interna im Sinus
    cavernosus, Verletzungen 53 ff.
  Aneurysmen 61, 62
  arteriovenöse Fisteln, einfache u.
    doppelte 61
  Biomechanik 54
  Exophthalmus pulsans 61
  Gefäßabschnitte 53
  Kasuistik 60, 61
  Prädilektionsstellen 54
  Seitenäste 53
  Thrombose 56, 62
  tödlicher Blutverlust 54
Arteria carotis interna cerebralis,
    Verletzungen 67
  Abriß 67
  Elastikarisse durch Dehnung 67
  uhrfederartige 67
Arteria centralis 3
  cerebri posterior 3
  chorioidea anterior 3
    posterior 3
  gyri angularis 3
  hypophysialis inferior 53
Arteria meningea media 38
  arteriovenöse Fisteln 41 ff.
  Kontrastmittelextravasate 41
  Verletzungen 38 ff.
    Aneurysmen 40 ff.
    Einklemmung 38
    Scherung 38
    Zerrung 38
    Zwerchsackhämatom 39

Arteria
  orbito frontalis 3
  parietalis anterior 3
    posterior 3
  prefrontalis 3
  striolenticularis 254
  temporalis anterior 3
    media 3
    posterior 3
  temporo occipitalis 3
    polaris 3
  thalamogeniculata 3
  thalamoperforata 3
Arteriolen 5
Arteriovenöse Aneurysmen und
  Trauma 169
Aufprallgeschwindigkeit 26

Bagatelltrauma, Fehleinschätzung
  27
Begutachtung 44, 107, 119, 164,
  229, 260
Beschleunigung, translatorische 24
Bikommissurale Grundlinie 3
Biomechanik 22, 54, 106
  Experimente 22
  Hochgeschwindigkeitskamera
    22
  horizontale Rotationstraumen
    229
  Leichenversuche 22
  Rotationsbeschleunigung 22,
    243
  Rotationsversuche am Schädel-
    Hirnpräparat 22
Blutdruck, terminale Strombahn
  16
Blutungsherde, traumatische zen-
  trale 221
Blutunterlaufungen, Gesicht 31
Bollinger, Spätapoplexie 253ff.
Boxen 20
  Verletzungen der Brückenvenen
    20
Brückenvenenabrisse, Toleranzkri-
  terium 22
Bypass-Operationen der
  Hirnschlagadern 162

Choc céphalorachidien (Duret)
  244
Chronische subdurale Blutung,
  Blutsack 232
Circulus arteriosus Willisii, Histo-
  logie 34
  Serienschnitte 34
  Suchtest 34
Circulus Willisii, Varietäten 2

Computertomographie bei
  Schädelhirntrauma 28

Degeneration der Elastica interna
  143
Dehnungsbeanspruchung der Hirn-
  schlagadern (Querrisse) 25
Delayed traumatic intracerebral
  hemorrhage 236
Dissecting aneurysms 125
Druck, intravasaler, im Stau-
  bereich (Längsrisse) 25
Druckhärtung 6
Drucksteigerung, intravasale
  24
Duramembranen (locus minoris re-
  sistentiae) 229
Durarisse 24

Eisenreaktion 74
Elastica interna
  Altersklassen 7
  Beanspruchung der Seiten-
    zweige 78
  Einrollung der Rißenden 78
  Fragmentatio 106
  Schädigung 142
  traumatischer Riß oder Frag-
    mentatio 144
  Widerstandskraft gegenüber to-
    xischen Prozessen 143
Elastikarisse 87, 144ff.
  Aneurysmabildung 145
  bindegewebig verheilte (Reuter-
    wall) 145
  Geburtsschädigung 145
  postmortale 145
  primäre 145
  sekundäre 145
  traumatische 144ff.
  verheilte 87, 145
Elastikaunterbrechung 16
Elastische Fasern 7, 16
  Regenerationsfähigkeit 7
  traumatische Schäden 7
  Zugfestigkeit 16
Elastisches Gewebe 7, 16
  Dehnbarkeit 16
  Natur des 7
Elastizität des Hirngewebes 24
Elektrokution 125
Epidurale Blutung 38
  apallisches Syndrom 51
  aus Sinus 39
  diffuse 39
  Gesamtletalität 50
  Hirnstammeinklemmung 50
  ohne Schädelbruch 39

Operationsletalität nach Altersklassen 50
spontan bei Aneurysma? 45
Quellen 38ff.
Epidurales Hämatom 41
chronischer Verlauf 41
Schwierigkeiten bei der Diagnose 50ff.
Begutachtung 44ff.
  ärztliche Sorgfaltspflicht
    48ff.
  bei Vorwürfen gegen die be-
    handelnden Ärzte 45
Kasuistik 45ff.

Felsenbeinprellungen 243
fire hose rupture (Vance) 228
Fixation unter Druck 7
Flechsig-Hirnschnitt 32
Fließbewegungen, Hirntrauma 24
Forbus-Aneurysmen 142, 254
Forensische Neuropathologie, Me-
  thodik 31
Forensische Neurotraumatologie,
  Begutachtung der Aneurysma-
  ruptur 167ff.
Fragmentatio der Elastica interna
  143

Gegenstoßprellungen 20
Gehirngewebe, Verletzungen an
  Grenzflächen 25
  primäre Blutungen 25
  sekundäre Blutungen 25
Gehirnsektion 31ff.
Gerinnsel, wandständige 79
gliding rotatory movement 228

Haematoma durae matris 230
  elektronenoptische Untersuchun-
    gen 230
  Pseudomembranen 230
  Riesenkapillaren 230
Hämatom, intramurales 125
Hagen-Poiseulle-Gesetz 16
Hirnatrophie, Verschiebungen bei
  Trauma 24
Hirnerschütterung, fehlende 226
Hirngefäße, Kontrastmitteldiagno-
  stik 1
Hirngrundschlagadern, Elastizität
  25
Hirnoberfläche, Variabilität 2
Hirnrupturen, zentrale 240ff.
Hirnschädigung, traumatische
  27
  Art der 27
  Fehleinschätzung 28

Schweregrade I–III 27/28
Verlaufskontrolle 28
Hirnschlagadern 5
  Druckhärtung 7
  Elektronenmikroskopie 5
  hämodynamische Veränderungen 35/36
  Hypoplasien 4, 5
  Kaliber 4
  Kontraktion (bei Verblutungstod) 5
    fixationsbedingte 7
    postmortale 7
  kortikale Strecken 32
  krankhafte Veränderungen 119, 131, 254
  Leichenveränderungen 4
  Membrana elastica interna 7
  traumatische Veränderungen 35/36
    Wandrisse, Verteilung 34
  Untersuchungstechnik 36
Hirnschlagadern, Histologie 5, 34
  Celloidineinbettung 34
  Färbemethoden 34
  Paraffineinbettung 34
  Trockenschneideverfahren (Apáthy) 34
Hirnschlagadern, Thrombose und Trauma 110
  Arteria carotis 110
    vertebralis 110
  Arteriographie 118
  Begutachtung 112, 119ff.
  bei unverletztem Schädel 117
  Berstungsruptur 117
  chiropraktische Eingriffe 110
  Geburtstrauma 117
  Heftigkeit der Einwirkung, Bewußtseinsverlust 118
  Intensität der Gefäßwandschädigung 118
  ischämische Nekrose 118
  Kasuistik 112ff.
  klinisch freies Intervall 110, 118
  klinische Differentialdiagnostik 119
  Lokalisation 110
  Mediarisse 118
  Rupturen der Hirngrundschlagadern 110
  Schädelbruch 117
  Sitz 117
  Spätfolgen 121
  Unfallursachen 121
  Vorkommen 110
  Zerrungsruptur 117

Hirnschlagaderverletzungen 78
  Beanspruchung durch Druck und Zug 78
  Längsrisse 78
  Querrisse 78
Hirnstamm 244
  axiale Verschiebung 244
  Massenverschiebungen 246
  Mikroangiome 253
Hirnstammblutungen 247
  bei Kopfschüssen 248
  Differentialdiagnose 247
  II. Ordnung 244
  postmortale, bei Brandleichen 251
  traumatische 244ff.
    Aneurysmen 251
    Überlebenszeit 247/248
Hirnstammläsionen ohne Schädelbruch 247
Hirnstammrupturen, Überlebenszeit 248ff.
Hirnstammschäden 244ff.
  histologische Untersuchungen 248
  kreislaufbedingte 253
  primäre, traumatische 244ff.
  sekundäre, durch axiale Verschiebung 244
Hirnstammverletzungen, Überlebenszeit bei Stich und Schuß 253
Hirnverletzungen, Sitz der traumatischen Blutungen 258
Histologie 34ff.
  Suchtest 34
Hyalinose 254

Innenschichtrisse, Heilung 82
Inselarterien, Verletzungsmuster 67
Intimapolster 9
  an Astabgängen 9
  an Verzweigungen 9
Intravascular Bridges 16
Intrazerebrale Arterien 235
  traumatische Schäden 235
Intrazerebrale Arterien, Verletzungen 235
  durch stumpfe Gewalt, Begutachtung 260ff.
  primäre 235
  sekundäre, Kreislaufstörungen 235
Intrazerebrale Blutaustritte 235, 238
  spontan oder traumatisch 240

Störungen der Hirnstrombahn (Ricker) 238
Isthmus cerebri (Pernkopf) 247

Kandelaberarterien 3
Kapillaren 5
Kasuistik 45, 58, 69, 87, 112, 125, 146, 153, 179, 256
Kavitation 21
Kontraktion – Spasmus 79ff.
Kopfprellung, leichte 27
Kopftrauma, Erträglichkeitsgrenze 22
Kopfverletzungen, im Straßenverkehr 22
  klinische Erfahrung 27
  Latenzzeit 1
  Schätzungen der Häufigkeit 27
  stumpfe 1
Kortikale Schlagaderverletzungen
  Mediadegeneration 201
Kriblüren 254

Lakunen 254
Lathyrus odoratus 137

Marklagerblutungen 259
  Computertomographie 237
  Histologie 237
  Phänomenologie 235
  verspätete traumatische 258
Massenblutungen 254, 260ff.
  bei Antikoagulantientherapie 260
  bei hypertonen Gefäßerkrankungen 254
  nach Aneurysmaruptur (Beispiel) 261
  nach Kopfverletzung (Beispiele) 260ff.
  nach körperlicher Anstrengung 260
  spontane, nach abgeheilten schweren Hirnverletzungen 259
Media 67
  Verlust der Kernfärbbarkeit 67, 74, 79
medial gaps 143
Medialücken 13, 143
  Altersveränderungen 15
  Häufigkeit 14
  Locus minoris resistentiae 14
  Modellversuche 143
  sackförmige Aneurysmen 13
Medianekrose der großen Hirnschlagadern 135ff.
  generalisierte 137

Medianekrose der großen Hirn-
    schlagadern, herdförmige 137
    Mediadegeneration 137
Methodik 31 ff.
Mikroangiome 254
Mikrozirkulation 24
minor head injury 27
minor head trauma 227
minute aneurysm 15
Mißhandlungen 26
Muskularislücken 13

O_2-Mangelzustände 137

Pachymeningitis haemorrhagica in-
    terna 230, 232
Parietale Kontusion 232
Parietales Rotationstrauma 232
Plaques jaunes 258
Polster 9
    Blutstromregler 9
    Gabelungsporen 9
    konstitutionelle Einflüsse 9
    Lamina limitans interna 9
    Membrana limitans externa 9
    Seitenwandpolster 9
    sekundäre Veränderungen 9
    Stammschleifen 9
    Verzweigungspolster 9
    Zweigschleifen 9
Prädilektionsstellen von Verletzun-
    gen des Gehirns 24
Putamenarterie, Riß der 244

Quetschungen der Hirnrinde 24
Radiant = rad 22
Ramus corporis striati 3
    recurrens (Heubner) 3
Retrospektive Verlaufskontrolle
    260
Reuterwall-Risse 145
Riesenaneurysmen 165
Rindenschlagadern 5
Ringbruch des Schädelgrunds 25
Rotationsbeschleunigung 22, 243
    Experimente 22
Rotationstrauma 22
    Zerrung der Hirnschenkel
    253
Rotationswirkung 21

Schädelgrund, Stauchung 24
Schädelhirnverletzung(en) 20 ff.
    Bewußtlosigkeit 20
    Biomechanik 20, 31
    Experimente 20
        Relativbewegung Gehirn-
        Schädel 20

Rhesusaffen, durchsichtiges
    Schädeldach 20
    Rotationsbeschleunigung 20,
    22
    Hirnerschütterung 20
    Kampfunfähigkeit 20
    Mißdeutung bei Trunkenheit 26
    Morphologie 31
    Sektionstechnik 31
    Straßenverkehr 20
Schädelimpression 21
Schlagadern 5
    biomechanische Beanspruchung
    25
    Kontraktion, postmortale 7
Schlagadern am Hirngrund 1
    asymmetrischer Typus 1
    symmetrischer Typus 1
Schlagaderverletzungen 1
    Anatomie 1
    intrakranielle 1
    Kunstprodukte 32
    Untersuchungstechnik 32
Schlagaderverzweigungen, korti-
    kale 2
Schweregrad, Kopfverletzungen
    26
Seitenzweige
    kurze 3
    lange 3
Spätapoplexie, Bollinger 253 ff.
Spasmus 82
    langdauernder nach SAB bei
        Aneurysmaruptur 82
    morphologische Befunde 82
Spontaneous Intracerebral Haema-
    tomas (ICH) 259
Sportunfälle 26
Stammhirnsymptomatik 248
Strömungsgeschwindigkeit 17
stumpfe Gewalt 24
    Schädelverformung 24, 227
stumpfe Kopfverletzung
    Aneurysmabildung 144
    Art der 26
    äußere Spuren 26
stumpfes Schädelhirntrauma 28
    Kompression 28
    Rotation 28
    Translation 28
Subarachnoidalblutung (subarach-
    noidale Blutung) 32, 85, 86, 105
    basale 64
        Todesursache 64
        traumatische 32, 33
    Blutungsschübe 164
    tödliche spontane 85
    tödliche traumatische 85

Alkoholisierung 107
Aneurysmaruptur 105
Begutachtung 107 ff.
    Körperverletzung mit To-
        desfolge 107
    Nachweis traumatischer Ge-
        fäßabrisse 107
Biomechanik 106
Blutmenge 104
Blutungsquelle 86, 87
Blutungsquelle? 103
Blutungsquelle Arteria verte-
    bralis 105
Einrisse an Gefäßabgängen
    102
Häufigkeit 85
Kasuistik 87 ff.
Kausalzusammenhang 108
Kieferbrüche 102
Kopftraumen 85
Längsrisse Arteria vertebralis
    102
Längsrupturen durch Druck-
    steigerung 106
Mangeldurchblutung des ver-
    längerten Marks 104
postmortale Angiographie
    105
Quellen 104
Rotationstraumen 106
Schrifttum 87
Untersuchungsmethode 104
Verlauf 87, 164
Verletzungsspuren, äußere 86,
    101
vitale Reaktion 104
Verlauf 164
Subarachnoid Hemorrhage, Co-
    operative Study 85
Subdurale Blutung
    Alkoholisierung 196
    Altersatrophie des Gehirns 225
    Altersbestimmung des Status la-
        cunaris 209
    Altersklassen 196, 222
    anämische Rindennekrose 209
    Antikoagulantientherapie 230
    arterielle Form, Querschnitt
        178
    Arteriographie 226
    äußere Verletzungsspuren 196
    Bagatelltrauma 200
    Begutachtung 229 ff.
    Biomechanik 226 ff.
        Gegenstoßprellung der Hirn-
            rinde 227 ff.
        parietale Kontusion 229
        Rindenquetschungen im Ver-

lauf von Schädelbrüchen
227 ff.
Rotationswirkung 227 ff
the gliding rotatory movement 228
Blutungsquellen? 217
histologische Befunde 199,
226
Brückenvenen 229
Diapedeseblutung, toxische 230
Fehlschlüsse bei Probeexzisionen 210
fire hose rupture 228
freies Intervall 200, 213 ff.
Gerinnungsstörung 226
Gerinnungsvorgänge 200
Histologie der Duramembranen
207, 210
iatrogene, Verletzung bei Probe-
bohrung 226
Impressionsfraktur 225
isolierte Quellen 216 ff.
Brückenvenenrisse 216
Schlagaderverletzungen 217
kortikale Schlagaderverletzun-
gen, Ablösung von Schlingen
201
Abscherung von Seitenzwei-
gen 198 ff.
Aneurysmen 203 ff.
Lokalisation 197
Klassifikation (akut, subakut,
chronisch) 196
klinische Beobachtungen 218 ff.
klinische Diagnostik 229
Kopftrauma 225 ff.
Kopfverletzung, Stoßrichtung
227
Mehrfachtraumen 229
Mikroangiome 216
Mißhandlungen 227
Nachblutungen 215
Neomembranen 231
Operationsletalität 226
Pachymeningitis haemorrhagica
interna 216
raumbeengende, Quellen 218
rezidivierende 226, 229
Rindenaneurysmen, Blutung in
Schüben 207
Rindenquetschung 225

Rindensiderose 200
Riß der Arteria cerebri media
225
Schädelbruch 225
Schlagaderverletzungen, Risse in
Gabelungen 201
Sektionstechnik 32
spontane 229
„spontaneous" 228
spritzendes Gefäß 225
Statistiken klinisch und anato-
misch 217
Überlebenszeit 196
venöse Form, Querschnitt 178
Veränderung kortikaler Aneu-
rysmen 226
Verlauf 207 ff.
Subdurales Hämatom
akutes, Quellen 177
chronisches, Quellen 177
freies Intervall 26
isolierte kortikale Schlagaderver-
letzungen 177
Kasuistik 179 ff.
Sektionstechnik 178 ff.
Vorgeschichte 178
Zeitablauf 178
„Subdural haematoma, arterial
rupture" 218

Tentoriumriß 247
Topographie der Hirnschlagadern
31
Transbasale Arterienäste 3
Translationstrauma 20
Druckdifferenz bei Stößen 21
Gegenstoßstelle – Unterdruck
21
Stoßstelle – Überdruck 21
Translationswirkung 21
Traumatische Aneurysmen 141
Entstehung 141
Traumatische Frühapoplexie 259,
260
Traumatische Hirnschäden
Marklagerblutungen 235
Morphologie 24
Rindenprellungsherde, Histolo-
gie 235
Traumatische, intrakranielle Blu-
tungen 31

Traumatische Spätapoplexie
253 ff., 260
Kasuistik 256 ff.
Kritik des Begriffs 259
Schrifttum 255, 256
Thesen 259
Voraussetzungen 259
„traumatisme minime" 27
Traumatologie der Hirnschlag-
adern 1
Trigeminusarterie, persistierende 2
Truncus caroticocavernosus, late-
ralis und posterior 54
meningophypophysialis 53

Unterdrucktheorie 21

Vena magna Galeni, Stauungen
244
Verletzung der Arteria meningea
media 38 ff.
Verletzungen der Schlagadern am
Hirngrund 64
Abheilungsvorgänge 64
Gefäßspasmus 64
Häufigkeit 64
Heftigkeit der Einwirkung 64
Innenschichtrisse 64
Karotisbereich des Circulus Wil-
lisii, ohne Schädelbruch 67
Nebenbefunde 64
primäre Folgen 65
sekundäre Folgen 65
Vertebralis-basilaris Bereich 67
Einklemmung in Längsbruch
des Clivus 69
Kasuistik 69 ff.
quere Elastikarisse 73
vitale Reaktion 73
Verletzungsspuren am Gehirn, Do-
kumentation 31
Versicherungsmedizin 260

Winkelbeschleunigung 22

Zentrale Hirnblutungen, Differentialdiagnose, traumatisch –
spontan 251
Zentrale Hirnverletzung, überlebte
254
Zirkulationszeit 17

K. H. Leitz
Zugangswege in der Gefäßchirurgie

1981. 177 Abbildungen. XI, 143 Seiten
Gebunden DM 98,–
ISBN 3-540-10168-3

A. Lüdtke-Handjery
Gefäßchirurgische Notfälle

1981. 59 Abbildungen, 19 Tabellen.
XVI, 244 Seiten
(Kliniktaschenbücher)
DM 29,80
ISBN 3-540-10471-2

G. Merrem, W.-E. Goldhahn
Neurochirurgische Operationen

2., völlig neubearbeitete und erweiterte
Auflage. 1981. 253 ganzseitige und zweifar-
bige Tafeln. Etwa 560 Seiten
Gebunden DM 268,–
ISBN 3-540-10523-9
Vertriebsrechte für alle sozialistischen Länder:
Barth Verlag, Leipzig

M. Mumenthaler
Didaktischer Atlas der klinischen Neurologie

1982. Etwa 233 Abbildungen. Etwa 185 Seiten
Gebunden DM 118,–
ISBN 3-540-11279-0

Microsurgery for Cerebral Ischemia

Editors: S. J. Peerless, C. W. McCormick
1980. 282 figures. XVII, 372 pages
Cloth DM 190,–
ISBN 3-540-90495-6
Distribution rights for Japan:
Igaku Shoin Ltd., Tokyo

W. Seeger
Microsurgery of the Brain

Anatomical and Technical Principles

1980. 351 figures. XI, IV, 727 pages
Cloth DM 346,–
In two volumes, not available separately
Wien – New York: Springer-Verlag
ISBN 3-211-81573-2
Distribution rights for Japan:
Nankodo Co. Ltd., Tokyo

Unfallchirurgie

Von C. Burri, H. Beck, H. Ecke,
K. H. Jungbluth, E. H. Kuner, A. Pannike,
K. P. Schmit-Neuerburg, L. Schweiberer,
C. H. Schweikert, W. Spier, H. Tscherne
Unter Mitarbeit von E. Diezemann, J. Kilian,
L. Kinzl, H. H. Pässler, A. Rüter, D. Wolter

3., überarbeitete und erweiterte Auflage. 1982.
228 Abbildungen, 11 Tabellen. XX, 398 Seiten
(Heidelberger Taschenbücher, Band 145)
DM 36,–
ISBN 3-540-11027-5

Verletzungen der Wirbelsäule

13. Reisensburger Workshop zu Ehren von
H. Willenegger, 14. – 16. Februar 1980
Herausgeber: C. Burri, A. Rüter
Unter Mitarbeit zahlreicher
Fachwissenschaftler

1980. 1 Porträt, 168 Abbildungen, 38 Tabellen.
XIII, 270 Seiten (Hefte zur Unfallheilkunde,
Heft 149)
DM 64,–
ISBN 3-540-10202-7

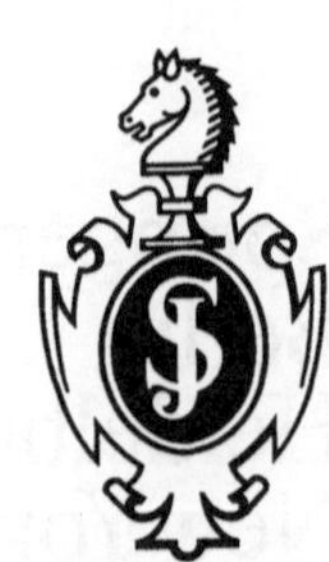

Springer-Verlag
Berlin
Heidelberg
New York